兒童語音異常：
構音與音韻的評估與介入

鄭靜宜　著

作者簡介

鄭靜宜

學歷：美國威斯康辛大學麥迪遜校區溝通障礙學博士

（University of Wisconsin-Madison, Department of Communicative Disorders, Ph.D.）

現職：國立高雄師範大學聽力學與語言治療研究所教授

經歷：國立台南大學特殊教育學系副教授

國立台北護理學院聽語障礙科學所兼任教授

推薦序

兒童語音異常是語言治療師與特教老師在臨床與教學上最常見的溝通障礙類型，國內雖有少數同類書籍，但主要仍是以原文書翻譯為主。筆者與作者鄭靜宜教授相識多年，深切了解她是一位博學多聞、又肯努力下功夫做研究的學者，且其思路清晰、願意埋首寫作，以造福學子為目的之語音異常領域專家，因此樂意推薦在語音異常領域中不可多得，由學術和實務雙重角度出發，能夠以明確簡要的語言把有關語音異常各個面向做清楚說明的一本專業用書——《兒童語音異常：構音與音韻的評估與介入》。

本書以鄭教授最擅長的華語語音學角度出發，廣泛並深入介紹語音異常的重要概念、語音異常的評估與介入，並比較華語和英語語音異常的差異。書中先由語音異常的界定、語音發展、語音習得、語音異常的可能原因、如何評估與診斷語音異常，說明一般介入方法，再進而討論特殊族群的語音異常，包括：發展性言語失用症、唇顎裂、腦性麻痺、聽覺損失，尤其是這四種占了學前兒童器質性語音異常的大宗，然而國內卻鮮少有中文專業書籍觸及其成因與介入，常令語言治療師和特教老師感到困擾，如今有本書的出版，而有了評估與介入的專業指引。

本書內容豐富，共含有 17 章，每一章節除了深入淺出的說明重要基本概念外，作者另外提出與語音異常有關的現象與議題進行討論。書中善用舉例和對照，並有許多圖示的整理，方便讀者提綱挈領的了解理論和實務工作的重點。最重要的是，全書各章節均融入作者獨特考量的觀點，幫助讀者釐清觀念並引領讀者思考書中的闡述，實為一本不可多得的好書。

本書文字流暢易於閱讀，不論是大學部或碩士班有志於語言治療的學生或從事特殊教育的老師，抑或是與語音相關的研究者，都是書桌上一本不可或缺的專業書籍，因此筆者樂於為之推薦！

國立屏東大學特殊教育學系教授　**楊淑蘭**

於牛津大學言語與大腦研究室

2020 年 7 月 13 日

自序

曾有人告訴我「寫書是件傻事」，因為需要花費很多時間，且投資報酬率並不高。但作為一個傻人，這是我寫的第三本書，和前兩本書《語音聲學：說話聲音的科學》、《話在心．口難言：運動言語障礙的理論與實務》相比，這本書似乎花了更多時間，可能是因為標準變高了，或是對它的期待更多了，希望它含納的內容可以更豐富、理念邏輯性更強、描述能更嚴謹，但這畢竟只是一個自我期許的理想。古人十年磨一劍，而我也是花了這麼多年的時間撰寫此書，而如今箭在弦上，再磨下去可能就永遠無法射出去，所以就決定適可而止。

在臨床上，「臭乳呆」兒童是語言治療室的常客，對於「語音異常」（SSD）兒童的評估與治療是一個語言治療師（ST）的基本能力，學會 SSD 兒童的評估與治療這門學問，就成為語言治療師的基本功。「語言治療」事實上是一門方法學的學問，探討如何能讓個案的語言／言語能力有效提升的方法？如何去評估？如何去做介入或治療？有些人以為語言治療的方法很簡單，不過就那幾招，只要多去看看一些語言治療師怎麼做就可以學會。雖然透過模仿是一種常見的學習方式，就如瞎子摸象，往往「不知其然，更不知其所以然」。殊不知使用如罐頭或是套公式的學習方式，並不能成為一個優秀的語言治療師。但何謂優秀的語言治療師？即是可有效解決個案溝通問題的治療師。一些新手看到別的語言治療師採用了一些著名的方法或技巧在做介入治療，就如法炮製，把同樣的方法也套用在自己的個案上。然而，因個案之間的個別差異，不一定會有類似結果，或許可能有適得其反的效果。語言治療師是在改變人的「語言行為」，也是一種廣義的教育工作者，尤其是不能失去「因材施教」的重要教育意義。

這本書如同前兩本書一樣，是由原本為研究所上課學生所寫的講義改寫而來。我在這本書中，嘗試讓讀者能「知其然，並知其所以然」，不厭其煩地羅列各種SSD可能的評估和介入方法，也嘗試討論這些作法背後的深層原因，並且常「很囉唆地」提醒讀者在評估或治療時需要注意到的一些細節。這些無非是希望能讓新手語言治療師們在評估與治療之時，進退取捨都能有所依據，而非盲目、依樣畫葫蘆式地一再模仿一些自己也不知為何的評估或治療方法。希望透過對本書的閱讀與思考，語言治療領域的讀者能讓自己的語言治療功力有所精進、提升，也能讓一些對語言治療有興趣的讀者得以窺探語言治療精髓之妙。

一本書的完成絕非一蹴可幾，而是需要日夜勤勤懇懇地筆耕、搜尋閱讀相關文獻，戰戰兢兢地反思、推敲與校正，然而，還是會有「力有未逮」之處，書中仍不免有一些疏漏或瑕疵之處，眼尖的讀者們若是有發現，請不吝以 Email（jjeng@nknucc.nknu.edu.tw）告訴我，以便讓這本書的後續版本能更完善。我把這本書的完成當作是自己一個學術生涯的里程碑，雖然不是結束，但也代表著一個階段的完結，也是另一個新階段的「開始」。願本書的讀者閱讀了這本書後也能有這樣的感覺，成為語言治療師們治療介入實踐的開始，展開「知行合一」的語言治療生涯，共勉之。

鄭靜宜

於國立高雄師範大學

2020 年 8 月

目次

附錄

圖次

表次

Chapter

1 何謂語音異常

學習目標

讀者可以由本章學習到：

- 語音異常的定義、本質與相關概念
- 語音異常的發生率
- 語音異常的次類型或分類
- 構音異常和語音韻異常的差異

第一節　語音異常的定義

人類擅長用語音來溝通，每一種語言皆包含相當數量的語音類別。個別的語音可以組合成音串來代表世界的萬事萬物。這些代表事物意義的語音在人群間被接收與製造，以供溝通之用。語音知覺是指語音的接收。這些語音的製造是由人的口道變化，配合呼吸、發聲機制製造出來用以表達意義的。「語音異常」（speech sound disorders, SSD）是指所製造出來的語音有問題，讓人無法辨識，無法順利地傳遞意義，是屬於語音製造或表達的障礙，但和語音知覺關係密切。在正常情況下，一般成人都能正確地發出語音來溝通表達，然而尚在語言發展階段的兒童在說話時，常出現語音錯誤，而其中有些兒童的語音錯誤特別嚴重。若和一般兒童相較，達到一種較嚴重的程度，則被稱為兒童語音異常（speech sound disorders in children）或語音障礙。

「語音異常」是指個體說話時出現比一般正常人較多的語音錯誤，造成語音清晰度下降，影響語言訊息的傳遞，不利於人際間的溝通。語音的錯誤包括語音的扭曲（distortion）、替代（substitution）、省略（omissions）與添加（addition）等情形。根據美國聽語學會（American Speech-Language-Hearing Association [ASHA], 2016）的研究，語音異常的情況同時包含了兒童「構音異常」（articulatory disorders）和「音韻異常」（phonological disorders）兩類問題，顯示對於言語動作和音韻能力方面的缺陷具有同等的重視，兒童語音異常的情況可能是由於構音能力或音韻能力的缺陷所造成。通常說話時出現少量的語音錯誤，並不會對語音清晰度產生影響，然而當語音錯誤變多時，下降的語音清晰度就會造成溝通對象理解的困難，阻礙訊息的傳遞交流，破壞人際間的溝通與社會參與。語音異常會導致個體與他人溝通隔閡，因為說話的語音清晰度不佳，常會造成語意的誤解或形成無效的溝通。

若純粹以語音錯誤的多寡來定義的「語音異常」則是屬於廣義的「語音異常」。個體說話時出現比一般正常人顯著較多的語音錯誤，即可稱之具有「語音異常」，這是端就表象來看；若追究較深層原因，例如：就病因來看，造成語音異常的原因可分為有明確的「器質性」（organic）原因和「不明原因」（unknown origin）兩類。器質性因素造成的語音異常主要有聽覺損失、唇顎裂（cleft palate）、吶吃（dysarthria）等。吶吃的語音動作缺陷主要是運動神經系統損傷所致。器質性損傷的語音異常者在構音機制、聽覺機制或神經生理機制有顯而易見的缺陷，或可透過醫學檢查得知缺陷所在。「不明原因」的語音異常則是一般的醫學檢查無法找到造成語音異常的原因，屬於運作功能性（functional）的問題，這些個體在構音機制、聽覺機制或神經生理機制可能有缺陷，但不是很明顯，是屬於細微性的缺陷，為功能性語音異常。

如圖 1-1 所示，廣義的「語音異常」分「器質性」和「功能性」兩大類，它們共同的表現特徵皆為語音不清，妨礙人際溝通。器質性語音異常有明顯的病因（etiology），功能性語音異常則病因不明，然若深入追究語音異常的可能原因，功能性語音異常又可分為「構音異常」和「音韻異常」兩類。

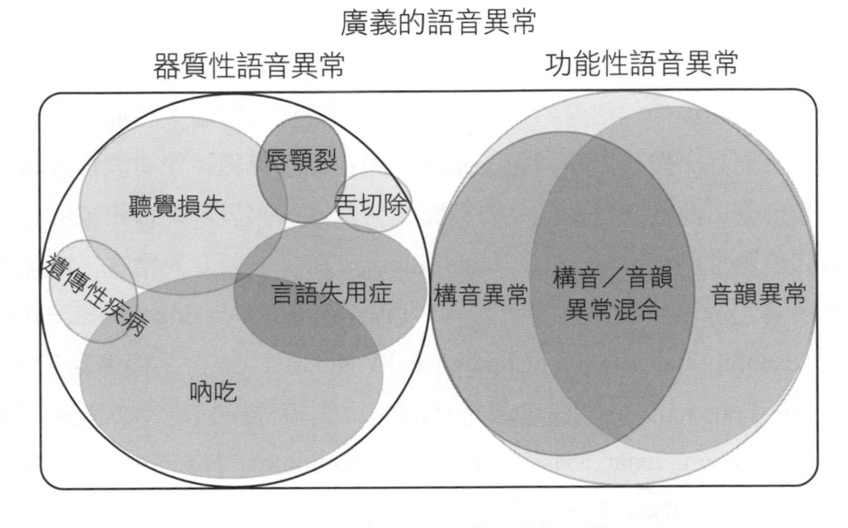

圖 1-1　廣義的語音異常定義與分類

造成個體「語音異常」（廣義的）可能的常見原因有：聽覺異常、運動言語異常、構音器官結構異常、功能性原因或其他不明原因，例如：聽障兒童由於不能聽取完整的語音刺激，以致語音學習不佳，不僅在語言的理解，在語言的表達方面也有困難。吶吃或運動言語異常者常因舌、雙唇、軟顎（velum，又稱 soft palate）或其他說話相關構音器官的動作限制而造成語音清晰度不佳，像是兒童吶吃〔如腦性麻痺（cerebral palsy, CP）〕、成人吶吃（如中風病人），語音異常是吶吃者主要的言語問題。其他構音器官結構異常，如唇顎裂、舌切除，會導致明顯的構音動作缺陷，語音模糊不清而造成語音異常。功能性語音異常兒童需排除如以上這些器質性的原因，多數語音異常兒童屬於功能性語音異常。

功能性語音異常

狹義的「語音異常」是排除器質性語音異常，專指功能性語音異常。《精神疾病診斷與統計手冊》（第五版）（*Diagnostic and Statistical Manual of Mental Disorders*, 5th ed., DSM-5）（American Psychiatric Association [APA], 2013）之中對語音異常〔或稱音韻異常（phonological disorders）〕編碼訂為 315.39（F80.0），描述語音異常的關鍵診斷標準是個體具持續性的語音製造困難，包括音素（phonemes）的添加、省略、扭曲或替代等語音錯誤，而且干擾了口語溝通，使得個體在社會參與、學業表現或職業表現上受影響，此症狀是由幼兒時期開始且無法歸因於其他醫學或神經性疾患，如創傷性腦傷（traumatic brain injury, TBI）。語音異常在「國際健康功能與身心障礙分類系統兒童版」（International Classification of Functioning, Disability and Health for Children and Youth, ICF-CY）的編碼為 b320 Articulation Function，有關語音異常相關的「國際健康功能與身心障礙分類系統」（International Classification of Functioning, Disability and Health, ICF）編碼在本書第 17 章有進一步的說明。

臨床上，一般所稱的兒童「語音異常」是屬於「功能性」的問題，排除了器質性因素，如唇顎裂、腦性麻痺。SSD 兒童通常具有正常的視聽感官接收能力和肢體動作能力，但在說話所產生的語音卻不清楚，妨礙人際溝通。SSD 兒童通常具有正常的聽力、智力、社交、情感和行為能力，並無明顯解剖結構上或運動神經性的問題，但他們的語音或音韻能力的發展卻有顯著遲緩的現象（Bernthal, Bankson, & Flipsen, 2017）。這種困難是屬於功能性問題，目前無法藉由醫學生理檢查（如血液檢查、腦影像檢查、DNA 檢查、聽力檢查等）查驗出原因。學者 Shriberg 稱之為「不明原因的語音異常」（speech sound disorders of unknown origin）（Shriberg, Kwiatkowski, Best, Terselic-Weber, & Hengst, 1986）。兒童的語音異常，在台灣即是一般台語俗稱的「臭乳呆」，在臨床上則一般以「構音異常」或「音韻異常」稱之。事實上，相較於其他溝通障礙類別， 如語言發展遲緩、嗓音異常或口吃，臨床上，一般的語言治療師所處理的兒童個案中，以「語音異常」類別人數占最多，為一般語言治療臨床上常見的個案類型。

「語音異常」名稱的歷史沿革

「功能性語音異常」在以往又稱為「構音異常」（articulatory disorders）、「音韻障礙」（phonological impairment）或「構音／音韻異常」（articulatory/phonological disorders），這些名稱指的都是語音異常，即說話時語音出現較多的錯誤。然而為何會出現如此多種不同的稱呼呢？這就涉及到一些學術歷史的沿革以及注意焦點的轉移。在最早期約 1920 至 1970 年時，稱為「構音異常」或是構音困難（dyslalia）。但到了 1970 年代後因語言學學派興起，認為兒童語音問題的根源除了構音之外，還有音韻發展的因素，因此約在 1971 至 1990 年時，對此類兒童以構音和音韻並列的方式命名，如 articulatory &(or) phonological，或是 articulatory-phonological，如 Bernthal 與 Bankson 即將之稱為「構音／音韻異常」。到了 1990 年之後，音韻學派（phonological approach）的勢力更為抬頭，注意焦點完全由構音轉移到音韻方面，全然以「音韻異常」（phonological disorders）稱之，不再提構音這一部分，忽略了說話涉及的動作成分，事實上無法否認有些兒童的確是因口腔動作協調能力不佳而導致語音的扭曲、替代或省略的語音錯誤。

因為語音異常兒童中，有的人是屬於音韻異常問題，有的則純為構音動作問題，有的人則可能多多少少兩種問題兼具。到了 2005 年之後，一般研究或教科書逐漸改以語音異常（SSD）來統稱這類的兒童，因為這些兒童外在的表現皆是語音的異常或語音錯誤，而內在異常的本質究竟是屬於構音或是音韻方面的問題，則需再做深入評估才能確定，因此在診斷名稱上，不應該在未加詳細評估之前就先斷定或假設個案屬於構音異常或是音韻異常，也可能兩者兼具之。可見目前使用的「語音異常」這個名稱的確是比較避免偏頗而合理的作法。

根據美國聽語學會（ASHA, 2016）的界定，語音異常（SSD）是指兒童具有持續性的語音錯誤，這些語音錯誤在超過某特定年齡之後未去除，仍舊存留著。語言中各語音類別均有其一般可正確產生之特定年齡或時間階段，而語音異常兒童語音的發展有落後的情形。語音異常情況包括語音製造錯誤產生的構音問題和各種錯誤的音韻歷程（phonological processes）類型。在醫療體系常使用的「國際疾病與相關健康問題統計分類」（International Statistical Classification of Diseases and Related Health Problems, ICD）第九版（ICD-9）、第十版（ICD-10）或《精神疾病診斷與統計手冊》（第五版）（DSM-5）對疾病進行編碼。對語音異常〔或稱音韻異常（phonological disorder）〕ICD-9 的編碼為 315.39〔其他發展性言語或語言異常（Other developmental speech or language disorder）〕，在 ICD-10 的編碼為 F80.0〔音韻異常（phonological disorders）〕。描述「語音異常」的關鍵診斷標準為個體具持續性的語音製造困難，干擾說話語音清晰度或人際間口語訊息的溝通傳達。由以上這些頗具權威的來源對於SSD的定義，皆是強調 SSD 是發展中的個體（是指 12 歲以下兒童）持續一段時間出現達一定嚴重程度的語音錯誤問題，且此問題已干擾了正常人際之間的溝通互動。

除了以上的條件，對於語音異常兒童的診斷需要專業測驗工具，尤其是學前兒童因尚在語言發展階段，個體內和個體間的變化差異均較大，兒童語音錯誤的嚴重度需和同年齡群體相較，因此對於語音異常兒童的診斷，需使用具有常模的標準化構音／音韻評估工具是較為客觀謹慎的作法。

「正常」vs.「異常」

何謂「異常」（abnormal）？對於所謂的「正常」和「異常」之間的區別，最單純的情況，可由統計數據或對日常生活功能的影響來看。在統計上，通常「異常」的標準是該能力評估的結果對照常模有顯著性偏異（deviant）的情形，即和同年齡群體比較有落後於常模 2 個標準差之外的情況，若該能力於群體的分布呈常態分布樣貌，則「異常」的群體約占全部的 2.5%。然而，臨床上對於「異常」的判定標準，除了考慮常模對照之外，還需考量一些因素，如依照實際診斷需要情形、對日常功能的影響以及周圍人的期待等因素，通盤整體考量，因此最終的常模統計切截標準可能會放寬至1個或1.5個標準差以下，亦即在低於1.5個標準差以下的語音能力屬於異常。

依據常態分布曲線（如圖1-2所示），若為1個標準差以下則統計上異常的群體約占全部16.1%，若為1.5個標準差以下則統計上異常的群體約占全部6.9%，這些數值較符合一般對於學齡前兒童語音異常出現率的推估（請見下段），然而實際上語音異常的出現率會依照年齡而有所差異，在學前階段的兒童出現率較高。

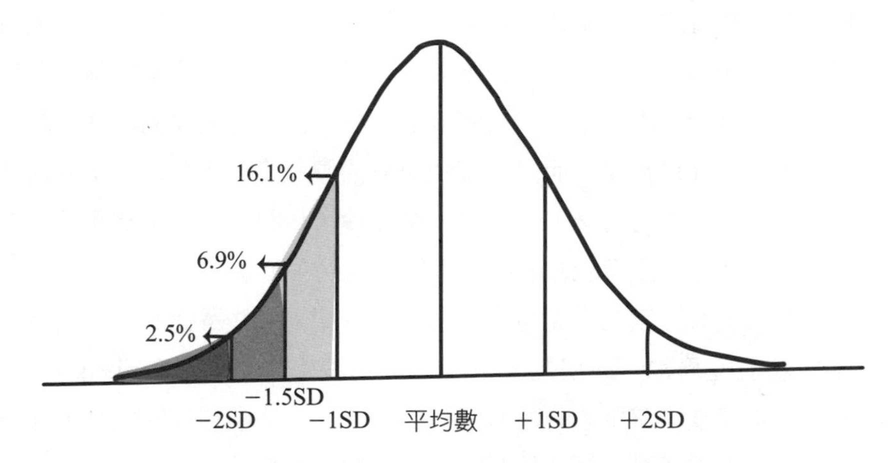

圖1-2　常態分布曲線與各標準差以下所占的面積百分比

語音異常的盛行率

根據美國國家失聰及其他溝通障礙研究中心（National Institute on Deafness and Other Communication Disorders [NIDCD], 2016）推估語音異常的盛行率（prevalence）約為10%，其中80%的兒童有介入需求。學前階段兒童 SSD 的盛行率推估約在8至9%（Law, Boyle, Harris, Harkness, & Nye, 2000; Shriberg, Tomblin, & McSweeny, 1999）。在3歲兒童中，SSD盛行率

約在 15%（Shriberg, Lewis, Tomblin, McSweeny, Karlsson, & Scheer, 2005; Campbell et al., 2003），隨著年齡增加而下降；在 5 歲兒童中，SSD 盛行率推估約在 7.8%（Law et al., 2000）；在 6 歲兒童中盛行率降至 3.8%（Shriberg et al., 1999）。在韓國，6 歲兒童 SSD 的盛行率約 2.3%（Kim, 2016）。在澳洲，學前 4 歲兒童的 SSD 盛行率為 3.4%（Eadie, Morgan, Ukoumunne, Ttofari Eecen, Wake, & Reilly, 2015），在學齡兒童 SSD 的盛行率為 1.06%（McKinnon, McLeod, & Reilly, 2007）。可見在兒童學齡前階段 SSD 的盛行率相當地高，而 SSD 盛行率隨著兒童年齡的增加而減少，到了學齡階段 SSD 盛行率則大幅下降至 1%左右。

根據國內統計，「兒童語音異常」的出現率占全部「言語異常」兒童的比例約在 40%左右（林寶貴，1984；趙麗芬、林寶貴，1987），是所有言語異常類別中最常見的一種。語音異常也是一般語言治療室的常見個案類型，一般俗稱為「臭乳呆」。在臨床上，語言治療師處理的個案中語音異常的情況所占比例極高，而國內接受語言治療兒童的年齡以 4 至 6 歲為主（陳舒貝，2011；楊百嘉、賴湘君、廖文玲，1984）。就年齡而言，語音異常的發生率以 4 至 7 歲左右的兒童為最高，並有隨年齡的增加發生率漸減的趨勢，這和兒童語音能力發展的成熟有關。這些單純的兒童語音異常是屬於功能性異常，或稱為「不明原因的語音異常」（Shriberg et al., 1986），這些兒童具有正常的聽力、智力、社交、情感和行為能力，並無明顯解剖結構上或運動神經性的問題，但他們的語音或音韻能力發展卻有顯著遲緩的現象（Bernthal et al., 2017）。學齡前階段是兒童語音發展重要的時期，有些兒童語音能力的發展有較為遲緩或偏差的情形，是否屬於語音異常則需要進一步評估才能確定。

可能的病因

兒童在生理和心理認知各方面的發展皆尚未成熟，要說出正確的語音需要具備有生理和認知方面的基本能力。在生理方面，需要能正確並靈活地移動口腔中的構音器官，如嘴唇、舌尖、軟顎等；在認知方面，需要知道想說的詞語是包含哪些語音，那些語音又是用哪些動作來製造發出來的。為什麼年紀小的兒童在說話時會出現一些語音錯誤呢？語音的錯誤可能涉及兩方面的因素：生理結構或動作因素、認知語言性因素。

生理結構或動作因素涉及構音結構或功能上的限制，而無法做出正確的構音動作。器質性原因是顯而易見的因素，例如：腦性麻痺者因運動神經損傷有動作的限制；唇顎裂因為上顎（palate）的缺損，容易出現鼻音共鳴的問題。此外，還可能有一些隱而不現的功能性缺陷造成，例如：說話時構音器官的靈活度不夠、隱性顎裂，或是個體無法記住構音動作的方法或動作順序，或是構音動作受到鄰近音的影響，這些也皆可能造成構音動作的失誤，產生錯誤語音。因為構音動作的問題導致語音異常即是「構音異常」。說話語音的錯誤是其最明顯的徵兆，而一般語誤中，聲母（initial consonants）省略對語音清晰的影響最為嚴重，其次是代替、扭曲型語誤。聲母省略為音節（syllable）結構的改變。除了聲母、韻母（rime）方面的語誤和整體性的語音模糊，對於說華語（Mandarin Chinese）者還有聲調錯誤的問題。

認知語言性因素則是上游高層次語言概念問題。語音類別也是一種概念，在知覺上個體無法區辨兩類語音的差別，個體可能因聽覺辨識困難而產生語音類別混淆，導致語音類別系統不全，或是語音類別知識的欠缺，因而不知有某類語音的存在而造成語音間的混淆（如/p/、/pʰ/的混淆），進而導致說出的語音有誤。這些因為音韻認知不足的問題導致語音異常即是「音韻異常」。事實上，構音與音韻常互為表裡，構音為個體的外顯行為表現，音韻為內在心理運作。一個語音異常的兒童到底是構音異常或音韻異常，或是兩者混合兼有，則需由進一步的評估去診斷。

第二節　語音異常的分類

功能性語音異常兒童的群內變異除了有不同嚴重程度之外，還可能因症狀或病因可分為一些次類型（subtype）。一種障礙或異常為何需要有次類型或亞型的分類？因為群體內明顯地出現幾類的不同質現象，而這些不同質的個別差異在本質上有其差異，而可能影響評估方式和後續介入的方法，不同的類型需採用不同的介入法。次類型的差異或許可能成為影響預後（prognosis）或日後介入成效的重要變項，有必要加以區分辨識。

由於不同類型的語音異常在病因、語音錯誤型態、對於治療的反應或表現等有所不同，使用的介入手法也隨之各異。語言治療師若能對語音異常次類型有精確的區分診斷，則可有助於後續的介入治療，提升介入治療的效率。目前語音異常的次類型的分類方法是根據內在歷程因素、外在音誤表現（症狀）、病因等，有以下幾種分類方式。

構音異常 vs. 音韻異常

就如同跳舞一樣，一位經驗豐富的舞者一定知道舞蹈動作的種類名稱，包括手指姿勢的變化、手臂姿勢的角度、擺動，或是下肢的步伐動作等，一段連續的動作或姿勢可被冠上一個簡單的名稱，如一段稱為「扭腰擺臀」的動作，在練習或跳的時候只要叫出那套姿勢的名稱，就能「聞名起舞」了。一個人若舞得不好、跳壞了，有可能是因某些動作較困難而無法達成，如劈腿動作；另一個可能是不知如何運用某段肢體去做出某些名稱的動作，例如：不知如何做出「扭腰擺臀」的動作。構音與音韻的關係就好比這兩者間的區別，屬於「姿勢動作」與「潛在知識」之間的區分。一個兒童的話語中若出現了一些語音錯誤，有可能是構音動作不良或構音動作不熟練，也可能是不知道某些詞語和構音動作之間的關係。構音動作不良或構音動作不熟練造成的語音異常是屬於「構音異常」；而不知道詞語和構音動作之間關係所造成的語音異常是屬於「音韻異常」。構音問題是屬於所謂言語製造的「中、下游」的問題，而音韻問題則屬於「上游」問題。語音錯誤的起源是由於動作控制的問題、區辨能力失當或是音韻觀念模糊？這恐怕是一個需要語言介入者在介入歷程中不斷地提出假設與證驗的大問題。圖 1-3 呈現「構音異常」與「音韻異常」和可能原因。表 1-1 則列出構音異常和音韻異常的差異性，主要是在語誤根源、成因、介入法

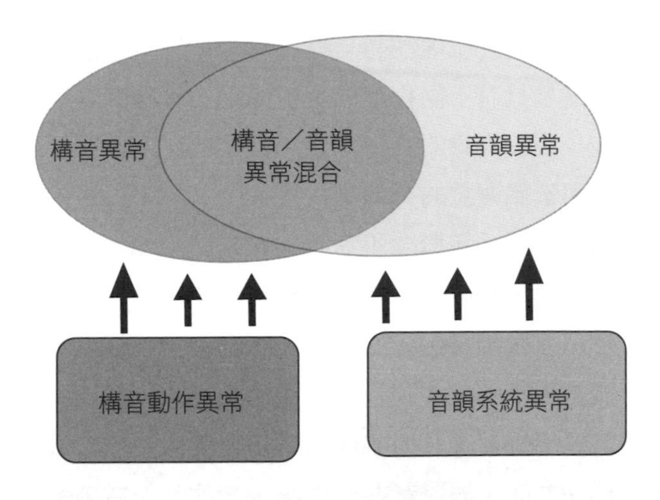

圖 1-3　語音異常的分類

表 1-1　構音異常與音韻異常的比較

項目	構音異常	音韻異常
語誤根源	錯誤的說話動作	錯誤的語音認知
語誤產生原因	因結構動作限制，涉及錯誤的構音動作習慣，或是構音與發聲、呼吸機制的協調不佳。和言語動作的神經或肌肉控制有關	因語言認知能力的限制，無法歸納產生正確的音素類別，造成音素系統缺陷。涉及語音的辨識、大腦對語音規則的統整和組織、音義的連結對於語音系統中語音對比（phonetic contrast）的習得異常緩慢
可能成因	構音器官缺陷、肌肉無力或神經控制不當、構音動作不精確、協調不良、口腔敏感度不佳、構音習慣錯誤、動作計畫、程序化機制缺陷	語音的聽知覺異常、智能障礙、聽覺記憶力不佳、語音環境貧瘠、大腦語言區缺陷
語誤分析	構音動作的分析	音韻歷程的分析、錯誤音韻型態分析、語音系統分析
介入法派別	語音學派	音韻學派
介入方法或技巧	語音置位法 語音塑造法 音境脈絡法 比喻模仿法	最小音素對比 區分性特徵法 音韻覺識法 後設音介入法
介入目標音	個別音素（音節）	同時多個（一組音素）
構音行為的介入	直接構音器官的操弄	間接性地促進構音行為的分化
介入目的	達成正確的構音動作為目標	在語言認知上建立完整的音韻系統

等方面的不同。其實對於正處在語言發展階段的兒童，許多語誤問題的根源多為兩者兼具或是具有不同程度的合併問題，音韻問題與構音問題多多少少都各有一些，屬於複雜的合併問題，其間的比率則因人而異。語言介入者可透過構音與音韻測驗的評估尋找答案。

若是說話者的音韻系統概念不完整，或是語意和語音之間的連結有誤也會造成語音的錯誤，是屬於高層次音韻的問題，例如：就華語捲舌音錯誤而言，若兒童可以做出捲舌音的動作，但語音表現卻還是有不捲舌音化的錯誤，則可能是因不知某些詞語需要使用捲舌的動作而說錯，亦即兒童不知哪些詞語需要用捲舌音，而哪些詞語需要使用不捲舌音，這就是屬於音韻的問題。另一方面，若兒童在做出捲舌音的動作有困難，而使得捲舌音變成不捲舌音，這即是屬於構音的問題。當然一個個體也可能兩種問題兼具。一些學前兒童對於詞語的語音認識還不是很清楚，只是有個大約模糊的印象，因此說出時只能產生出六、七分相似的語音，語音自然會有不準確的問題，而產生語音錯誤的問題。有一些音韻問題所衍生的語音錯誤可由語音的聽知覺區辨或辨識而偵測出來，評估時檢驗說話者是否能辨認出正確的詞語語音，或是能分辨正確和錯誤的詞語語音之差別，即可知道個體是否有音韻的問題。

音韻異常

「音韻異常」又被稱為「表達性音韻發展遲緩」（expressive phonological delay），是個體語言性認知（cognitive-linguistic）的缺陷。根據音韻學派的假設，兒童的語音錯誤並不是偶然發生的，而是有其系統規則性的，音韻異常兒童的內在音韻系統存在著系統性錯誤。這樣的系統性音韻錯誤需要將之尋出加以修正，若個體內在的音韻系統中有一語音被改變，其他同類的語音也可能產生相同的音變現象，因此構音介入的歷程，首要先了解兒童的音韻系統及其缺陷，包括音素目錄（phonemic inventory）、音節結構（syllable structure）、語誤類型、語音對比的使用等。了解說話者的音韻系統須由分析所說出語音的型態開始，如音節結構的改變，找出音韻系統的缺陷，如音素類別的缺乏。因此，音韻介入前的語音評估分析就很重要，介入前的評估是由所蒐集到的個案完整語音樣本中分析其所使用的「音韻歷程」，即音韻歷程的分析。再經由語誤的分析，選出常犯錯誤的音，分析混淆音的特徵，選擇介入的目標音組，並建立一介入的優先順序。於介入過程中建立個案對語音的正確認識，如建立語音對比的認識，或語音類別的認知等。

功能性語音異常 vs.器質性語音異常

所謂的病因學（etiology）上的分類，通常是以「是否由重大生理缺陷造成」而分為器質性和功能性兩類。器質性語音異常是可以確定生理原因的言語異常，而功能性語音異常則是沒有明顯重大的器質性原因的語音異常，現代醫學檢驗也查不出原因，因為言語相關生理結構並無問題，只能歸因於功能性問題，又被稱為「原因不明的語音發展遲緩」（speech delay of unknown origin）。功能性語音異常常出現於 5 至 10%的學齡前兒童身上，也有 1 至 2%的學齡兒童或成年人持續有殘存語音扭曲問題（residual distortion problems），為固著的錯誤構音習慣所致，也屬於功能性語音異常。功能性語音異常是排除器質性語音異常的群體。

Shriberg 是較早提出使用病因分類的學者，認為兒童語音異常（childhood speech disorders）分有三種次類型：語音發展遲緩（speech delay）、殘存語音錯誤（residual errors, RE）、特殊群體（special populations）（Shriberg , Austin, Lewis, McSweeny, & Wilson, 1997）。其中「語音發展遲緩」類別所占的人數最多，為 60%，此類是指 3 至 9 歲的兒童內在的音韻系統存在缺陷，屬於語言性認知（cognitive-linguistic）的神經發展歷程問題，影響言語表現和識字閱讀，音韻系統的缺陷與其認知語言方面的缺損有關，造成說話時語音清晰度不佳。語音發展遲緩通常病因不明，又稱為原發性語音遲緩（idiopathic speech delay）。這些語音發展遲緩兒童在 9 歲之後很有可能變成殘存語音錯誤（Flipsen, 2015; Shriberg et al., 1997）問題，並可能在識字閱讀方面出現困難。殘存語音錯誤（RE）型的語音異常的嚴重度通常是較輕微的，並非音韻系統的缺陷，較不影響語音清晰度，因此通常並非是語言治療師介入的優先對象。殘存語音錯誤是 9 歲（含）以上的兒童仍存在語音錯誤的語音異常類型。特殊群體型則是因重大生理或心理缺陷導致語音異常，這些重大缺陷，包括言語和聽覺機制的損傷、運動神經系統缺陷〔如吶吃、言語失用症（apraxia of speech, AOS）〕、認知語言障礙、社會心理歷程（psychosocial processes）障礙。

之後 Shriberg 等人（2010）又提出「原因不明的語音異常病因分類系統」（Speech Disorders Classification System -Etiology, SDCS-E）。SDCS 是延續之前病因學分類的原則，將語音異常分為一些潛在次類型（putative type）（如表 1-2 所示），其中將「語音發展遲緩」又細分為六種次類型：語音發展遲緩－基因型（speech delay-genetic, SD-GEN）、語音發展遲緩－中耳炎（speech delay-otitis media with effusion, SD-OME）、語音發

表 1-2　Shriberg 等人的語音異常分類系統

	類型	簡稱	主要病因	影響歷程	診斷標記
1	語音發展遲緩－基因型	SD-GEN	多基因／環境	認知－語言	省略型錯誤
2	語音發展遲緩－中耳炎	SD-OME	多基因／環境	聽知覺	後置音化，I-S 差距
3	語音發展遲緩－涉及社會心理發展	SD-DPI	多基因／環境	情感－氣質	嚴重度？
4	語音發展遲緩－言語失用症	SD-AOS	單基因／寡基因？	運動言語控制	詞語重音比率，
5	語音發展遲緩－吶吃	SD-DYS	單基因／寡基因？	運動言語控制	？
6	語音殘餘錯誤－嘶擦音	SE-S	環境	音韻協調	第一動差值
7	語音殘餘錯誤－/r/音	SE-R	環境	音韻協調	F3-F2
8	無法分類的語音發展遲緩或語音異常	USD/USSD	？	運動言語控制	？

註：表中的「？」表疑似或不明之意。
資料來源：Shriberg、Paul 與 Flipsen（2009）、Shriberg 等人（2010）、Shriberg 等人（2017）

展遲緩－涉及社會心理發展（speech delay-developmental psychosocial involvement, SD-DPI）、語音發展遲緩－言語失用症（speech delay-apraxia of speech, SD-AOS）、語音發展遲緩－吶吃（speech delay-dysarthria, SD-DYS）、無法分類的語音發展遲緩或語音異常（undifferentiated speech delay or undifferentiated SSD, USD/USSD）。其中，語音發展遲緩－基因型所占的比例最高，占了 56%，其次是語音發展遲緩－中耳炎，占 30%。這些語音發展遲緩次類型的遠因（distal cause）皆涉及基因遺傳因素，而近因（proximal cause）則各自不同，例如：SD-GEN 是認知語言處理問題，SD-OME 是聽覺和聽知覺問題，SD-DPI 是發展性心理社會缺陷，和兒童的心理、情感或脾性氣質有關。SD-AOS 和 SD-DYS 則是言語動作控制的問題。SD-AOS 是語音異常含有若干失用症成分，SD-DYS 則是語音異常含有若干吶吃成分（動作執行不良），這兩者並非真的有器質性的言語失用症或吶吃，否則應屬於器質性而非功能性言語異常。另有兩類是屬於殘存語音錯誤，是 9 歲以上的兒童仍出現構音錯誤，其中一類是嘶擦音錯誤（speech errors-sibilants），另一類是/r/音錯誤（speech errors-rhotics）。嘶擦音錯誤是/s/音的構音錯誤，英語中常見的所謂「說話咬舌」（lisp）錯誤即為/s/或/z/音的構音錯誤。/s/音和/r/音是英語中兩個構音動作較複雜的語音，此二類音的錯誤以語音扭曲居多。事實上，殘餘錯誤型是較不嚴重的語音異常，並不影響清晰度，且較不牽涉到高層次音韻運作，主要與言語動作的習慣錯誤有關，固著的錯誤構音習慣。

之後，Shriberg 等人（2017）又將這五種次類型之中的 SD-AOS 和 SD-DYS 的名稱加以修改為運動言語異常－言語失用症（motor speech disorders-apraxia of speech, MSD-AOS）與運動言語異常－吶吃（motor speech disorders-dysarthria, MSD-DYS），並將「無法分類的語音發展遲緩或語音異常」類型改為運動言語異常－無法分類型（motor speech disorders-not otherwise specified, MSD-NOS）（如圖 1-4 所示），正式將語音異常分為八個次類型。雖然 Shriberg 等人（2017）在其 SSD 的分類系統中使用有關運動言語異常的名稱，例如：運動言語異常——吶吃，目的只是欲凸顯 SSD

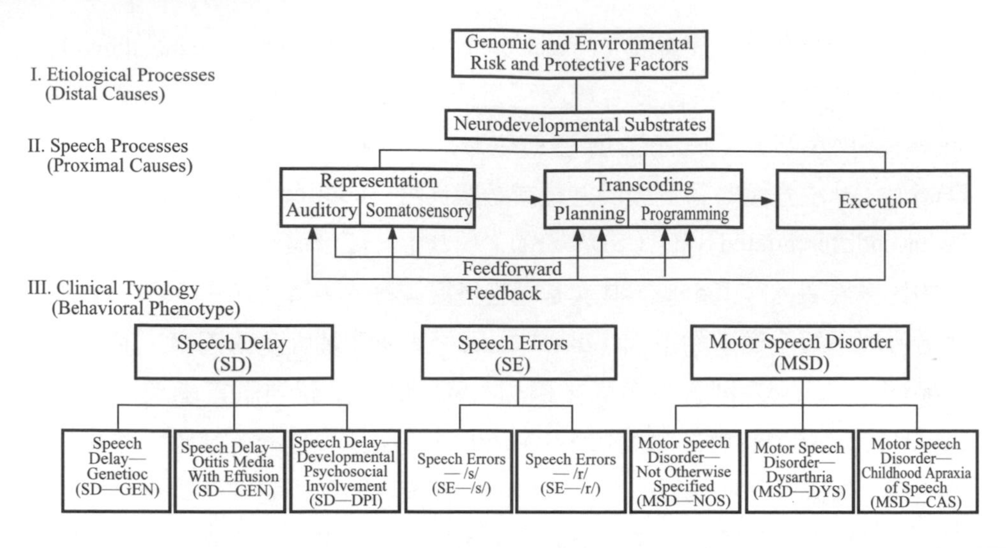

圖 1-4　Shriberg 等人的語音異常分類系統（SDCS）八個次類型

資料來源：Shriberg 等人（2017）

中構音異常之運動言語控制本質，是含有一些「吶吃成分」，此非屬真正的「吶吃」，真正的吶吃是具有醫學上運動神經方面損傷的診斷，具有相當的嚴重度。然而，因 Shriberg 等人（2017）使用這些與運動言語異常次類型的名稱重疊的命名，可能會造成器質性與功能性語音異常之間的混淆。因為功能性言語異常本身是功能性的，乃原因不明的異常，而「吶吃」一般在運動言語障礙學中是實際有運動神經肌肉損傷的情形（如腦性麻痺），SD-DYS（或MSD-DYS）的命名與其原本「功能性言語異常」病因不明的假設有所矛盾，而且在 SD-AOS 的部分也有同樣的問題。

對於SDCS分類的依據，Shriberg等人（2010）提供SDCS分類的診斷指標，主要是使用聽知覺和聲學數據指標的方法估計語音異常歸屬的次類別，例如：診斷 SD-OME 的標記徵兆是「後置音化」和「I-S 差距」（I-S gap）。所謂「I-S 差距」是指個體的語音清晰度與語音正確率的差距（intelligibility-speech gap），假若語音錯誤是聽者可預測的，清晰度就會較高，就會有較大的 I-S 差距。診斷 SD-GEN 的標記則是出現較多的省略型錯誤。診斷「speech errors-sibilants」的標記是語音中的/s/音會有較低的頻譜第一動差值（first spectral moment），此指標需透過語音聲學分析中的動差分析（moment analysis）才能得到，屬於語音聲學的標記。

語音錯誤的類型或許可用來作為次類型的診斷依據，例如：大多數具較多省略型錯誤的兒童可能有認知語言方面的障礙，而非單純構音動作的問題。涉及構音動作因素的 SSD 通常有較多的替代或扭曲型的錯誤。SD-OME 則出現較多的後置音化歷程，推論可能因為中耳炎導致傳導性聽損，而影響齒槽（alveolar ridge）構音部位相關的語音，因此構音部位語音具有較高頻的噪音成分。然而，由於 Shriberg 等人（2010）的研究對象為說英語的兒童，而後置音化歷程並非是說英語兒童常見的音韻歷程，對於說英語的語音發展中兒童和SSD兒童，反倒是前置音化較為常見。對於說華語的語音發展中兒童和SSD兒童，則是後置音化較為常見，可能是由於華語語音的語音性質和英語有差異所致，因此「較多後置音化」這個標記可能無法適用於說華語的兒童。事實上，這些標記的存在可能會隨每一種語言之語言語音成分不同而有差異，因此這些標記或診斷指標，若要應用於不同的語音系統（如華語）還需要有實證研究的證據支持才行。

對於 Shriberg 的 SDCS 的病因分類系統，一些學者（如 Bowen, 2009; Broomfield & Dodd, 2004）曾提出一些評論，歸納主要有三點：第一是此系統對於 SSD 個案在實際臨床歸類時會有困難，例如：SD-GEN 很難確定個案真的是否有基因遺傳的因素。其他幾類也有相同的病因歸類困難的問題。第二是無法適用於說英語以外的兒童，沒有語言普遍通用性，例如：Rhotic 的殘餘錯誤類型並無法應用於沒有/r/音的語言群體，像是日語或台語就沒有/r/音，因此就不會有此類語音異常存在。第三是此種病因或醫學的分類並無法提供兒童語音發展的訊息，也無法解釋兒童語音發展的改變，並且 SDCS 的分類對於後續語音的介入訓練似乎並無法提供具體的建議或實質的幫助。這是個較實際的缺憾，一個障礙的次分類系統若在介入方面無法提供指引或方向，那麼此系統存在的價值堪慮。

根據外在語音表現的分類法

Dodd（1995）依據異常的言語行為（speech behaviors）表現或語音錯誤的症狀來分類，將語音異常分為四類：構音異常（articulation disorder）、語音發展遲緩（speech delay）、偏差一致型（deviant consistent）、偏差不一致型（deviant inconsistent）。這四種分類主要切割線在區分構音／音韻問題以及語音錯誤的一致與否，且 Dodd 認為有必要區分一般典型的遲緩（delay）和偏差（deviant）之間的不同，其中「偏差」是一種較非典型的型態。

在四類SSD之中的「構音異常」這一類主要源自於構音動作的問題，兒童無法做出複雜的構音動作。「語音發展遲緩」這一類則是兒童仍舊使用如年幼講話時的自然音韻歷程，屬於音韻認知的問題。「偏差一致型」則是使用不尋常的音韻歷程，但一致性地使用它們。「偏差不一致型」是使用不尋常的音韻歷程，但卻很不一致地使用它們，在使用時機或形式上不一致，例如：對於某一特定音素有時會使用甲歷程，有時卻使用乙歷程，沒有規則性。

在這四種類型中，Dodd（1995）認為以「偏差不一致型」這個類別最難矯正介入，並認為「偏差不一致型」可能與發展性言語失用症（developmental apraxia of speech, DAS）有關，因為 DAS 兒童的言語特徵即是不一致的語音錯誤，言語動作愈複雜，語音錯誤愈多。後來 Dodd（2014）又在這四類之外，將發展性言語失用症（DAS）另立一類，將語音異常共分為構音異常、音韻發展遲緩、一致性非典型音韻異常（consistent atypical phonological disorder）、不一致性音韻異常、兒童言語失用症（childhood apraxia of speech, CAS）五類。這裡的「兒童言語失用症」（CAS）即是「發展性言語失用症」（DAS）的意思。畢竟「不一致性音韻異常」型兒童和 DAS 兒童在一些口腔動作作業上的表現有所不同，例如：Bradford、Murdoch、Thompson 與 Stokes（1997）即發現，DAS 兒童在口腔肌力和耐力指標上，均比對照組兒童差，不一致性音韻異常兒童在最大舌部力量的表現則與年齡匹配的控制組相似。DAS的兒童存在著某種形式的口腔運動障礙，可見 DAS 和不一致的語音異常是 SSD 的不同亞組。

偏差型語音錯誤是屬於非典型性語音錯誤，是較為罕見的語音錯誤類型，這些錯誤類型不似一般發展中兒童會出現的語音錯誤型態（Dodd, 2013）。若以發生率來看，偏差型語音錯誤可定義為發生率在 10%以下的語音錯誤類型或音韻歷程（鄭靜宜，2011；簡欣瑜，2019；Cleland, Wood, Hardcastle, Wishart, & Timmins, 2010）。Preston 與 Edwards（2010）發現，具有非典型語音錯誤的兒童在音韻覺識和聽覺詞彙理解表現皆較差，推論他們可能合併有語言發展遲緩的問題，需要加以注意。

小結

以上討論到有關語音異常的幾種亞型分類的方式，然目前這領域學者對於 SSD 的分類尚未達共識（Waring & Knight, 2013）。語音異常之所以需要區分出亞型，主要是研究者和臨床語言治療師皆注意到此群體中存在異質性的特性。語音異常群體內語音表現有相當大的個別差異，而這些差異無法讓人一視同仁地同等看待，因為不同類型或特性的個案在後續的介入訓練安排上會有不同。至於採用哪一種亞型分類法較佳，由於各家學說互異，所著重點各有不同，各有優缺點，見仁見智，常讓人難以取捨。就一個個體（說話者）而言，個體的語音錯誤可能無法完全歸因於同一原因，例如：全為構音問題，或是全為音韻問題，而沒有其他問題。由於在說話語音的產生是涉及高層次的語言／音韻以及動作等因素（請見下一章「語音產生的歷程」），說話時個體動態性地不斷在這些層次交互激發（activation）、互為影響，因此就個體而言只能判定一個大致或主要類型，或多或少皆可能有一些混合（構音或音韻）因素。

對於臨床的語言治療師而言，因為終需處理 SSD 的這些語音錯誤，針對個案的各個語音錯誤的性質來判斷或許更加實用一點，例如：某個案的/s/音的錯誤為構音問題，而其/ts/音錯誤則可能是音韻問題。就如同數學能力一樣，一張不及格的數學考試卷上，某生所犯的錯誤有些是因為計算錯誤（如進位錯誤）所造成，有些則是某數學觀念缺乏（如負數）所導致，還有些可能是因應用題的文意理解有誤而造成。這些眾多錯誤的根源因素並非同質，並無法將該生區分為某單純類型的數學障礙。同理，回到「語音異常」的情形來考慮，與其費心分辨個案是屬於何種語音異常類型，不如就其各個錯誤語音分別考慮，就語音的角度來思考是否有構音或音韻因素的涉入，如此就介入而言，應是較為可行且實際的作法。

第三節　與語音異常相關的障礙

與語音異常相關的障礙主要有言語失用症、腦性麻痺、唇顎裂、聽覺損失等。這些障礙原是屬於廣義的語音異常情形，是由於言語相關機制有重大的缺損造成，屬於器質性語音異常。說話語音問題是這些障礙主要的特徵之一。此外，有一些相關障礙常和語音異常同時出現，稱為共病性（comorbidity）障礙，個體有其主要障礙有些會伴隨語音異常同時發生，例如：口吃（stuttering）伴隨語音異常、特定性語言障礙（specific language impairment）常伴隨語音異常等。尤其是特殊需求兒童伴隨語音異常的情形頗多，例如：自閉症、腦性麻痺、智能障礙兒童有伴隨語音異常的情形。SSD 伴隨語言障礙（如語言發展遲緩）的情形亦相當普遍，Eadie 等人（2015）發現 40.8%的 SSD 兒童伴隨語言障礙。這些伴隨其他障礙的 SSD 個案，常在溝通方面會有雪上加霜的劣化表現，因為多重的影響，通常在介入處理方面也較為複雜。

言語失用症是言語動作的計畫和程序化功能失常，屬於言語產生歷程中游機制的障礙。發展性言語失用症（DAS）的主要特徵包括不一致的語音錯誤、一般口腔動作困難、舌頭摸索、仿說（imitation）困難、隨語句長度增加的困難增加和語音排序困難。由於一般成人所患的言語失用症，因涉及明顯的言語神經系統的缺陷，是屬於運動言語異常的範疇。然而，兒童言語失用症（CAS）則因原因不明，且在臨床上 CAS 常和語音異常兒童難以區分，因此有時 CAS 亦被歸屬於語音異常，如 Shriberg 的 SDCS 分類中即有一類是 SD-AOS（Shriberg et al., 2017），Dodd（2014）也將 CAS 納入 SSD 的一類中。介入時，CAS 個案使用傳統的 SSD 治療法成效往往不彰，因為所涉及的言語動作缺陷在計畫和程序化部分的缺陷，需要較特殊的介入處理，在本書的第 11 章會有較詳細的介紹。

聽損者由於接收到的語音刺激較不完整，以及語音產出的聽覺回饋（feedback）不足，導致內在語言表徵系統的偏異，音韻表徵系統不完整，造成語意和語法規則習得的困難。多數聽損者有程度不等的語音異常問題。聽損者的語音發展與一般兒童不同，在介入上亦需要特殊介入訓練，在本書的第 13 章有較詳細的討論。

唇顎裂為先天的顱顏缺損，個體先天構音機制結構的損傷導致產生的語音有省略、扭曲和替代的情形，影響語音清晰度。鼻音過重（hypernasal speech）是其言語主要的特徵。唇顎裂言語的評估與介入在本書的第 14 章有較詳細的說明。

一些遺傳性發展障礙，例如：唐氏症（Down syndrome）、X 染色體脆弱症（fragile X syndrome），通常有程度不等的認知障礙，在語音習得的時間上也常出現遲緩的現象。智能障礙者常因認知功能的有限，表現出詞彙有限、語法簡單，無法理解較複雜的句子或產生較複雜的語句，在音韻知識的學習和統整上能力較為低落，在語音自我校正方面能力也較弱。唐氏症兒童通常具有相對巨舌症（relative macroglossia），即舌頭大小是正常的，但是口腔空間較小，導致舌頭動作受阻，言語不清，常有語音錯誤的情形，Dodd 與 Thompson（2001）即發現唐氏症兒童出現較多的不一致性語音錯誤。此外，Cleland 等人（2010）發現唐氏症兒童的語音錯誤性質大多屬於發展性遲緩的語音錯誤，但其研究對象中每個唐氏症兒童皆出現至少一個以上的非典型語音錯誤，這是和一般語音發展遲緩兒童最大不同之處。在此「非典型語音錯誤」是指一般學前兒童所犯的語音錯誤中出現率在 10%以下的語音錯誤。

自閉症患者通常在語用方面有很大的困難，可能有無語言、無溝通意圖、無眼神接觸、鸚鵡式仿說、自說自話、答非所問、人稱代名詞混淆等語言異常現象。一些自閉症患者伴隨語音異常的情形，可能與低落的語言認知能力有關，也可能與自閉症兒童異常的口部感覺動作有關或是存在著固著的錯誤構音動作習慣。

相對於其他語言障礙，如語言發展遲緩、嗓音異常等，SSD 伴隨口吃的比例雖不高，但一些口吃相關的研究（陳緯玲、楊淑蘭，2012）發現兒童口吃患者常有一些程度不等的語音錯誤，亦即口吃伴隨語音異常的情況，曹祐榮、龔士琦、張毓鑫、陳紫綺、楊淑蘭（2011）發現迅吃（cluttering）兒童伴隨語音異常的比例則又更高，迅吃是個體語速較快，語句中常出現多個音節融合交疊在一起，語音有整體模糊的情形。

語音異常可能單純發生於一個個體身上（屬於功能性語音異常），或是發生於有一些言語機制相關缺陷的個體身上。由於語音異常是許多障礙或疾病的共病性障礙或症狀，在臨床評估時需小心地辨識或做區分診斷。

參考文獻

中文部分

林寶貴（1984）。我國四歲至十五歲兒童語言障礙出現率調查研究。**國立台灣教育學院學報，9**，119-158。

曹祐榮、龔士琦、張毓鑫、陳紫綺、楊淑蘭（2011）。屏東地區國小迅吃兒童構音異常之試探性研究。**特教論壇，10**，33-48。

陳舒貝（2011）。**語音異常兒童語言治療相關因素之探討**（未出版之碩士論文）。國立高雄師範大學，高雄市。

陳緯玲、楊淑蘭（2012）。口吃兒童音韻能力與構音能力之研究。**特殊教育研究學刊，37**（3），59-88。

楊百嘉、賴湘君、廖文玲（1984）。中國語言構音異常的類型（I）。**聽語會刊，1**，18-25。

趙麗芬、林寶貴（1987）。台北市國小學童語言障礙及構音能力調查研究。**特殊教育季刊，23**，30-35。

鄭靜宜（2011）。學前兒童華語聲母之音韻歷程分析。**特殊教育學報，34**，133-168。

簡欣瑜（2019）。**學齡前語音異常兒童語音知覺、音韻覺識與語音產出表現之探討**（未出版之博士論文）。國立台灣師範大學，台北市。

英文部分

American Psychiatric Association. [APA] (2013). *Diagnostic and statistical manual of mental disorders* (5th ed.). Arlington, VA: Author.

American Speech-Language-Hearing Association. [ASHA] (2016). *Speech sound disorders: Articulation and phonological processes*. Retrieved from https://reurl.cc/D9lq0E

Bernthal, J. E., Bankson, N. W., & Flipsen, P. (2017). *Articulation and phonological disorders* (8th ed.). Boston, MA: Allyn & Bacon.

Bowen, C. (2009). *Children's speech sound disorders.* New York, NY: Wiley-Blackwell.

Bradford, A., Murdoch, B., Thompson, E., & Stokes, P. (1997). Lip and tongue function in children with developmental speech disorders: A preliminary investigation. *Clinical Linguistics & Phonetics, 11*(5), 363-387.

Broomfield, J., & Dodd, B. (2004). The nature of referred subtypes of primary speech disability. *Child Language Teaching and Therapy, 20*(2), 135-151.

Campbell, T. F., Dollaghan, C. A., Rockette, H., et al. (2003). Risk factors for speech delay of unknown origin in 3-year-old children. *Child Development, 74*, 346-357.

Cleland, J., Wood, S., Hardcastle, W., Wishart, J., & Timmins, C. (2010). Relationship between speech, oromotor, language and cognitive abilities in children with Down's syndrome. *International Journal of Language & Communication Disorders, 45*(1), 83-95.

Dodd, B. (1995). Procedures for classification of subgroups of speech disorder. In B. Dodd (Ed.), *The differential diagnosis and treatment of children with speech disorder* (pp. 49-64). San Diego, CA: Singular.

Dodd, B. (2013). *Differential diagnosis and treatment of children with speech disorder.* New York, NY: John Wiley & Sons.

Dodd, B. (2014). Differential diagnosis of pediatric speech sound disorder. *Current Developmental Disorders Reports, 1*(3), 189-196.

Dodd, B., & Thompson, L. (2001). Speech disorder in children with Down's syndrome. *Journal of Intellectual Disability Research, 45*(4), 308-316.

Eadie, P., Morgan, A., Ukoumunne, O. C., Ttofari Eecen, K., Wake, M., & Reilly, S. (2015). Speech sound disorder at 4 years: Prevalence, comorbidities, and predictors in a community cohort of children. *Developmental Medicine & Child Neurology, 57*(6), 578-584.

Flipsen Jr., P. (2015). Emergence and prevalence of persistent and residual speech errors. *Seminars in Speech and Language, 36*(4), 217-223.

Kim, S. J. (2016). Developing the 3 sentence screening test for speech sound disorders and prevalence in 6-year-old children. *Communication Sciences & Disorders, 21*(4), 580-589.

Law, J., Boyle, J., Harris, F., Harkness, A., & Nye, C. (2000). Prevalence and natural history of primary speech and language delay: Findings from a systematic review of the literature. *International Journal of Language and Communication Disorders, 35*, 165-188.

McKinnon, D. H., McLeod, S., & Reilly, S. (2007). The prevalence of stuttering, voice, and speech-sound disorders in primary school students in Australia. *Language, Speech, and Hearing Services in Schools, 38*(1), 5-15.

National Institute on Deafness and Other Communication Disorders. [NIDCD] (2016). *Statistics on voice, speech, and language: National Institute on Deafness and other Communication Disorders.* Retrieved from https://reurl.cc/vDvQlo

Preston, J., & Edwards, M. L. (2010). Phonological awareness and types of sound errors in preschoolers with speech sound disorders. *Journal of Speech, Language, and Hearing Research, 53*(1), 44-60.

Shriberg, L. D., Austin, D., Lewis, B. A., McSweeny, J. L., & Wilson, D. L. (1997). The Speech Disorders Classification System (SDCS) extensions and lifespan reference data. *Journal of Speech, Language, and Hearing Research, 40*(4), 723-740.

Shriberg, L. D., Fourakis, M., Hall, S. D., Karlsson, H. B., Lohmeier, H. L., McSweeny, J. L., ...Wilson, D. L. (2010). Extensions to the Speech Disorders Classification System (SDCS). *Clinical Linguistics & Phonetics, 24*(10), 795-824.

Shriberg, L. D., Kwiatkowski, J., Best, S., Terselic-Weber, B., & Hengst, J. (1986). Characteristics of children with phonologic disorders of unknown origin. *Journal of Speech and Hearing Disorders, 51*(2), 140-161.

Shriberg, L. D., Lewis, B. A., Tomblin, J. B., McSweeny, J. L., Karlsson, H. B., & Scheer, A. R. (2005). Towards diagnos-tic and phenotype markers for genet-ically transmitted speech delay. *Journal of Speech, Language, and Hearing Research, 48*, 834-852.

Shriberg, L. D., Paul, R., & Flipsen, P. (2009). Childhood speech sound disorders: From postbehaviorism to the postgenomic era. In R. Paul, & P. Flipsen (Eds.), *Speech sound disorders in children* (pp. 1-33). San Diego, CA: Plural.

Shriberg, L. D., Strand, E. A., Fourakis, M., Jakielski, K. J., Hall, S. D., Karlsson, H. B., ...Wilson, D. L. (2017). A diagnostic marker to discriminate childhood apraxia of speech from speech delay: III. Theoretical coherence of the Pause Marker with speech processing deficits in Childhood Apraxia of Speech. *Journal of Speech, Language, and Hearing Research, 60*(4), S1135-S1152.

Shriberg, L. D., Tomblin, J. B., & McSweeny, J. L. (1999). Prevalence of speech delay in 6-year-old children and comorbidity with language impairment. *Journal of Speech Language Hearing Research, 42*(6), 1461-1481.

Waring, R., & Knight, R. (2013). How should children with speech sound disorders be classified? A review and critical evaluation of current classification systems. *International Journal of Language & Communication Disorders, 48*(1), 25-40.

Chapter

2

構音機制與語音系統

學習目標

讀者可以由本章學習到：

・語音產生的整體歷程
・和語音異常相關的生理構音機制
・語音系統的架構：子音（consonants）、母音（vowels）
・母音的分類：舌位的高低、舌位的前後、圓唇與否
・子音的分類：構音的方式、構音的位置、出聲（voicing）（或送氣）與否
・各華語語音出現率的差異
・國際音標的標音法

由於語音異常此一學科涉及的知識領域十分廣泛，包含語音學（phonetics）、言語科學、音韻學（phonology）、語音聲學、解剖學、生理學、兒童發展、學習心理學、教學相關的學問（如行為改變技術）等，其中以語音學和言語科學最為重要，因為「語音異常」顧名思義是指個體語音方面的異常，想要了解語音異常，則需要知道正常語音的樣貌，了解一些語音相關的知識，如基礎的語音學和語音科學方面的知識。

第一節 溝通、語言和言語

溝通（communication）是一種個體間的互動行為，包括兩個體（或以上）之間的訊息交換，在個人方面包括訊息輸入（input）（接收）與輸出（output）（表達）兩方面。溝通依據符號表徵系統分為語言溝通和非語言溝通。語言溝通是指使用人類約定俗成的語言系統做溝通，非語言溝通則是使用語言以外的方式溝通，如使用肢體、表情動作來溝通。表 2-1 將語言溝通分為聽、說、讀、寫四個部分，其中聽和讀是語言接收的部分，說和寫是語言表達的部分。

表 2-1　語言溝通的分類

溝通類型	口語溝通	文字溝通
輸入	聽覺理解（auditory comprehension）	閱讀理解（reading comprehension）
輸出	口語表達（oral expression）	書寫表達（writing expression）

語言（language）是一套約定俗成用以溝通的符號系統，如中文、英文、法文、西班牙文、手語等。世界上的語言種類估計有三千多種之多。語言的使用即是符號的使用，這些符號系統就是一群人平常聽、說、讀、寫所用的記號，使用固定的一套語音與文字符號來代表事物的意義，用來互相傳達訊息，這些符號的語音和字形都是固定的，有其歷史、文化的傳承。

一個完整的語言符號系統包括形、音、義三個面向，以意義為核心，音和形是其表象。一個完整的語言系統通常包含語音系統、語意系統、文字系統等。對於一個語言系統的分析有四個面向：語音、語法、語意、語用。語言符號具有意義表徵性質，學會某一種語言就是不僅能理解語言符號所代表的意義，還能使用它們來表達想傳遞的訊息。何謂語言能力？是指一個人語言的聽、說、讀、寫的能力。其中的「聽」是語言的接收、理解能力；「說」則為語言的口語表達能力。「言語」（speech）就是指說話的行為，使用呼吸系統、喉頭〔聲帶（vocal folds）〕與構音器官的運動製造出聲音來。

圖 2-1 呈現言語、語言、溝通之間的關係。言語包括說話的動作與說話產生的語音。言語是語言能力的外顯行為表現，屬於口語表達，是口語溝通的一部分。構音（articulation）是指產生語音的生理動作，主要是指位於上呼吸道的構音子（articulators）的動作，例如：雙唇、舌、軟顎的動作。事實上，言語，即語音的產生除了構音的動作外，還需要呼吸、發聲系統的運作。言語的產生雖然由外表來看是個動作，但其實個體溝通時說出的語音是內在語音系統的外顯表現，內在有一套音韻規則系統，視語意表達所需，藉由言語體現於外。

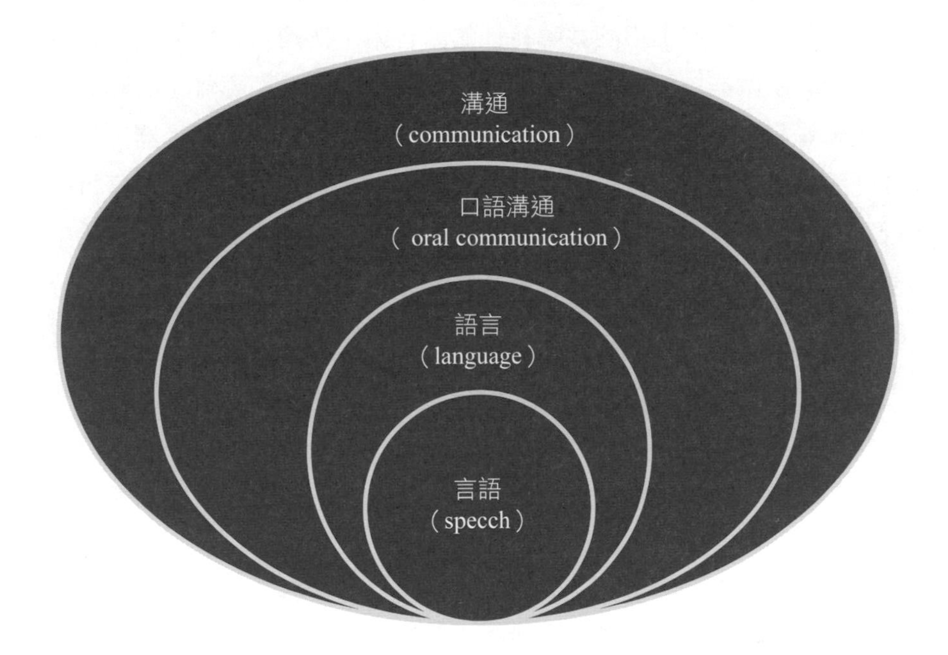

圖 2-1　言語、語言、溝通之間的關係

語音產生的歷程

說話的構音動作是動態的，以各種方式開啟或關閉聲道閥門以產生各式各樣的語音。人在運作口腔各構音結構產生有意義的語音時，製造出的語音可能會出現錯誤，如圖 2-2 為一個說話語音的產生歷程。個體先有一個想要表達的意念，再根據此意念的概念找到相符合的語言詞彙、片語或句子，亦即將語言表徵轉成詞語，或提取詞語，再根據語言的語法規則或相關語意規範將詞語組合成句子，組織成符合語法的語句。有了想說出的句子之後，需將之轉換為具有語音性質的表徵，即音韻表徵，亦即句子轉變為音韻單位的表徵序列。基本的單位可能為音素或音節等，之後需再將音韻表徵轉換為語音動作表徵，才能交由運動神經系統去執行構音動作，在執行前還需要有一個完整的動作計畫和一些成套的動作程序配合，言語動作才能順利執行，去引發連串的肌肉收縮，改變口道中構音結構的位置和腔室形狀，來製造出不同共鳴特性的語音來。在輸出語音的同時，會有感覺回饋機制做監控與校正，回饋機制主要為體感覺和聽覺。體感覺主要為口腔觸覺和本體覺，本體覺為構音結構的肌梭和肌腱的感受器，會將肌肉感受訊息上傳至腦皮質。這些感覺回饋可引導構音動作照著順序持續地進行，即時記錄並監控著說話動作完成的進度和執行的情形，回饋給中樞以便作為後續校正調整的參考。體感覺回饋主要是針對動作層次的部分，若動作缺乏回饋將導致構音動作的失準與混亂，或難以順利執行。聽覺回饋則可能涉及較高的處理層次，可即時地進行輸出信號音韻表徵的匹配，若發現不符合原先的表徵，則可即時啟動校正程序，信號將被重新製造或是做內在修正，此回饋機制十分重要，而聽障者的言語異常即是缺乏聽覺回饋所致。

一個語音行為的表現，就歷程上可簡單分為三大部分：上游、中游與下游機制。所謂的「上游機制」是將意義轉換成語言符號表徵，即入碼的歷程，屬於認知語言性質。「中游機制」則是有關說話動作的規劃，將符號表徵轉換為動作表徵（碼），又包括說話動作的計畫（planning）和程

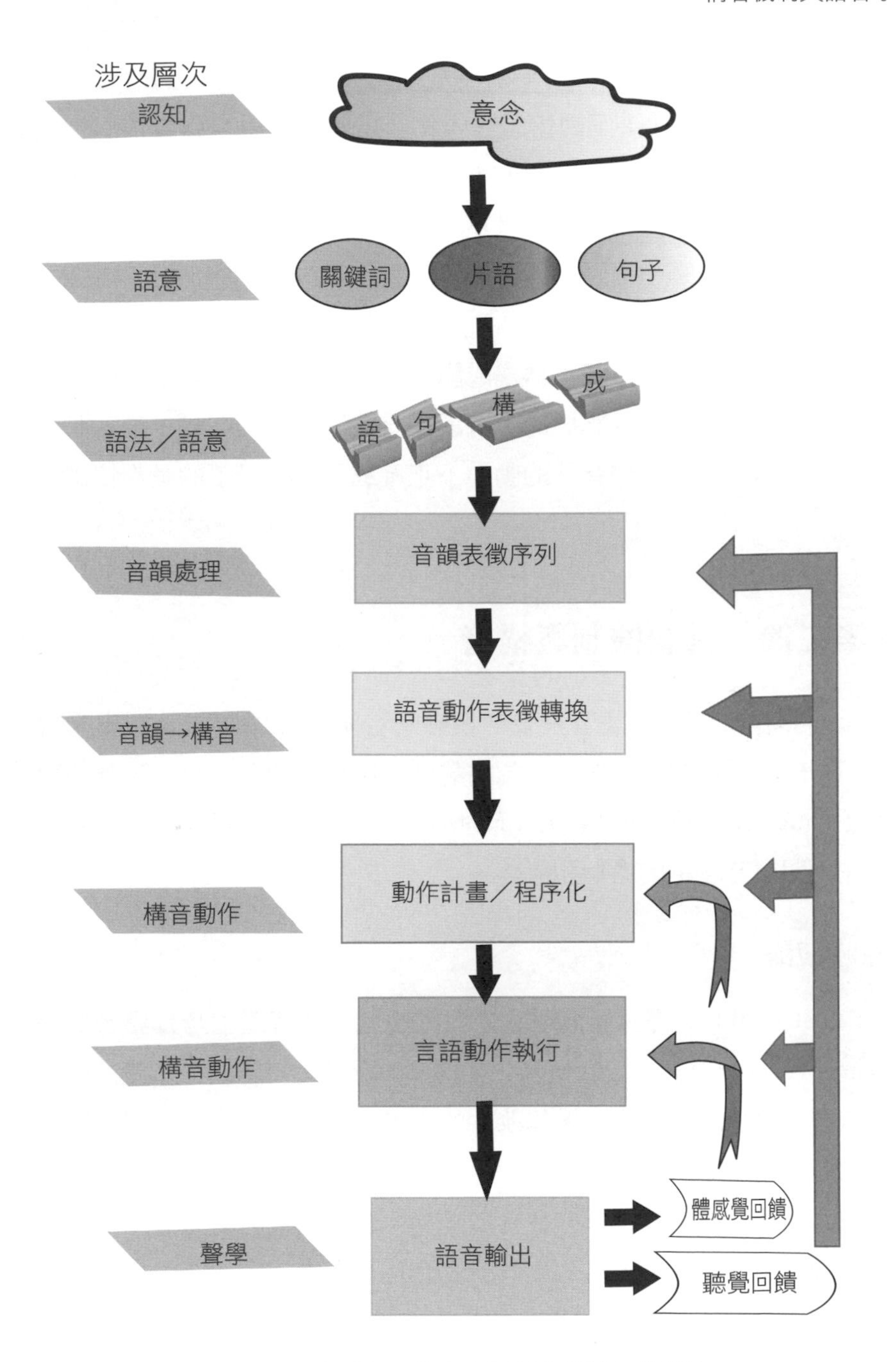

圖 2-2　說話語音的產生歷程和所涉及的層次

序化（programming）。而「下游機制」則是最後動作的實際執行（execution）。簡言之，說話這個動作的達成除了需要大腦語言區製造出合於語意、語法的文句外，還需要良善的動作進行計畫，並需要掌管運動的神經系統驅動說話有關的器官（如呼吸器官、喉頭、咽），與口部構音器官等相互協調合作，製造出有意義的話語。語言／言語機制的上游、中游、下游的異常都會造成說話語音的異常。音韻異常則是上游機制的問題，是屬於音韻表徵的問題，語意表徵轉換成語音／音韻表徵的過程出現問題。構音異常則是屬於言語歷程之中的下游或中游機制動作的問題，構音動作的執行出現問題，可能是構音子的動作不正確或是各構音子的動作協調不佳所致。

第二節　言語機制與構音

言語動作所產生的語音是聲帶振動的音源，經過口道共振出來的聲音，不同的口道形狀，共振出不同的聲音，用來表達萬事萬物。聲源濾波理論（source and filter theory）（Fant, 1970）是個有關語音製造的聲學理論，在說明語音產生的過程和原理。

聲源濾波論

Fant（1970）的聲源濾波理論主旨是說話的語音產生乃是語音的聲源被口道（vocal tract）濾波的產物，如圖 2-3 所示，口道如同一濾波器，可將聲帶發出聲音的頻率成分做修飾性的改變（放大或縮小），口道因為有不同的構音動作即有不同的濾波效果。不同的構音動作形成不同型態的口道樣貌，如壓縮點位置和程度會有所差異，濾波效果自然不同，如此產生出的語音聽起來也會有差異。不同的語音是來自構音動作造成的口道濾波效果的改變，例如：我們發出不同的母音（如/a/、/i/、/u/）時，聲帶的動作都是一樣的，即振動發聲，不同的是在口道的形狀，以及舌頭的位置會有前後或高低的差別，而造成不同的濾波效果，形成不同的語音。構音動作的準確性很重要，錯誤的構音動作造成口道變異性，產生不當的濾波效果，輸出錯誤的語音。唯有正確的構音動作才能產生正確的口道共振效果，產出正確的語音。

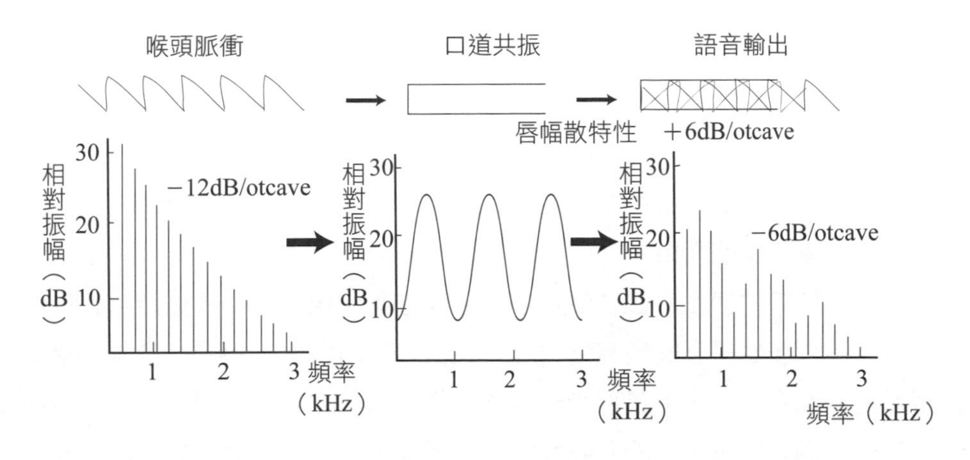

圖 2-3　聲源濾波理論

產生母音及一些有聲子音（如/l/、/m/、/n/）時，主要聲源是來自喉部聲帶振動產生的聲波。聲帶因為本身的彈性與氣體動力的因素，當呼吸的氣體通過閉攏的聲帶時會出現規律的振動，此規律的振動為我們說話主要的聲源，此聲源是語音的原料。一些無喉者（多數因喉癌而切除喉部者）失去了說話的主要聲源，即使說話時仍做出口腔構音動作，但卻沒有嗓音，只能製造出一些摩擦噪音，嚴重地影響語音的清晰度。正常人的聲源是由喉部聲帶發出，乃為規律的週期波，其頻率即是個人的基本頻率。此規律的週期波於喉頭聲帶振動產生，通過上呼吸道（upper airway，包括咽喉、口道、鼻咽腔等）時受到共振效果的調整，此乃構音動作造成的共鳴腔之共振特性，語音信號被塑造成一些有固定型態的波形，而在出口腔當時，又受到唇的輻射擴大效果（radiation），最後成為被我們耳朵所接收的聲學訊號。上呼吸道或稱口道，即為濾波器，為我們原始的聲帶聲源加工塑造出語音。「構音」就是將喉部發出的音源加工塑造成不同的語音，例如：/a/、/i/、/u/、/n/等音來代表意義。

聲源的位置不限只是位於口道的盡頭—喉部聲帶，也可能是位於口道中其他位置，而同一時間發出的聲源聲音也不限一個，也可能同時有多個聲源，例如：發有聲子音時。當我們說無聲子音時，也有聲源和共振濾波的運作。無聲子音的聲源為噪音源，是口道在某一位置受急遽壓縮而產生，例如：於口道中舌尖靠近齒槽位置擠壓通過氣流可發出/s/摩擦音，這個摩擦音聲源會受到口道共鳴或濾波的作用產生特殊高頻成分的噪音，稱為撕擦噪音。根據「聲源濾波理論」，語音為喉頭聲帶產生聲源，經由構音口道的濾波修飾而成。

喉頭聲帶的振動必須密切地與口道構音動作相配合，才能產生正確的語音。絕大多數語音的豐富變化性是來自口道的變化，需有口道中各構音單元的相互合作，產生各種構音姿勢以形成口道的各種型態變化，使得聲源信號通過時能有不同的共鳴型態，以形成人耳可以接收、知覺、解釋的語音聲學信號。說話時，喉頭聲帶系統與上呼吸道系統的互相協調配合是非常重要的，而這些協調整合工作有賴於成熟的運動神經控制，在時間與空間上有效的調控而得以完成。若以聲源濾波理論來解釋語音的產生，上呼吸道系統即是修飾喉部音源的濾波器，為重要的構音機制。接下來我們來對於此系統有進一步的了解。

構音機制

人體的發聲道（vocal tract）或口道，或稱上呼吸道，由聲帶開始往上至唇開口為止，另一開口則位於鼻孔。此發聲道形狀類似一條 L 形的彎管，可視為由幾個管狀的腔室接續所組成，主要的腔室有三個：口腔、咽腔和鼻腔。其中咽腔又分為鼻咽、口咽和喉咽三個部分，鼻咽與口咽的分界在軟顎，口咽和喉咽的分界則在會厭。

發聲道除了製造語音的功能外，還有呼吸、咀嚼進食、聞味等功能。製造語音的功能即是構音。構音就是運用發聲道（又稱口道）中的構音結構或構音子，如舌頭、下巴、唇、牙齒、齒槽、軟顎、硬顎（hard palate）一起做出動作產生語音。圖 2-4 呈現口道的MRI影像，可見到口道結構中的一些構音結構。

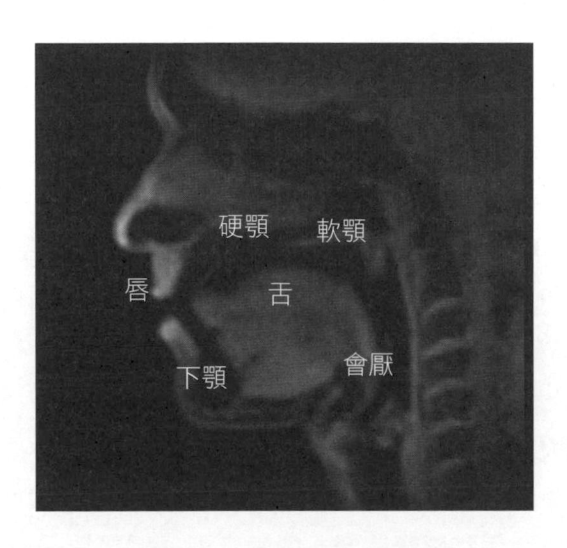

圖 2-4　口道的 MRI 影像

構音結構其中有一些是不可移動，為固定的構音子（fixed articulators），如門齒、齒槽、硬顎等。有一些是可動的構音子（movable articulators），如雙唇、舌頭、軟顎、下頜（下巴）、後咽壁（posterior pharyngeal wall）。聲帶屬於發聲機制，但有時也被視為可動的構音子，例如：聲門塞音（glottal stop）即是利用兩聲帶持阻後，釋放氣流而成的輔音。而且子音的有聲／無聲（或是送氣／不送氣）對比，也是靠口部構音子的氣流釋放動作和聲帶振動發聲的時間差，亦即嗓音起始時間（voice onset time, VOT）變化而來的語音對比。

通常可動的構音子可改變發聲道腔室的形狀，當聲源能量通過時形成不同的共鳴或濾波特性而產生不同種類的聲音。構音時可動的構音子和固定的構音子相互合作形成不同型態的口道動作，除了對聲源產生共鳴效果之外，還能製造出不同於聲帶振動的聲源，這些聲源通常屬於噪音聲源，例如：/s/、/ɕ/等音的摩擦噪音，這些音的產生除了需要靈巧的舌頭動作外，還需要固定的構音子，如齒槽或硬顎，共同形成共鳴腔室以塑造語音。以下對各構音子加以詳細說明。

嘴唇

嘴唇在口腔開口處形成環狀括約肌（sphincter），緊閉雙唇可封閉口腔，積累口內壓，再瞬間爆破後可形成雙唇塞音。個體可透過口輪匝肌（orbicularis oris muscle）的選擇性收縮形成不同程度的環狀開口，改變開口來達到不同的口道共鳴效果，例如：唇的突出動作可加長口道的長度，降低各共振峰的頻率，此即為圓唇動作的聲學效果。母音有圓唇、展唇的對比性質，許多母音為圓唇音，例如：華語母音/u, o, y/即為圓唇母音，其他一些語言也有展唇／圓唇的語音對比，例如：法語/ɛ, œ/母音圓唇對比。

除了母音構音之外，唇對子音構音也有些貢獻，例如：不緊閉的唇突出可形成摩擦源產生雙唇摩擦音。唇齒音則是需要單一唇部（通常是上唇）突出，由門齒接近下唇，吹氣摩擦而出形成唇齒摩擦音。唇的動作是個體說話時在外表最顯而易見的特徵，有些聽障者甚至只通過唇的動作即可理解語音，擁有相當高明的讀唇功力。

成人通常擁有穩定的唇部動作控制能力。說話時各構音子的動作控制能力發展中，唇部的動作控制發展是較晚於下顎動作的控制（Green, Moore, & Reilly, 2002）。兒童在1、2歲時已有類似成人穩定的下顎控制動作，但唇部則否，兒童早期的各構音結構動作控制的發展並非是同步的（Green et al., 2002），早期兒童的語音產生會受到不成熟的口部動作的限制，而造成語音錯誤。

舌頭

舌頭是言語表達最重要的結構，正所謂說話要靠三寸不爛之舌。舌為肌肉結構，動作十分敏捷靈巧，是說話主要的器官。舌的運動使其能夠在自身的長度、寬度和形狀上有相當程度的變化，在言語和進食方面擔負著主要的功能角色。舌頭上表面又稱為舌身（tongue dorsum），其原文中的dorsum 為「背部」之意，是採解剖學的觀點，因為舌頭靜止時，背部朝上，是以上方為背側（dorsal），下方為腹側（ventral），和一般人舌腹、舌背的想法不同，需加注意。舌身的部位可分為舌尖（tongue tip or apex）、舌葉（tongue blade）、舌前（或舌面）（tongue front），以及舌根（tongue root）四個部分，由前而後（如圖 2-5 所示）。說話時，舌頭的上下、前後移動，與上顎之間形成不同的口道形狀，對於聲源信號產生各種濾波共鳴效果，形成各種類別的語音，例如：子音中以舌尖上抬形成的語音稱為舌尖（apical）音，以舌葉上升形成的語音稱為舌葉音（laminal 或 coronal consonants），其原文「laminal」是薄片狀的意思，「coronal」則是冠狀之意。舌尖音和舌葉音的差別在於構音時舌頭形狀的差異，前者為尖突出狀，後者則較圓平狀。這些舌頭形狀微調動作變化差異需靠舌內肌的運作。

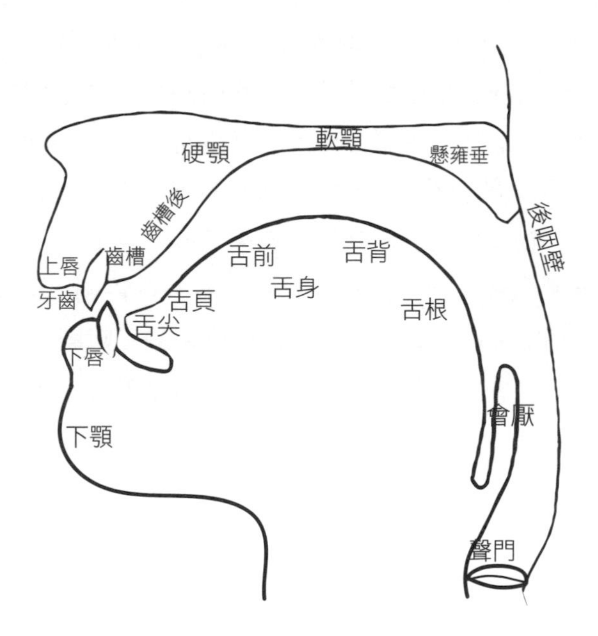

圖 2-5　舌的部位與其他口道結構

舌表面覆蓋著黏膜（mucous membrane），黏膜之下為舌內肌。舌內肌為舌本身主要的肌肉，有上縱肌（superior longitudinal muscle）、下縱肌（inferior longitudinal muscle）、橫肌（transverse muscle）和垂直肌（vertical muscle）。舌頭肌肉除了舌內肌，還有舌外肌，兩者對於母音和子音的產生皆有重要的功能。舌外肌是在舌之外連接骨骼的肌肉，負責舌頭的粗大動作，如往前、往後、向上、向下移動等動作，舌外肌包括有頦舌肌（genioglossus muscle）、莖突舌肌（styloglossus muscle）、腭舌肌（palatoglossus muscle）、舌骨舌肌（hyoglossus muscle）等。

「舌內肌」起源和終止皆於舌頭內，主要功能為舌頭動作塑形，負責舌頭較為精細的動作，例如：華語的捲舌音構音時，舌尖和舌葉需要翹上捲起，讓舌尖靠近齒槽後（post alveolar）硬顎的位置，使吹出的氣流受到舌前部的阻礙，並通過舌尖或是舌尖反面（undersurface）與上硬顎形成的狹窄通道摩擦而出聲；摩擦音/s/的動作則是舌頭前方縱向中央線需形成一個如凹槽的形狀，舌兩側略向上，且整個舌往前伸靠近門齒背，舌需能維持如此的姿勢一段時間並能同時吹氣，讓氣流衝擊門齒背製造出高頻噪音。這兩種語音的構音動作都是靠舌頭的精細動作變化舌頭的形狀，舌頭粗大動作維持口道形狀，再配合呼吸的氣流而達成，這些條件缺一不可。

舌頭是一個代償和適應性極強的構音器官，若沒有了舌頭，說話會變得十分不清楚，語音變化十分有限，最後可能只剩下央元音、低元音、唇音、唇齒音幾個語音類別。此種情況常見於一些舌癌（tongue cancer）的患者，部分舌切除（glossectomy）的舌癌患者最受影響的語音類別是摩擦音（如/s/、/ɕ/）、塞音（齒槽、軟顎部位）和塞擦音，他們的語音清晰度會嚴重地受到影響（Furia et al., 2001），亦會影響吞嚥功能（Lam & Samman, 2013）。

牙齒

成人共有32顆牙齒，上排16顆，下排16顆；兒童則只有20顆乳齒，上排10顆，下排10顆。幼兒從約6個月大就開始萌發乳牙，由下顎前門齒先萌發出，兒童至約 2 歲半時長完 20 顆乳牙。兒童大約在 6 歲開始進入換牙期，乳牙先後地脫落，長出恆齒，換牙期約到 12 至 13 歲左右結束（Culbertson, Cotton, & Tanner, 2006）。

牙齒主要的功能是咀嚼食物，並非所有的牙齒皆和構音有關。和構音較有相關的牙齒為門齒，門齒對於一些摩擦音和塞擦音的形成雖非完全必要，但有極大的幫助。構音所需的門齒是在何時長出的呢？乳齒上門牙通常在生出後 8 至 10 個月大時長出，而第一臼齒的恆齒生出後（約 6 歲），這些乳齒開始依序脫落。門牙的恆齒約在兒童 7 歲（中央門齒）和 8 歲（旁門齒）時長出（Culbertson et al., 2006）。在門齒缺牙時，說話會有漏風的情形，影響一些摩擦音的構音動作，例如：/s/、/f /等音。然而當門齒缺牙時，說話的構音動作事實上可由齒槽來取代，只是此時舌頭的動作需要一些調整代償。

齒槽實為硬顎的一部分，為重要的構音部位，許多語音的形成是由舌尖靠近或接觸齒槽位置，讓氣流產生變化，形成各種類別的語音，如摩擦音、塞音、塞擦音。語音之中各構音方式（manner of articulation）皆有齒槽位置的語音，華語在齒槽位置的語音即有 7 個，較英語為多。

進行口腔結構的評估檢查時，對於牙齒的評估重點是門齒缺牙情況的觀察。門齒對唇齒音與摩擦音的構音十分重要，因此門齒的缺牙多少會影響構音的動作和語音的正確性，然而是否會嚴重到妨礙語音清晰度？就要看缺牙的程度以及個案在缺牙後構音動作代償的優劣，因此個別差異較大，難以定論。

下顎（下巴）

下頷骨（mandible）（如圖 2-6 所示）是頭部最大可移動的骨骼，可下降或上升來調節口腔的開口。事實上，下顎的動作是三度空間的方向皆可移動，亦即可上下、左右和前後移動，其中前後能移動的幅度最小，上下移動的幅度較大。和說話有關的功能主要是上下的移動，和咀嚼有關的功能主要是下顎上下和左右的移動。說話時下頷動作與舌頭協同合作，達

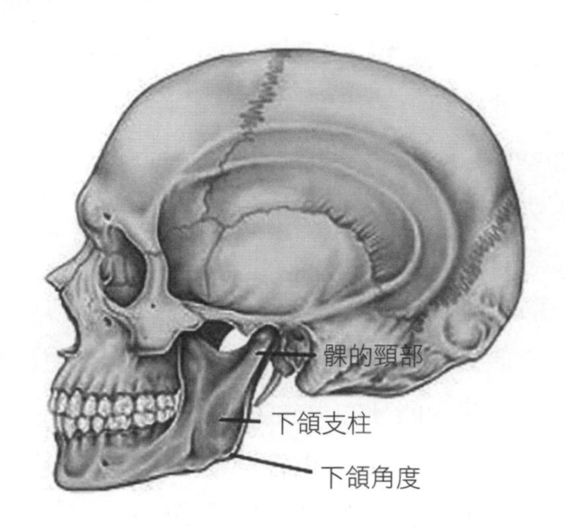

圖 2-6　下頜骨的結構

成口道開口所需要的精細與即時的形狀調整，以形成不同的語音。

在生命成長的過程中，下頜骨會有一些型態和大小的變化。兒童的下頜骨隨年齡的成長逐漸變長變大，嬰兒的下頜角度是呈鈍角狀的（約 175°），之後隨著齒列的發展角度漸呈直角。由於牙齒的成長，幼兒下頜角度變得不那麼鈍。約在 4 歲時下頜角度約為 140°左右，而成人下頜支柱（ramus）方向幾近垂直，角度約 110°至 120°（Tweed, 1954）。老人因為骨骼的尺寸減少、齒槽萎縮、齒列損失等因素，其下頜骨形狀會發生一些改變， 如下頜支柱方向較傾斜，角度約在 140°，髁的頸部（neck of the condyle）則朝向後扳（Culbertson et al., 2006）。

評估下顎動作，除了上下、左右、前後三個方向的移動之外，還可測試上下顎張開的最大幅度。一般正常成人能張開幅度約在 4、5 公分以上。若是上下顎張開幅度只有 2 公分甚至 2 公分以下，則可能會影響言語的共鳴情況，過小則會使語音呈悶塞含糊之感，甚至影響言語清晰度，需加以注意。

咬合

咬合（occlusion）不正對於構音會有不利的影響，但通常出現在情況較為嚴重時，會影響說話時的構音動作，降低語音清晰度。輕微的咬合不正可以代償，但嚴重時代償的功能有其限度。「咬合」是上下齒列的空間關係，即上排牙齒和下排牙齒在休息狀態時的切合關係。咬合的分類是1890年由Edward H. Angle所提出，他將上下齒列的對咬關係分為三種類型（Angle's classification method）：安格氏第一類咬合（Angle's class I，normal occlusion）、安格氏第二類咬合（Angle's class II，distal occlusion），以及安格氏第三類咬合（Angle's class III，mesial occlusion）（如圖2-7所示）。評估咬合類型時，需觀察上、下齒列前後的對應關係，判斷主要根據上、下齒列牙齒的第一臼齒的前後相對位置關係。一般所謂的「正常咬合」（normal occlusion）為安格氏第一類咬合，為上列牙齒覆蓋於下列牙齒之外。由側面觀察，以第一大臼齒的位置為準，上齒列位在下齒列之前約存在著一半齒（由側面來看）的距離（約1至3mm範圍）。然而，有一些安格氏第一類咬合的人可能因個別牙齒對應不齊，如齒列不整、開咬（open bite）或深咬，則屬於第一類咬合不正（class I malocclusion）的情形，可能是垂直覆咬及水平覆咬不在正常的範圍內。各類型的咬合不正依據嚴重度又可大致地分為輕度和嚴重的咬合異常。以下說明這三類型咬合不正的情形：

1. 安格氏第一類咬合不正：又稱為一級異常咬合，屬於中性咬合（neutroclusion），上下齒列在前後方向的咬合關係是屬正常情況，但個別牙齒排列可能會有對應不齊、擁擠、有縫隙，或有上、下門牙前突的現象。此型所占的比例最高，常見有門齒齒列不整、前牙開咬（anterior open bite）或暴牙，皆是屬於第一型咬合不正的類型。因此並非第一型咬合就是正常的咬合，有可能出現門齒開咬（incisal open bite）、深咬，或是錯咬、亂牙等咬合不良情形。上門牙應垂直覆蓋於下門牙在2～4mm的深度，若大於4mm

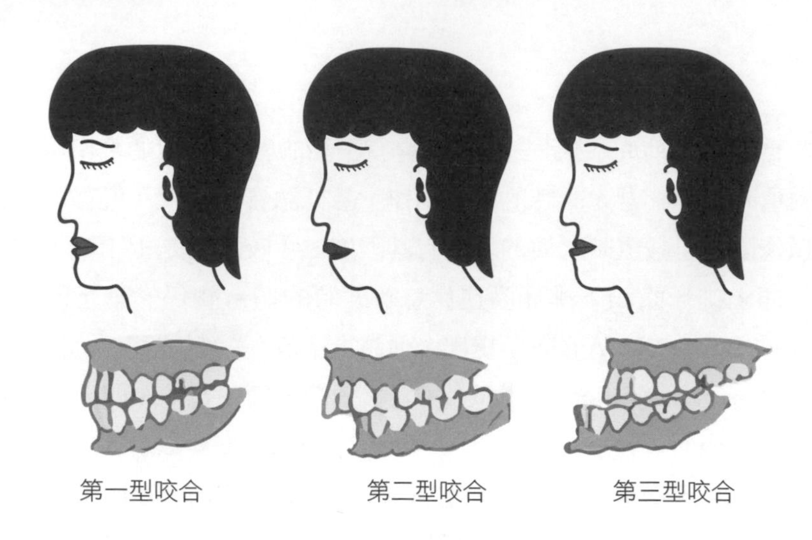

圖 2-7　咬合的三種類型

稱之為深咬。若上下門牙無法對咬，稱之為開咬，常和幼童吸吮手指的習慣，或是因過敏性鼻炎鼻塞以口呼吸有關（況守信，2002）。錯咬則是下顎牙齒包覆上顎牙齒的情況，又稱反咬。這些皆屬於第一類咬合異常。

2. 安格氏第二類咬合不正：又稱為二級異常咬合，此型所占的比例次之，是上齒列太凸或是下齒列太縮（下巴回縮），上顎門齒前突而下齒列過於後方，以致於上下齒列之間產生較大的距離。常見有上排門牙咬在下排門牙的太過前方，呈現過量水平覆咬（excess overjet）的情形，如上顎暴牙。
3. 安格氏第三類咬合不正：又稱為三級異常咬合，是指上、下顎門齒反咬，上齒列過縮於後，而下齒列呈現過於突出狀（下巴突出），即俗稱「戽斗」的情況。下排門牙咬在上排門牙的前方，呈現下顎前突或上顎後縮。此型所占的比例最少，但此型在亞洲人有比其他人種出現較多的情形。

一般評量的程序是首先告訴個案：「嘴閉好、牙齒咬好，嘴唇張開，讓我看到你露出的牙齒」，也可讓個案發出「一」（/i/）聲，並露出牙齒。再觀察其上排牙齒和下排牙齒的相對位置，除了觀察上下門齒的相對位置外，並需仔細觀察上、下排牙的第一大臼齒咬合的關係。

兒童咬合不正的發生率並不低，根據 Thilander 與 Myrberg（1973）的研究有近半數的兒童存在著咬合不正的問題，國內況守信（2002）調查 12,505 名學齡兒童與青少年發現咬合不正的比例占 62.3%，且隨著兒童的年齡增加，咬合不正的比例隨之增加。咬合的發展涉及個體在幼兒時期上、下顎骨的成長以及牙齒的生長。下顎的生長速度若較快且異常發達時，則可能發展成第三類咬合（mesial occlusion）。齒列的咬合關係會影響個體的顏面容貌和說話構音動作。由於說話時構音子的動作代償性很強，輕微的咬合不良，如門齒開咬，通常可被個體代償適應，較不會造成言語問題或構音異常（Laine, 1992）。嚴重的咬合不良則可能會對構音產生不利的影響，嚴重的咬合不良者可能在雙唇音、唇齒音和齒槽音出現構音困難，導致語音扭曲或替代型的錯誤，Laine（1992）指出第三類咬合造成構音異常的風險最高，尤其是當又有合併門齒開咬的情況時。

硬顎

硬顎就如同口腔的屋頂或天花板，說話時，舌頭往上靠近硬顎的某部位，如齒槽位置，可形成口道的壓縮動作，再呼出長長的氣流可形成摩擦音，例如：可發出/s/音。圖 2-5 有呈現硬顎之上的各構音部位名稱，如齒槽、齒槽後（postalveolar）、硬顎等。

硬顎是上顎骨（maxillae）的一部分，是由兩個骨頭組成：前四分之三的硬顎由上顎骨的顎突所構成，後四分之一是由顎骨的水平板所構成。若硬顎存在著瘻孔或裂縫，則說話時無法鎖住氣流，無法積累口腔內的空氣壓力，對於一些需要壓力的語音會有問題。顎裂即是口腔與鼻腔的隔間（硬顎）有破損，鼻腔與口道產生連通耦合（coupling），語音產生時會帶有鼻腔共鳴的音質，亦即鼻音過重（hypernasality），會降低說話語音清晰度。硬顎後方延續是軟顎和懸雍垂，若軟顎無力，無法上抬，也同樣會有鼻音過重的情形。

軟顎

軟顎是硬顎向後的延伸結構，由肌肉和一些覆蓋於其上的上皮組織所組成，是可移動的構音子。說話發出非鼻音時，軟顎需要上抬，阻隔鼻通道，讓氣流流經口腔後，由唇而出，如圖 2-5 所示。軟顎肌肉收縮時會往後上方提舉，將鼻腔與口腔隔開脫離（uncouple）。肌肉放鬆時軟顎下降使鼻腔與口腔兩腔相連通（couple），此為平靜呼吸時的狀態。軟顎的主體肌肉是提顎肌（levator veli palatine muscle），收縮時可以向上和向後拉提起軟顎和懸雍垂，使其與後咽壁和側咽壁相接觸，從而將後鼻通道封住，將氣流留在口腔中後可經引導通過口腔而出。其他肌肉如腭舌肌（palatoglossus）和腭咽肌（palatopharyngeus）則可以協助降低軟顎，使鼻咽腔連接和口道相接連通，此外，腭舌肌也有向上拉提舌頭後部的功能。因腭舌肌之故，舌後部上抬和軟顎下降的動作互有牽制。

構音動作的特性——共構

「構音」動作，和身體其他的動作一樣，由一些目標指定的動作串連而成，循著一定的時序，如節奏、韻律依序運行。由一個姿勢出發，過渡到另一個姿勢。當動作快時，前後連續動作會部分地重疊一起，姿勢看起來較不明確，動作幅度也相對比較小；當動作慢時，姿勢看起來較明確，動作由些微的姿勢改變而成，動作幅度顯得較大。動作過程中，姿勢、動作必須與音調韻律配合，各姿勢動作由其他有關的部位互相支持、調整合作而產生。

共構（coarticulation）又稱為「協同構音」，是指兩相鄰語音的構音動作互有重疊影響，動作上有部分融合一起形成一體的構音動作（Kent, 1977），例如：一個 CV 音節中，子音的動作和母音的動作會有部分交融一起形成一個音節動作。兩個語音一前一後連續出現，在速度快時兩個音的動作可能會為了彼此，有所妥協而改變自己原先的特質，而這兩個語音通常是指子音和其後接的母音，亦即華語中聲母和韻母之間的構音協調現象。圖 2-8 呈現/ta/、/tu/音節的共構情形，音素之間構音動作會有重疊現象，/ti/、/tu/音節同樣具有聲母/t/音，在構音製造時，前者的/t/音比後者的/t/構音位置（place of articulation）會較稍前一點，但它們依然都還是屬於同一個/t/音素，同為/t/家族的成員，並沒有變成其他音素。同理/ki/、/ku/同樣的/k/音，製造時前者的/k/比後者的/k/構音位置會較稍前一點，但它們依然都還是屬於同一個/k/音素，同為/k/家族的成員，並沒有變成其他音素，因此在一般情況下，共構會對音素構音動作本身造成些微的扭曲，但不會對音韻表徵層次產生影響，是屬於說話時出現的自然現象。

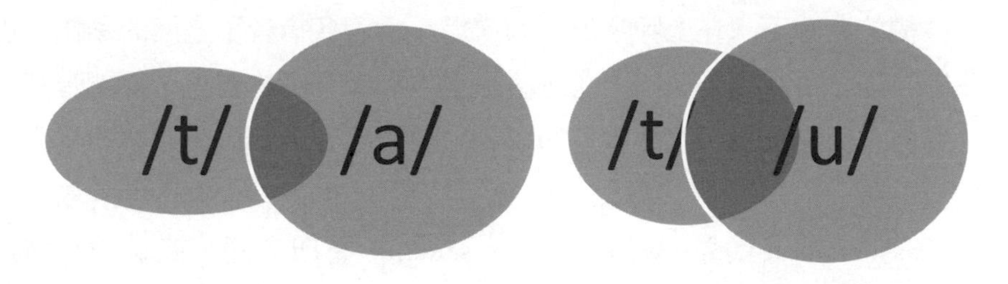

圖 2-8　/ta/、/tu/音節的共構圖示，音素之間構音動作的共構重疊

共構即是當多個音素組成一個音節時一起構音，音素動作之間相互影響，此種影響依據方向性可分為兩類，其中一類是前面的音會因為後接的音而先改變原本的構音特質，讓動作較順暢，例如：構音位置稍改變或帶一些鼻音。另一種是後面的音也可能因前面遺留下來的動作而產生慣性的（inertial）連帶效果（牽拖）而改變。由於可動的構音子（如舌頭）皆含一個量體（mass），在開始移動的瞬間會有慣性阻力，在持續移動後若要使其立即停止也會遇到些許阻力，而影響後續的語音動作。構音子在開始或停止動作時會有時間的延宕，因此不由自主地會對後面動作產生影響，尤其在語速快時影響愈劇烈。簡言之，共構就是相鄰兩音一起構音時發生

的相互影響。

CV 音節的構音，子音的動作容易受到其後接母音的影響，主要是在構音位置方面，若相近則有促進之效，若相距較遠則容易干擾。在語音的評估時，需注意兒童產出的語音正確性是否會受到共構的影響，鄭靜宜（2009）即發現學齡前兒童聲母的產出會在不同韻母音境（phonetic context，即語音脈絡）時有不一致的表現，這就是因為共構帶來的影響。語音動作尚未熟練的學前兒童，就容易受到共構的影響，例如：3 歲半兒童就比 6 歲兒童受到較多共構的影響。語音的介入訓練也可善用音節構音的共構特性，選用有利於聲母共構的韻母，促進整體音節構音，以提高聲母的構音正確性，語音脈絡介入法即是利用語音共構的特質為介入的策略，此介入法於本書第 10 章會有進一步的說明。

共構的存在不只在上呼吸道，如軟顎、舌等各構音子之間的動作，也存在於喉部發聲系統，例如：在連續語音中聲調音高的變化，聲調音高的調節也會有共構效果（鄭靜宜，2012），雙音節聲調共構最明顯的是「四聲加上一聲」，以及「二聲加上三聲」的聲調組合。聲調的共構和「同化」（assimilation）或「變調」（tone sandhi）有所不同，聲調的共構是自然發生，有其不得不然的義務性（obigatory），兩個音一前一後放在一起說時就會發生。

和「共構」同屬於語音之間的相互影響的現象，還有「同化」和「變調」。「變調」是特定語言所專有的聲調或語調規則。每一聲調語音各自有不同的聲調、語調變調規則存在，此規則與該語言的使用者族群的喜好有關，是一種獨斷的（arbitrary）規定，是音韻規則的運作使然。有些「同化」也是屬於特定語言所專有的語音類別變化規則，但有些則是屬於語音錯誤的型態。

同化

語音的「同化」是指一個語音的特徵受到周圍其他語音的影響變得相似或相同，例如：有一兒童將 table 說成[bebo]，/t/音受到後面音節中的/b/

影響，而變成/b/音，但/t/音在單獨產生時卻不會有如此的錯誤。

子音的「同化」又稱為子音和諧（consonant harmony）。從另一方面來看，一個語音的特徵會傳染或散播到鄰近的語音，去影響其他語音，使得別的音變得和它相似或一樣，例如：麵[miɛn]包[pau]→麵包[miɛm pau]。在英語中常見的同化有構音位置同化（place assimilation）和清濁同化（voice assimilation）兩類的同化現象，構音位置同化常見有唇音同化（labial assimilation）、齒槽音同化（alveolar assimilation）或軟顎音同化（velar assimilation）等。和構音方式比較起來，音素構音的位置以及口部構音動作與喉出聲動作之間的協調或計時（timing）較容易受到語音脈絡環境的影響，而造成語音同化的錯誤。

「同化」是以語音特徵的散播形式來推論語音間的影響關係，分為「順向」和「逆向」兩種。「順向同化」又稱為「保留性同化」（perseverative assimilation）是指某個音受到之前說過音的影響，導致現在要發出的音產生改變，屬牽拖式的改變。「逆向同化」又稱為「預測性同化」（anticipatory assimilation）則是指一個音會因為接下來要發出的音而先產生變化，屬於未雨綢繆式的改變，為即將要發生的事情而先做改變。事實上，「同化」的發生有許多是由於語言規則所致，但有些也可能是個人說話時語音錯誤的意外出現，推論原因可能是和言語產生歷程中高層次的音韻計畫運作失誤有關，一般認為「同化」是屬於音韻處理（phonological processing）層次的問題，相對於「共構」，「同化」發生的層次是較高的，「共構」發生的層次通常在構音子動作的協調層次，是構音動作執行時協調或妥協改變。

共構 vs. 同化

「同化」和「共構」看似很類似，都是音之間的相互影響、改變，然而兩者發生的層次、改變程度和影響範圍卻有差異。一般而言，「共構」在正常說話者（不具有 SSD）通常是屬於同位音的輕微扭曲影響，而「同化」常是跨語音類別的替代音變化，改變的幅度較大。「同化」發生於音韻層次，是屬於一種音韻歷程。「共構」則是屬於構音動作層次的協調行為，通常「共構」是屬於正常而普遍的構音現象，是音節中子音和母音之間構音協調的不得不然現象。相較於「同化」，共構對語音動作改變的幅度較小，語音被改變之後還是屬於同一類別的同位音，仍是同一音素（類別），只是略帶有一些次要構音特徵，略為扭曲。「同化」則是較大幅度的改變，一個音素（類別）可能變成另一個音素（類別），發生了語音的替代，改變了該音的音素類別或音位。

雖然同化比較常發生在連續語句單一音節內，或是跨音節的前後相鄰的兩個音素之間，但就影響的範圍而言，同化影響的距離範圍可能會較「共構」來得遠，亦即兩音之間距離可相隔較遠，有可能是跨音節或甚至是跨詞語，兩音可能非直接前後相連接。共構則大多是相鄰兩個音之間動作的牽絆或妥協，共構的發生是語音製造時普遍的基本現象，在每個音節動作中或多或少皆會發生，具普遍性存在，相對地同化的發生機率較少，有些是因語言性的規則，有些則可能是構音動作的速度較快而導致的意外失誤。雖說大多數發生的語音同化是屬於正常的語音規則現象，但有少數是屬於說者罕見的語音意外錯誤，通常發生在語速快時或說話不經意時，例如：將「養肝丸」說成「養剛王」，「雄壯威武」說成「雄重威武」，「荒廢學業」講成「慌會學界」。若個體言語中若發生過多的同化錯誤會導致語意改變，影響語音清晰度或溝通效度。此外，一個語言的語音特徵變化現象除了同化，還有「異化」歷程，與「同化」正好相反，是一個音受到周圍語音的影響，特意要改變得和周圍的音相異的現象，不過「異化」一般較為少見。

第三節　語音學與華語語音的特性

語音學的知識對一個語言治療師而言是很重要的，在個案的介入與評估皆是如此。語言治療師對語音愈了解，所擁有的語音學、音韻學知識愈豐富，就愈能設計出符合個案的評估或練習材料。語音學即是研究語音的構音動作和聲音型態的學科。語音的單位有音素（phonemes）、音節（syllable）、詞（word）、片語（phrase）、句子（sentence）、篇章（discourse），這些皆屬於音段層次（segment level）。

音素是最小的語音單位，為語音片段（segment，簡稱音段），可能是母音、子音或半母音（semivowel）。母音又稱為元音，子音又稱為輔音。英語有 24 個子音和 20 個母音，母音的響度通常高於子音，英語音素的響度量尺（sonority scale）由高至低排列為 [a] > [e, o] > [i, u, j, w] > [ɾ] > [l] > [m, n, ŋ] > [z, v, ð] > [f, θ, s] > [b, d, ɡ] > [p, t, k]（Dineen & Miller, 1998）。「音節」由子音和母音所組合而成，音節中音素的排序需符合響度階梯原則， 一個音節中至少有一母音，母音為音節的核心，為響度最高的部分。一個音節中在母音的前後可能會搭配一些子音，它們通常響度較低。一個最簡單而自然的發音動作通常發出的是一個 CV 音節，例如：/ma/或/pa/音。無論就構音動作或是聽知覺而言，音節是語音的基本自然單位。詞語由音節組成，可能是單音節或多音節。片語則是由詞語所組成，但在語法上不算完整，即組成不算完整的句子，例如：可能缺少主詞或受詞，算是半個句子。篇章由句子組成，有主題，句子間有上下文關係語意的連貫性，又稱短文或段落。以上這些語音語言的單位由小而大，分別為音素、音節、詞語、片語、句子。連續語音則是由句子所組成，如自發性言語（spontaneous speech）。

語音異常是兒童的母語（mother tongue）的語音學習困難，而各語言的語音類別皆有所差異，例如：英語的語音就和華語有許多不同，因此各語言之語音異常的錯誤型態各不相同。本書所討論的語音異常情形是以居住於台灣的兒童為主，而目前居住於台灣的兒童語言學習以華語為主。一般語音學的討論以英語語音為主，而華語和英語的語音／音韻系統和特性有相當大的差異。

華語又稱為「漢語」、「國語」或「普通話」，目前是中國和台灣的官方語言，廣泛通行於華人地區。華語屬於漢藏語系，原以北京語音為標準音，以北方官話為基礎，之後隨著國民政府遷台，在強制推行國語的政策下，使得華語成為台灣主要溝通使用的語言。華語語音也同時受到台灣在地方言（如台語）的影響，已非所謂標準的北京腔。為了幫助習華語的語音異常兒童，我們必須對華語的語音和音韻系統有較深入的了解。

語音的構音

構音就是運用口部的雙唇、牙齒、舌頭、硬顎、軟顎、下巴、咽等的動作、互相協調，造成口道形狀的改變，產生出各種類別的語音（如/a/、/i/、 /u/ 等音）。簡言之，構音即是指言語說話的動作，移動構音器官或構音子造成口道形狀的改變，改變共鳴性質以發出不同類別的語音，以代表不同的語言意義。語音分類系統通常根據語音構音動作的特徵，將語音分為有系統性的類別。語音的「音段」包括子音類和母音類。母音是發音時口道較為開放的語音段，且發音時通常聲帶振動；子音則是發音時口道較為緊縮的語音段，且發音時通常聲帶不一定會振動。

母音系統

母音又稱「元音」，構音時口道較開放，個體變化口道的形狀將聲帶振動的音源作塑形。母音的構音一般以「舌頭的位置」（即舌位）來區分，區分的三個向度是舌位的前後、高低以及圓／展唇。圓／展唇是指唇的開口是否有突出縮成圓形形狀，「非圓唇」即為「展唇」，例如：母音/i/為前高母音，非圓唇音，母音/u/為後高圓唇母音。就人類的語音動作而言，通常後母音以圓唇狀態產生動作是較自然的，前母音則以展唇狀態產生動作較自然。在聽覺上，後母音的圓唇動作可以壓低母音共振峰，增強聽覺區分度。就構音動作方面，舌的後縮動作亦有助於唇的圓突出動作。就動作而言，圓／展唇區分是在外表最顯而易見的母音構音動作，是訓練聽障者讀唇最基本的技巧目標之一。然而，人耳對於圓唇／展唇的對比通常較不敏銳，因此語音中，圓／展唇對比數量通常不多，例如：華語中只有一對圓／展唇對比音：/i,y/。

圖2-9呈現國際音標（International Phonetic Alphabet, IPA）的單母音系統，以三個分類向度呈現：舌位的前後、高低以及圓／展唇，全部共有28個單母音（monophthongs），但一般來說，一個語言中不會全部使用，因為人的聽知覺對於母音共振峰的區分沒有那麼敏銳。母音系統中三個角落母音/a/、/i/、/u/是最容易被區分的母音，而這三個母音也是人類語言中使用最普遍的母音。英語語音有16至20個母音，其中也包含這三個角落母音，英語中共有11至12個單母音（Ladefoged, 2001; Roach, 2000），如圖2-10所示，另含6至8個雙母音。為何沒有一個切確數量是由於母音受地區腔調的影響很大，例如：英式英語和美式英語在母音上就有不小的差異，而各地區美語的母音數量也不盡相同。華語母音中也包含了/a/、/ i/、/u/三個角落母音，華語母音的種類較少，共13個母音，其中9個是單母音，4 個是雙母音。華語音節變化主要依靠的是韻母和聲調。雙母音（diphthongs）是含有兩個母音成分的母音音素，例如：雙母音/ai/為含有/a/和/i/兩個母音成分的母音。

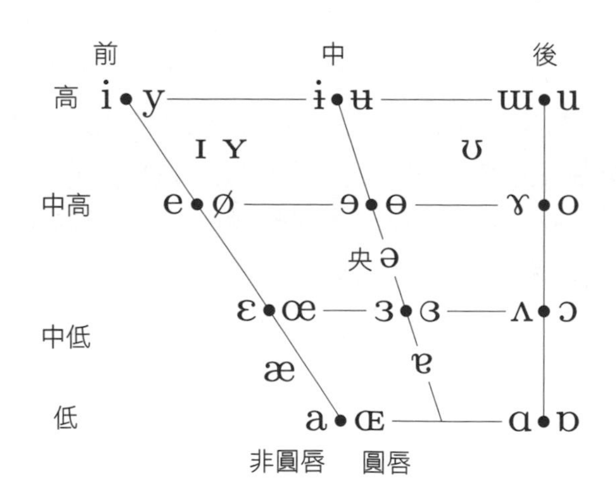

圖2-9　IPA的單母音系統

資料來源：International Phonetic Association（2016 Revised）

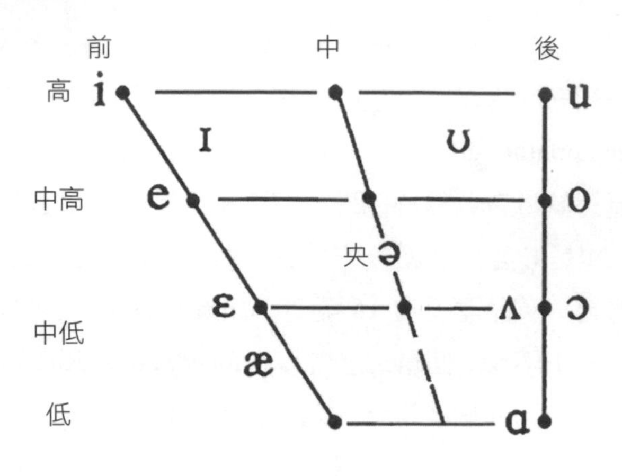

圖 2-10　英語的單母音

子音系統

一般而言，子音的構音可由三個向度來分類，一是氣流傳送方式，即構音方式，二是聲道中最大緊縮的位置，即構音位置，三是嗓音的出聲（或送氣）與否，即構音動作與嗓音起始發聲之間的時序配合的關係。所有的元音都是有聲的，而輔音則不一定，有些是有聲（voiced），有些無聲（voiceless），有些是前出聲（prevoicing），有些是送氣（aspirated）。構音方式是指構音動作的不同時序或動作成分，構音位置是指構音時口道中氣流主要壓縮集中的空間位置。國際音標（IPA）（International Phonetic Association, 1999）即是根據此三向度對子音類別加以分類描述的，如表 2-2 所示。

整體而言，語音中「構音位置」的數量種類較「構音方式」的種類來得多，亦即構音動作在空間位置變化性較「構音方式」大。一個語言的「構音方式」通常不出那幾種，如塞音、摩擦音、鼻音、塞擦音等，構音位置卻有較多的種類變化，由雙唇、齒槽、硬顎、軟顎、咽、喉等部位。出聲方式的變化則較少，通常為兩至三類，如有聲／無聲、送氣／不送氣、前出聲／不送氣／送氣。就語音系統分類的位階而言，構音方式高於構音位置，而構音位置又高於嗓音出聲與否或送氣與否。英語語音中有24

表 2-2　IPA 的子音系統

CONSONANTS (PULMONIC)

	Bilabial	Labiodental	Dental	Alveolar	Postalveolar	Retroflex	Palatal	Velar	Uvular	Pharyngeal	Glottal
Plosive	p b			t d		ʈ ɖ	c ɟ	k ɡ	q ɢ		ʔ
Nasal	m	ɱ		n		ɳ	ɲ	ŋ	ɴ		
Trill	ʙ			r					ʀ		
Tap or Flap		ⱱ		ɾ		ɽ					
Fricative	ɸ β	f v	θ ð	s z	ʃ ʒ	ʂ ʐ	ç ʝ	x ɣ	χ ʁ	ħ ʕ	h ɦ
Lateral fricative				ɬ ɮ							
Approximant		ʋ		ɹ		ɻ	j	ɰ			
Lateral approximant				l		ɭ	ʎ	ʟ			

Symbols to the right in a cell are voiced, to the left are voiceless. Shaded areas denote articulations judged impossible.

資料來源：International Phonetic Association（2018）

個子音音素，華語則有 22 個子音音素。

華語的母音

母音動作的產製主要是靠舌頭、唇和軟顎等三個構音子，讓我們可以製造出不同類別的母音，如/a/、/i/、/u/等音。華語共有 13 個母音，其中 9 個為單母音和 4 個為雙母音（如ㄞ、ㄠ、ㄡ、ㄟ）。單母音部分若由注音符號來看，有標示出來的有 8 個，再加上空韻母音，即有 9 個。這 9 個分別是/i/（ㄧ）、/u/（ㄨ）、/y/（ㄩ）、/a/（ㄚ）、/o/（ㄛ）、/ɤ/（ㄜ）、/ɛ/（ㄝ）、ㄦ（/ɚ/）、空韻母音/ɨ/（或/ɯ/）。母音的特徵（vowel features）通常可依據舌頭位置的「前—後」、「上—下」、「圓唇與否」這三個向度來界定，圖 2-11 即是以這三個向度列出華語的單母音。華語母音依照舌頭位置的高低、前後可分為以下幾類母音：

- 前母音：/i/（ㄧ）、/y/（ㄩ）、/ɛ/（ㄝ）、/a/（ㄚ）。
- 後母音：/u/（ㄨ）、/o/（ㄛ）、/ɤ/（ㄜ）。
- 高母音：/i/（ㄧ）、/y/（ㄩ）、/u/（ㄨ）、/ɨ/（空韻）。
- 低母音：/a/（ㄚ）。
- 央母音：/ɚ/（ㄦ）、/ɤ/（ㄜ）。

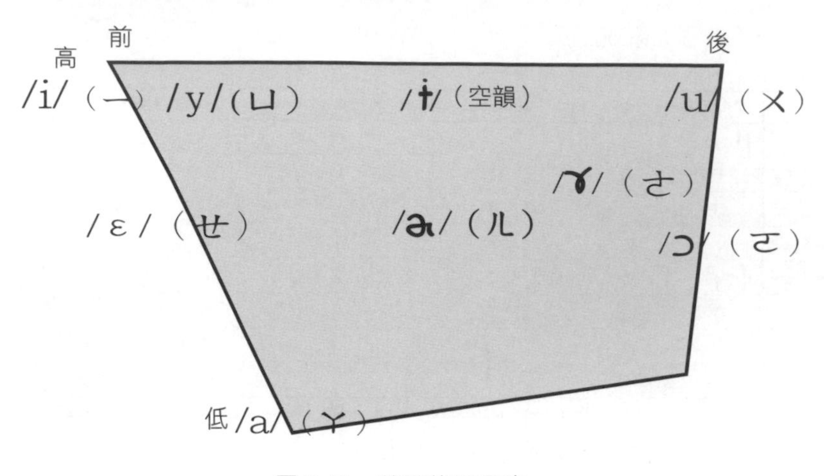

圖 2-11　華語的單母音

以上這些母音皆屬於單韻母，即是單母音。「前母音」中除了/y/以外皆是不圓唇母音，「後母音」之中則皆是圓唇母音。「前母音不圓唇」而「後母音圓唇」是較符合自然的母音構音動作。根據響度階梯（Dineen & Miller, 1998），以低母音/a/（ㄚ）最為響亮，其次是中元音/ε/（ㄝ）、/o/（ㄛ），高元音響度較低。此外，華語母音的響度還可能受聲調的影響，四聲響度較大，而三聲通常較弱。

華語中有一個較特殊的母音是捲舌母音（retroflexed central vowel）/ɝ/（ㄦ）。捲舌母音可為單韻母或是ㄦ化韻，單韻母的捲舌母音通常不像一般華語母音可以和其他子音結合成 CV 音節，而是單獨成音（V）為單一音節母音，如「兒」子、「二」號。在華語中有許多詞尾可加上捲舌母音結尾，稱ㄦ化韻，添加於音節尾。在語意上有短小或小巧可愛的含意，如一會兒、待會兒、甜姐兒。在台灣，ㄦ化韻通常不太明顯，可能是受到台語的影響。

在華語母音中，有兩個無法單獨成音節的母音，此兩個母音為/ε/（ㄝ）和空韻母音/ɨ/。母音/ε/（ㄝ）必須和/i/（一）或/y/（ㄩ）組成韻母「一ㄝ」或「ㄩㄝ」才能說出成音。「空韻母音」亦無法獨立成音，必須和特定子音組成 CV 或 CVN 音節。

華語「空韻母音」屬於高元音，但屬於前高或中高（甚至後高）元音，在語音學上是有爭議的。一些較早期的音韻學家，如 Howie（1976），甚至認為空韻母音並非是為一個元音音素，而是/i/母音的同位音。但由一些語音知覺、音韻覺識或詩詞押韻來看，「空韻母音」應該是屬於獨立的一類母音，因為它聽起來和母音/i/有極大的差異，知覺上很難混淆為一類，若屬於同一個音位通常相互混淆性應該會很大。另外，在創作詩詞的押韻認定上，母音/i/通常無法和空韻母音成為同一韻腳，母音/i/應和空韻母音分屬於不同的母音類別。

至於「空韻母音」是屬於前、中、後哪一個構音位置的母音，則和「空韻母音」所結合的子音有關，由於共構之故，空韻音節的聲母若為齒槽音者，空韻母音的構音位置較前方；而空韻音節的聲母若為捲舌音（齒槽後），空韻母音的構音位置略趨後，為中高母音的位置。空韻母音有兩個同位音（allophone）：[ɿ] 和 [ʅ]，其中的 [ɿ]為不捲舌高元音，構音位置較前一點，只接在/ts, tsʰ, s/之後，如「姿」、「疵」、「斯」等音。[ʅ]是捲舌高元音，構音位置稍較後一點，此音只接在/tʂ, tʂʰ, ʂ/之後，如「知」、「吃」、「師」等音。在《國音學》（國立台灣師範大學國音教材編輯委員會，2008）一書中卻又將「空韻母音」定為前、高、展唇、舌尖元音，其中[ɿ]為舌尖前，[ʅ]為舌尖後元音，在此不能忽略其舌尖元音的特徵，否則若只是將之視為前、高、展唇元音，則無法和/i/音有所區別。然而，另有一些學者認為空韻母音屬於後母音，在 IPA 中以非圓唇後高母音/ɯ/符號代表，例如：Tseng（1990）以及謝國平（2002）。若由聲學分析的數值來推論空韻母音的構音位置，空韻母音的 F1 和 F2 的共振峰頻率值，無論在男性（平均 F1：365Hz；F2：1582Hz）或是女性（平均 F1：488Hz；F2：2126Hz）所發出的「空韻母音」， 大約皆位於「中高母音」的範圍（鄭靜宜，2011），而非後母音或前母音的範圍，因此據此推論空韻母音應屬於中高母音/ɨ/，而非前母音/i/或後母音/ɯ/。

華語的韻母

華語的聲母（initial）亦可稱為頭韻（onset），為CV音節之首，屬子音成分；韻母（finals）則是指一個音節中除去聲母以外的語音音段成分。華語的母音除了單獨成音為一個音節，或可和子音組合成 CV 音節，或是多個母音組合成複合韻母（複韻母）或聲隨韻母。華語的韻母組成較複雜，種類繁多，共有 37 個，如表 2-3 所列。華語所有的韻母除了單韻母之外，還有複韻母和聲隨韻母，其中複韻母可能是二合或三合元音。雙母音為複韻母，屬於二合元音，如ㄞ、ㄠ、ㄡ、ㄟ等音，這些音由於整體響度是由高至低，又稱為「前響二合元音」，或稱為「下降二合元音」。

在傳統中國語音學或音韻學中，韻母的結構可用「頭、腹、尾」來劃分，其中以「韻腹」為主要母音，是一個音節中不可缺乏的一部分，在一個音節中韻腹母音的響度最大。韻頭為介音，是可有可無，韻尾也是可有可無。因此，華語「韻母」的形式為介音＋韻腹（主要母音）＋韻尾。聲隨韻母的韻尾是一個鼻音。除了聲隨韻母中的鼻音可為韻尾之外，雙母音的第二個母音成分也屬於韻尾，如/i/、/u/、/o/等音。

一些含介音的韻母，如ㄧㄚ、ㄨㄚ、ㄩㄝ等音，稱為「後響二合元音」，由於響度由低到高，又稱為「上升」二合元音。需要注意的是這些所謂的「上升」或「下降」指的是響度（音量）的變化，而非舌位或音頻。三個母音組合成的複合韻母，稱為三合元音，通常是一個介音加上一個雙母音的情況，如ㄧㄠ、ㄨㄞ、ㄧㄡ、ㄨㄟ等音。三合元音含有三個母音成分，其中排前面的介音稱為韻頭，第二個母音成分是主要母音稱為韻腹，第三個母音成分稱為韻尾。

在傳統中國語音學或音韻學中對韻母有所謂的「四呼」之分。四呼即是「開口呼」、「齊齒呼」、「合口呼」和「撮口呼」等四種。表 2-3 列出華語韻母的四呼分類，其中「齊齒呼」是韻母中含有介音ㄧ，或是韻母為ㄧ音的音。合口呼是韻母中含有介音ㄨ，或是有介音ㄨ的韻母。撮口呼是有ㄩ介音的韻母，或是韻母為ㄩ。其餘無介音韻母或不是以ㄧ、ㄨ、ㄩ

為韻母者則皆稱為「開口呼」，如ㄚ、ㄛ、ㄜ、ㄟ、ㄞ、空韻、聲隨韻母等。

表 2-3　華語韻母四呼的分類

四呼	單韻母	複韻母	聲隨韻母
開口呼	ㄚ、ㄛ、ㄜ、ㄦ、空韻	ㄞ、ㄟ、ㄠ、ㄡ	ㄢ、ㄣ、ㄤ、ㄥ
齊齒呼	ㄧ	ㄧㄚ、ㄧㄝ、ㄧㄠ、ㄧㄡ、ㄧㄞ	ㄧㄢ、ㄧㄣ、ㄧㄤ、ㄧㄥ
合口呼	ㄨ	ㄨㄚ、ㄨㄛ、ㄨㄞ、ㄨㄟ	ㄨㄢ、ㄨㄣ、ㄨㄤ、ㄨㄥ
撮口呼	ㄩ	ㄩㄝ	ㄩㄢ、ㄩㄣ、ㄩㄥ

所謂的結合韻是指有ㄧ、ㄨ、ㄩ為介音的韻母，如ㄩㄝ、ㄨㄚ等。結合韻包括後響二合元音和三合元音，華語中共有 22 個結合韻，各有「齊齒呼」、「合口呼」和「撮口呼」三類。華語的韻母變化較多，尤其是結合韻部分，存在著「聲韻結合規則」（phonotactic）。華語結合韻本身的語音組合也存在著語音結合規則，由表 2-3 即可略窺一二，例如：並非所有的開口呼單韻母皆可和介音ㄧ結合成複韻母，尤其在撮口呼方面的限制更多，這些都是華語獨特的聲韻組合規則。

「phonotactic」（聲韻結合規則）一詞中的「tactic」原本是指「接觸」的意思，在此是指音和音的相接，例如：子音和母音的相接拼合。頭韻（聲母）和韻母之間的串接結合，每個語言皆有其特定的規則，由於這些規則（限制）形成各語言語音的特殊型態。語音組合規則是音韻學中重要的一門學問。

因為華語的音節結構主要為 CV，子音的語音脈絡（或是音境）通常指的就是韻母部分，子音和母音的語音組合需要符合華語特定的規則。語言治療師熟知目標語言之韻母的組合規則和聲韻組合規則，有助於語音介入時在類化階段之訓練目標音節的材料形成或設定，快速產生符合語音組合規則的音節練習材料，供個案仿說練習。此外，在語音的評估時，需留意個案是否在結合韻部分有時會出現介音省略的現象，例如：ㄧㄝ講成ㄝ，ㄅㄧㄠ講成ㄅㄠ，尤其是母語摻有台語者需多加留意。在構音介入訓練時，由於非聲隨韻母的結合韻之構音動作較一般 CV 音節簡易，構音動作較為緩慢，適合作為由單母音過渡到 CV 音節的過渡性刺激來使用，可善加利用。當然，亦可用雙母音作為過渡性目標音刺激來訓練一些較嚴重的語音異常個案。

華語有ㄧ、ㄨ、ㄩ三個介音，含介音的韻母屬於結合韻，由此來看介音無疑是屬於韻母的一部分，然而在華語音節結構中，介音的地位尚不明朗。若由中國詩詞的押韻來看，介音看似屬於聲母或子音的地位，因為介音並未計入押韻的韻腳之中。但若由聲調的負載性來觀察，介音應屬於韻母的一部分，因為聲調基頻曲線的形狀需涵蓋介音部分才算有完整的聲調表現。然而，在一些無聲母音節（如ㄧㄚ、ㄨㄟ）中，介音似乎又扮演著聲母的角色。因此，介音在音節結構中的角色尚未有定論，屬於一種妾身未明的中介狀況。

聲隨韻母又稱為鼻音尾韻母，是指華語聲母（子音）位在韻母尾部，即聲母跟隨著韻母的情形。這情況較特殊，因為華語音節結構大多為開放音節 CV，華語通常不允許封閉音節（CVC），而聲隨韻母卻是例外，為 CVN 或 CVVN 結構，華語此種音節結構甚少，且音節末尾只允許鼻音。何以會如此呢？原因可能是和華語缺乏「入聲調」有關，台語仍存有入聲調音節，因此有許多 CVC 音節。華語的聲隨韻母作為鼻音尾的鼻音種類只限定/n/、/ŋ/兩個音，其他皆不允許。華語聲隨韻母的母音也是只有/a/、/ə/兩種。注音符號中聲隨韻母有四個：ㄢ、ㄤ、ㄣ、ㄥ。而這四個韻母又可和介音結合可組成聲隨結合韻，例如：ㄩㄢ、ㄨㄥ、ㄧㄤ、ㄨㄣ等音，組成 CVVN 或 VVN 等音節結構的語音。

華語的母音時長會受到音節結構（如零聲母音節、聲隨韻母）、聲調、語速的影響。華語為聲調語言（tone language），聲調是屬於一個「字」，又稱為「字調」。漢語一字一音節。事實上，聲調的聲學特徵主要附著於韻母之上，聲學特徵主要是基頻的變化、時長、音強等。在時長方面，在平常的語句中以四聲較短，三聲（半上）次之，再其次為二聲，一聲最長；帶輕聲（neutral tone）的母音也有較短的趨勢。由圖 2-12 所呈現華語母音在五種語速下的時長比較（鄭靜宜，2011）可知，聲隨韻母中的母音最短，其次是空韻母音。聲隨韻母中的母音後方還有鼻音，因此母音本身的時長較短。結合韻或雙母音在較慢語速時稍微較單母音為短。

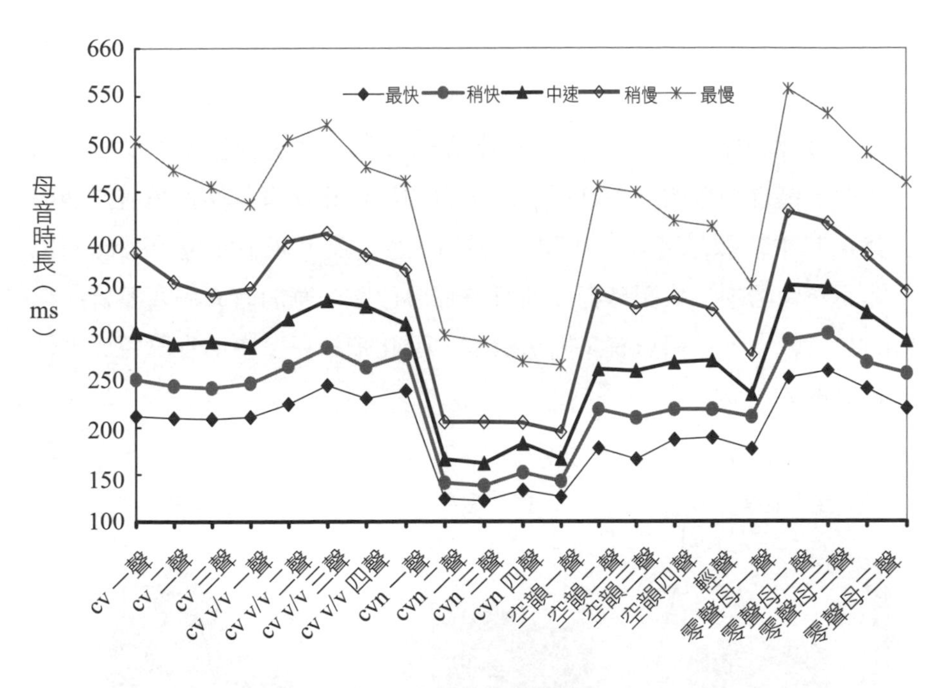

圖 2-12　華語各類母音在五種語速下的時長

華語的子音

子音的特徵（consonant features）主要是氣流流動方式、共鳴腔壓縮位置的調節，以及嗓音出聲與否或口部壓力。子音的構音通常可由三個向度來分析：構音位置、構音方式、出聲或送氣向度。構音位置是指發出子音時口道主要的收縮位置。前兩個向度分類適用於區分所有的子音，但最後一個向度（出聲或送氣）並不適用於所有的子音，「送氣」向度只適用於塞音和塞擦音類的語音，是指塞音在發出的當下聲帶振動的情形。表 2-4 的華語子音表乃根據構音方式、位置和送氣（或出聲）等三向度分類列出華語 22 個子音的位置。

構音方式是指製造子音的動作方式，該音是如何製造出來的，是由阻塞後釋放氣流，或是讓氣流通過狹窄口道摩擦而出，或是讓氣流通過鼻通道出來的？這些都是不同的構音方式。華語具有五種構音方式：塞音（stop）、摩擦音（fricative）、塞擦音（affricate）、鼻音（liquid）和邊音（nasal）。華語的塞音、摩擦音、塞擦音皆各有 6 個，鼻音有 3 個，邊音則只有 1 個/l/音。華語的塞音和英語一樣有三個構音位置：雙唇、齒槽、軟顎，構音動作如圖 2-13 所示。華語的鼻音和塞音一樣也是這三個構音位置，其中軟顎鼻音/ŋ/只出現於聲隨韻母之中，並不能位於聲母的位置，然而在台語中，軟顎鼻音/ŋ/則可在聲母位置。華語有 6 個塞擦音比起英語的數量較多，英語只有 2 個塞擦音，因此華語兒童塞擦音學習比重較大，更為重要。

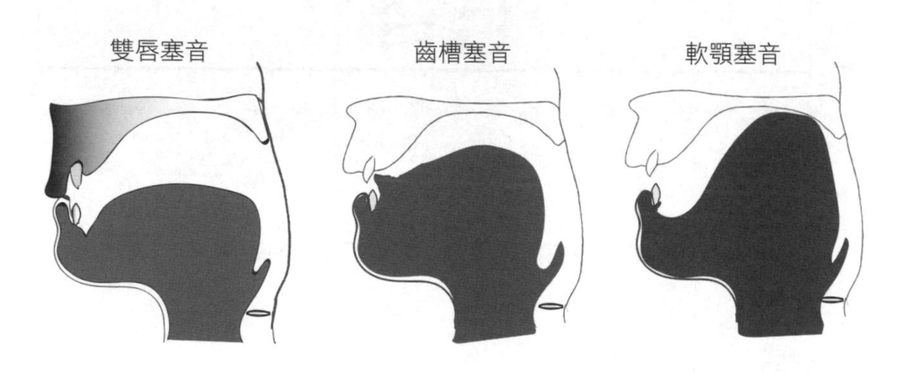

圖 2-13　華語三種塞音的構音動作

構音的位置是口道主要壓縮點的位置，口道的壓縮會改變共鳴腔的大小，讓聲源中的頻率成分各有不同比例的加強或削弱效果。華語的構音方式有五類：塞音、摩擦音、塞擦音、鼻音、邊音；華語的構音位置有六類：雙唇（bilabial）、唇齒（labiodental）、齒槽（alveolor）、捲舌（齒

表 2-4　華語的子音依照構音方式與構音部位排列

(a) IPA

方式／位置	Bilabial 雙唇		Labiodental 唇齒	Alveolor 齒槽		Retroflex 捲舌		Alveolo-palatal 硬顎		Velar 軟顎	
Stop 塞音	p	p^h		t	t^h					k	k^h
Fricative 摩擦音			f	s		ʐ / ʂ		ɕ		x	
Affricate 塞擦音				ts	ts^h	tʂ	$tʂ^h$	tɕ	$tɕ^h$		
Liquid 邊音				l							
Nasal 鼻音	m			n						ŋ	

（b）注音符號

上顎位置	Bilabial 雙唇		Labiodental 唇齒	Alveolor 齒槽		Retroflex 捲舌		Alveolo-palatal 硬顎		Velar 軟顎	
舌位	無		無	舌尖前、舌尖		舌尖後		舌面		舌根	
Stop 塞音	ㄅ	ㄆ		ㄉ	ㄊ					ㄍ	ㄎ
Fricative 摩擦音			ㄈ	ㄙ		ㄖ / ㄕ		ㄒ		ㄏ	
Affricate 塞擦音				ㄗ	ㄘ	ㄓ	ㄔ	ㄐ	ㄑ		
Liquid 邊音				ㄌ							
Nasal 鼻音	ㄇ			ㄋ						ŋ	

（c）漢語拼音

	Bilabial		Labiodental	Alveolor-dental		Retroflex		Palatal		Velar	
Stop	p	b		t	d					k	g
Fricative			f	s		r / sh		x		h	
Affricate				z	c	zh	ch	j	q		
Liquid				l							
Nasal	m			n						ng	

槽後）（retroflex）、齒槽後硬顎（alveolo-palatal）、軟顎（velar）。其中齒槽後硬顎位置的語音/ɕ/音是「齒槽後硬顎摩擦音」（alveolo-palatal fricatives），精確地說，構音部位應是介於齒槽後和硬顎之間，而非正統的硬顎音。若是依照舌頭與上顎接觸或壓縮的動作來分，「齒槽音」對應的是「舌尖音」或「舌尖前音」，捲舌音對應的是「舌尖後音」，硬顎對應的是「舌面音」或稱「舌面前音」，軟顎對應的是「舌根音」。在「齒槽音」之中，齒槽摩擦音或塞擦音（ㄗ、ㄘ、ㄙ）對應的是「舌尖前音」，其餘塞音或鼻音部分則皆屬於「舌尖音」。

華語塞音並不以「有聲／無聲」做為區分的向度，則是以送氣性（aspiration）為向度，分為「送氣音」或「不送氣音」，以聲帶振動前是否有送氣動作來做區分。華語塞音皆為「清音」，沒有「濁音」的存在。清音是發音時，聲帶並不振動，也就是屬於無聲的音。華語子音中只有一對清濁音對比：/ʂ/ vs. /ʐ/，乃是捲舌摩擦音的對比。華語大多數子音屬於清音，濁音為少數，華語子音中的濁音只有 5 個，包括 3 個鼻音（/m/、/n/、/ ŋ/）、1 個邊音（/l/）和 1 個摩擦音（/ʐ/），除了幾個音，其餘華語子音皆為清音，亦即華語所有的塞音和塞擦音，無論送氣或不送氣音皆屬於清音。

各類語音出現頻次的比較

在日常生活中的口語裡含有各種音素，有各種子音和母音，各個音素的出現率不盡相同，有些音比較常出現，常被聽到，有些音則相對地較少，各種語言各有不同分配的比例。語音出現頻次的資訊具有生態意義，可知在一般的溝通情況中，哪些語音負載著較大的溝通功能，若有製造的困難則對溝通較有影響。要知道口語中音素出現的頻次需做語音樣本的分析，通常由較具規模的口語語料庫分析而得的頻次數據較具代表性。筆者根據最近中研院口語語料庫音節出現頻次的統計資料進一步分析，所有音節之中，無聲母音節出現頻次的比例為 15.36%，有聲母的音節占有 84.64%。表 2-5 為華語口語聲母出現頻次的百分比。

表 2-5　華語口語聲母音素的出現比例

聲母	聲母注音	出現比例（%）	零聲母不計出現比例（%）
Ø	零聲母	15.36	
/t/	ㄉ	10.35	12.23
/ʂ/	ㄕ	7.88	9.31
/tɕ/	ㄐ	7.02	8.29
/tʂ/	ㄓ	5.95	7.03
/ɕ/	ㄒ	5.64	6.67
/k/	ㄍ	4.76	5.62
/l/	ㄌ	4.73	5.59
/p/	ㄅ	4.44	5.24
/x/	ㄏ	4.40	5.19
/tʰ/	ㄊ	3.66	4.32
/ts/	ㄗ	3.66	4.32
/tɕʰ/	ㄑ	3.12	3.68
/m/	ㄇ	3.04	3.60
/tʂʰ/	ㄔ	2.86	3.38
/f/	ㄈ	2.51	2.96
/ʐ/	ㄖ	2.46	2.90
/n/	ㄋ	2.32	2.74
/kʰ/	ㄎ	1.87	2.20
/s/	ㄙ	1.65	1.95
/tsʰ/	ㄘ	1.35	1.59
/pʰ/	ㄆ	1.00	1.18
總計		100.00	100.00

在華語 21 個聲母之中，口語裡出現頻率如圖 2-14 所示，出現率最高的聲母子音是/t/（ㄉ），占 12%，其次為/ʂ/（ㄕ），再來是/tɕ/（ㄐ）。口語中出現頻率最低的聲母子音為/pʰ/（ㄆ），占 1%，其次為/tsʰ/（ㄘ），再來是/s/（ㄙ），這三個音也是一般構音測驗中，最難找到含在學前兒童已認識的詞彙音。比較由教育部語文成果網所公布的書面語統計資料，可

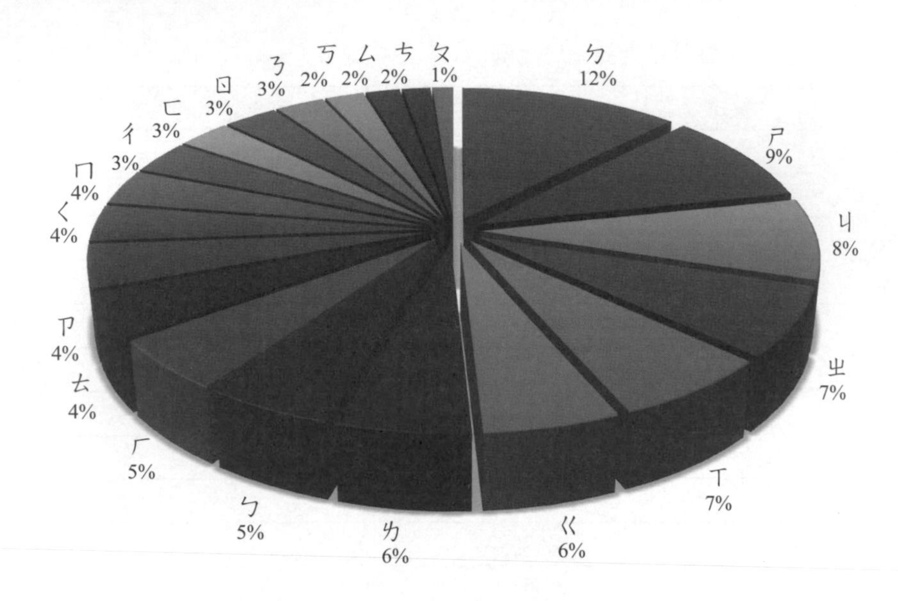

圖 2-14　華語口語各類聲母的出現比例

以發現，其實這個口語頻次排行順序和書面語料庫的排行出入並不大，只有在兩處略有先後順序的小出入而已。不分口語或書面語，中文語句中語助詞「的」出現率最高，連帶地/t/音出現頻次也最多，使得/t/（ㄉ）音成為華語中出現頻率最高的子音。

若再進一步分析中研院口語語料庫的頻次統計資料，可得華語構音的五類方式中，塞音出現的頻次最高，占 31%，其次是摩擦音和塞擦音，兩者相近，約占 28 至 29%，如圖 2-15 所示。華語的六類構音位置中以齒槽音所占比例最高，占 33%，其次是捲舌音，占 22%，唇齒音最少，因為只有一個音素/f/，軟顎音占有的比例只有 13%，雙唇音出現率也不高只占 10%，如圖 2-16 所示。

在韻母方面，出現率最高的韻母是ㄜ音，可能也和一般口語中語助詞「的」音之高出現率有關，其次是單母音/i/（ㄧ），在其次是空韻/ɨ/音，如表 2-6 所示。單母音出現的比例約占有 40%，雙母音為 10%。圖 2-17 呈現華語口語各類韻母的出現比例，含有介音的結合韻母占有 38%，含介音韻母中以含有/i/音的韻母最多占 20%，ㄩ介音的韻母最少只占 3%。而這

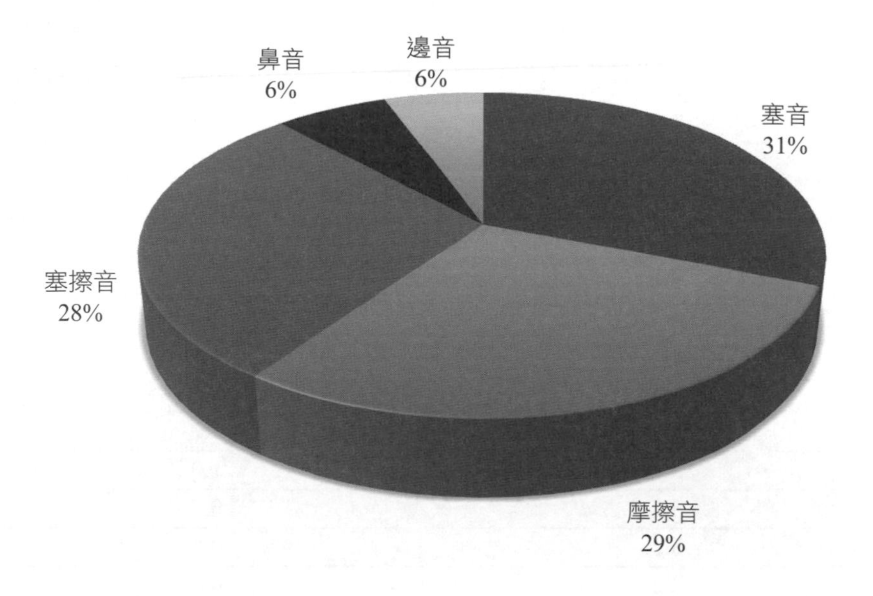

圖 2-15　華語口語聲母構音方式的出現比例

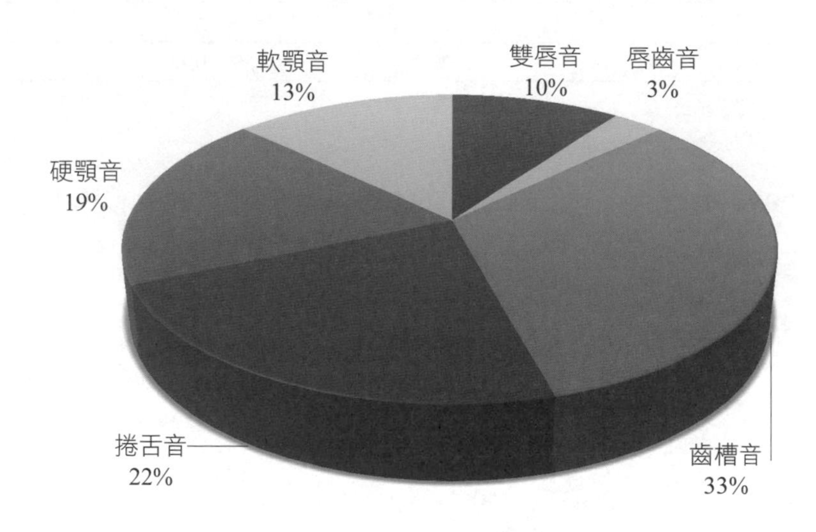

圖 2-16　華語口語聲母構音位置的出現比例

表 2-6　華語口語各類韻母出現的比例

韻母	出現比例（%）	韻母	出現比例（%）
ㄜ	9.5	ㄧㄣ	2.2
ㄧ	9.3	ㄧㄝ	2.0
ɨ	7.5	ㄡ	1.9
ㄨ	6.5	ㄧㄤ	1.8
ㄧㄢ	4.1	ㄨㄢ	1.6
ㄨㄛ	4.1	ㄟ	1.6
ㄞ	4.0	ㄩㄝ	1.1
ㄢ	3.5	ㄧㄚ	1.1
ㄨㄥ	3.4	ㄩㄢ	1.1
ㄚ	3.4	ㄨㄣ	1.0
ㄧㄥ	3.4	ㄨㄤ	0.7
ㄣ	3.2	ㄦ	0.7
ㄨㄟ	3.2	ㄨㄚ	0.6
ㄥ	3.0	ㄩㄥ	0.4
ㄧㄡ	2.9	ㄨㄞ	0.4
ㄠ	2.8	ㄛ	0.3
ㄤ	2.6	ㄩㄣ	0.2
ㄩ	2.5		
ㄧㄠ	2.3	總計	100.00%

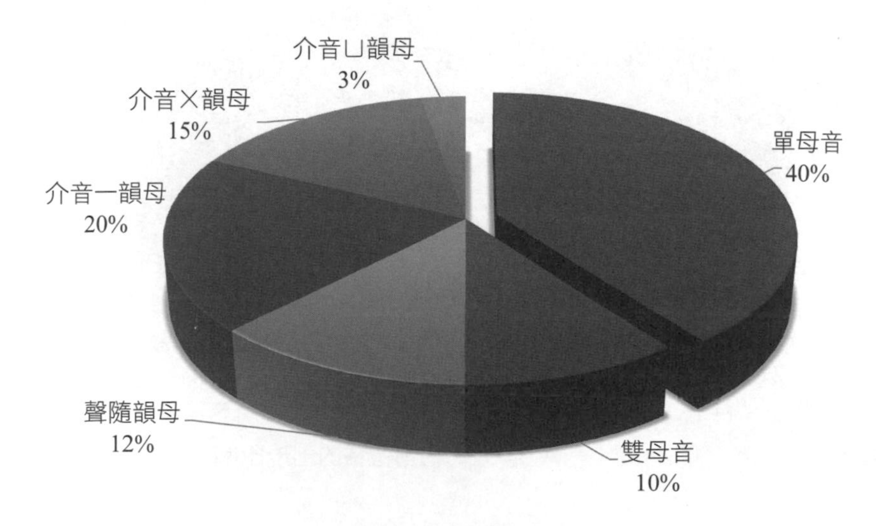

圖 2-17　華語口語各類韻母的出現比例

些含介音韻母之中是聲隨韻母的則約占 14%，如一ㄤ、ㄨㄣ等韻母。不含介音的聲隨韻母則占 12%，如ㄅㄣ音節中的韻母ㄣ。在全部華語韻母中帶有鼻音尾的聲隨韻母比例為 26%，約占全部韻母的四分之一比例，這樣的數量是不容小覷，可見聲隨韻母有其重要性。

韻母若以構音位置前後來分，若將ㄜ音和空韻/ɨ/音視為央音不計，韻母為前母音的音節出現率約占 43%，韻母為後母音的音節出現率約占 29%，若是將ㄜ音視為後母音，則後母音韻母約占 38%。由此可知，無論是否將ㄜ音視為後母音，華語的韻母之中，「前母音」所占比例相對地比「後母音」來得多。

由於華語韻母前母音所占比例較高，合併華語的子音情況一起來看，華語子音在齒槽部位有最高出現比例，因此，就整體音節的構音動作而言，華語音節常具有的構音位置會是位在於口腔中為較前方的位置。構音位置較為前傾的趨勢是華語語音的特殊性，因此當語言治療師在做構音介入時，將兒童構音位置（口道收縮）的重心調整至口腔較為前傾的位置會對華語構音動作的執行較為有利，尤其是對於後置音化的個案，將其口腔動作的重心（平衡點）往前移動調整，將是較有助於整體華語語音的產生。

台灣國語

台灣國語是指在台灣所說的華語受當地方言（如台語、客語）的影響，而有了台灣腔口音。台灣腔華語在子音、母音和聲調皆出現一些音韻歷程。台語是台灣相當普遍的方言，台語和華語的語音系統有些差異。在韻母部分，台語主要有 6 個單母音（/a/、/i/、/u/、/e/、/o/、/ə/）和鼻母音。鼻母音是發出母音的同時軟顎下降，讓母音帶有鼻音。台語子音的構音方式也有五類，即塞音、摩擦音、塞擦音、鼻音、邊音，和華語一樣，但在構音部位方面差異較大，台語子音的構音位置只有四類：雙唇、齒槽、硬顎、軟顎，在表 2-7 列有依照構音方式與構音部位排列的台語子音。

表 2-7　台語的聲母表（IPA format）（依構音方式與構音部位排列）

部位／方式	Bilabial 雙唇音			Alveoler 齒槽音		Alveolo-palatal 硬顎音		Velar 軟顎音		
Stop 塞音	p^h（邊）	p（北）	b（肉）	t^h（塔）	t（大）			k^h（腳）	k（加）	g（牛）
Fricative 擦音				s（時）				h（夏）		
Affricate 塞擦音				ts^h（出）	ts（貞）	tɕ^h（七）	tɕ（字）			
Liquid 邊音				l（熱）						
Nasal 鼻音	m（罵）			n（耐）				ŋ（雅）		

和華語相較，台語子音的構音部位缺乏唇齒、捲舌（齒槽後）這兩個構音位置。這樣的差異導致習慣說台語的人在說華語時，容易在構音位置上出現一些音韻歷程，普遍會以構音位置的相近音來替代，造成「台灣國語」的腔調，例如：使用軟顎摩擦音/x/替代/f/，齒槽摩擦音/s/替代/ʂ/。/f/音的替代錯誤很常見，華語中的捲舌音以不捲舌音取代更是常見。此種不捲舌音化的錯誤無論在日常生活中或在臨床上皆很普遍，音誤通常被忽略。在臨床上只要是構音方式相同，構音位置由後齒槽（捲舌）位置稍移往齒槽位置，這樣的不捲舌化歷程通常在學齡前階段並不處理。研究（鄭靜宜，2017）顯示，6 歲前兒童尚未發展出捲舌音，因此臨床上學齡前兒童將捲舌音說成不捲舌版本的錯誤，並不會積極處理。

在台灣，華語的鼻韻部分，聲隨韻母/ən/（ㄣ）和/əŋ/（ㄥ）有合流的現象（Fon, Hung, Huang, & Hsu, 2011; Hsu & Tse, 2007; Zee, 1985），亦即舌根鼻音變成齒槽鼻音。一般而言，此音變是一種普遍正常現象，一如捲舌音音變的情況，不算音誤。然而，一些較嚴重或誇張的台灣國語，如在說華語結合韻音節時有介音省略的情況，例如：/iɛ/變成/ɛ/、/uo/變成/o/、

/ian/變成/ɛn/。另外，有些人會將/tʂɨ/（ㄓ）說成/tsu/（ㄗㄨ），可能是因台語沒有空韻母音/ɨ/，會有/ɨ/變成/u/的現象。這種音誤在臨床評估上通常被認定錯誤。

由於以上這些台灣國語的現象，大多是屬於地區方言性的音變現象，在評估時，若不是特別嚴重，通常不列入語音錯誤。在語音評估時，應納入地域性來考量，評估者應尊重當地的人，即所謂入境隨俗，採取在地人的標準。語音錯誤的標準通常會隨地區、在地人們所說的語音而有彈性的調整，而非單一固定不變的標準。由於語言語音是用來和周圍的人溝通的，標準本應和其周遭溝通的人們一致。語言治療師對於個案生活地區的語音情況應有所了解，採用的標準順應其溝通生態，就如同其生活社群中的一員一樣。總之，語音評估的對錯判斷標準應該有其適應性（adaptive），「在地化」地採用在地人的標準，並在評估時能維持一致性或系統性始終如一的標準。

聲調

華語為聲調語言，各個音節或是每個字皆有一個聲調，每個「字」音有其本來的聲調，又稱「本調」。若不計聲調，中文的音節約 400 個，即有 400 種音節，若將聲調計入，各類音節總數約 1,300 個左右。因華語音節組成相對簡單，種類相對較少，需由聲調來負擔一部分的「意義區分」責任。聲調對於語音擔負著語意區分的重要角色，相同聲母、韻母音節的聲調不同，意義也隨之而異。因此，聲調為華語語音重要的特性之一，和子音、母音一樣具有辨義的功能。

華語聲調即是字調，聲調是音節的特性之一。華語一個「字」對應一個音節，以 1 萬 3,000 個中文常用字來說，平均每 33 個字會對應到一個不帶聲調的音節；平均每 10 個字會對應到一個帶調音節。在華語中同音異義字很多，單音節的詞義就聲學信號的接收，若無上下文，往往無法確定詞義，一般需要靠音節的串連（上下文）來限制詞義。因此，雙音節或多音節的語音在聽覺上意義往往較容易確定，歧義性較小。

由於聲調主要是在音高的變化，而音高變化來自聲帶振動，因此聲調特徵通常附著於韻母之上，然而聲母（子音）也會受聲調的影響，在音長和頻率方面有所改變。華語音節除了輕聲之外，有四種聲調，陰平、陽平、上聲、去聲。一聲為陰平調〔又稱高平調（high level tone）〕，二聲為陽平調〔又稱高升調（high rising tone）〕，三聲為上聲〔又稱低降升調（low falling-rising tone）〕，四聲為去聲〔又稱高降調（high falling tone）〕。華語沒有入聲調，台語則還存有入聲調。若依趙元任的「五度制調值標記法」，一聲（陰平）為 55，二聲（陽平）為 35，三聲（上聲）為 214，四聲（去聲）為 51。

輕聲通常音量較小，時長較短促，輕聲的注音符號以「˙」註記於音節之上。輕聲是由原來的聲調調型改變而來，沒有固定的調型或調值。輕聲的音高會隨著所在音境的變化而改變，通常隨著前一個音節的聲調而變化，音高會比前一個音節為低。輕聲在華語語意上具有辨義作用，詞語唸時使不使用輕聲意義不同，例如：「老子」、「孫子」，後面的「子」唸成本調三聲或輕聲意義不同。華語中有許多的介詞、助詞或語助詞的聲調為輕聲，如出現率很高的「的」、「了」、「呢」、「子」、「們」等音。然而，台灣華語的輕聲在音長縮短或音量變小的趨勢通常較不明顯。

華語的四種聲調各有其獨特的基頻輪廓（contour）。通常三聲的起點音高最低，一聲和四聲的起點音高較高。三聲為低調，其特點是具有最低的基頻值。在連續語境中三聲皆為「半上」形式，即所謂「不及」（undershoot）的形式，末尾音高並未有上升情形。四個聲調中尾音音高會上升的是二聲，通常是接近末尾（中後段）才開始上升，而非一開始就上升。四聲音高由起點最高很快地降到最低，音高變化的斜率以四聲最為陡峭，是具有最大的基頻變化範圍值的聲調。一些聽障者由於掌握不到各個聲調的音高型態，說話時普遍存在著聲調的錯誤，常出現奇怪的腔調，需要介入訓練。而一般語音異常兒童在聲調出現問題的並不常見，除非生長於具有較複雜的語音環境中，如參雜了多種外語。

台語亦為聲調語言，有七種聲調，分別為一聲（陰平調，如「東」

音）、二聲（陰上調，如「黨」音）、三聲（陰去調，如「棟」音）、四聲（陰入調，如「督」音）、五聲（陽平調，如「同」音）、六聲（陽去調，如「洞」音）、七聲（陽入調，如「毒」音）等聲調。因為台語子音有清音、濁音之分，以子音的清、濁定陰、陽調，聲母是清音的音節為「陰」調，濁音則為「陽」調。由於華語的子音大都已經清音化，故聲調已不分陰陽。此外，台語和華語聲調最大的不同在台語有入聲調。「入聲調」的音節簡短有力，如台語的「壓」、「滑滑」、「六」等音皆屬入聲調。事實上台語的「入聲調」為韻母和聲調合併的特徵，是在母音之後，加上一個沒被釋放的短暫塞音，例如：/p/、/t/、/k/等音。

第四節　語音的書寫標示

語音是用嘴巴說出、耳朵聽到的瞬間即逝的信號，若能書寫下來才能加以保留、記錄，我們要如何使用視覺符號將語音記錄下來呢？這需要使用語音標示的符號系統。

語音標示符號系統

國際音標（IPA）是一套專門用以標記世界語音的符號系統，是由國際語音學學會（International Phonetic Association）（International Phonetic Association, 1999）的學者設計用來作為記錄語音的標準化標示方法，以拉丁字母（羅馬字母）為基礎，使用的符號十分豐富繁多，可用來標示人類語音構音的細節動作，見附錄十一。當然，IPA 也可用來標注語音異常兒童製造的語音，但由於語音異常者所製造出的語音，有些過於偏異，並不存在於現有 IPA 的符號中，於是就有學者（Duckworth, Allen, Hardcastle, & Ball, 1990）設計專門來描述異常語音的音標符號，用來補充原本 IPA 符號記錄異常語音的不足，此即為擴充版國際音標（Extensions to the International Phonetic Alphabet, ExtIPA），見附錄十二。因此，若欲註記語音異常者的錯誤語音，使用普通的 IPA 再搭配 ExtIPA，應該是足夠的了。

有些不習慣使用 IPA 的語音註記者，可能會使用自己習慣的語音註記系統來標音，如注音符號或漢語拼音。在中國大陸和香港，人們大多使用漢語拼音系統來記音，電腦或手機輸入法也是使用漢語拼音來拼成音節組成詞語。漢語拼音方案是 1958 年中華人民共和國頒布實施，為中文羅馬拼音的國際標準規範，1982 年國際標準化組織（International Organization for Standardization, ISO）採納漢語拼音，漢語拼音成為拼寫中文的國際標準，目前廣為國際華語社群所使用。

華語的「注音符號」也是一種標音符號系統，專用以標示華語音節的聲母、韻母和聲調。1918 年中華民國教育部正式公布「注音字母」，字母形式全部都是筆劃簡單的古漢字，音節的拼寫採用聲、介、韻三拼法，用來取代傳統中國聲韻學中的「反切」記音法（國立台灣師範大學國音教材編輯委員會，2008）。目前注音符號主要使用於台灣，也是台灣最多人使用的國字輸入法。注音符號和拼音符號之間的對應請見表 2-8。近幾年來，常有注音符號和與漢語拼音符號的存廢爭議，事實上，兩者各有其優缺點，就如同語言一樣，其實都是使用者的習慣問題。

表 2-8　華語音素（子音、母音、韻母）的注音符號與 IPA 和漢語拼音符號之對應

注音	ㄅ	ㄆ	ㄇ	ㄈ	ㄉ	ㄊ	ㄋ	ㄌ	ㄍ	ㄎ	ㄏ	ㄐ	ㄑ
IPA	/p/	/pʰ/	/m/	/f/	/t/	/tʰ/	/n/	/l/	/k/	/kʰ/	/h/	/tɕ/	/tɕʰ/
拼音	b	p	m	f	d	t	n	l	g	k	h	j	q

注音	ㄒ	ㄓ	ㄔ	ㄕ	ㄖ	ㄗ	ㄘ	ㄙ	鼻韻音
IPA	/ɕ/	/tʂ/	/tʂʰ/	/ʂ/	/ʐ/	/ts/	/tsʰ/	/s/	/ŋ/
拼音	x	zh	ch	sh	r	z	c	s	ng

注音	ㄧ	ㄨ	ㄩ	ㄚ	ㄛ	ㄜ	ㄝ	ㄞ	ㄟ	ㄠ	ㄡ	ㄦ	空韻
IPA	/i/	/u/	/y/	/a/	/o/	/ə/	/e/	/ai/	/ei/	/au/	/ou/	/ɚ/	/ɨ/
拼音	i,yi	u,wu	yu	a	o	e	e	ai	ei	ao	ou	r, er	i

注音	ㄢ	ㄣ	ㄤ	ㄥ	ㄧㄢ	ㄧㄣ	ㄧㄤ	ㄧㄥ	ㄩㄥ	ㄩㄝ	ㄧㄝ	ㄧㄡ
IPA	/an/	/ən/	/aŋ/	/eŋ/	/ian/ [iɛn]	/in/	/iaŋ/	/iŋ/	/yŋ/	/ye/	/ie/	/iou/
拼音	an	en	ang	eng	yan	yin	yang	ying	yong	yue	ye	you

華語的注音符號

注音符號和華語語音中，音素的對應有些有一對一的對應，有些則不是單純一對一的對應關係。在聲母部分，兩者對應關係良好，有一對一的對應。注音符號有 21 個聲符，正好對應華語 21 個音節首位的子音。華語中共有 22 個子音，注音符號的聲符部分有 21 個，只剩下一個無法對應的子音是聲隨韻母中的舌根鼻音/ŋ/，此鼻音只存在於音節尾的位置，並不允許在聲母位置。此乃華語自身的音韻規則條件使然，若在台語中，此鼻音是允許出現在音節的首位（聲母位置）。

在韻母部分，華語的韻母中音素和注音符號的對應關係則較複雜。注音符號中有 16 個韻符，各自可對應華語的母音、雙母音和聲隨韻母。聲隨韻母是母音加上鼻音組合成的韻母。華語聲隨韻母的IPA，如ㄢ：/an/、ㄤ：/aŋ/、ㄣ：/ən/、ㄥ：/əŋ/，可知這四個聲隨韻母在注音符號上雖只有一個符號，但其中含括的音素卻有兩個。此外，在注音符號中並沒有空韻母音（/ɨ/）的標音符號，因此空韻母音很容易讓人忽略其存在，事實上在一些捲舌音和齒槽摩擦音之後皆有此母音，在頻譜圖上十分明顯。

韻母是音節中除了聲母以外的音段部分，可能是一個單母音、雙母音、聲隨韻母或是結合韻。華語的結合韻眾多，結合韻是介音加上以上的語音（如單母音、雙母音、聲隨韻母等）組成的。介音是介於子音和母音之間的音，在一個音節中可以扮演母音也可以扮演子音的角色。華語有/j、w、y/（ㄧ、ㄨ、ㄩ）三個介音，這些音在作為介音時，音段長度較短，和其他單母音結合組成複合韻母，如/ia/（ㄧㄚ）。事實上，在一些無聲母音節，如「鴨」（ㄧㄚ）音中，介音（ㄧ）扮演類似子音的角色。

雖然在韻母部分，注音符號和音素並非一對一對應，然而大體上，注音符號可視為是代表音素的符號。但是要注意的是這些注音符號在教學時，為了容易發出音來會以音節的形式唸出，而非子音片段（音素），如/pə/（ㄅ）、/pʰə/（ㄆ）、/mə/（ㄇ）、/fə/（ㄈ）。而平時誦唸出的ㄓ、ㄔ、ㄕ、ㄖ、ㄗ、ㄘ、ㄙ等音節，在子音之後其實有一空韻母音/ɨ/，平時此母音略去不標，容易讓人忽略此高元音的存在。此外，ㄐ、ㄑ、ㄒ在唸出音節時，子音之後有加了/i/韻母。另外，音節拼音的注音符號和實際語音註記的 IPA 之間的對應可能有所出入，如ㄨㄣ：/un/、ㄧㄣ：/in/等。「煙」的注音符號標音為ㄧㄢ，但實際上的讀音是[iɛn]而非[ian]。「坡」的注音符號標音為ㄆㄛ，但實際上的讀音是[puo]而非[po]。

雖然語言治療師語音評估記錄語音的記音系統，要以注音符號、漢語拼音或 IPA 並無硬性規定，但以 IPA 為佳。不管用哪一種記音系統，使用前需先熟悉了解它們與語音之間的對應關係和限制。對於語音異常者所發出的語音使用注音符號或漢語拼音標音其實有很大的限制存在，這兩者皆只能粗略地記錄語音，無法記錄構音的細節，對於多數替代音錯誤或許還可以勝任，但對於扭曲音則否。許多錯誤的語音是無法以注音符號或漢語拼音來標記的，尤其是不推薦以漢語拼音來標音，因為漢語拼音符號和 IPA 都是羅馬字母，但字母所代表的音是不盡相同的，尤其是 x、z、r、j、h 這幾個字母的音在兩套系統間差異頗大，若沒有用音標的框線標明使用的是 IPA，是很容易造成混淆，而產生不必要的誤解，而且因為漢語拼音有一些既定的拼寫規則，使用者容易陷入其中而非使用純粹的聽知覺來記音。因此，使用 IPA 來註記語音異常者的語音是最好的方法。有關錯誤語音的標注在第 6 章語音評估部分有進一步的說明。

對偏異語音的標示與記錄

臨床上，語音異常兒童的主要特徵就是說話時語音有異常現象，異常的語音需要用有系統的方式來記錄。西方的語言治療師習慣使用語音學的國際音標系統來記音，事實上，在對語言治療師的養成訓練過程中，對異常語音的標音訓練也是其中重要的一環。國際音標的符號（請見附錄十一），除了有母音、子音、小標符號之外，還有一組專門用來標示異常語音的延伸符號可以使用，大致可滿足異常語音記錄的需求。小標符號（diacritics）來記錄次要發音的位置或方式。此外，對於異常語音還發展了一套延伸符號來標記（請見附錄十二），像是可用來標記如唇顎裂者所具有的偏異特徵的語音。

對於語音的標記大致上分寬式標音法和窄式標音法兩種方式。寬式標音法是屬於音韻層次（phonological level）的標音，即腦中的目標音素，窄式標音法則是屬於語音層次（phonetic level）的標音，即記錄實際的構音動作。寬式標音法是把音標符號置放兩個斜線中，通常用來描述音素，即語音類別，例如：/t/。窄式標音法是將音標符號置放於兩個方框之中，通常用來描述較為詳細的構音動作，通常加上 IPA 的小標符號，以記錄構音動作的細節，例如：[tʲ]。要標記語音異常者產生的語音，例如：一些扭曲的語音就需要使用窄式標音法，才能準確、忠實地記錄語音。

華語的注音符號標音法則是類似寬式標音法。使用注音符號記錄語音時，由於注音符號本身已經是標音符號，不需要把注音符號置放於兩個斜線之間。事實上，使用注音符號來標示SSD的語音存在一些限制，主要是無法詳實地記錄構音動作的細節，對於一些音節制式的標音可能與實際的語音有所出入。再者是對於空韻韻母沒有標示符號，容易讓人忽略其存在。有些人則習慣使用羅馬拼音標示SSD的語音，其實羅馬拼音也是類似寬式標音法，亦無法記錄構音細節，且因羅馬拼音符號容易和 IPA 符號相混淆，一般較不建議。語言治療師應善用 IPA 的符號來標示 SSD 個案的語音，欲學習使用 IPA 標音者，可至 IPA 的網站做進一步的了解。

超音段特徵的標示符號

語言的超音段（suprasegmental level）也是語音特徵的面向之一，又稱為調律（prosody）的特性，是指聲調（tone）、語調（intonation）、節奏（rhythm）、音量（loudness）、音高（pitch）、音質（voice quality）、語氣特徵。在 IPA 符號（International Phonetic Association, 1999）中有一些標示超音段特徵，表 2-9 列出標示超音段特徵的 IPA 符號（International Phonetic Association, 2018）。其中常用的符號，如[ː] 表示音段過長，又如[˘] 表示音段過短。聲調的符號則有超高：[˥]、高：[˦]、中：[˧]、低：[˨]等四種音高代表的標示符號。華語聲調的標示其實一般採用注音符號的聲調標示即可，如ㄅㄚˊ（二聲）、ㄅㄚˇ（三聲）、ㄅㄚˋ（四聲）、ㄅㄚ˙（輕聲）。

表 2-9　標示超音段特徵的 IPA 符號

SUPRASEGMENTALS		
ˈ	Primary stress	ˌfoʊnəˈtɪʃən
ˌ	Secondary stress	
ː	Long	eː
ˑ	Half-long	eˑ
˘	Extra-short	ĕ
|	Minor (foot) group	
‖	Major (intonation) group	
.	Syllable break	ɹi.ækt
‿	Linking (absence of a break)	

IPA 符號的文書打字呈現

在使用電腦打字時，如何打出這些音標符號呢？可以去網路搜尋專門的 IPA 字形檔，下載安裝後使用，然而由於字型檔的顯示只在有安裝該字型檔的電腦上，其他沒有安裝相應字型檔的電腦，打開相關文件檔，則該字的顯示會變成亂碼。尤其對於一些裝有開機還原系統的電腦使用者而言，實在是頗為麻煩。其實，最便捷的方法是使用 Windows 系統自帶的國際音標符號，字形中 Lucida Sans 和 Lucida Sans Unicode 這兩套字形中即含有許多音標符號，可善加利用。通常在 Microsoft Word 中使用「插入」「符號」功能中的其他符號選項，選擇「Lucida Sans Unicode」在其右方「子集合」中選擇「國際音標擴充」，通常能找到常用的 IPA 符號，如圖 2-18 所示。大多數的符號可在「國際音標擴充」子集合中找到，其他的則可在其上或下區域中找到，例如：/ŋ/可在Lucida Sans的「拉丁文擴充-A」子集合中找到。事實上，在電腦文書處理時，絕大多數 IPA 符號可以在 Lucida Sans Unicode 這套字型的「國際音標擴充」子集合裡找到。

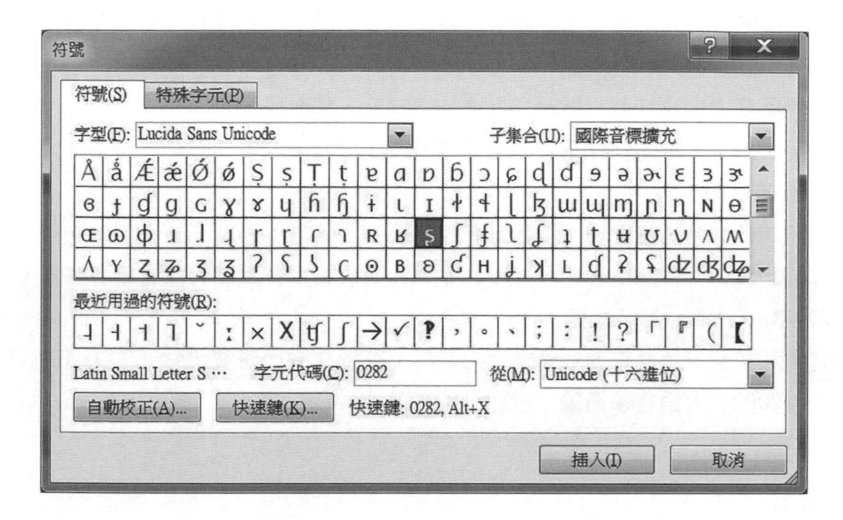

圖 2-18　Microsoft Word 中音標符號的使用

參考文獻

中文部分

況守信（2002）。**學齡孩童不正咬合比率偏高達 62.3%值得家長及有關單位正視**。取自 https://reurl.cc/xZvNRZ

國立台灣師範大學國音教材編輯委員會（2008）。**國音學**。台北市：正中。

鄭靜宜（2009）。學齡前兒童聲母構音在不同韻母音境的不一致性。**台灣聽力語言學會雜誌，24**，59-78。

鄭靜宜（2011）。**語音聲學：說話聲音的科學**。台北市：心理。

鄭靜宜（2012）。華語雙音節詞基頻的聲調共構效果。**台灣聽力語言學會雜誌，28**，27-48。

鄭靜宜（2017）。華語學前兒童語音的習得。**華語文教學研究，14**（3），109-135。

謝國平（2002）。**語言學概論**。台北市：三民。

英文部分

Culbertson, W. R., Cotton, S. S., & Tanner, D. C. (2006). *Anatomy and physiology study guide for speech and hearing*. San Diego, CA: Plural.

Dineen, N., & Miller, D. (1998). The derivation of a sonority hierarchy from the Syllable Contact Law (SCL) and the productivity of the SCL in American English. *Working Papers in Linguistics, 5*, 19-47.

Duckworth, M., Allen, G., Hardcastle, W., & Ball, M. (1990). Extensions to the International Phonetic Alphabet for the transcription of atypical speech. *Clinical Linguistics & Phonetics, 4*(4), 273-280.

Fant, G. (1970). *Acoustic theory of speech production.* Berlin, Germany: Walter de Gruyter.

Fon, J., Hung, J. M., Huang, Y. H., & Hsu, H. J. (2011). Dialectal variations on syllable-final nasal mergers in Taiwan Mandarin. *Language and Linguistics, 12*(2), 273-311.

Furia, C. L., Kowalski, L. P., Latorre, M. R., Angelis, E. C., Martins, N. M., Barros, A. P., & Ribeiro, K. C. (2001). Speech intelligibility after glossectomy and speech rehabilitation. *Archives of Otolaryngology-Head & Neck Surgery, 127*(7), 877-883.

Green, J. R., Moore, C. A., & Reilly, K. J. (2002). The sequential development of jaw and lip control for speech. *Journal of Speech, Language, and Hearing Research, 45*(1), 66-79.

Howie, J. M. (1976). *Acoustical studies of Mandarin vowels and tones.* UK: Cambridge University Press.

Hsu, H. J., & Tse, J. K. P. (2007). Syllable-Final Nasal Mergers in Taiwan Mandarin: Leveled but puzzling. *Concentric: Studies in Linguistics, 33*(1), 1-18.

International Phonetic Association. (1999). *Handbook of the International Phonetic Association: A guide to the use of the International Phonetic Alphabet.* UK: Cambridge University Press.

International Phonetic Association. (2018). *The International Phonetic Alphabet* (revised to 2018). Retrieved from https://reurl.cc/exyQWK

Kent, R. D. (1977). Coarticulation in recent speech production. *Jornal of Phonetics, 5*(1), 15-133.

Ladefoged, P. (2001). *A course in phonetics* (4th ed.). Fort Worth, TX: Harcourt.

Laine, T. (1992). Malocclusion traits and articulatory components of speech. *The European Journal of Orthodontics, 14*(4), 302-309.

Lam, L., & Samman, N. (2013). Speech and swallowing following tongue cancer surgery and free flap reconstruction: A systematic review. *Oral Oncology, 49*(6), 507-524.

Roach, P. (2000). *English phonetics and phonology: A practical course* (3rd ed.). UK: Cambridge University Press.

Thilander, B., & Myrberg, N. (1973). The prevalence of malocclusion in Swedish schoolchildren. *European Journal of Oral Sciences, 81*(1), 12-20.

Tseng, C.-Y. (1990). *An acoustic phonetic study on tones in Mandarin Chinese.* Institute of History & Philology Academia Sinica, Special Publications, 94. Taipei, Taiwan.

Tweed, C. H. (1954). The Frankfort-mandibular incisor angle (FMIA) in orthodontic diagnosis, treatment planning and prognosis. *The Angle Orthodontist, 24*(3), 121-169.

Zee, E. (1985). Sound change in syllable final nasal consonants in Chinese /汉语鼻音韵尾的音变. *Journal of Chinese Linguistics, 13*(2), 91-330.

Chapter

3

華語的音韻特性與音韻歷程

學習目標

讀者可以由本章學習到：

- 音韻學的基本概念
- 華語的音韻學特性
- 常見的音韻歷程種類
- 兒童音韻歷程的抑制
- 華語的區分性特徵

第一節　語音學 vs.音韻學

音韻學和語音學有何不同？在上一章所談到的語音學（phonetics）指的是有關語音的學問，包括語音產生外表可見的構音動作和可聽到的語音聲音，是屬於較表象式地描述或記錄語音。音韻學（phonology）則是更深入、廣泛與抽象地探討語音的系統和規則。這些系統或規則可能是個體本身經由學習、歸納而得的語音規則知識，也可能是語言學家研究一些語音現象歸納的道理。廣義的「音韻學」一詞亦包括語音學，例如：Edwards與Shriberg（1983）認為，只要是研究有關語言的語音成分，即可稱為音韻學。狹義的「音韻學」是指音的規則，包括語音的種類（音素）、語音的音節結構、聲韻結合規則（phonotactic）等，舉凡一切有關一個語言語音的規則知識，都屬於音韻學範疇。

人的大腦會對語音進行處理，音韻知識即是大腦對於所聽到的語音資訊在接受整理之後的潛在知識，其中有許多是有關音素（或稱為音位）或語音系統的知識。「音素」是一個語言中能造成語意對立（contrast）的最小語音單位，是音的類別名稱。理論上，每個成熟的母語使用者腦中皆有一套完整的母語語音系統。兒童若在接收、處理、理解和提取語音的訊息上有困難，則會影響到他們的音韻處理與語音的產生。音韻是我們的大腦對於語音資訊整理的內在知識，如有關音素（類別）的知識。音素或音位是一個語言中能造成語意對立的最小語音單位。

我們的大腦儲存著許多有關個體所使用語言的音韻知識，例如：一個母語使用者會知道其語言中有哪些語音，即音的內在表徵，知道哪些語音屬於同類音。語言使用者很自然地會區分出那些不屬於其母語的語音，推論其內在具有其語言語音的內在結構與組成規則等抽象的知識，以及包括該語言的語音的內在結構和聲韻結合規則等的較抽象的知識。我們大腦儲存著許多有關個體所使用語言的語音知識。簡言之，音韻學主要在處理語音的分類（音素的區分），即是音素類別的概念；語音學則是在描述發音運動和相關聲學效果。語音學的重點是語音的動作；音韻學則是語音的類別、表徵、概念。

語音的單位

一個詞語的語音可能是單音節或多音節的形式。語言中的詞語是由多寡不一的音節所構成，構成詞語的音節數最少是 1 個，一般多則可達 7 至 8 個，如英語的 「incomprehensibilities」這個詞。在英語中甚至有少數疾病名稱、醫學或化學名詞有高達 12 個音節的詞彙。在華語中大多數的詞彙為雙音節的形式。一個音節是構成一個最小的構音動作單位或是一個自然的聽知覺單位，因此音節可說是語音中最小的自然單位，無論在構音或聽知覺方面皆是如此。詞語語音分析的單位由大至小排列有：音節、音素、特徵（features），其中音素是較為抽象的類別表徵或概念，特徵則是其組成的部件。

音素是一個語言語音中最小具有辨義功能的語音單位，一個最簡單的音節即是由一個子音和一個母音組合而成，如/pa/。音素是經過分析、歸納而來的抽象類別單位，例如：爸（ㄅㄚˋ，/pa/）與怕（ㄆㄚˋ，/pʰa/）兩個音節的差別在於/p/（ㄅ）與/pʰ/（ㄆ）這兩個音素不同，因為是這兩個音素的差異造成兩個音意義上的差別，語意上有對立不同，因此這是兩種不同類別的語音，為兩種不同音素。語音中有母音、子音或韻母等音素類別，音素是抽象的語音類別單位，也是語言中音段可被切割的最小功能單位。一個語言中某一音素類別的存在取決於詞語中是否有最小音素對比詞語的存在，一個語言中音素對比的存在取決於詞語意義的區別，意即語音間類別的區分取決於一語言之中語意的差別，故語音和語意有一體兩面的關係。簡言之，音素是一個語言使用來分辨意義的最小單位。

音素又稱為「音位」，是語音的類別名稱，可以把它視做一個語音家庭的門牌號碼，或是一個語音家族的統稱。一個音素類別中包括許多的成員，這些成員稱為「同位音」（allophone），是屬於同一家族的個別語音。同位音是指兩個音構音動作上有些許的差異，但是還是屬於同一類音素的成員，例如：同樣是發/k/，cool 的/k/構音就與 key 的/k/ 構音動作稍不同（key 的/k/構音動作舌位稍前）。事實上，我們在說話時，音素構音的動作每次都會有些許的差異，但總會在一個可容許的「範圍」之中，亦即通常在聽知覺上聽起來都很相似（若不仔細聽，聽不出來差異），而這個「範圍」就是該音素的範圍，而這範圍中的每個「音」（成員）皆屬於此音素的同位音，這種同位音屬於音境依靠（context dependent），是為互補分布（complementary distribution），意即當一個音發生時，另一音不會發生，例如：英語在/s/音素之後的無聲塞音皆會變成不送氣塞音，例如：speed 中/p/會說成[p⁼]。另一類的同位音是屬於自由變異（free variation），是語音的微變異，端視個人構音動作的喜好而定，而有風格性或個別差異，或是地方腔調性。總之，說話時，同位音的變化並不會造成音素類別的改變，自然也不會造成意義的改變，屬於可允許範圍的語音變異。

音素（或音位）其實是一個經過我們聽語知覺系統長期以來分析歸納而來的抽象類別名稱，例如：「桌子」這個名稱可包括許多個別一張張真正的書桌、餐桌、電腦桌等。音位（或音素）即是一組同位音的組合，即這組同位音們的統稱，可視為屬於一個音素家族，其中有典型成員，也有一些非典型成員。就如同射擊的靶位，射中中心為典型中靶行為，射在其周圍屬於非典型中靶行為，此類比於構音產生所謂的標準和非標準語音的差別，非標準語音聽起來可能會有語音扭曲，但還是屬同一類語音。

簡言之，一音素的同位音成員們是屬於同一音素類別，即同一類的語音，兩個音是否為同位音或是各自屬於不同的音素，則視此兩音在相同音節中互換後是否會造成語意的對立而定，若造成語意的對立（語意不同）則兩音屬不同音類，若並不會造成意義改變，則兩音屬同一類音素的同位音。最小音素對比（minimal pair contrast）詞彙即是兩音之間的差異只由一個音素差別，造成語意區分或對立，如/pi/（ㄅㄧ）vs. /pʰi/（ㄆㄧ）、/pai/ vs. /bai/。

音素是一個語言使用來分辨意義的最小單位，是一些同位音的集合。每種語言的語音系統中各有一群音素的種類，音素組合成音節，音節組合成詞彙。每種語言所有的音素集合稱為「音素目錄」或是「音素庫」。正常情況下，每個成熟的母語使用者腦中皆有一套該母語完整的音素目錄，若是音素目錄不全或是語音系統組織異常，說話時就會有音素取代或刪除等音韻異常的表現，會出現許多的音誤情形，影響說話清晰度。

第二節　華語的音韻特性

華語語音對比的特性和英語相異處頗多，如語音種類、音韻對比、音節結構、聲母韻母組合（phonotactics）皆有所不同。華語的音節結構組成相對地較為單純，多數為開放性音節（CV、CVV、CVVV），沒有典型的 CVC 音節，除了鼻音外，音節末尾沒有其他子音，音節組成的複雜較低。再者，華語為聲調語言，聲調為附屬於一音節上的超音段屬性。

華語的音節結構

華語和其他語言的音節結構一樣，一個音節最少需要具備一個母音，而母音的前後可以搭配一個子音。華語音節結構的特殊之處在於母音之後的子音只能限於鼻音，也就是 VN 或 VVN 的結構，華語的音節結構大致有以下幾種：CV、CVV、CVVV、CVN、CVVN、V、VV、VVV、VN、VVN〔C：consonant（子音），V：vowel（母音），N：nasal（鼻音）〕。

和其他語言的音節結構相較，華語音節的結構較不複雜，缺乏輔音群（consonant cluster），如 CCV 或 CCVCC 這樣的音節結構，而英語就有許多詞語的音節結構是帶有 CC 的輔音群，如 sleep、please 等。由於由兩個以上子音結合的輔音群之構音動作較為複雜，學前兒童出現錯誤的機率較高，英語中許多較晚習得的音素是存在帶有 CC 子音結合的結構，導致習得的時間拖到較晚。總之，就音節整體的構音動作來看，華語音節的構音動作是相對較為簡易。

華語的聲韻組合規則

聲韻組合又稱為「拼」音，也就是聲母和韻母的拼合規則。每個語言的子音和母音組合成音節，各有其語言的聲韻組合的習慣規律限制，是不能任意排列拼組成為一個音節的，例如：英語的輔音群限制就很明顯，只有少數一些子音可以結合成輔音群，如 sl、sm、sn、st、sp、cl、pl、bl、fl 等，而 cp、rl、sd、sg 就不行。就華語而言，有十分嚴明的聲韻組合規則，例如：華語語音中沒有/ki/、/hi/、/si/等音。華語的聲韻組合規則和韻母（介音）有關，前一章提到華語的韻母四呼包括開口呼、齊齒呼、合口呼和撮口呼等四種，華語中不同構音部位的聲母和不同口呼的韻母之間存在著拼合的限制，例如：撮口呼只能和硬顎音（舌面音），如/tɕ/（ㄐ）、/tɕʰ/（ㄑ）、/ɕ/（ㄒ）等音拼合成音節；硬顎子音（舌面音）不能和開口呼與合口呼韻母相拼合；空韻只能和捲舌音、齒槽摩擦音、塞擦音相拼合；單元音/o/只能和唇音（雙唇音、唇齒音）拼合；唇音不能和合口呼韻母相結合拼音；齊齒呼只能和雙唇音、齒槽塞音、鼻音、硬顎子音（舌面音）相拼合，而無法和舌根音、齒槽塞擦音、摩擦音相拼合。這些都是華語特有的聲韻組合規則，聲韻音節組合違反這些規則並非不能發，而對於以華語為母語的人聽起來就會怪怪的，在動作上也不太容易發出這些音節，而這些音節可能在其他語言中卻很正常，例如：「ㄉㄩ」這個音節華語中沒有，但法語卻有。這些不合法音節稱為非詞（nonword）或是空缺（gap）音節，是屬於系統性空缺（systematic gap）的情形。語言治療師在音節材料的選擇上可善用這些非詞，見鄭靜宜（2017）的非詞研究。

除了聲母和韻母拼音組成音節的限制之外，華語音節在聲調上也有限制性的規則，許多聲母韻母組成的音節並非四種聲調皆有。一些聲調是不能存在於某些音節，通常在二聲和三聲部分，存在較大的限制，聲調空缺音節以二聲為最多，如ㄅㄟˊ、ㄅㄧㄠˊ、ㄉㄧㄚˊ、ㄉㄧㄠˊ，其次是三聲和一聲，如ㄆㄢˇ、ㄊㄞˇ、ㄖㄨ，四聲較少。這些音節的聲韻組合其實是符合華語的聲韻組合習慣規律，但在華語的詞語中卻偏偏缺乏這些音，這些即是屬於聲韻組合規則中的「偶然空缺」（accidental gap）的情況，是語言中碰巧沒有的聲韻調組合音節。

華語語流中的音節

華語一「字」一「音節」，書寫的單位「字」與音節實為一體，相互對應。華語無論在音段或超音段皆具有強烈的音節性，華語的典型音節是由聲母和韻母組成的 CV 結構，而音節的組成有特定的一些規則。在構音上，Stetson（2014）認為音節為構音動作的基本單位，音節為神經驅動喉頭發聲的次數，音節為音的片段。若一個音持續發出沒有停頓，就被知覺為一個音節，例如：持續發/a/聲 2 秒，被知覺為一個音節，若於 1 秒處停頓一下發成兩次/a/，就會被知覺為兩個音節。在調律方面，華語音節為聲調的單位，聲調是屬於音節的超音段性質，聲調是附屬於音節之上。無論在調律層面、音韻層次或是語音語意連結，「音節」為華語語音的基本單位，因此「音節」無論於語音的製造與知覺皆扮演重要的角色，同理，在語音的評估和介入中，音節也是基本的語音單位。

華語聲調的音韻規則——變調

前一章提到過華語聲調即是指字調，亦即每個字音有其原來的聲調，又稱為本調。在連續語流中或多音節產出時，如同構音動作一樣，華語多音節詞的聲調表現亦會受到共構的影響，這是為了構音動作的協調不得不然。在一般說話時，上聲通常以「半上」的形式出現，「全上」形式只有當單音節語速慢、特別強調時才會出現，例如：打招呼說「早」或「好」時，但若是很快地說「老師早」時，「早」音通常只說前半上。

除了共構的影響以外，華語多音節詞聲調還會受到華語本身的音韻規則而改變，此種聲調在多音節產出時發聲的變化稱為「變調」，不僅僅是華語許多聲調語言皆有變調的現象，如台語、粵語等也有。變調是聲調語言的多音節語音串連時發生的聲調變化，像是華語多音節的字調受到相鄰的字或音節的聲調影響而發生改變，如三三變調（或稱上聲變調）。

華語中的變調現象主要是發生於上聲（三聲），原因可能是原來的上聲較長，會造成說話時音節長度的不一致，會把上聲縮短成「前半上」或「後半上」的情形。當詞語是三聲＋三聲時，會變成第二聲＋三聲，如「美酒」、「總統」等詞。若是有三個或是多個三聲連在一起說時，就要看詞語的單位決定是否變調，例如：「總統府」的第三音節「府」音不需要變調，但第一個「總」和第二個音節「統」皆需要變成二聲；但說「李老闆」一詞時，第一個音節「李」和第三音節「闆」則還是維持三聲，僅「老」音變調為二聲，因為「老闆」為一個詞語單位。

華語的變調規則繁多，其餘較著名的有「一、七、八、不」變調。「一、七、八」三字本調為一聲，若其後接四聲時，會改唸成二聲（陽平），如「一」樣、「一」氣呵成、「八」拜之交。「一」字若後接有一聲、二聲或三聲的音節會改唸成四聲，如一生、一盞、一隻、一起。

「不」字本調為四聲，若後接為四聲音節時，改唸成二聲（陽平），如「不」要、「不」是、「不」像、不離「不」棄。「一、七、八、不」變調中，「七」、「八」兩音的變調在今日已趨向不變調了（國立台灣師範大學國音教材編輯委員會，2008）。多音節的變調會受到語速的影響，在語速快的時候會變調，但一個字一個字慢慢說時就比較不會變調。

第三節　音韻歷程

「歷程」是指發生變化或改變之意，年幼或是SSD兒童說出的語音會存在著許多的語音錯誤，而音韻歷程則是可用來描述這些語音錯誤的改變過程，例如：將A音→（說成）B音，「→」符號即是代表轉變的方向，代表著語音的轉變「歷程」。音韻歷程是傳統的衍生音韻學用來分析語音轉變的方法，尋找出音由原本的音改變為另一個不同的音之規律性。有構音問題的兒童可能會表現出可預期的語音錯誤，顯示出語音系統中某些語音類型的改變規律，這些語音的改變形式規則即為「音韻歷程」，例如：常見的「前置音化」、「後置音化」、「塞音化」、「摩擦音化」、「塞擦音化」、「鼻音化」等皆屬之。

音韻歷程的命名通常是以將語音改變成某一語音類別來稱呼，例如：「塞音化」為幼童常見的音韻歷程，塞音化是將別的非塞音的語音（如摩擦音、塞擦音）變成塞音的音韻歷程，即是將語音中的摩擦音或塞擦音由「塞音」取代的系統性改變。音韻歷程的發生通常源自於語音產生動作的簡化，當個體能力不足時，傾向會將複雜的輸出簡單化，因為摩擦音或塞擦音的動作通常較塞音困難，還尚未學會說出摩擦音或是塞擦音的兒童，就會傾向用塞音來取代這些尚未學會的摩擦音或塞擦音。當兒童的構音能力發展達到一個程度後可能就不再需要去簡化語音動作，就會開始壓抑（suppress）或抑制這些音韻歷程或是音韻錯誤模式，所產生出的語音就會愈來愈像成人一樣了。

音韻歷程是「系統性地」改變語音，語音評估時需要認定某一音韻歷程是否真存在於某個體的語音中，是系統性的變化，而非隨機發生的。然而，對於音韻歷程發生頻次的認定，目前還沒有一個有共識性的標準。McReynolds 與 Elbert（1981）提出認定標準不同會影響音韻歷程的辨識結果，在其研究中採用較嚴格的認定標準，認為要被視為音韻歷程應在樣本中至少出現過四次，並且個體至少有 20%的時間使用，才能認定此個體有該音韻歷程。但在一些語音評估時，由於語音取樣的數量較少，例如：一些已出版的英語音韻評估工具（如 Bankson & Bernthal, 1990），對於特定的即使只有發生一次之語音變化型態，便將它識別為音韻歷程。然而，此標準可能過於寬鬆，可能會將一些臨時意外性出現的歷程納入，而有假警報（false alarm）的誤判情形，故在此建議，評估時語料中至少出現兩次以上的歷程，才可將之認定為個體有使用該歷程。

由於音韻歷程是系統化改變語音，因此影響的範圍通常應該是一個類別的語音。然而，在進行語誤的音韻歷程分析時，一種音韻歷程可能不一定會影響一個類別內的所有語音，但它必須至少要影響兩個詞或兩次以上，而非偶然發生的構音動作瑕疵。事實上，至少要有兩個詞或兩次的觀察已經是屬於最寬鬆的標準。McReynolds 與 Elbert（1981）提出的「音韻歷程分析標準」是至少要出現四次，或是占語料所有可能出現語音例子的 20%以上。在他們的研究中使用兩種標準，一種是只要出現就算「有」，另一種則是使用以上較嚴格的標準；而後發現到，使用較嚴格的標準時兒童音韻歷程的數量減少了 50%，可見寬鬆標準的認定會讓音韻歷程的認定過於浮濫，而無法體現出兒童音韻錯誤深層（或真正）的系統性。

語音錯誤的代表性不足或無規則性不應視為系統性改變語音，也就不能稱為「音韻歷程」，例如：塞音化理論上應該會影響所有語音中的摩擦音，在英語中就有九個摩擦音可能會受到影響，但若在評估時只有發現兩個摩擦音改變為塞音，能否被標記為塞音化？因兩個仍可視為一類語音的最小取樣，塞音化歷程應算是存在。然而，若只有一個類別中的一個語音錯誤是否能被視為出現某一個音韻歷程，則需要特別分析所發生的語境條件情況。總之，構音評估時含有各音素的詞彙量需足夠、具有代表性，才能觀察到實際有發生的音韻歷程。

事實上，音韻歷程只是一種音誤分析的方式，歸納出一些語音改變的方式或原則，並無法證明個體內在是否真有這樣的語音改變機制的存在，也無法排除動作因素的限制所導致錯誤語音的原因，因為個體一些構音動作的限制動作同樣會造成系統性的語音特徵改變，也可以音韻歷程的形式歸納而呈現。因此音韻歷程雖稱之為「音韻」，但實際上是否真有內在音韻規則，需要語言治療師加以深入評估才能確定。

音韻歷程的分類

音韻歷程的分析，主要是在檢驗個體語音錯誤的類型和其中深層的變化規則，檢驗個體語音是否出現系統性的語音錯誤。若出現系統性的語音錯誤，則暗示著兒童內在音韻系統有錯誤或缺陷，如音韻系統結構的侷限性、音素不全，或是在其內在音素庫中缺乏某類群的語音，暗示內在音韻系統的分化不足或謬誤。然而，音韻歷程的出現原因，通常不能武斷地推論就是音韻上的問題，而沒有構音動作的因素。音韻歷程分析只是一種分析語誤的方法，是一種音誤規則性的整理，無法藉此推論個體內在是否真有此規則（歷程）的運作，亦無法排除動作限制因素的涉入，因為語音動作的簡化常是這些歷程產生的原因之一。音韻歷程依據受到影響的語音單位可大致分為以下三大類。

・音節結構歷程（syllabic structure processes）

說話者所產生詞語之音節結構發生改變，較多情況是省略音節中某一個構成音素，如子音、聲母或介音，或甚至連整個音節也可能遭到刪減，也有時是發生添加母音或音節的現象。常見的歷程有音節末尾輔音省略（final consonant deletion）、非重音音節省略（unstressed syllable deletion）、音節重複（reduplication of syllable）、輔音群簡化（consonant cluster reduction）、子音省略等。其中輔音群簡化是許多說英語兒童常見的音節結構歷程（Berman, 1977），因為英語的音節結構在母音之前可允許存在多個子音，而此種音節的構音動作較為複雜困難，因此構音動作尚不成熟的兒童會將其簡化，省略其中某個（些）子音。

因為華語的音節結構並無母音前子音群，因此輔音群簡化歷程並不會出現於華語使用者。而音節結構歷程中，聲母省略則是華語學前兒童常出現的歷程，主要較常出現在年齡幼小的兒童或是嚴重音韻異常者，而此歷程對於語音清晰度的影響較大。此外，華語也有音節末尾輔音省略歷程，末尾輔音省略主要是在聲隨韻母中鼻音出現省略的現象，例如：以「大」音取代「蛋」音。

・**同化歷程**（assimilation processes）

一個音素受周邊其他音素的影響而產生語音的變化，添加了共有的特徵，即鄰近語音的特徵遷移至該音素的語音變化，有點「近朱者赤，近墨者黑」的意味，又稱和諧化（harmony），例如：將「燴飯」說成「費飯」。同化常見的特徵如唇音、齒槽音、軟顎音、鼻音或不送氣等。同化的發生可能是受到相鄰音素、音節，或甚至跨多個音節之音素的影響。

同化依照影響的方向可分為兩類。在一語句中若一個較早出現的音素影響較晚出現音素的情形屬於前行性同化（progressive assimilation）或存留性同化，屬於類似像「牽拖後續」式的影響。若一個較晚出現的音素影響了較早出現的音素屬於回逆性同化（regressive assimilation），屬於類似像「未雨綢繆」式的影響，例如：將「燴飯」說成「燴汗」，在「吃飯」的「飯」卻無此種音誤時，屬於前行性同化；又如：將「燴飯」說成「費飯」，則屬於回逆性同化。

除了語音異常的個案外，通常在語速較快或不經意說話時，正常的說話者也可能會出現同化歷程的口誤，但此種歷程通常對語音清晰度的影響較小。對於同化歷程的確認，需要有對於同一音素於多種語音脈絡（音境）做評估，觀察說話者音誤的一致性，並評估音誤的出現是否和其前後鄰近的語音特徵有關。

• 替代歷程（substitution processes）

或稱音素取代歷程，是屬於音段層次的改變，較為局部性。是說話者慣常用一個音素取代另一個音素的現象，如以ㄍ取代ㄉ或是ㄊ的音。說話者呈現系統性地改變某一群語音的語音特徵，如把送氣特徵變為不送氣特徵。替代型音韻歷程的種類較多，在語音異常兒童中發生率也較高，在臨床上語音錯誤分析即多以替代型音韻歷程為主。這些音韻歷程有些屬於在構音位置向度上的改變，如後置化（backing）、前置化（fronting）；有些則屬於構音方式向度上的改變，如塞音化。由於替代歷程的種類眾多，使用構音方式、位置和送氣出聲等向度可將這些替代歷程做簡單分類。

Klein（1996）認為，音韻歷程分析的方法即是以構音位置、方式、出聲、音節結構改變、音境等向度（參數）系統性地分析兒童語音錯誤的音韻型態。對於音誤做三大向度的分析：構音方式、構音位置和出聲（voicing）的分析，可了解個體產生的音誤是在哪些面向上做了改變，以便進一步找出是何種音韻歷程運作的結果。表 3-1 列出替代歷程依據目標語音的特徵，可分為構音位置改變、構音方式改變和喉出聲時間改變等三大類。其中喉出聲時間改變是指喉部出聲和氣流釋放的時間差異，有聲語音是兩者同時，無聲語音則是氣流釋放在前，之後才喉部出聲。音韻歷程的種類可能因語言語音的差異，而有些不同，例如：華語的塞音、塞擦音在喉部出聲是以送氣長短或多寡來區分的，送氣音是氣流釋放在前，送氣較久之後喉部才出聲。不送氣則是氣流釋放後，沒有送氣，喉部就出聲。表 3-2 列出常見的一些華語音韻歷程與音誤型態的對應例子。

表 3-1　常見的華語替代型音韻歷程分類

構音方式改變	構音位置改變	喉出聲改變
塞音化	後置音化	不送氣化
摩擦音化	前置音化	送氣化
塞擦音化	不捲舌化	有聲化
鼻音化	捲舌音化	無聲化
去鼻音化	唇音化	
邊音化	齒槽音化	
	顎音化	

表 3-2　常見的華語音韻歷程與音誤型態之對應

歷程向度	音韻歷程	目標音素	→	錯誤音
構音位置改變	不捲舌化	ㄓ、ㄔ、ㄕ	→	ㄗ、ㄘ、ㄙ、ㄉ、ㄊ
		ㄖ	→	ㄌ
	捲舌音化	ㄗ、ㄘ、ㄙ	→	ㄓ、ㄔ、ㄕ
		ㄌ	→	ㄖ
	後置音化	ㄉ、ㄊ、ㄙ、ㄕ、ㄗ、ㄓ、ㄔ	→	ㄍ、ㄎ、ㄒ、ㄏ、ㄐ、ㄑ
		ㄒ、ㄐ、ㄑ	→	ㄍ、ㄎ、ㄏ
		ㄈ	→	ㄏ、ㄍ、ㄎ
	前置音化	ㄍ、ㄎ	→	ㄉ、ㄊ
		ㄒ、ㄐ、ㄑ	→	ㄙ、ㄗ、ㄘ、ㄉ、ㄊ
		ㄏ	→	ㄒ、ㄈ
	唇音化	非唇音	→	ㄅ、ㄆ、ㄇ
	齒槽音化	ㄅ、ㄆ、ㄇ	→	ㄉ、ㄊ、ㄋ
構音方式改變	塞音化	摩擦音、塞擦音	→	ㄅ、ㄆ、ㄉ、ㄊ、ㄍ、ㄎ
	塞擦音化	摩擦音、塞音	→	ㄗ、ㄘ、ㄓ、ㄔ、ㄐ、ㄑ
	摩擦音化	非摩擦音	→	ㄙ、ㄒ、ㄏ、ㄈ
	摩擦音化	非摩擦音	→	ㄙ、ㄒ、ㄏ、ㄈ
	鼻音化	非鼻音	→	ㄇ、ㄋ
	去鼻音化	ㄇ、ㄋ	→	非鼻音
	邊音化	非邊音、非ㄖ	→	ㄌ
喉出聲時間改變	不送氣化	ㄆ、ㄊ、ㄎ、ㄑ、ㄔ、ㄘ	→	ㄅ、ㄉ、ㄍ、ㄐ、ㄓ、ㄗ
	送氣化	ㄅ、ㄉ、ㄍ、ㄐ、ㄓ、ㄗ	→	ㄆ、ㄊ、ㄎ、ㄑ、ㄔ、ㄘ
	無聲化	ㄖ	→	ㄕ
	有聲化	ㄕ	→	ㄖ

構音方式改變

華語在構音方式的改變方面，主要有以下幾種常見的音韻歷程：

1. 塞音化（stopping）：以塞音取代其他非塞音類（如摩擦音、塞擦音）的語音，如ㄙㄨ→ㄊㄨ，是屬於構音方式改變的歷程，如「老師好」→「老嘟好」或是「走路」→「抖路」。塞音化是將摩擦音或塞擦音改變為塞音的歷程，可能是由於塞音的口道變化較為極端、明確，構音動作比起摩擦音或塞擦音相對較簡單，因此容易被用來代替其他構音方式較複雜的語音。在兒童語音發展過程中，塞音是最早出現的一類語音，之後兒童才逐漸學會產生塞擦音和摩擦音（王南梅、費珮妮、黃恂、陳靜文，1987；Poole, 1934; Prather, Hedrick, & Kern, 1975; Smit, Hand, Freilinger, Bernthal, & Bird,1990; Templin, 1957）。在年幼的兒童尚未學會產生摩擦音或塞擦音之前，會以塞音暫時取代這些較難發出的語音，而出現「塞音化」歷程。張維珊（2005）調查2至6歲華語兒童塞音化的情形，發現此歷程抑制的年齡約在4歲左右。在一些英語研究文獻（如 Bernthal & Bankson, 2004; Hodson, 2004）中，塞音化歷程是不包含以塞音取代塞擦音的，因為塞擦音中有含塞音，而此情況另以「去塞擦音化」（deaffrication）稱之。然而由於去塞擦音化還可能包含以摩擦音（或邊音等其他音）取代塞擦音，而這些歷程又已記入摩擦音化或邊音化，如此將造成和其他音韻歷程重疊的情形，且塞擦音乃是和塞音不同構音方式的語音類別，故在本研究中以塞音取代塞擦音將之歸類於塞音化。在Hua與Dodd（2000a, 2000b）以及 Hua（2002）的普通話兒童語音研究中亦採用此分類方式。
2. 鼻音化（nasalization）：以鼻音取代其他非鼻音的語音，例如：將「恐怖」說成「恐木」，或是ㄉㄧˋ→ㄋㄧˋ，此歷程較常出現於顎咽結構或功能異常的說話者，如唇顎裂患者或吶吃者，一般較為少見。

3. 塞擦音化（affrication）：以塞擦音取代其他音（通常為摩擦音），例如：ㄒㄧ→ㄑㄧ、「西瓜」→「機瓜」，或「星星」→「晶晶」。
4. 摩擦音化（frication）：以摩擦音化取代其他構音方式的語音（如塞擦音或塞音）。此歷程大多是由於說話者在發塞音時未能將口道完全緊閉而形成聽起來帶有摩擦噪音的音質，如ㄆㄨˊ→ㄈㄨˊ或是「爬山」→「罰山」，此歷程較多出現於吶吃者，如腦性麻痺患者。
5. 邊音化：以邊音（ㄌ）取代其他非邊音類語音，如「大象」以「蠟像」，或是「很讚」→「很爛」。

構音位置改變

華語在構音位置的改變方面，主要有以下幾種常見的音韻歷程：

1. 後置音化（backing）：以舌根音取代其他音，將構音部位移往後，如ㄊ→ㄎ，或ㄙ→ㄎ。有些學前兒童偏好以舌根構音，而形成後置音化的現象。後置化涉及構音部位的轉移，將原本較前方的構音部位（如齒槽附近）移往口腔後方（如軟顎）。以舌根音（軟顎音）取代舌尖音（齒槽音）或舌面音，或以舌面音（硬顎音）取代舌尖音等都是屬於後置化。有些學前兒童偏好以舌根來構音，而形成後置化的現象，又稱為「舌根音化」，例如：「小偷」→「小摳」、「蔬菜」→「哭慨」、「吱吱」→「機機」。後置化是屬於構音位置改變的歷程，主要是把齒槽位置的語音發成軟顎或硬顎位置的語音，顯示兒童構音時具有口道壓縮位置的偏好，此歷程可能和構音時舌位動作的平衡或是聽知覺回饋異常有關。Shriberg、Kent、Karlsson、Mcsweeny、Nadler 與 Brown（2003）曾分析 48 位說英語的語音異常兒童，發現後置化歷程是患有中耳炎或聽障兒童的標記特徵。華語的捲舌音構音位置是在齒槽的後方一點，由於多數兒童會將之不捲舌化而改變為齒槽位置的語音，具有後置化歷程的兒童則可能將之發成舌根音，因此將捲舌音發成舌根音亦屬於後置化歷程。

2. 前置音化（fronting）：以舌尖音或是以構音位於齒槽的音取代，將構音部位移往前，如ㄍㄨㄥ→ㄉㄨㄥ、ㄒㄧㄡ→ㄙㄡ。和「後置化」相反，是以舌尖音（齒槽音）取代舌根音（軟顎音）或舌面音（硬顎音）的音誤。說話者將構音部位移往前，有些學前兒童偏好以舌尖構音，而形成前置音化的現象，例如：「阿公」→「阿東」，或是「袖口」→「嗽口」的音誤。一般在英語文獻中（如 Bernthal & Bankson, 2004; Edwards & Shriberg, 1983）中，前置化歷程中又可細分為軟顎音前置化（velar fronting）和硬顎音前置化（palatal fronting）兩種，而其中軟顎音前置化是英語兒童常見的音韻歷程（Bernthal & Bankson, 2004; Hodson & Paden, 1983; Lowe, Knutson, & Monson, 1985）。
3. 顎音化（palatalization）：發生以硬顎音取代的現象，如ㄙ（/s/）→ㄒ（[ɕ]）、ㄉ、ㄐ。
4. 唇音化（labialization）：以唇音（可能為雙唇音或唇齒音）取代其他音，如ㄉㄧ→ㄅㄧ、ㄈㄨ→ㄆㄨ。亦是屬於構音位置的改變歷程，是以「雙唇音」取代其他「非唇音」，在臨床上此歷程有時可見於較年幼的孩童，例如：「阿弟」→「阿畢」、「皮膚」→「皮撲」。
5. 不捲舌化（deretroflexation）：在台灣是常見的音韻歷程，將捲舌音發成不捲舌音，例如：ㄕ→ㄙ。捲舌音的構音動作需要將舌前翹起，舌頭前半部需要向上提高並捲起，舌尖與部分舌背需與上硬顎形成緊縮的氣流通道。捲舌音又稱翹舌音，華語中有四個捲舌摩擦音和塞擦音，具有較困難的構音動作，舌頭前半需要往上提接近齒槽後方的前硬顎區，以舌尖與部分舌背和上硬顎形成緊縮氣流的通道，維持一小段時間，形成具摩擦音性質的語音。不捲舌化是將捲舌音所在的齒槽後位置變成為齒槽位置的音。不捲舌化是華語使用者十分常見的音韻歷程，不僅常見於兒童，許多成人說話時也常將捲舌音發成不捲舌音，例如：「一張紙」→「一髒紫」，或是「儀式」→「疑似」。由於英語並無此些語音，故無此歷程。在 Hua 與 Dodd（2000a, 2000b）以及 Hua（2002）的普通話研究中將此歷程歸入前置化，認為因構音位置前移所致，然而因為捲舌音構音動作所涉及的不只是構音位置的前移，還涉及舌頭前半上翹的動作，且為了和英語相關研究相比較，不會將此歷程納入前置化歷程中之中，以保持前置化歷程的單純。由於研究（鄭靜宜，2017）顯示 6 歲前兒童尚未發展出捲舌音，因此將捲舌音說成不捲舌版本的錯誤，並不會積極處理。此外，若將不捲舌的塞擦音和摩擦音發成捲舌音則為捲舌音化，和不捲舌化正好相反，有些剛學會捲舌音的兒童會將捲舌特徵過度類化（over generalization）到不捲舌音的詞語中，這明顯是一種音韻認知上的問題，通常學前兒童在音韻層次上尚無法區分捲舌詞語和非捲舌詞語的類別，不知哪些詞應該用哪些音來說，屬於音韻問題而非構音問題。

6. 捲舌音化（retroflexation）：和不捲舌化相反，是將不捲舌音發成捲舌音，例如：ㄙ→ㄕ。一些學會捲舌動作的兒童在音韻層次上無法確定詞語的捲舌性，將一些不需捲舌的詞語皆發成捲舌音，因此捲舌音化大多屬於音韻錯誤。
7. 唇音齒槽音化（alveolization）：可簡稱為齒槽音化，又稱舌尖音化（apicalization），是將雙唇音或唇齒音變成為齒槽音，例如：「八」→「搭」，此歷程其實出現率很低。

喉出聲時間改變

華語在喉出聲時間改變方面，主要有以下幾種常見的音韻歷程。

1. 不送氣化（unaspiration）：以不送氣音取代送氣音，華語的塞音和塞擦音分送氣和不送音兩類，學前兒童常會把送氣音說成不送氣音，例如：「爬山」→「拔山」、「來去」→「來具」；又如：ㄆ→ㄅ（不送氣化）、ㄑ→ㄐ。一般而言，「不送氣化」比「送氣化」較為常見。不送氣化和英語中的有聲化很類似，但不完全相同，有聲化是將無聲語音（如無聲摩擦音）變成有聲音（如有聲摩擦音），例如：soup→[zub]。

2. 送氣音化（aspiration）：以送氣音取代不送氣音，例如：ㄅ→ㄆ、ㄐ→ㄑ。此歷程並不常見。

此外，還有一些出現率很低的音韻歷程，屬於罕見的或非典型性的音韻歷程，例如：去鼻音化、喉音化、介音化等。所謂「罕見音韻歷程」是指出現率在該年齡層兒童的 10%以下，而出現非典型性音韻歷程的個案可能較屬於是偏差型的語音異常（Dodd, 1995）。要判斷何種歷程在某一年齡層是否屬於「罕見」，這就需要對照相關的年齡常模，鄭靜宜（2011）的研究中有相關的資料可參考。有關兒童語音發展音韻歷程的消長於下面段落中有更進一步的討論。

有時，一個以某個音素取代另一個音素的音誤之中，所涉及的語音特徵改變的面向可能不只一個，像是以/k/（ㄍ）取代/tʰ/（ㄊ），或是以/ts/（ㄗ）取代/tʂʰ/（ㄔ），就涉及兩種語音特徵的改變，涉及構音位置和送氣特徵的改變，因此/k/（ㄍ）取代/tʰ/（ㄊ）同時存在著後置化和不送氣化兩種歷程。一個音誤分析後可能具有一個以上的音韻歷程，而各個音韻歷程的運作之間也可能出現交互作用或優先順序排列等複雜的條件限制情形。通常當一個說話者語音之中的歷程數量和種類愈多，語音錯誤的性質也愈形嚴重，因為語音中有愈多種歷程的存在，會使得語音難以辨識，對於語音清晰度的影響也愈劇烈。

一般而言，多數研究者（鄭靜宜，2011；Edwards & Shriberg, 1983; Oller, 1974）認為這些音韻歷程的本質大多是屬於簡化（simplification）的結果，亦即兒童將較複雜的形式或動作改變為較為簡單的，例如：音節結構歷程是將較複雜的音節結構改變為較簡單的形式；替代歷程則是把動作較難的語音以簡單近似的語音做替代；同化歷程則是求取連續發語時相鄰近語音中動作或特徵的一致，將其改變為一致化，亦是朝向簡化的運作。比較這三類音韻歷程，音節結構歷程對於語音的改變幅度較大，出現率相對較低，通常出現於年齡較幼小的兒童或是語音異常兒童，例如：根據 Dunn 與 Davis（1983）分析 9 位語音異常兒童音誤的研究，他們指出這些語音異常兒童的音韻歷程較多是屬於詞音的音節結構歷程，是屬於較不尋常的音韻歷程。

同化歷程的出現則屬較不穩定或出現不一致性音素錯誤，端視個體在連續語音產生時，語句中相鄰語音音素的性質而定。常見某一音素在某詞語中容易出現某種同化歷程，但該音素在其他詞語中就無此歷程，例如：「燴飯」一詞常會被說成「廢飯」或「會汗」，但「燴」音和「飯」音在其他詞語（如會面或飯菜）中卻沒有相同的音誤。

學前兒童音韻歷程的消長

鄭靜宜（2011）分析了 326 名 2 歲半至 6 歲說華語的學前兒童音誤的音韻歷程出現率（percentage of occurrence）（如圖 3-1 所示），發現學前兒童出現最多的音韻歷程依次為不捲舌化、後置音化、塞音化、塞擦音化和不送氣化，並發現各音韻歷程出現率在整體上呈現隨著年齡組的年齡增加有逐漸下降的趨勢，其中以後置音化、塞音化、塞擦音化和不送氣化，這四種音韻歷程的出現率降低的幅度最大。表 3-3 列出各音韻歷程達到抑制的年齡，隨著兒童年齡的增加，音韻歷程種類數量逐漸變少，最後達到抑制。鄭靜宜（2011）發現 2.5 歲組中平均每人有 4.2 種音韻歷程存在，6 歲組平均降至 1.0 種歷程（此一歷程主要是不捲舌化）。多數研究（張維珊，2005；鄭靜宜，2011；蕭育倫，2008；Hua, 2002; Roberts, Burchinal, & Footo, 1990; So & Dodd, 1995）發現兒童 4 歲時，音韻歷程有大幅消退的情形。So 與 Dodd（1995）分析 268 位香港粵語兒童的音韻歷程，即發現年齡大於 4 歲的兒童之語音中少有音韻歷程的存在。鄭靜宜（2011）比較

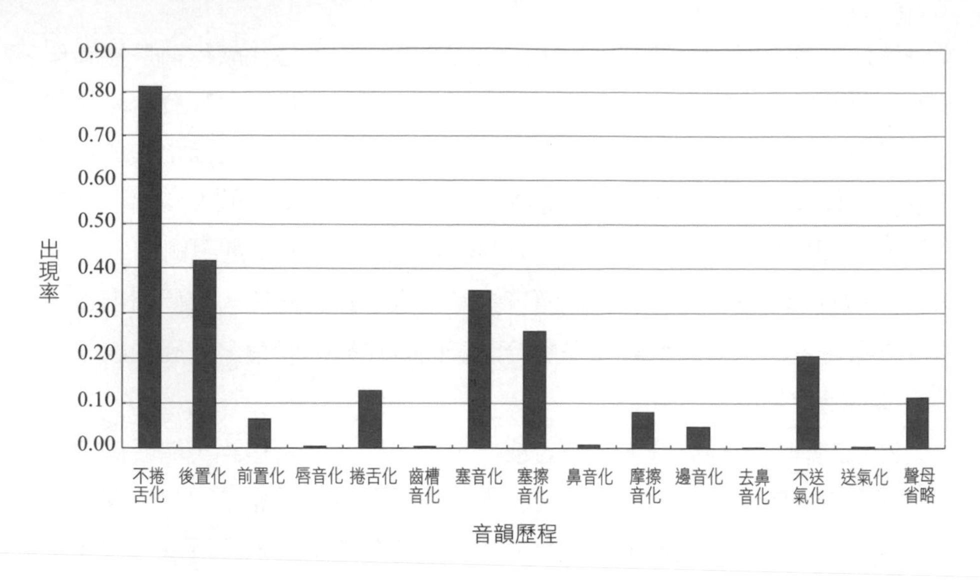

圖 3-1　各音韻歷程於學前兒童的出現率

表 3-3　各音韻歷程達到抑制的年齡（出現率開始<10%以下的音韻歷程）

年齡（歲）	抑制的音韻歷程					
2.5 歲	唇音化	齒槽音化	鼻音化	去鼻音化	送氣化	邊音化
3 歲	前置音化					
3.5 歲	聲母省略	摩擦音化				
4 歲	不送氣化					
5 歲	塞擦音化	後置音化	塞音化			

註：始達已抑制是指音韻歷程出現率開始小於 10%以下或接近 10%。

「小於 4 歲組」和「大於 4 歲（含）組」在各音韻歷程出現率（如圖 3-2 所示），兩組有很大的對比差距，大於 4 歲的兒童多數的音韻歷程已獲得抑制。所謂的「獲得抑制」是指音韻歷程的出現率降到在 10%以下，這也是一般研究（Hua, 2002; Hua & Dodd, 2000a）中所採用的音韻歷程完成抑制的標準。

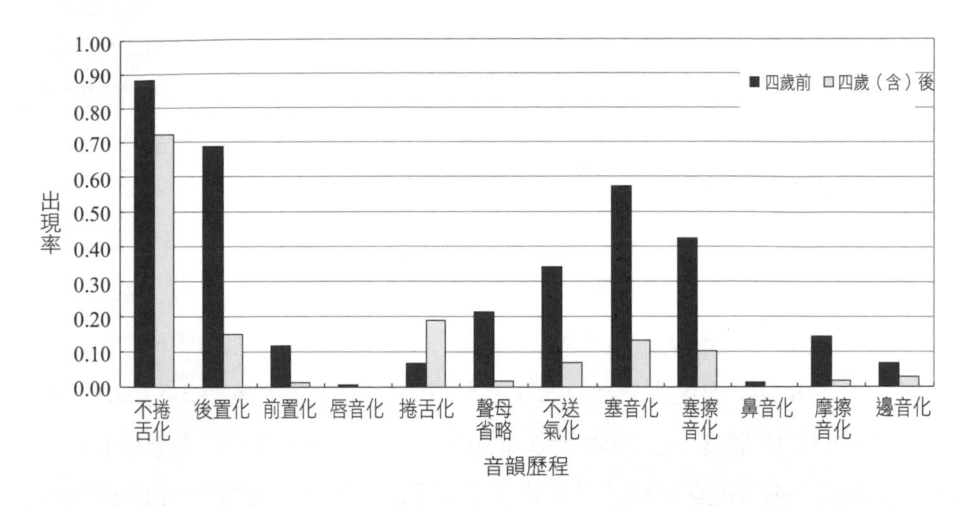

圖 3-2　「小於 4 歲組」和「大於 4 歲（含）組」兒童各音韻歷程出現率的差異比較

聲母省略屬於音節結構歷程，常出現於年幼的兒童或嚴重的 SSD 個案。在鄭靜宜（2011）的兒童音韻歷程分析研究中聲母省略在 2.5 歲年齡組有 30%的出現率，4 歲（含）以上的年齡組則出現率則皆在 5%以下（如圖 3-3 所示）。聲母省略約在 3.5 歲至 4 歲左右完成抑制，聲母省略是語音發展初期才會出現的原始歷程。後置音化歷程涉及構音位置後移改變，出

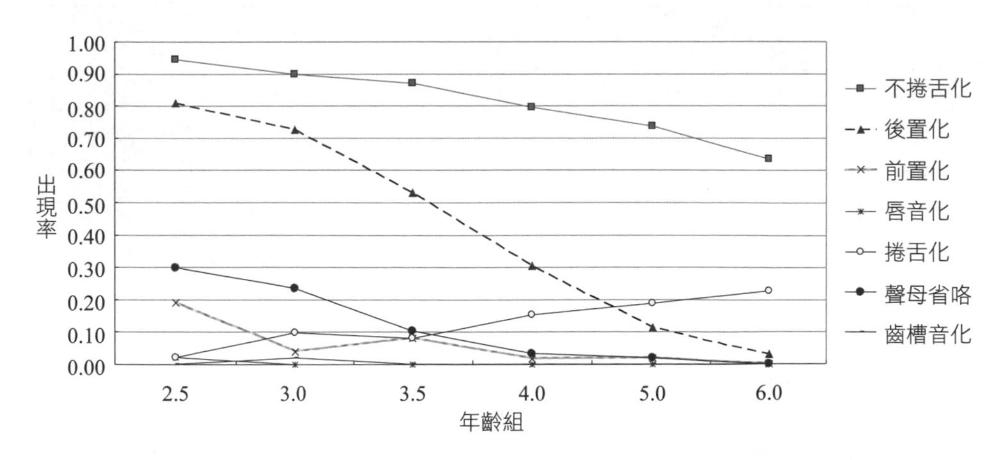

圖 3-3　和構音方式相關及不送氣化的音韻歷程在各年齡組的出現率

現率隨著年齡組年齡的增加有大幅下降的趨勢，後置音化歷程在 2.5 歲組出現率很高為 80%，之後隨年齡組之年齡增加大幅下降，以 3 至 4 歲間下降幅度最多，到了 6 歲組只有 3%的出現率。此音韻歷程消退的幅度相當大，約在 6 歲時達成抑制。

塞音化歷程的抑制年齡約在 5 歲左右，多數兒童花費了 2 至 3 年的時間才能成功地抑制了塞音化歷程，學會說出塞擦音和摩擦音。如圖 3-4 所示，2.5 歲組塞音化歷程出現率接近 70%，約在 5 歲後抑制到剩下 11%的出現率，到了 6 歲組出現率只剩下 2%。不送氣化歷程在 3 歲和 3.5 歲組之間出現較大的下降幅度，由 39%下降到 16%，3.5 歲組至 5 歲則出現率差異不大，持續維持在 10 至 20%之間，約在 4 至 5 歲間不送氣化歷程完成抑制，在 6 歲組出現率下降到 2%。對於一些學前兒童，不送氣化歷程似乎是一個頑固難以抑制的歷程，到 5 歲時仍然存在著，不送氣化也是在臨床上常見的音誤歷程類型。塞擦音化則是隨年齡下降趨勢十分明顯，尤其在 3.5 至 5 歲間出現率有較陡降的下降趨勢，5 歲時已經降至 10%以下，音韻歷程達到抑制狀態。

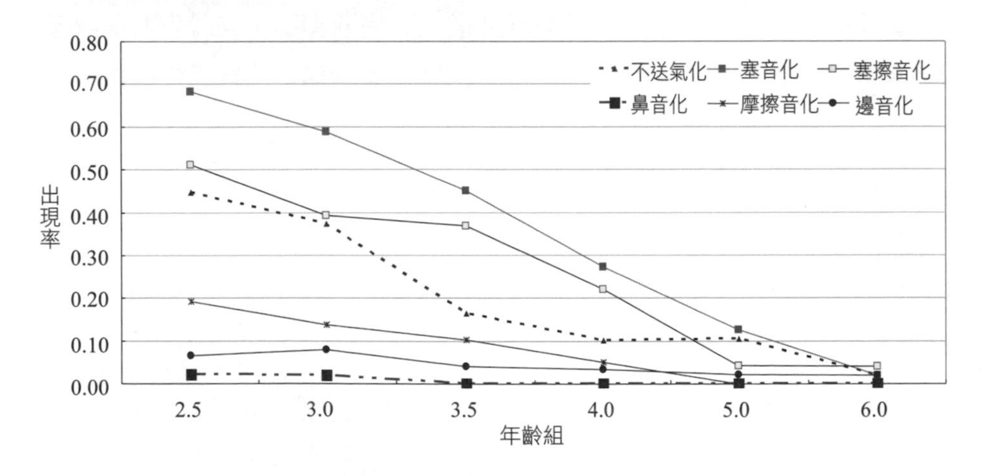

圖 3-4　構音位置改變的替代歷程和聲母省略歷程在各年齡組的出現率

鄭靜宜（2011）研究發現有六個歷程的出現率始終是低於 10%，它們是唇音化、唇音齒槽音化、鼻音化、去鼻音化、送氣化和邊音化，這些歷程出現率很低，是屬於罕見或非典型歷程。若有兒童出現這些歷程則其語音發展屬於偏異（deviant）的情形，可能存在著語音異常，應特別加以注意。鄭靜宜（2011）比較SSD兒童和同齡正常兒童的音韻歷程出現率（如圖 3-5 所示），發現 SSD 兒童相對地有較高的後置音化、塞音化、塞擦音化、邊音化和不送氣化歷程。和正常兒童相較，SSD 兒童語音中出現較多的音韻歷程數量和種類，鄭靜宜（2011）發現語音異常兒童在音韻歷程的種類方面，探討音韻異常兒童是否出現較多種的音韻歷程。分析結果顯示每個 SSD 兒童平均存在著 2.82 種音韻歷程（SD = 1.54），其中 5 歲 SSD 兒童平均具有 3.00 種音韻歷程（SD = 1.47），而 6 歲組兒童平均每人具有 2.68 種音韻歷程（SD = 1.60），而一般 5、6 歲兒童出現音韻歷程的種類平均只有 1.15 種（SD = 0.88），而此尚未抑制的歷程通常是不捲舌音化歷程，亦即除了不捲舌音化歷程外，一般 5、6 歲兒童的語音中鮮少出現其他的音韻歷程。

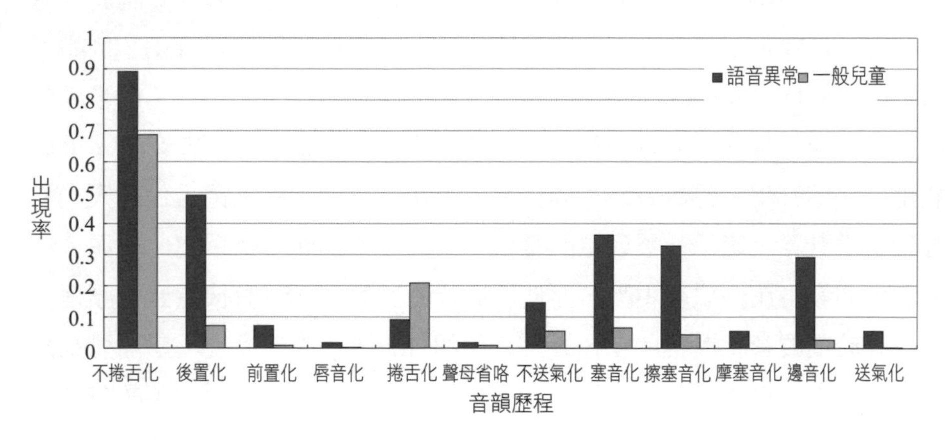

圖 3-5　學前語音異常兒童和同齡正常兒童的音韻歷程出現率比較

語種音韻差異的影響

華語常見音韻歷程的種類和英語中常見的歷程是有所差異的，這是由於語音系統中所使用的語音種類、音節結構、言語單位型態和聲韻組合限制（phonotactic constraint）有所差異，造成語言的學習或使用者容易出現的語誤類型有所不同，兒童音韻歷程出現的種類亦會隨之不同，例如：Cohen與Anderson（2011）調查94位英國西蘇格蘭地區普通學前兒童的音韻歷程，採用單詞唸名作業導引，發現兒童最常出現的音韻歷程為前置音化、塞音化和輔音群省略，並指出臨床評估時能與適當常模資料對照的重要性。Lowe等人（1985）調查英語學前兒童常見的前置音化歷程，發現2歲半至3歲組的出現率為23.3%，4至4歲半出現率降到3.5%。英語的前置音化歷程約在4歲左右達到抑制。

在英語相關研究中一向是發現前置音化較為普遍（如Hodson, 2004; Ingram, 1974; Lowe et al., 1985），例如：Hodson（2004）指出前置音化是幼小兒童以及語音異常兒童常見的音韻歷程，而後置音化則屬於較罕見的音韻歷程。在「Khan-Lewis 音韻分析測驗」（Khan-Lewis Phonological Analysis）（Khan & Lewis, 1986）中，後置音化歷程也是被列為屬於罕見的歷程。但在華語研究中，後置音化的出現率常遠高於前置音化，例如：Hua 與 Dodd（2000a）取樣129位於北京說普通話的1歲半至4歲半學前兒童，發現兒童常見的音韻歷程包括前置音化、後置音化、塞音化、不送氣化、塞擦音化、聲母省略、同化等。最初因為他們將不捲舌化歸入「前置音」化計算，使得前置音化的發生率最高，若排除不捲舌化，軟顎音前置音化的發生比例只有16%，而他們取樣的兒童中65%有後置音化歷程，是遠高於前置音化歷程的。在鄭靜宜（2011）研究中亦發現，學前兒童後置音化的出現率（42%）遠高於前置音化（6%）。造成華語和英語在後置音化歷程出現率有如此大的差異之原因，推論可能是受到語言語音種類數量和語言性聲韻組合因素的影響。因華語在齒槽位置構音的語音較舌根位置的語音數量多了許多（相對於英語而言），因此整體齒槽音錯誤的機率也相對增加。另外，在聲韻組合上，華語不允許舌根音和前高母音（/i/）相拼合，但粵語則允許舌根音和前高母音（/i/）相拼合成音節（如粵語的「件」、「極」、「傾」等音），在粵語兒童音韻發展的研究（如So &

Dodd, 1995）中就發現，粵語兒童的前置音化歷程的出現率就比後置音化歷程來的多。

音韻歷程的出現率還會因語音系統中所存在的語音種類而有所不同，例如：對於說英語兒童的語音發展研究（Poole, 1934; Smit et al.,1990; Templin, 1957）中，常發現有聲子音獲得時間通常較無聲子音為早。因為無聲子音的構音動作涉及兩個系統動作的協調（上呼吸道系統和喉部系統），有聲子音構音動作協調相對於無聲子音較為簡單，因此年幼的孩子常用有聲子音來取代無聲子音，形成「有聲化」的歷程。在華語有聲化歷程十分罕見（如ㄕ→ㄖ），較常見的是不送氣化歷程。因為在華語塞音和塞擦音主要是分送氣和不送氣兩類，送氣音的 VOT 時長較長，需要較高的構音動作協調能力，以調整喉部的聲帶開始振動的時間，動作的技巧性較高，尚未學會此技巧的兒童傾向會以「不送氣」取代「送氣音」（如ㄆ→ㄅ），形成「不送氣化」歷程。又如：在英語語音中塞擦音類的音素種類少，塞擦音化發生的可能性就會較低，而在華語中因具有較多數量的塞擦音，塞擦音化發生的機率就可能較高。在鄭靜宜（2011）的兒童音韻歷程分析研究中就發現，華語兒童的塞擦音化出現率有較高的情形。

第四節　區分性特徵

區分性特徵（distinctive feature）是音韻學上語音分析最小的單位，即一個語言的語音中最小具有辨義功能的特徵，例如：響音性（sonorant）、舌冠性（coronal）、嘶糙性（strident）、延續性（continuant）等，可用來區分各音素之間不同特性的基本成分。語音區分性特徵可說是語音可被分析的最小單位，將區分性特徵視為語音音素的參數，它的性質是二元性的，不是「有」就是「沒有」，以正負號表示，例如：某個音素具有響音性就標成[+son]，某個音素不具響音性就標成[-son]。世界上的語言共有約三十多種區分性特徵。

Chomsky 與 Halle（1968）在 *The Sound Pattern of English*（常被稱為 SPE）一書中，訂定了一套用以區分英語語音的特徵系統，表 3-4 列出英語子音的區分性特徵，每個音素都具有其獨特的特徵組合值。個別的語音可視為是這些區分性特徵值的結合之物，例如：/p/這個音素是具有雙唇音性（bilabial）、輔音性（consonant）、前部性（anterior），為正值，其餘區分性特徵（如響音性、元音性）則皆呈負值的音素。以下列出幾個重要的 SPE 區分性特徵：

1. 響音性：聲帶發聲經過開放的口道可造就較響的語音，這個特徵是用來區分語音聽知覺上聲音的響亮與否。當此特徵為正值 [+ son] 時，表示一個音聲學上有較清楚的共振峰型態，例如：母音、鼻音、滑音及流音皆屬之。反之，當此特徵為負值 [-son]時，表示此音在聲學上共振峰型態較不清楚，通常是非週期波的語音，例如：塞音、摩擦音及塞擦音皆屬之。

表 3-4　英語子音的區分性特徵

	p	b	t	d	k	g	f	v	θ	ð	s	z	ʃ	ʒ	h	tʃ	m	n	ŋ	l	r	j	w
響音性	−	−	−	−	−	−	−	−	−	−	−	−	−	−	−	−	+	+	+	+	+	+	+
鼻音性	−	−	−	−	−	−	−	−	−	−	−	−	−	−	−	−	+	+	+	−	−	−	−
延續性	−	−	−	−	−	−	+	+	+	+	+	+	+	+	+	−	−	−	−	+	+	+	+
嘶擦性	−	−	−	−	−	−	+	+	−	−	+	+	+	+	−	+	−	−	−	−	−	−	−
前部性	+	+	+	+	−	−	+	+	+	+	+	+	−	−	−	−	+	+	−	+	+	−	−
舌冠性	−	−	+	+	−	−	−	−	+	+	+	+	+	+	−	+	−	+	−	+	+	−	−
邊音性	−	−	−	−	−	−	−	−	−	−	−	−	−	−	−	−	−	−	−	+	−	−	−
分散性	+	+	−	−	−	−	−	−	+	+	−	−	+	+	−	+	+	−	−	−	−	−	+
延遲釋放	−	−	−	−	−	−	+	+	+	+	+	+	+	+	+	+	−	−	−	±	+	+	+
濁音性	−	+	−	+	−	+	−	+	−	+	−	+	−	+	−	−	+	+	+	+	+	+	+
高	−	−	−	−	+	+	−	−	−	−	−	−	+	+	−	+	−	−	+	−	−	+	+
後	−	−	−	−	+	+	−	−	−	−	−	−	−	−	+	−	−	−	+	−	−	−	+

註：+代表有該特徵，−代表沒有該特徵。

2. 前部性（anterior）：這個特徵是用來區分輔音中語音產生時是否使用口腔的前部。所謂口腔的前部是指齒槽緣（alveolar ridge）之前，包括唇、齒、齒槽等部位。當此特徵為正值 [+ ant]時，表示一個音產生時使用齒槽緣之前的部位，例如：/p/、/b/、/f/、/ɵ/、/t/、/s/、/l/等音。反之，當此特徵為負值 [-ant]時，表示一個音產生時使用的是齒槽緣之後的部位，例如：/h/、/k/、/ʃ/、/ɕ/等音。
3. 舌冠性：這個特徵是用來區分語音產生時是否使用到舌冠，即舌頭的前半部是否上提接近上顎之齒槽或齒槽後的部位。當此特徵為正值 [+ cor]時，表示一個音產生時使用舌頭的舌尖、舌葉部位，例如：/t/、/s/、/ʃ/、/ɵ/等音。反之，當此特徵為負值 [-cor]時，表示一個音產生時並不涉及舌頭的前半部，例如：/p/、/b/、/k/、/f/等音。簡言之，齒槽音和齒槽後部位的音之舌冠性為正值，其餘部位的音素之舌冠性為負值。
4. 分散性（distribution）：是指有兩構音子靠近（壓縮）在口腔中有延伸一段較長的距離，例如：具有舌葉接近上顎的動作，如/s/、/ʃ/音。非分散性則是兩構音子相接近時壓縮只延伸一段很短的距離，例如：齒槽塞音/t/。分散性特徵（[distr]）可用來區分使用舌葉和舌尖的語音，此外，此特徵還可以區分雙唇音和唇齒音，雙唇音具有[+ distr]的特徵，唇齒音為[- distr]。
5. 唇音性（labial）：需要使用到唇的音，可能為單唇或雙唇，例如：/p/、/b/、/m/、/f/、/v/等音，此特徵為正值。
6. 延續性：這個特徵主要是用來區分「摩擦音」與其他構音方式類的語音，如塞音、塞擦音等。摩擦音的構音動作可以自由持續一段時間，例如：/s/、/h/、/f/、/v/等無塞音成分的音，此特徵為正值 [+ cont]。塞音、塞擦音、鼻音在構音時氣流會受阻、停頓再釋出，構音動作一經完成無法持續，因此延續性特徵為負值 [-cont]，例如：/p/、/b/、/t/、/k/、/ts/、/m/等音。此外，邊音（/l/）、流音（/r/）和半母音之類的語音因為可延續，延續性特徵亦為正值。

7. 鼻音性（nasal）：這個特徵是用來區分輔音中的鼻音與其他類的語音，例如：/m/、/n/、/ŋ/等音，構音時軟顎下降，鼻腔加入共鳴，此特徵為正值 [+ nas]。反之，氣流由口腔出來的語音，例如：/p/、/b/、/s/等，為非鼻音，此特徵為負值 [-nas]。
8. 嘶糙性：這個特徵是用來區分摩擦音及塞擦音中氣流紊流（turbulence）的多寡。較強的紊流會產生高頻的摩擦噪音，粗糙嘶擦音質，例如：/s/、/z/、/ʃ/、/ʒ/、/ts/、/f/、/v/等音，嘶糙性特徵為正值 [+str]。反之，若氣流較通暢，較無嘶糙音質的音，例如：/θ/、/h/等，此特徵為負值 [-str]。而其他語音類別，如塞音、鼻音、邊音的嘶糙性特徵為負值 [-str]。
9. 延遲釋放（delayed release）：「延遲釋放」是指在口部半關時產生摩擦噪音的時間。 因此，僅適用於塞擦音和摩擦音類的語音。此特徵有助於塞音和塞擦音的區分，塞音的特徵值為負值 [-del rel]，塞擦音的特徵值為正值 [+del rel]。
10. 濁聲性（voiced）：這個特徵是用來區分輔音類別中，語音產生時聲帶震動與否，當此特徵為正值[+ voi]時，為濁音，表示一個音產生時伴隨著聲帶的振動，例如：/b/、/d/、/z/、/m/等音。反之，當此特徵為負值[-voi]時，為清音，表示一個音產生時聲帶並不振動，例如：/p/、/t/、/s/。
11. 高（high）：構音時舌頭位置較高，例如：/i/、/u/等音。
12. 低（low）：構音時舌頭位置較低，例如：/a/、/æ/等音。
13. 後（back）：構音時舌頭位置於後方，例如：/u/、/o/等音。
14. 圓唇性（rounded）：構音時該音具有唇圓的特徵，例如：/y/，此屬於母音的區分性特徵。
15. 音節性（syllabic）：當此特徵為正值 [+ syll]時，表示一個音可以成為一個音節的核心，如一些屬於母音的音素以及鼻音與流音（liquids）。反之，當此特徵為負值[- syll]時，表示一個音不能成為一個音節的核心，如一些屬於輔音的音，如/p/、/s/等音。

16. 輔音性（consonantal）：這個特徵是用來區分「真正的」輔音，當此特徵為正值 [+ cons]時，表示一個音屬於輔音，構音時口道受到相當的程度壓縮。反之，當此特徵為負值[- cons]時，表示此音素屬於母音類別，構音時口道較暢通、開放。

以上這些區分性特徵有些是用來描述子音的（如以上編號 1 至 10 的特徵），有些則是多用來描述母音的特徵（如編號 11 至 15 的特徵）。有些區分性特徵是描述構音動作的明顯特徵，如舌冠性、前部性，有些像是在描述語音的明顯聽知覺特徵，例如：響音性、延續性、噝糙性。事實上，Chomsky 與 Halle（1968）的 SPE 區分性特徵系統中有五類區分性特徵：主要語音類別特徵（major class features）、腔道特徵（cavity features）、構音方式特徵（manner of articulation features）、音源性特徵（cavity features）和調律特徵（prosodic features）。響音性即是屬於主要語音類別特徵，區分母音、鼻音、滑音及流音相對於較不響的塞音、摩擦音等類別；腔道特徵則是構音的位置和唇出口形狀，如舌冠性、前部性、分散性、高、低、後、圓唇性；構音方式特徵有延續性、鼻音性等；噝糙性和濁聲性則是屬於音源性特徵；調律特徵則是指重音、音高或音長，華語的調律特徵則有聲調方面的特徵。

華語的音素亦可用區分性特徵來分析，表 3-5 列出華語子音的區分性特徵，只要使用九個區分性特徵即可區分 22 個華語子音，十分簡潔。其中的響音性、鼻音性、延續性、噝糙性特徵主要在區分構音方式；前部性、舌冠性、捲舌性（retroflextion）特徵在區分不同的構音位置；送氣性（aspiration）和濁音性特徵主要在區分喉出聲方式。其中兩個區分性特徵：捲舌性和送氣性（清音性）特徵是華語特屬的區分性特徵。捲舌性是語音構音時舌頭的部位在較後的上硬顎，舌尖有向上捲的動作，在英語中並無此特徵，但根據謝國平（2002），捲舌性可相當於[- distr]的特徵。送氣性（清音性）是構音時合併有較大量的氣流由口腔噴出，例如：/pʰ/（ㄆ）、/tʰ/（ㄊ）、/kʰ/（ㄎ）等音，或聲學上出現較多（長）的非週期噪音成分。事實上，華語音節和英語音節的差異還有一個很重要的特性，就是聲調，然而使用區分性特徵來分析聲調似乎更為複雜，在此不予討論；只是需注意的是，華語音節的音素對比性除了考量這些區分性特徵之外，還需注意到聲調的差異。

表 3-5　華語子音的區分性特徵

	ㄅ	ㄆ	ㄇ	ㄈ	ㄉ	ㄊ	ㄋ	ㄌ	ㄍ	ㄎ	ㄏ	ㄐ	ㄑ	ㄒ	ㄗ	ㄘ	ㄙ	ㄓ	ㄔ	ㄕ	ㄖ	/ŋ/
響音性	−	−	+	−	−	−	+	+	−	−	−	−	−	−	−	−	−	−	−	−	−	+
鼻音性	−	−	+	−	−	−	+	−	−	−	−	−	−	−	−	−	−	−	−	−	−	+
延續性	−	−	−	+	−	−	−	+	−	−	+	−	−	+	−	−	+	−	−	+	+	−
嘶糙性	−	−	−	+	−	−	−	−	−	−	−	+	+	+	+	+	+	+	+	+	+	−
前部性	+	+	+	+	+	+	+	+	−	−	−	−	−	−	+	+	+	−	−	−	−	−
舌冠性	−	−	−	−	+	+	+	+	−	−	−	+	+	+	+	+	+	+	+	+	+	−
捲舌性	−	−	−	−	−	−	−	−	−	−	−	−	−	−	−	−	−	+	+	+	+	−
送氣性	−	+	−	−	−	+	−	−	−	+	−	−	+	−	−	+	−	−	+	−	−	−
濁音性	−	−	+	−	−	−	+	+	−	−	−	−	−	−	−	−	−	−	−	−	+	+

註：+代表有該特徵，−代表沒有該特徵。

使用區分性特徵來分析語音，除了可更具體且精確地描述音韻歷程之外，還可知語音（音素）類別間屬性的不同之處，例如：/s/和/k/之間的差異就會比/s/和/z/之間的差異來的大，甚至可用特徵的數量來量化兩個音之間差異的程度。

區分性特徵可運用在語音的評估和介入。一些特徵於華語語音介入中較常用的，如「送氣性」、「持續性」、「嘶糙性」、「圓唇性」、「鼻音性」、「捲舌性」等，在介入時為求簡單易懂，可以給這些特徵一些較通俗易懂的名字，例如：用「有風的音」形容「送氣性」，用「長長的音」形容「持續性」，用「ㄙㄙ的、粗粗的音」形容嘶糙性，用「嘴尖尖的音」或「嘴圓圓」形容「圓唇性」等。舌冠性或可改稱為舌尖性，是運用舌尖部位的構音，可稱為「舌頭尖尖」的聲音。而舌根音的區分性特徵值為[- ant]，介入時可簡單告訴個案為嘴巴後面，接近喉嚨的聲音。運用區分性特徵的教學介入有助於加強語音的概念，深化兒童對於該語音的印象，使之容易區辨或覺察語音之間的差異，促進內在語音音韻系統的建立與完備化。在後面第 10 章中對於區分性特徵在語音評估和介入的應用有更詳細的介紹。

參考文獻

中文部分

王南梅、費珮妮、黃恂、陳靜文（1987）。三歲至六歲學齡前兒童華語語音發展結構。**聽語會刊，1**，12-15。

國立台灣師範大學國音教材編輯委員會（2008）。**國音學**。台北市：正中。

張維珊（2005）。**二至六歲幼兒塞音化音韻歷程研究**（未出版之碩士論文）。國立台北護理學院，台北市。

鄭靜宜（2011）。學前兒童華語聲母之音韻歷程分析。**特殊教育學報，34**，133-168。

鄭靜宜（2017）。華語學前兒童語音的習得。**華語文教學研究，14**（3），109-135。

蕭育倫（2008）。**學前兒童音韻能力的評量及詞彙材料相關因素探討**（未出版之碩士論文）。國立高雄師範大學，高雄市。

謝國平（2002）。**語言學概論**。台北市：三民。

英文部分

Bankson, N. W., & Bernthal, J. E. (1990). *Bankson-Berthal Test of Phonology.* Chicago, IL: Riverside Press.

Berman, R. A. (1977). Natural phonological processes at the one-word stage. *Lingua, 43*(1), 1-21.

Bernthal, J. E., & Bankson, N. W. (2004). *Articulation and phonological disorders* (5th ed.). Englewood Cliffs, NJ: Prentice-Hall.

Chomsky, N., & Halle, M. (1968). *The sound pattern of English.* New York, NY: Harper and Row.

Cohen, W., & Anderson, C. (2011). Identification of phonological processes in preschool children's single-word productions. *International Journal of Language & Communication Disorders, 46*(4), 481-488.

Dodd, B. (1995). Procedures for classification of subgroups of speech disorder. In B. Dodd (Ed.), *The differential diagnosis and treatment of children with speech disorder* (pp. 49-64). San Diego, CA: Singular.

Dunn, C., & Davis, B. L. (1983). Phonological process occurrence in phonologically disordered children. *Applied Psycholinguistics, 4*, 187-207.

Edwards, M. L., & Shriberg, L. D. (1983). *Phonology: Applications in communicative disorders.* London, UK: College-Hill Press.

Hodson, B. (2004). *Hodson Assessment of Phonological Patterns* (3rd ed.). Austin, TX: Pro-ed.

Hodson, B. W., & Paden, E. P. (1983). *Targeting intelligible speech: A phonological approach to remediation.* London, UK: College-Hill Press.

Hua, Z. (2002). *Phonological development in specific contexts: Studies of Chinese-speaking children.* [ebook]. Retrieved from https://reurl.cc/D9lYOO

Hua, Z., & Dodd, B. (2000a). The phonological acquisition of Putonghua (modern standard Chinese). *Journal of Child Language, 27*, 3-42.

Hua, Z., & Dodd, B. (2000b). Putonghua (modern standard Chinese)-speaking children with speech disorder. *Clinical Linguistics Phonetics, 14*(3), 165-191.

Ingram, D. (1974). Fronting in child phonology. *Journal of Child Language, 1*, 233-241.

Khan, L., & Lewis, N. (1986). *Khan-Lewis phonological analysis.* Circle Pines, MN: American Guidance Services.

Klein, E. S. (1996). *Clinical phonology: Assessment and treatment of articulation disorders in children and adults.* San Diego, CA: Singular.

Lowe, R. J., Knutson, P. J., & Monson, M. A. (1985). Incidence of fronting in preschool children. *Language, Speech, and Hearing Services in Schools, 16*(2), 119-123.

McReynolds, L. V., & Elbert, M. (1981). Criteria for phonological process analysis. *Journal of Speech and Hearing Disorders, 46*(2), 197-204.

Oller, D. K. (1974). Simplification as the goal of phonological processes in child speech. *Language Learning, 24*(2), 299-303.

Poole, E. (1934). Genetic development of articulation consonant sounds in speech. *Elementary English Review, 11*, 159-161.

Prather, E., Hedrick, D., & Kern, C. H. (1975). Articulation development in children aged two to four years. *Journal of Speech and Hearing Research, 40*, 55-63.

Roberts, J. E., Burchinal, M., & Footo, M. M. (1990). Phonological process decline from 2 to 8 years. *Journal of Communication Disorders, 23*(3), 205-217.

Shriberg, L. D., Kent, R. D., Karlsson, H. B., Mcsweeny, J. L., Nadler, C. J., & Brown, R. L. (2003). A diagnostic marker for speech delay associated with otitis media with effusion: backing of obstruents. *Clinical Linguistics & Phonetics, 17*(7), 529-547.

Smit, A. B., Hand, L., Freilinger, J. J., Bernthal, J. E., & Bird, A. (1990). The Iowa Articulation Norms Project and its Nebraska replication. *Journal of Speech and Hearing Disorders, 55* (4), 779-798.

So, L. K. H., & Dodd, B. J. (1995). The acquisition of phonology by Cantonese-speaking children. *Journal of Child Language, 22*(3), 473-495.

Stetson, R. H. (2014). *Motor phonetics: A study of speech movements in action.* Berlin, Germany: Springer.

Templin, M. (1957). *Certain language skills in children: Their development and interrelationships*. Minneapolis, MN: University of Minnesota Press.

Chapter

4

兒童語音習得的理論與相關能力的發展

學習目標

讀者可以由本章學習到：

- 幾個語音發展的重要理論
- 構音生理機制的發展
- 兒童語音聽知覺的發展
- 華語語音聽知覺的發展
- 語音聽知覺、類別感知與音韻表徵的關係

沒有人一生下來就會說話，但絕大多數的人都會在出生後的四、五年間學會說話。一般 4、5 歲的學前兒童皆可以很快地學會母語中多數的語音和詞語，可說出語句來表達自己的意念、需求或意見。這樣的學習效率比起一般第二外語的學習可說是十分迅速，難怪 Steven Pinker 說：人是生來具有語言學習的天賦，語言是人的一種本能，就好像蜘蛛知道如何結網一樣（Pinker, 2003）。

兒童語音的學習非一蹴可幾，而是由出生開始之後，在適當的母語環境中，每日浸淫學習，約需要花費四至六年的時間即可學會基本的母語語音產製，之後再精進熟練達逐步近似成人的程度。在這過程中兒童逐漸累積語音知覺、音韻知識與構音動作的知識，母語中的各語音陸續地發展，

由萌發漸至熟練。在語音發展的過程中，清晰度逐漸增長，若由構音的準確性來看，隨著兒童年齡的增長，構音的正確率或準確度亦隨之增加。

第一節　兒童語音發展理論

一般出生不久的嬰兒喜歡看人的臉，尤其喜歡看人的臉上會動的部分，如眼睛和嘴巴，當嬰兒被抱起來的時候，眼睛會盯著和他說話的人的臉，當看著對方嘴唇圓展的移動，並聽到對方發出的聲音時，有些嬰兒的嘴唇甚至會做出類似的模仿動作。人生而帶有學習語言的潛能，人類尤擅長藉由觀察、模仿去學習各種技能。究竟兒童是如何學會說話這項技能的？有關兒童語言學習或能力的發展，曾有不少學者提出一些理論或試圖由不同的觀點來解答這個問題。

行為主義學派

行為主義學派（behaviorism）是心理學在早期 1950 至 1960 年代重要的主流派別，主張學習主要的原則是刺激（stimulus）與反應（response）的連結。學習是行為的改變，透過增強（reforcement）可讓行為產生改變，而習得新的行為。學習可大致分為古典制約（classical conditioning）和工具制約（operant conditioning）兩類。制約（conditioning）一詞在此是條件化的意思，個體處於某些條件（刺激情境）時會產生一些固定的反應，此即為「學習」。圖 4-1 呈現古典制約和工具制約的流程。古典制約是當所欲（或所惡）之物（如圖中的刺激 1）與某刺激（如圖中的刺激 2）常配對出現時，個體對於該刺激（刺激2）會產生預期，而產生類似於對刺激1的反應，例如：對於一隻食物（刺激1）常伴隨著鈴聲（刺激2）出現的狗而言，鈴聲（刺激 2）之後也會引發其流口水反應。就語言學習而言，在日常生活裡，語言中的詞語或語句語音常與實物或其表徵之事物配對出現，兒童在其中耳濡目染地習得許多詞語的語音和語意的連結關係，之後聽到語音就能聯想到其語意。

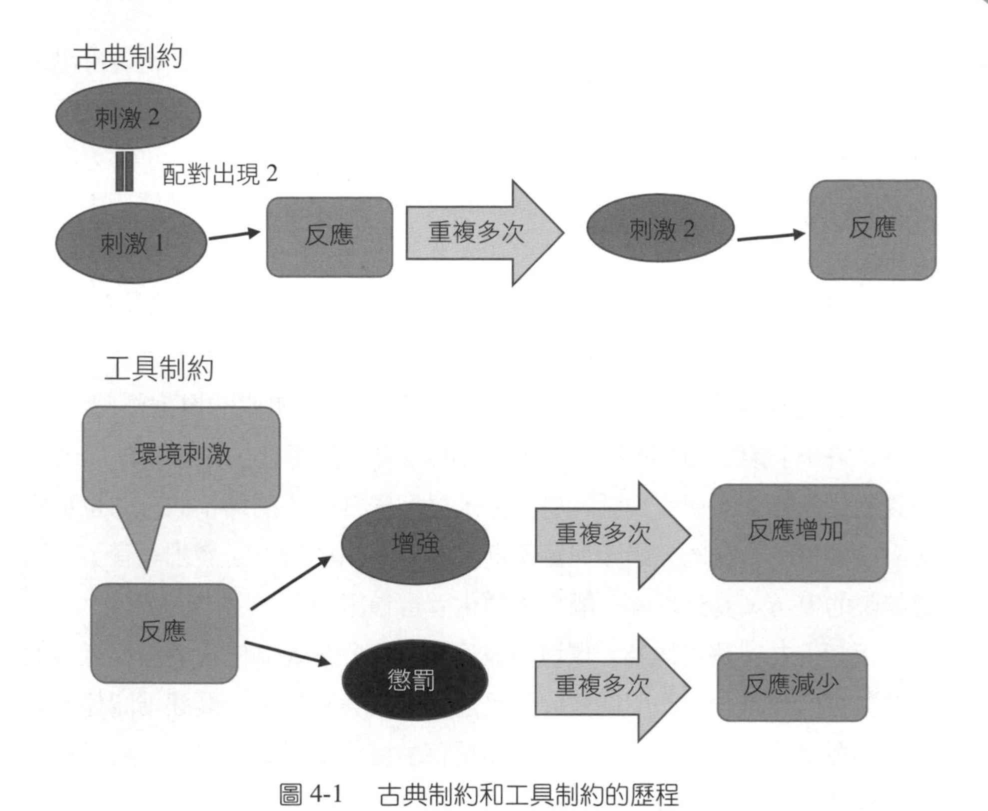

圖 4-1　古典制約和工具制約的歷程

古典制約學習是建立刺激與反應的配對連結，是屬於被動式的連結學習。工具制約是屬於主動式的學習，需要個體對環境刺激主動發起行為反應。工具制約是當個體處於一環境底下，會發起若干行為，若其中的某一行為會造成其可欲的後果，則該行為會被增強而保留下來，而該行為則成為此個體可獲得想要之增強物的一種工具。工具制約是個體發起的主動式的學習，經由不斷的試誤歷程（trial-and-error process）習得某些技能。行為主義的制約理論體現了環境的重要，由環境所施予的酬賞與處罰會對行為產生習慣性的變化。總之，就行為論而言，只要能知道刺激與個體行為之間的關係，就可以操弄刺激，經由制約的作用，在個體建立起刺激—反應的關係，改變個體的行為。

運用行為主義來解釋語言學習行為，即為兒童在自然環境裡習得母語是因為受到環境中的增強所致，說得對就會受到鼓勵而增強了說話行為，例如：6 個月大的嬰兒正在發出/ma ma mama....../的喃語（babblings）時，在旁的母親聽到露出十分驚喜而欣慰的表情大叫：「寶寶叫媽媽了！」並可能給予嬰兒開心的擁抱，此時兒童因為受到極大的增強，可能會持續地在見到母親時就發出同樣的/ma ma ma mama....../的音節串，之後學會說出/mama/一詞，而說出/mama/成為能得到擁抱的工具。相對地，見到媽媽時嬰兒說出其他語音，例如：/gaga....../，並無法獲得類似的擁抱回饋，說/gaga....../的行為反應因沒有受到增強就漸消失。兒童經由這樣不斷試誤的工具制約過程，而學會說話。事實上，兒童學會叫「媽媽」的行為也可能是來自模仿較年長的兄姐，兒童逐漸體會到說話的魔力（發出語音），透過無數的模仿、受到增強、酬賞和類化而習得語音。

反對行為理論者認為，環境中並沒有明顯的酬賞制度在獎勵兒童各個語言習得的行為，無法明確地解釋兒童建立語意和詞彙之間連結關係的建立，且兒童說出的許多語句很多並非是藉由模仿或酬賞而來的，而是兒童自己創造出來的。

行為主義在今日雖然是一個古老的心理學理論，但至今仍舊影響深遠。藉由行為理論可以解釋許多的學習行為，並提供教學者許多可遵循的原則和方法，如類化（generalization）、區辨（discrimination）。「類化」是指一個刺激經過訓練而能引起某一反應，其後在某種情況下一些類似未經訓練的刺激，亦能引起相同的反應。「區辨」則是辨別在某類特定刺激出現時做出反應才能得酬賞，在其他刺激則不會有，例如：只有看見自己的母親叫「媽媽」才有增強物，看見其他的女人叫「媽媽」不會有增強物。在語言治療過程中，治療師通常會運用許多行為主義的技巧，例如：增強或類化等技巧，許多善於使用行為主義理論的語言治療師，在語言治療室中建立一套行為酬賞制度，用來規範兒童在語言治療室中的行為，並激勵兒童練習，提升構音或音韻能力的動機與配合度。

衍生音韻學

衍生音韻學（generative phonology）屬於傳統音韻學，為 Chomsky 與 Halle（1968）發展的衍生語法學的一部分。強調「表徵」是一種抽象的概念，用來代表外界的刺激。聽話時，個體將外界輸入的語音轉換為內在的表徵，說話時將內在表徵轉成外在表徵表現出來。語音的表徵有兩個層次（level）：深層表徵（underlying representation）和表層表徵（surface representation）。衍生（generative）是「產生」或「生成」的意思，是指外在表徵（語音表徵）是由深層表徵（音韻表徵）衍生而來，而音韻的「衍生」是經由一些內在線性的音韻規則轉換而來，而這些音韻規則即是音韻歷程。亦即個體音韻的表現是由內在的深層轉換成表層，這個轉換的過程即是音韻歷程。

個體產生的語音中存有內在的語法結構可被分析而得，此衍生「語法」在音韻學理論指的是音韻規則，而非句型文法規則。抽象的深層音韻表徵是一些語音區分性特徵的組合（matrix of distinctive features）。個體的內在有一套類似區分性特徵的音韻系統（參考第 3 章的相關說明）。在 Chomsky 與 Halle（1968）所著的 *The Sound Pattern of English*（SPE）這本書中，記載了完整的英語語音的區分性特徵系統，而音韻學派常討論的標記性（markedness）概念最初也是由衍生音韻學理論開始的，例如：個案在鼻音環境時把非鼻音變成鼻音，可寫成以下規則公式：

$$\begin{bmatrix} -nasal \\ \end{bmatrix} \rightarrow \begin{bmatrix} +nasal \\ \end{bmatrix} / \_\_ \quad [\text{+nasal}]$$

$$\text{input} \rightarrow \text{output} \ / \ \text{environment}$$

衍生音韻學是後續許多音韻相關理論的根源，衍生音韻學理論涵蓋很廣，自成一個音韻解釋體系，但也有許多為人詬病之處，例如：所假設的表徵只有兩層次似有過度簡化的問題，且認為兒童同成人一樣有相同的深層結構，即假設說話者所意圖的音韻表徵是相同的，所表現的語音差異主要是因不同的音韻歷程之運作所致，此主張受到許多人的質疑，因為兒童的語音表徵系統未必如成人一樣。由於單純用衍生音韻學理論解釋兒童語音的發展會受到許多的限制，因此後續也從這個理論衍生出現許多理論來改進衍生音韻學的限制或缺憾。

自然音韻理論

自然音韻理論（Donegan & Stampe, 1979）是由衍生音韻學發展而來，強調音韻歷程的自然性與概括普遍性（universal）。Stampe（1969）認為，兒童的說話能力有限，兒童生來普遍具有的一套音韻歷程或音韻轉換規則，幾乎大多數的兒童皆會「自然地」將語音中的一些成分做改變、刪除或簡化，但在音韻發展的過程中，兒童逐漸學會壓抑（surpress）或去除這些成人語音中沒有的歷程，以便能夠發出和成人相近的語音。因此，兒童語音的發展可視為音韻歷程壓抑或是去除、消退的過程。

音韻歷程的出現是因為兒童的言語動作和聽知覺能力尚在發展，有許多發不出來或是沒有覺察到的語音特徵，或是認知系統無法負擔其複雜度的語音特徵，兒童很「自然地」會以相近、已學會的語音去做取代，或甚至省略刪除，因而出現一些音韻歷程。兒童使用無標記語音是人類普遍、自然的發展現象，亦即某個年齡層的兒童有一些音韻歷程的出現是屬於正常、自然的現象，但是過了某年齡階段多數兒童則會完成抑制這些音韻歷程，然而，卻仍有一些兒童尚維持著這些音韻歷程，這些兒童可能是屬於語音發展異常的情形。

自然音韻學派強調兒童語音出現音韻歷程的自然性，認為兒童語音發展是一些音韻歷程陸陸續續地被抑制或壓抑的過程，音韻歷程被抑制的年齡和先後順序需蒐集實證資料加以分析，才能了解到底哪些音韻歷程普遍是在何種年齡被抑制的。這些資料將有助於區分出語音發展正常和異常的兒童，以便針對語音發展異常或遲緩的兒童展開早期介入。

對於此學派常見的批評是，自然音韻理論使用音韻歷程的壓抑來解釋兒童語言發展，有過度簡化問題之嫌。音韻歷程是經由成人整理分析出來的規則，這些規則是否真有心理真實性？兒童腦中是否真的有規律地在使用這些規則？而這些問題的答案目前皆不得而知。

非線性音韻學

傳統的衍生音韻學是屬於線性的模式，由左至右如：輸入→音韻規則→輸出，若有多個音韻規則，其應用也是有先後順序的規則。非線性音韻學（non-linear phonology）（Bernhardt & Stoel-Gammon, 1994; Sagey, 1986）是由衍生音韻學發展而來，強調音韻系統並非單純的由左至右的線性結構，而是具有樹狀層次（tiers）的非線性結構，層次的安排則是和言語中的調律（prosody）單位有關，例如：重音單位－音步（foot）。圖 4-2 呈現以 picture 一詞為例的非線性音韻學的樹狀多層次音韻結構，picture 一詞為一個音步，在音節層可分為兩個音節，在聲母－韻母層，一個音節可再分為起始音素（聲母）和韻母的節點。骨架層（sketetal tier）是更深的層次，又可分化分為子音、母音等音素的組成，在其之下為類似音素的音段層（segmental tier）。其實到音段層之下還可再細分為「特徵」層次，由根節點（root node）分化產生喉節點（laryngeal node）和上喉節點（supra-laryngeal node）。「喉節點」是描述喉部發聲狀態的節點，「上喉節點」為描述口道構音的位置，如使用唇、舌冠或舌身構音等位置的特徵。事實上，非線性音韻學是合併了音韻學上的韻律音韻學（metrical phonology）和自動切音（autosegmental）理論，重視「音段表徵」本身，而非音韻歷程。語音的表徵是具有多種層次（tier）的架構，順序不像衍生音韻學那般嚴格，「語音表徵」的內涵包含著這些音韻結構和音段訊息。

使用非線性音韻學來解釋兒童內在音韻系統的發展，音韻系統的架構即是以類似樹狀、非線性的發展模式，亦即個體內的音韻系統是以若樹枝狀的階層結構所構成，層次的單位和言語的調律（如重音、音節）有關，由大單位至小單位層層開展而下，所用的單位為調律單位，如音步（foot）、音節等單位分析。兒童音韻發展的目標在建立如成人一樣的樹狀多層次的音韻系統。兒童會隨著年齡的增長，音韻系統的架構會愈趨細

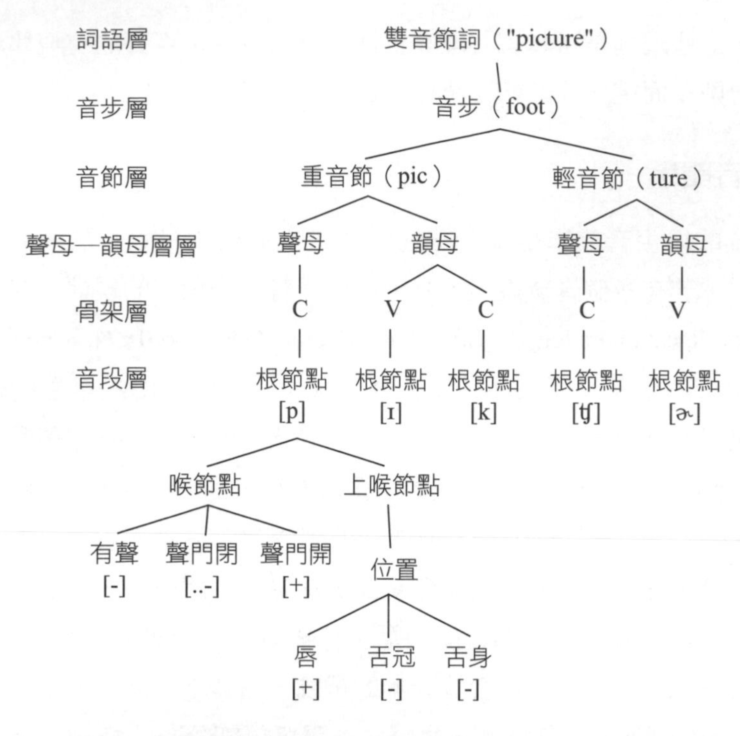

圖 4-2　非線性音韻學的樹狀層次（以 picture 一詞為例）

緻與完整化。音韻結構的發展先由詞語或音節等較大的單位開始，漸漸地往較深層、較細的層次發展。音韻系統的結構是以非線性分化的發展，Bernhardt（1992）以 14 至 16 個月大兒童的音韻系統發展為例，說明此音韻系統分化的趨勢。最初在調律上較為明顯的單位會最先發展出來，在兒童 14 個月大時，音韻的單位是很原始的 CV 音節的詞語狀態，例如：/ba/、/ka/、/ja/等音節，此時一個音節表示一個單詞。之後到 15 個月大時，CV 音節的多樣性增加，多了如/na/、/la/、/wa/等音節。到了 16 個月大時，逐漸發展出音節層次以及音節以下的較深的層次，例如：雙音節詞語可被分析為兩個音節，各個音節又可被分析為聲母和韻母。整體語音表徵發展方向是愈往抽象、細緻化的單位（如音素、特徵）分化進行。聽語時，兒童利用發展出的音韻系統中的表徵作為模板，對於聽到語音進行解碼（decoding）。說話時，對於想說的詞語或句子進行入碼（encoding）以製造語音。

非線性音韻學對於音韻系統的架構提出如樹枝狀分支的多層次階層，是很有創意的想法，並且能解釋不同年齡階段兒童音韻架構的差別。提供語言治療師音韻介入的方向，就是讓兒童的音韻系統能長成像大樹一般的分支濃密，層次夠多且層次分明的大樹。當內在表徵能不斷地分化、愈細膩化時，語音的聽辨和產生能力也就又更上一層樓了。然而，非線性音韻理論如衍生音韻學或自然音韻一樣受到心理真實性的質疑，那些如樹枝狀層級的音韻系統是否真存在於我們的腦中？發展或運作方式是否真如非線性音韻學所述？ 這些答案仍不可知。

優選理論

優選理論（optimality theory, OT）（Prince & Smolensky, 1993）亦為語言學的理論，是由衍生音韻學發展而來的一種表層主導性語法框架理論。「優選」即是「優先選擇」的意思，是由一些候選者優先選擇而出，OT 是以制約或限制為基礎的理論（constraint-based models）。優選理論最初於 1993 年由語言學家 Prince 和 Smolensky 所提出。如圖 4-3 所示，OT 模

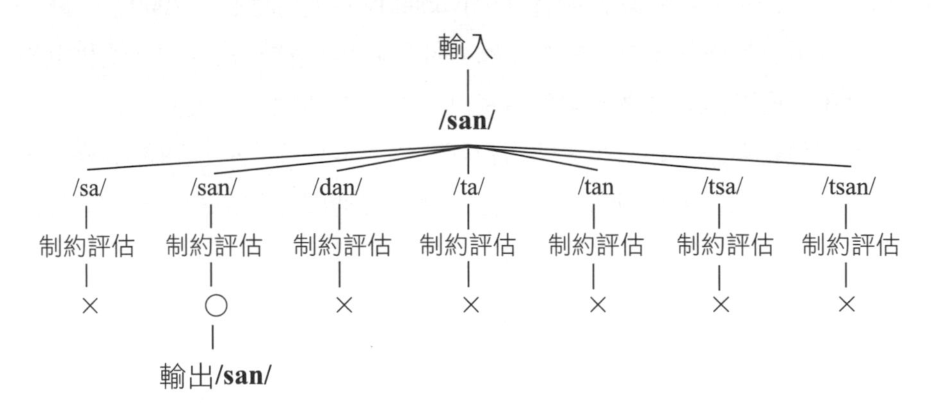

圖 4-3 優選理論對兒童語音內在音韻選擇的過程

資料來源：修改自 Barlow（2001）

式有「輸入」、「產生（GEN）候選」、「評估」（EVAL）和「輸出」等四個部分或層次，其中「輸入」可視為底層結構（underlying representation），而「輸出」則為表層結構（surface representation）。圖 4-3 中的例子可說明優選理論對兒童語音產生內在音韻選擇的過程，歷經由「輸入」，然後「產生候選」，再來是「評估」，最後「輸出」等四個過程。「輸出」是個體經由這些歷程「優選」後的結果。

兒童如何優選出最佳的音韻表徵呢？兒童在做內在音韻選擇時會考慮一些制約限制條件，制約限制的條件主要有兩方面：忠實性制約（faithfulness constraints）和標著性制約（markedness constraints）。忠實性制約條件是儘量保持輸入原始完整的樣貌，杜絕刪改，如杜絕刪除或添加等。標著性制約是因為個體目前的能力有限之故，會傾向選無標的候選項，對於較難或較複雜的音加上標注，將原本的音加以簡化成目前自己能說出的音，例如：捲舌音是有標著的（marked），而不捲舌音則是無標著的（unmarked）。尚未學會捲舌動作的兒童，遇到要說捲舌音詞語時，對於這些捲舌詞語在心中可能會加上一些標著（mark），並改為自己可以說出的「不捲舌音」。同理，在送氣音對比中，送氣音是有標著的，不送氣音則是無標著的。無標著的音是較容易構音的語音，較具「自然性」（naturalness）的語音，且較有普遍性（universality）（洪惟仁，2000），會先被納入考慮而選擇。忠實性制約和標著性制約這兩種制約條件之間相互折衝，兩種制約運作的層級或排列順序也會影響言語輸出的表徵。

當個體聽到語音刺激後，即語音刺激輸入後會產生一些可能的表徵，為 GEN 階段，之後會因為一些制約限制的規則而從其中挑選出一個最好的表徵，為 EVAL 階段，最後選出來在當下認為是最好的表徵來。然而，最後的選擇表徵有可能是錯誤的，因為一些制約條件的限制，尤其是「標著性制約」。運用優選理論分析兒童的語音，可由「輸出」反向往回推論個體如何會有如此的輸出，其最佳選擇是如何產生而得？有哪些候選項目可供選擇？有哪些限制規則的運作最後讓個體選擇輸出這個表徵？

OT 理論可以簡單地被理解為，兒童在語音學習之路上總是力求形似地以追求「真實」為目標（忠實性制約），但無奈目前的能力尚無法應付所有的語音產生，只能暫時自欺欺人地加以簡化（標著性制約），以求形似來逼近目標音。個體有多種制約條件會聚合成一個制約組合，個體在忠實性和標註性兩類條件下夾縫求生，殺出一條血路來。然而，個體之間的能力或語音環境或有差異，有些兒童可能想錯了（使用了錯誤的制約規則或制約順序），不慎走錯了路或跌入坑中爬不出來，出現較多或是一些不尋常的錯誤，而導致語音異常。

OT 理論可利用於語音的評估與介入，在語音的評估時，對於個案的錯誤語音加以分析，偵查出錯的層級問題，或是找出個案所使用的錯誤制約條件或是制約條件的等級排列規則。之後在介入時設法調整制約順序或去除（或壓抑）這些制約條件，就能使個案輸出正確的語音來。

神經網絡連結理論

嬰兒雖一生下來如同一張白紙，但與生俱來有學習語言的能力，因為人的神經系統腦皮質中有語言區的配置，此為人基因遺傳的天賦。嬰兒需要暴露於正常的語音環境下，接受充足且適當的刺激，包括語音、影像和各種感覺刺激，與他人互動，漸漸地可以解析語音，理解語音的內容。腦中形成一個概念（表徵）的連結網路，這些表徵有不同的層次，包括和語音的聲音、音韻、語意概念和語音的動作等相關的表徵層次。在發展過程中，表徵之間產生緊密的連結，只要激發其一就會擴散到與其相連結的表徵。久而久之，相關表徵之間的連結關係愈強，而沒有與之相關的連結關係就會愈弱，內在的語言表徵連結的網絡就會愈來愈健全，之後使得兒童漸漸能理解語音，也能漸漸地用口道動作表達自己的意念或想法。言語動作和音韻、語音、語意的連結形成密不可分的神經網絡系統。

兒童語音的正確產生需要有幾個條件的配合：構音機制的成熟、聽知覺正常（正常輸入與動作後的回饋輸入）、成熟正常的神經機制。個體內在因素與外在語音環境同等重要。接下來我們會討論語音發展所需要的一些條件，如構音機制的成熟、聽知覺能力發展等。

第二節　構音生理機制的發展

說話的目的在於溝通，說話動作的達成需要掌管運動功能的神經系統驅動說話有關的器官，與說話有關的器官有呼吸器官、喉頭、咽喉、口部各構音子等，這些器官或部位的活動必須在時間上與空間上相互協調合作，達成製造可被人理解的話語的目的。說話其實是一種蠻複雜的動作技巧，在生命的頭幾年需要大量的練習與經驗，除此之外，說話動作的習得與熟練當然也賴於神經系統、呼吸系統、發聲、口部構音等結構與功能的成熟。在生命的頭幾年，這些結構由只負責呼吸與攝食功能的系統，再漸漸地轉變為可製造語音、用來溝通的多功能結構。在呼吸系統、喉部、上呼吸道、頭顱骨骼結構各方面隨著生命的成長產生許多關鍵性的改變。

在呼吸系統方面，剛出生的嬰兒具有很少的肺泡，呼吸速率很快（30～80／分鐘）。要長到 3 歲時，呼吸功能才漸漸較為滿足說話動作的需求，並且一直要長到 7 歲時，呼吸功能才算是接近成人的樣子（Kent, 1997）。

在喉部系統方面，剛出生嬰兒的聲帶很小（5～7mm），發聲的音高很高，在聲門軟骨部分比例占較多，且因喉頭的位置在頸部位置相對地較高，喉咽腔相對地較短，型態較類似猿猴，較不利舌頭的運動。之後喉頭位置才漸漸下降，出現較呈直角狀的呼吸道型態。約在 4 歲時，包裹於聲帶肌肉外的聲韌帶（vocal ligament）初形成，之後此組織再分化為兩層的結構。到了約 8 歲時，喉部組織開始有了性別上的差異，男女音高開始有了差異，到了青春期，男性基頻會下降一個音程，約至 130 Hz；女性基頻下降幅度則較小。到了約 16 歲時，聲帶具有類似成人的多層結構與大小，成人聲帶的大小：男性約 29mm，女性約 21mm（Kent, 1997），成人男性基頻平均約 124Hz，女性則約 215Hz（鄭靜宜，2020）。

在上呼吸道系統方面，出生時由於喉頭位置較高，軟顎與會厭位置較近，舌頭相對較大而扁平，有利於吸吮，但不利於構音。之後至 3 歲時，喉頭漸降，出現了軟顎與會厭的分離。剛出生的嬰兒舌頭是占滿整個口腔的，之後由於整個頭顱骨骼結構的改變與增大，以及喉的下降，舌頭周圍多出一些可活動的空間，使舌頭可以在口內自由移動，增加了動作的靈活性，提高了發出不同類別語音的可能性。兒童約在 4 歲時位於鼻咽的扁桃腺巨幅萎縮，此時也出現較類似成人的口道型態，4 歲兒童可說是略具有類似成人口道的雛形。約至 6 歲時開始換牙，恆齒陸續長出。約 7 至 10 歲時下半臉發展快速，約到 8 歲下顎可達成人似的較精確動作控制。事實上，下顎動作控制成熟的時間是較唇與舌的控制為早，下顎可提供舌頭與下唇移動的一個穩定的框架，是個重要的構音子。

兒童在約 3 至 7 歲時，由於頭顱骨骼結構的改變以及咽扁桃腺〔又稱腺樣體（adenoids）〕的逐漸萎縮，軟顎周圍也增加了一些多餘空間，使得軟顎移動的能力增加，而改變顎咽閥門的關閉型態，從軟顎—腺樣體（velar-adenoidal）型態轉變為軟顎—後咽壁（velum-posterior pharyngeal wall）的關閉型態（Kent, 1997）。4 歲前兒童因有較大腺樣體，通常可藉由提起軟顎抵住後咽的腺樣體，就能達成顎咽關閉的目的，但在 4 歲之後腺樣體會逐漸萎縮，代償性較弱的兒童在腺樣體萎縮後會出現說話時鼻音較重的情形。此情況常見於一些因扁桃腺頻繁發炎而接受腺樣體切除手術的兒童，手術之後會有一段時間說話鼻音過重。一般 4 歲兒童的口道可說是具有如成人口道的雛形。雖然這些構音結構的發展要到青春期後才會真正長成如一般成人的型態，但在兒童 3 至 7 歲階段之時，這些構音相關結構雖尚未成熟，但已具備大致的構音動作功能。

除了構音結構的成熟，感覺回饋系統於言語的習得也扮演著重要的角色。言語的感覺回饋系統主要包括聽覺、觸覺、動覺（kinesthetic sense）等，其中最重要的莫過於聽覺回饋，不同程度的聽覺損失將對言語的習得產生相對的影響。嬰兒必須先學會分辨語音間的差異，才有可能使用其構音器官製造出語音間不同的對比出來。許多相關研究（如 Eimas, Gavin, & Wilson, 1979; Werker & Tees, 2002）發現，出生後 6 個月大的嬰兒已可以分辨許多語音特徵的差異，如構音部位、構音方式與塞音的有無聲（送氣與否）等。或許嬰兒一開始的喃語就只是在愉悅自己的聽覺器官而已。在生命頭幾個月的某一天，躺在搖籃中「奶足睡飽」的嬰兒可能驚奇地發現，自己可以驅動聲帶製造除了哭聲（反射性出聲）以外的聲音，從此之後，他就開始一次又一次不厭倦地玩（或練習）這個出聲遊戲（技能），製造出愈來愈多豐富變化的語音來。因此，能產生出多樣性的語音是兒童語音發展的先備條件。

嬰兒語音能力的增長

我們常會發現一般小嬰兒似乎很喜歡注視人的臉，尤其是臉部會動的部分。當抱著嬰兒對他說話時，嬰兒會注視說話者的嘴巴，似乎對這個會動、會發出聲音的嘴巴十分有興趣，有時甚至出現會想模仿說話者的口部動作，如圓唇、張嘴的動作。

最初嬰兒出聲的時間大多是在哭，之後哭聲會出現一些變化，有多種的哭聲，例如：肚子餓的哭聲會和想睡覺的哭聲不同。漸漸地除了哭聲外，約在 3 至 5 個月大時，不哭且清醒的嬰兒會製造出一些聲音，多數是很類似像前母音的聲音，例如：/ʌ /、/ε/、/ɪ/等聲音（Chen, 2015），而這些似母音的出聲可能連續如唱歌般，也可能是夾雜著鼻音的斷續重複出聲，例如：/mʌ mʌεmʌ mʌ～....../，每一次都不甚相同，規則性不高。到了約6個月大時，兒童會製造出連串重複的類似子音加上母音（CV）音節的喃語，稱為典型喃語（canonical babbling）（Stark, 1980）。典型喃語是較具有規則的出聲行為，喃語聲是普遍性嬰兒的出聲行為，各語言的嬰兒皆有如此的現象，所出的聲音並不隨語言種類而異。到了約 9 個月大時，嬰兒會出現連串的具真正 CV 多音節式的喃語，例如：/ba～ba～ba～ba～....../、/ma～ma～ma～....../等，最常出現的語音種類是有聲塞音（如/b, d/）、鼻音（/m,n/）和/h/音。之後喃語中語音的變化性更為豐富，並出現如與大人對話似的喃語，可和大人輪流出聲對話，不過可能如「外星語言」般無法讓人理解。此時嬰兒似乎會預期「出聲」動作後的結果，換句話說，也就是「出聲」這個動作有了語言性的功能，而預期出不同的聲音有不同的功能。兒童言語能力的發展如同動作發展一樣，嬰兒製造出話語的能力是隨著生理、心理的成熟度循序漸進地發展來的。就口語表達能力而言，嬰兒能製造「音節」的能力是很重要的，「音節」無論於語音的製造與知覺皆占有重要的角色，喃語期可說是音節的製造練習時期。

第一個有意義的單音節語詞（或重複式單音節語詞）約於兒童 1 歲時出現，是謂「單詞期」（one-word stage）。此時兒童能說出簡單的單音節重複的詞語，例如：/ma ma/。這時候的一個單詞常具有許多的意義，例如：說出/ma ma/可能是指「媽媽」或是要「找媽媽」，又或是表示「來抱我」等意思。Berman（1977）指出，單詞期的兒童語音中存在著許多自然的音韻歷程，多以音節歷程為主，如音節重複（reduplication）、音節倒置（transposition）、音素或音節刪減（reduction）等。單詞期兒童偏好使用 CV 或 CVCV 形式的音節，此即所謂的「娃娃語」。

之後，嬰兒會說的單詞愈來愈多，詞彙量增多後，會開始學著將不同的兩個單詞串在一起以表達較完整的意思，例如：「媽媽抱抱」、「狗狗來」。這個時間約在兒童 18 個月至 2 歲大時，兒童語言的發展進入了所謂的「雙詞時期」（two-word stage），此時期兒童開始具有基本的語法功能，因為兩個詞的串接需要有先後順序之分，開始有連續語音（connected speech）的產生。此時期正是 Bleile（1995）語音習得歷程的第二階段。Bleile（1995）將兒童語音習得的過程分為四個階段：第一階段，兒童年齡由出生至 1 歲，是在奠定言語的基礎。第二階段，大約年齡是由 1 至 2 歲，兒童說話由單詞轉成連續語句的轉換期。第三階段，大約年齡是由 2 至 5 歲，是兒童語音目錄的大量擴展期，此時期兒童學會說出許多的語音。第四階段是 5 歲之後，兒童的語音技巧更加熟練精進，並開始邁向閱讀之路。

語音動作的自動化

兒童語音的發展，除了需要生理成熟度的支持，就如同學習走路或跳舞一樣，構音的動作與技巧也需要學習。構音器官的動作能力需藉由不斷練習再練習以達到自動化，如同學跳舞一樣，練習是達到自動化的唯一途徑，一個個各別的動作需要串連成連續流暢平順的成套連續動作。一些零散、片斷、不協調的動作可以經由自動化的歷程，讓動作更加和諧、順暢，同時自動化也讓動作的執行更加可控、穩定，也更有效率。由於成套動作已達自動化，此達成動作的程序也必然有一內在表徵產生，此後動作的執行只需激發此一動作的內在表徵成套動作即可有效的達成。由此可知，自動化在另一方面可促成動作內在表徵的形成。言語行為的達成即是個人內在語音動作表徵與語言性（linguistic）表徵互相產生連結與媒合（mapping）。常見的介入命名活動即在促進個案的內在語音動作表徵與語言性表徵的媒合，形成更有效的「見物說名」的行為。而內在的語音動作表徵與語言性表徵媒合的達成，除了需要構音動作的自動化，同時也需要高層次的語意認知與音韻能力的配合，其中如語彙知識，即屬高層次的語意認知能力之一。

第三節　語音聽知覺的發展

語音的製造能力和語音知覺能力有密切的關係，語音動作的執行需要有持續的語音知覺回饋的輸入。另一方面，語音知覺也和音韻能力有關。兒童音韻的學習建立於語音聽知覺之上，音韻是我們的大腦對於所聽到的語音資訊整理而內化的知識，語音的內在表徵為音韻表徵。因此，語音聽知覺無論在語音動作的產生，以及音韻概念的形成皆有著重要的角色。

語音知覺的處理是指當語音聲學刺激進入聽覺系統之後，首先由周邊聽覺機制分析聲學信號的一些基本屬性，如頻率、振幅等，再由中樞聽理解機制將之轉換或詮釋為語言的意義。語音知覺的目標是尋求聲學信號所代表的意義，可能為一個詞彙、片語或句子，之後或做後續符合當時溝通情境的解釋或推論。一個語言語音的意義是建立於語音信號中對聲學特徵的對比區辨上，也就是若要得到一個語音的意義，需要先能辨識出該語音的特徵，例如：要區分華語中「爸」音和「怕」音的意義需要能分辨兩音在 VOT 上的差異才行，若有一聽者無法區辨 VOT 的長短，則對於兩音語意的辨識則會出現困難，將難以順利地把外界物理聲學信號轉換為具意義的語言符號表徵。兒童語音知覺發展的時間相當早，甚至有人認為胎兒早在母體時，就已經開始接收和感知語音了。

在聲學上，母音類別的知覺線索以第一和第二兩個共振峰值（F1、F2）為主，第三共振峰和更高的共振峰對於母音類別的知覺貢獻極少。有關母音的辨識，過去曾有許多研究者嘗試著操弄母音的一些聲學特徵，如共振峰的數值，想找出影響母音辨識的有效線索。早期，Delattre、Liberman、Cooper 與 Gerstman（1952）即在哈斯金斯實驗室（Haskins lab）中使用「型態回播語音合成器」（pattern play back synthesizer）發現，聽者只需要有 F1 與 F2 的訊息便已足夠完成對母音的辨識，並發現由 F1 與 F2 平均值組成的單一共振峰即可對「後母音」的辨識提供足夠的線索，但若是要對母音的「高／低」與「前／後」做完整的區辨，還是需要前兩個共振峰的訊息才行。

子音和母音的特徵之最大不同在於子音的分布頻率通常較廣且較為高頻，母音皆為準週期波，而多數子音信號為非週期波，亦即為噪音信號。母音類別的區分主要是在共振峰的型態，只要能掌握共振峰型態的區分，大致能完成母音類別的區分。比起母音來，子音的知覺區辨特徵較為較多元且複雜；然而，對於語意的區別，子音的知覺區辨卻是較為重要的。子音特徵的區辨通常包括有送氣、構音位置、構音方式的區分。構音位置特徵主要和頻譜頻率分布有關；送氣特徵和 VOT 有關；構音方式特徵則和各種特徵的種類有關，例如：塞音的特徵有靜默沖直條（爆破）和母音的共振峰轉折；鼻音類則有鼻音低喃和反共振峰訊息，提供鼻音的構音方式和構音位置的資訊。高頻頻率能量的特徵是多數子音的主要特徵，高頻頻率特徵先被聽者察覺，再來是覺察此高頻噪音的時長或型態的特徵。兒童在知覺上捕抓到這些一瞬即逝的聲學變化，保留在短期記憶中，和之前形成的表徵相比對，將之歸類、辨識，以得其語意。

兒童語音知覺的發展

Erber（1982）提出聽覺的發展主要歷經四個階段（如圖 4-4 所示）：聲音覺察（sound awareness）、區辨（discrimination）、辨識（recognition）、理解（comprehension）。這四個階段的發展是包括對於一般語音以及非語音。「覺察」是知覺到聲音的有無，可知道語音的存在與否。「區辨」是辨別聲音間的差異。「辨識」是藉由歸類、標籤聲音來辨認聲音的類別，可認出目標音。「理解」是了解聲音的目的或意涵。這四個階段的發展是從對聲音粗略處理開始，如初步對聲音的注意、覺察，再到可細緻地分析聲音特徵或區辨語音對比，辨認出聲音類別，最後能理解或解釋聲音的意涵。發展出語音知覺能力的先決條件，除了要有正常的聽力外，還需要有健全的記憶能力，如音韻記憶能力。

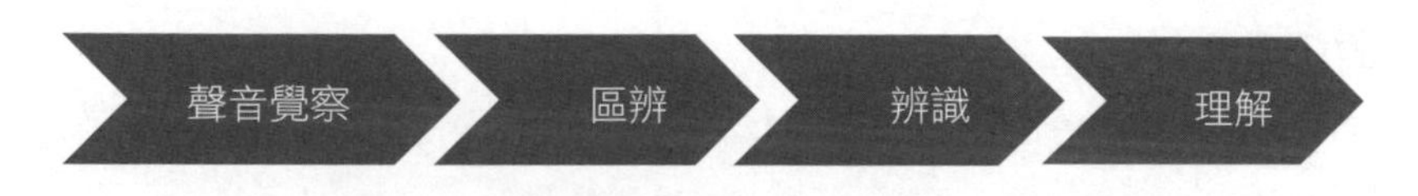

圖 4-4　兒童聽知覺發展階段

一些跨語言的嬰兒語音知覺研究（Eimas et al.,1979; Werker & Tees, 2002）顯示，小於 1 歲的嬰兒可以區辨非母語的語音對比，但 1 歲之後只能區辨母語的語音對比，且對於母語語音的敏銳度增加。研究者（Werker & Tees, 2002）推論知覺空間的重組開始於約 1 歲大時，這是早期母語語言經驗造成嬰兒的知覺調整（tuning）。幼兒在與人互動時會有許多語音刺激輸入，為因應語意區分的需要，兒童對於語音刺激需要加以分類處理。一開始可能會根據一些較為明顯的語音特徵或向度作分類，亦即在其知覺空間中做類別界線的切割，而造成知覺空間的重組與建構，使之能有效地處理其母語的語音特徵。語音經驗可促進語音類別的形成，嬰兒語音類別並非固定，而是呈動態改變的。Werker 與 Tees（2002）指出，語音對比區辨的習得和語音知覺的重組關係密切。Kuhl（1991, 1992）指出，嬰兒的語音知覺受典型性的影響，這是由於在心理聲學空間（psychoacoustic space）中語音類別範型的知覺吸磁效果，即使是 6 個月大的嬰兒也出現此效果，而且只對母語語音才有此現象，顯現語言經驗對於語音聽知覺的影響。兒童在這個語音學習發展的過程中，需要先在知覺空間中建立各語音類別領域，並完成語音類別範型的固化記憶，建立起之後可將輸入刺激比對的知覺系統基礎。

語音知覺的發展和語音產生一樣，也是需歷經數年的發展過程。雖然嬰兒已經初具區辨一些語音的能力，如一些構音部位、構音方式或塞音的有聲與否等，然而嬰兒並非對其母語語言中所有存在的語音對比都能有效區辨或辨識。Bernthal 與 Bankson（2004）即指出，兒童對於有些較難的語音對比區辨會遲至 3 歲或年紀更大之後才學會。Holt 與 Lalonde（2012）評估 30 位 2 至 4 歲學步兒的語音區辨發現，顯著的年齡效果和語音對比的難易度效果，對學步兒而言，有些語音對比是明顯較難區辨。McAllister Byun（2015）在測量 15 位 3 至 5 歲典型發展兒童的單音節非詞對比之聽辨後發現，學前兒童的語音聽辨正確率遠不及成人。可見學前兒童在語音知覺方面的發展尚未成熟，而語言中的語音種類眾多，有些語音聽知覺特徵很明顯，有些則不易區分，因此對各類語音的知覺實有難易度之別。

華語兒童語音知覺的發展

對於說華語的兒童而言，華語語音在聽知覺方面也具有相當大的難易度差異。對於華語各語音的知覺能力隨兒童年齡增長而漸次成熟，而對各類語音的表現可能有所不同，例如：張顯達（2000）研究 4 至 6 歲兒童在華語輔音聽辨與發音能力後發現，各年齡組兒童聽辨能力隨著年齡有漸進的趨勢，並且發現 3 至 4 歲兒童最困難區辨的三組語音對比是/ts-tş/、/f-x/以及/s-ş/，區辨正確率約在 40～75%之間，其中最困難區辨三組對比中有二組為捲舌音對比，可見捲舌音對比的區分對於 3、4 歲的兒童是相當困難的。劉惠美、曹峰銘、張鑑如、徐儷玲（2013）使用語音區辨作業（包含塞音不同構音部位、舌面音不同構音方式和聲調對比）評估 150 名正常 4 至 8 歲兒童，結果發現，4 至 8 歲兒童的語音區辨正確率和敏感度呈現隨著年齡成長而增加的趨勢，顯示語音知覺能力從學前到學齡階段仍在持續發展中，並發現聲調（/i2/ vs. /i3/）以及塞音構音位置（ㄅㄚˋvs. ㄉㄚˋ）的區辨正確率顯著高於舌面塞擦音／摩擦音對比（ㄑㄧ vs. ㄒㄧ）的正確率，並發現聲調和塞音構音位置的區辨能力在 6 歲時接近習得水準（75%），至 8 歲時接近一般成人的水準；塞擦音／摩擦音的區辨則是至 8 歲時正確率仍只有 70%左右，未達習得水準（75%）。此結果與 Hazan 與 Barret（2000）的英語研究很類似，他們以 6 至 12 歲兒童為對象探討其對於/g-k/、/d-g/、/s-z/和/s-ʃ/的語音類別知覺，結果顯示，雖然 11 至 12 歲兒童的語音辨識能力顯著高於 6 至 7 歲兒童，但即使是 12 歲兒童，他們各子音的辨識能力有許多也尚未達成人的水準。可見語音聽知覺雖然早在嬰兒時期即已開始發展，但在幼兒期、學齡前階段皆在發展中，甚至到學齡期也都還是在持續地精進成熟。

華語兒童的語音知覺發展和構音能力的發展一樣，需要歷經數年的過程，主要在學齡前階段語音知覺持續地大幅成長（張顯達，2000；曹峰銘、李菁芸、謝怡欣、邱建業，2009；劉惠美等人，2013）。然而，由於語音知覺有難易之別，一些較難語音的聽知覺（如塞擦音或摩擦音類）發展較晚，甚至可能會遲至學齡期還在發展。華語中區辨最困難的語音莫過於捲舌音對比，華語中有三對摩擦音和塞擦音的捲舌／不捲舌音對比（ㄕ／ㄙ、ㄓ／ㄗ、ㄔ／ㄘ對比），聽者必須有偵測細微的捲舌音聲學特徵，才能區辨這些對比。鄭靜宜（2011）發現，9 至 12 歲正常兒童對於捲舌音對比的區分平均正確率只有 66%，而學障組的正確率更低，平均為 52%。事實上，鄭靜宜（2009）發現一般成人的捲舌音區辨的正確率也只有 78%，也尚未達精熟程度，而一般成人對於其他語音的區辨正確率通常是在 90%左右。可見對於捲舌音的知覺發展速度是較為緩慢的，在學齡時也還未達習得標準，直到成人都還在精進當中。

總之，語音知覺能力在生命成長階段歷經漫長的發展，兒童在生命的早期就發展出初步的語音聽知覺能力，之後在學齡前期和學齡階段陸續發展、精進。在學齡前階段語音知覺有較為大幅度的進展，但到了學齡期和後續階段，在一些摩擦音、塞擦音方面也還是有小幅的發展。因此，語音知覺是一種持續發展的能力，當個體愈成熟，對於語音的經驗愈豐富，就愈能駕馭抽象的語音表徵，發展出語音辨識以及音韻覺識等能力。

兒童語言發展是由先學「聽」，再學「說」，之後再學會「讀」和「寫」，如此依序發展，兒童語言的聽、說、讀、寫能力是建立於語音知覺的區辨能力之上，若下層的基礎不穩，上層的能力難以正常發展。語音知覺的缺陷可能會影響語音的產生能力，一些SSD兒童存在有語音聽知覺的問題（鄭靜宜，2016；Edwards, Fox, & Rogers, 2002; Gósy & Horváth, 2015），有關 SSD 兒童的語音聽知覺缺陷在第 7 章中有進一步的討論。

語音的類別知覺（categorical perception）

人類對於語音的感知是屬於類別性質的，而語音的音素或音節都是一種類別的形式，每次一個語音的發聲之物理性質皆有不同，例如：對於/pa/音的發出，每一次每個人實際發出的聲音都有一些小差異，但由於語音的歸納類別動作，使知覺有其恆常性。學前兒童需要發展出對母語的語音類別知覺。正常兒童早在一歲時即有一些語音類別知覺的形成，正處於語言學習過程中的兒童其語音類別並非固定，而是呈動態性變化，而語音經驗可促進一些語音類別的形成。

每類語音皆有一組典型固有的特徵，在聽覺上各有聲學特徵。語音知覺的發展即是語音類別概念的分化，使得語音知覺組織完整化，類似成人的模樣，其中不免經過多次知覺重組的過程，由極少的類別逐漸分化成許多的語音類別。若語音類別分化不足，音和音之間知覺空間領域有部分重疊的現象則會對音類間的區辨度不夠，產生語音辨識的錯誤或混淆。個體語音知覺缺陷主要表現於語音聽辨的錯誤，出現語音聽覺混淆的情形而影響語言的聽理解。語音聽覺混淆的產生可能源自於對語音類別概念不完整、對於語音特徵的認知不足、語音知覺組織不健全、音類間的區辨度不夠等問題。

語音聽知覺的目的就是將聲學訊號還原成聽者原來要表達的意思，是一種解碼的過程。語音知覺為動態主動的過程，知覺的目的即是聽者不管如何都需要賦予輸入信號一個符合脈絡情境或上下文的意義，而所賦予的意義一方面需根據語音刺激的物理聲學特性，一方面則根據溝通情境的脈絡線索，亦即有「由下而上」（bottom-up）的歷程，也有「由上而下」（top-down）的歷程，這兩方面的歷程交互影響作用。

在「由下而上」的歷程方面，對於輸入的語音聲學信號處理，聽覺神經系統需做連串的轉換，由連續的語音之中萃取出有用的語音特徵資料，掌握一些語言語音中重要的區分性特徵向度，知道哪些是有用的資料，若為關鍵性特徵資料，則需做加權（weighting）處理（Jusczyk, 1997）。語音資料通常具有高贅餘性（redundancy），這些贅餘性或許在訊號傳輸品質不佳或是受到破壞時仍可支持知覺歷程的進行，或亦可提供事後知覺的檢驗和驗證。通常語音信號與語音音韻間的對應，並非簡單一對一的對應關係，而是一種複雜的「多對一」和「一對多」的關係，亦即許多不同的語音信號可能產生單一個語音音韻知覺；同一語音信號在不同情況之下卻也可能產生多種的語音音韻知覺。多變的語音信號中似乎缺乏聲學—語音間對應不變性（acoustic-phonetic invariance）。

在缺乏聲學—語音間對應不變性的同時，類別知覺是語音知覺最重要的特性之一，它維持著語音知覺的恆常性。語音類別知覺是以特徵對語音刺激加以分類處理。這種類別感知在知覺向度上對刺激的分類切割方式並非是連續性的，而是不連續的分類性質，在兩類別分界之處的感知覺有快速變換的情形。對於在同一類別中的兩刺激區分會感到困難，但跨類別刺激間的區分則是十分簡單。Liberman、Harris、Hoffman 與 Griffith（1957）在哈斯金斯實驗室中使用了 14 個合成的語音，這些語音的 F1 和 F2 轉折帶各有著不同的方向和起點。聽者辨識和區別作業結果的曲線顯示出明顯的三類別塞音（/b, d, g/）知覺。對於這 14 個漸進變化的刺激，聽者無法聽到刺激的連續性改變而是聽到知覺類別的跳躍性類別改變。在一個語音類別內，聽者無法區分出其中兩個刺激間的不同，因為它們屬於同一類別，語音學中稱為「同位音」。語音知覺採類別式的運作，亦即聽者需去忽略類別內語音的差異性，並且去擴大跨類別間的差異性，讓兩個跨類別的語音刺激聽起來不同。

Kuhl（1991, 1992）提出的「知覺吸磁理論」（perceptual magnet theory）是近來語音知覺理論中影響深遠的重要理論，此理論基於語音知覺的類別化，提出每個語音知覺類別以範型為中心點，而其他成員則圍繞於範型四周。範型是最佳的成員，位於同心圓的圓心位置，有如磁鐵的吸力，對於和它愈類似的成員吸力愈強。類別中典型性的內在結構有如磁場一樣，具有同心圓的結構，最圓心之處是為範型，其餘成員則依照其「良好程度」（goodness）的差異坐落於外圈中。語音類別知覺具有往中心的知覺吸磁效果，每個語音知覺類別以範型為中心，類別中各成員依照其典型性各坐落於同心圓外圍的位置，距離圓心愈近的成員愈近完美。範型如同磁鐵一般吸引住類別中其他的成員，把它們都往中心拉近，使得聽者無法區分在同一類別內的不同成員，認為它們皆屬於同一（類）的語音，而感受不出它們之間細微的差異。此理論有效地解釋語音知覺類別化感知的現象。每個語音類別中心都各有一個範型，範型的吸磁效果是類別中強而有力的下錨點（powerful anchor point），促進類別中的成員往中心凝結（cohesiveness）與類聚的趨勢。類別中的範型和其成員分布有其內在結構，在各類別的組織上扮演著重要的角色。類別知覺的建立過程中，個體需要在有意義的互動中接收足夠的語音刺激資料，統整並建構類別知覺的疆界領域（territory）和範型特徵，各類別中的範型特徵的完備程度會影響外來刺激的比對、記憶保存與提取，因為它們是提供比對的基準，而各語音類別中的範型，甚至可說是該類別的語音表徵。

根據此理論我們可以想像，在廣大知覺空間中有許多的音素類別小王國，各類別中的範型如同國王一樣統治著他的成員。這些語音知覺空間是由多元向度的物理聲學特徵所建構而成，而這些向度的性質不脫離語音信號的三要素：頻率、時間和強度。若以信號中成分的強度為主要的依變項，可簡單地分為時間性和頻率性的向度，此亦是聲譜圖的概念。依據語音種類的特性各有不同的特徵向度，時間性和頻率性的特徵向度對於不同類別的語音各有不同的權重分配，例如：對於母音而言，頻率向度如第一、第二共振峰值（F1、F2）是重要的特徵向度，而時長變項對於母音類別的區分相對地就不是很重要。圖 4-5 呈現以第一、第二共振峰值為軸的英語母音空間，每個母音的類別各有其領域，而領域的中心為其範型所在之處。對於子音而言，時長因素對於子音類別的區分就是極為重要的向度，對於子音語音的一些重要對比特徵，如送氣與否、構音方式（摩擦音 vs.塞擦音），時長變項（如 VOT、噪音時長）都可提供相當重要的知覺線索。

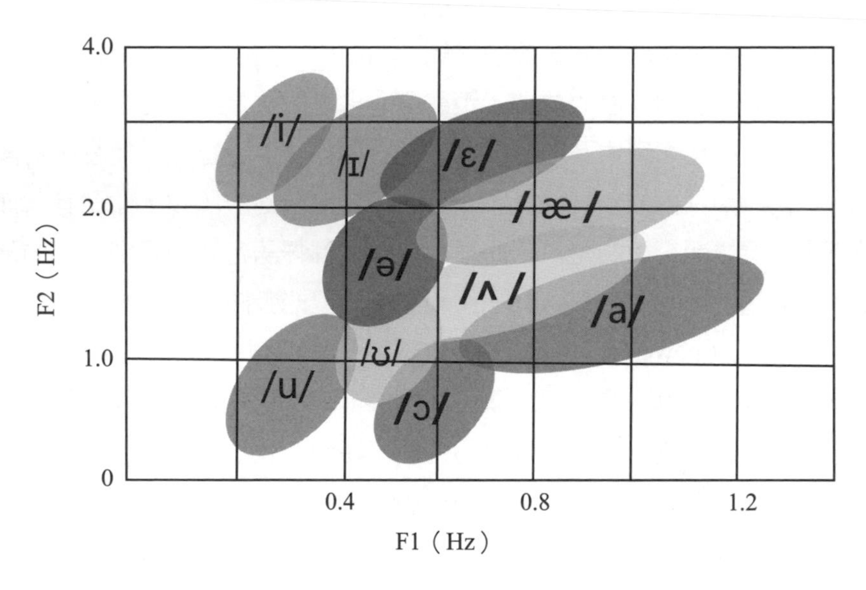

圖 4-5　以第一、第二共振峰值（F1、F2）為軸線的母音空間

語音知覺的可塑性

兒童的語音知覺具有可塑性，兒童出生後的知覺經驗會影響語音的類別知覺，因此若能提供語音知覺發展異常兒童一些語音知覺相關的訓練，

或可改變兒童的語音知覺，重建語音知覺空間，使其語音知覺正常化，也是一般語音知覺訓練的目的。語音知覺訓練除了對兒童語音知覺的正常化可能帶來改善，對於兒童語音製造以及其餘與語音和語言有關的學習，也可能產生正向的影響。Rvachew（1994）曾對27位有硬顎摩擦音/ʃ/錯誤的學前音韻異常兒童進行聽知覺訓練，同時這些兒童也都有進行語言治療，隨機分為三組，第一組給他們辨認許多含有正確和不正確/ʃ/的語音，第二組則是區辨/ʃ-m/對比的詞彙，第三組則是給他們聽一些其他無關的語音，給予6週每週1次的電腦聽知覺訓練後發現，第一組和第二組在/ʃ/音的構音正確率和語音辨識正確率高於第三組，因此他認為/ʃ/語音聽知覺訓練有助於該語音的構音，這是「語音知覺」促進「語音產生」的證據。由此也可知，針對兒童有缺陷的語音做知覺訓練，才能對他們的語音聽知覺能力有所提升。由於個案間聽知覺異常的情況有極大的個別差異，採用一致性的訓練方案無法收良效，因此訓練方案不能採齊一化編程，需能有彈性地適應個別差異。後續，Rvachew、Nowak與Cloutier（2004）探討對於表達性音韻發展遲緩（expressive phonological delays）兒童的語音知覺訓練對其語音產生和音韻覺識（phonological awareness）的效果，他們對34位學前音韻發展遲緩兒童（屬於中度嚴重到重度嚴重範圍）進行16次的聽知覺訓練，隨機分為控制組和實驗組兩組，實驗組兒童接受語音知覺辨識訓練，控制組則閱讀電腦化的童書，結果發現實驗組兒童在語音知覺、構音正確率方面比控制組的表現為佳，但沒有發現兩組音韻覺知能力上的顯著差異。此結果再次肯定了語音知覺和構音能力之間的關係。

Akahane-Yamada、Tohkura、Bradlow與Pisoni（1996）探討語音知覺和語音產生的關係，研究採用對日本人進行訓練英語/r/和/l/的對比，使用一些最小音素對比材料做訓練，發現顯著的訓練效果，受試者不僅知覺區辨能力提升，也增進了/r/和/l/音的產生，3個月和6個月後的追蹤也發現受試者仍然保持著訓練的效果，因此他們認為「語音知覺」具有可訓練性，而且和「語音產生」之間有著密切不可分的關係。

第四節　音韻表徵的建立與音韻處理能力

「音韻處理」是指將外界的語言刺激（聽覺或視覺）對應於內在的音韻表徵，建立起刺激與音韻內在表徵的對應連結，以便於觸接相關的語意訊息，了解語音的意涵。音韻處理可視為對語言刺激進行解碼的一個中介歷程，語言刺激包含聽覺的語音和視覺的文字符號，這些外界的物理刺激可經由解碼的處理轉換為個體內在的音韻表徵。在個體尚未學習文字符號時，語言的表徵皆以音韻的形式儲存，等到個體漸漸有識字閱讀能力之後，視覺符號才由音韻表徵中漸漸分化出來。個體學習文字的過程中需歷經表徵的分化與轉化的過程，才能順利過渡到成為有效地以字符解碼的閱讀者。若個體的音韻表徵系統不完整，存在著一些缺陷，即可能會對其後續閱讀的學習有不利的影響。

音韻表徵乃內在語音的抽象代表，是由眾多且複雜的語音特徵中汲取語言裡具有語意對立的語音特徵標記集合，其中包含了語音特徵的擷取和區辨累積的知識，例如：華語中「爸」和「大」音具有不同的意涵，兩音節首的子音具有不同構音位置的特徵。在聲學上語音特徵的種類繁多，有一些是和語音構音方式有關，如衝直條（burst）、噪音、鼻音喃喃（nasal murmur）；有一些是和語音位置有關，如共振峰、共振峰轉折（formant transition）、頻譜的重心（spectral gravity）；有些是和語音超音段特性有關，如基頻、時長、音量變化等（Kent & Read, 2002）。而這些對於特徵的分類原則也視各語言的情況而有所差異，例如：華語、英語、台語、法語對於塞音的分類在噪音起始時間（VOT）的向度上即有所不同。個體在學習一個語言系統的語音時需要將眾多的語音特徵去蕪存菁，並將一些關鍵特徵的語音類別知覺界線調整（tuning）到和該語言的一致，才能建立一套準確的音韻表徵系統，有效地將聲學信號解碼。

音韻知識的學習有賴於個體敏銳的語音區辨能力，才能達成對於聲學語音刺激的區辨和辨識。幼兒在環境中接收各種語音刺激的輸入，在人際互動過程中為了因應語意區別的需要，需要學會能區分各語音的類別。語音經驗可促進語音類別的形成，嬰兒語音類別感知並非是固定不變，而是呈動態改變，語音類別間的界線會隨著語音經驗而位移、分化。若語音類別分化不足，音和音之間知覺空間領域有部分重疊的現象，則會對音類間的區辨度不夠，產生語音類別的混淆。語音聽覺混淆的產生可能源自於對於語音類別概念不完整、語音特徵的敏感度不足、語音知覺組織不健全，或是音類間的區辨對比感知缺陷等問題。個體語音知覺缺陷主要表現於語音類別聽辨的錯誤，出現語音聽覺混淆的情形而影響語言的聽理解，例如：兒童在聽知覺上無法區辨出/p/和/t/音的差異，把兩個音當作是同一個音，使兩個音具有相同的音韻表徵入口，在日常生活中就會常將「爸」和「大」音混淆，出現錯聽、會錯意的情形。

聲學語音／音韻／語意表徵空間模式

語音聽知覺歷程是將聲學訊號轉換或還原成聽者原來要表達的意思，是一種解碼的過程。語音知覺是一種主動而非被動的動態歷程，聽知覺的目的即是聽者不管如何都需要賦予輸入信號一個意義，是符合脈絡情境或上下文的意義。而所賦予的意義一方面是根據語音刺激的物理聲學特性，一方面則是根據溝通情境的脈絡線索，亦即有所謂的「由下而上」的歷程，也有「由上而下」的歷程，在知覺過程中這兩方面的歷程相互作用影響。語音聽覺理解是在對語音刺激信號解碼的過程中（即在此信號轉換的過程中），輸入為語音聲學信號，輸出為語意或語意表徵。在這其中經過多層次的轉換，語音信號轉換為語音表徵（phonetic representation），再轉換為音韻表徵（phonological representation），之後再轉換為語意表徵（semantic representation）。每一層次的表徵空間中為類別性組織，物以類聚，具有相似性質的會聚集一起，而使得其中的各表徵帶有類別性質。上下層次的表徵間有觸發連結的關係，愈上層次的表徵類別，抽象性愈高。「由上而下」的激發歷程是由原始的聲學刺激映射至知覺表徵空間，再映射至音韻表徵空間，之後再映射至語意表徵空間轉換為語意碼（表徵）。若採用連結論（connectionist）（如 Trace model）（McClelland & Elman, 1986）的觀點，在這些空間中同層次裡的特徵同時激發上層表徵，而在上下層之間會有促進、抑制和競爭的關係。有關語音聽覺訊號的辨識處理，結合連結論、聲學語音板模理論（Klatt, 1979, 1981）以及類別知覺，在此提出一個具有階層組織的聲學語音／音韻／語意表徵空間模式（如圖 4-6 所示），以「由下而上」歷程排列，此三表徵空間分別說明如下。

‧聲學／語音表徵空間

聲學／語音表徵空間是以音節類別性的組織結構，輸入為連續的語音聲學頻譜，輸出為離散的音節類別（表徵）。在一個類別中具有許多的同位音音節，其組織具有結構性。最底層有許多特徵偵測子（feature detectors），負責偵測各種頻譜特徵，以一些具區分性的頻譜特徵為分類器，例如：以 VOT 區分送氣／不送氣音、以諧音結構（harmonic structure）區分噪音或有聲音、以噪音頻率區分構音位置（齒槽、齒槽後、硬顎、軟顎）、以共振峰型態區分母音類別。音節邊緣偵測子藉由偵測聲音波形封套（envelope）形狀切割音節，初步切割後將語音聲學頻譜特徵匹配至音韻表徵空間中音節類別表徵（syllable phonetic representation）層次。音節為語音切割的自然單位（曾進興、曹峰銘、鄭靜宜，1996），近來一些腦影像研究皆顯示音節表徵的存在（Markiewicz & Bohland, 2016）。音節語音特徵的空間分布和語音中音素對比有關，音節由音素所組成，音素為語音的抽象單位，音素是一個語言中能造成語意對立的最小語音單位。一個語言中音素區分的基礎是為了區分語意，若音素對比有缺少會造成語意的混淆，而易被混淆的音節在空間中分布的距離較近。我們的知覺系統對於外界輸入的語音的類別性處理，是採將各語音對比區分成某一些特徵有對立的幾群語音，例如：送氣音節和不送氣音節兩類語音對比，在 VOT 向度上各有成群聚的分布，類別間可劃出一條界線隔開兩類語音。

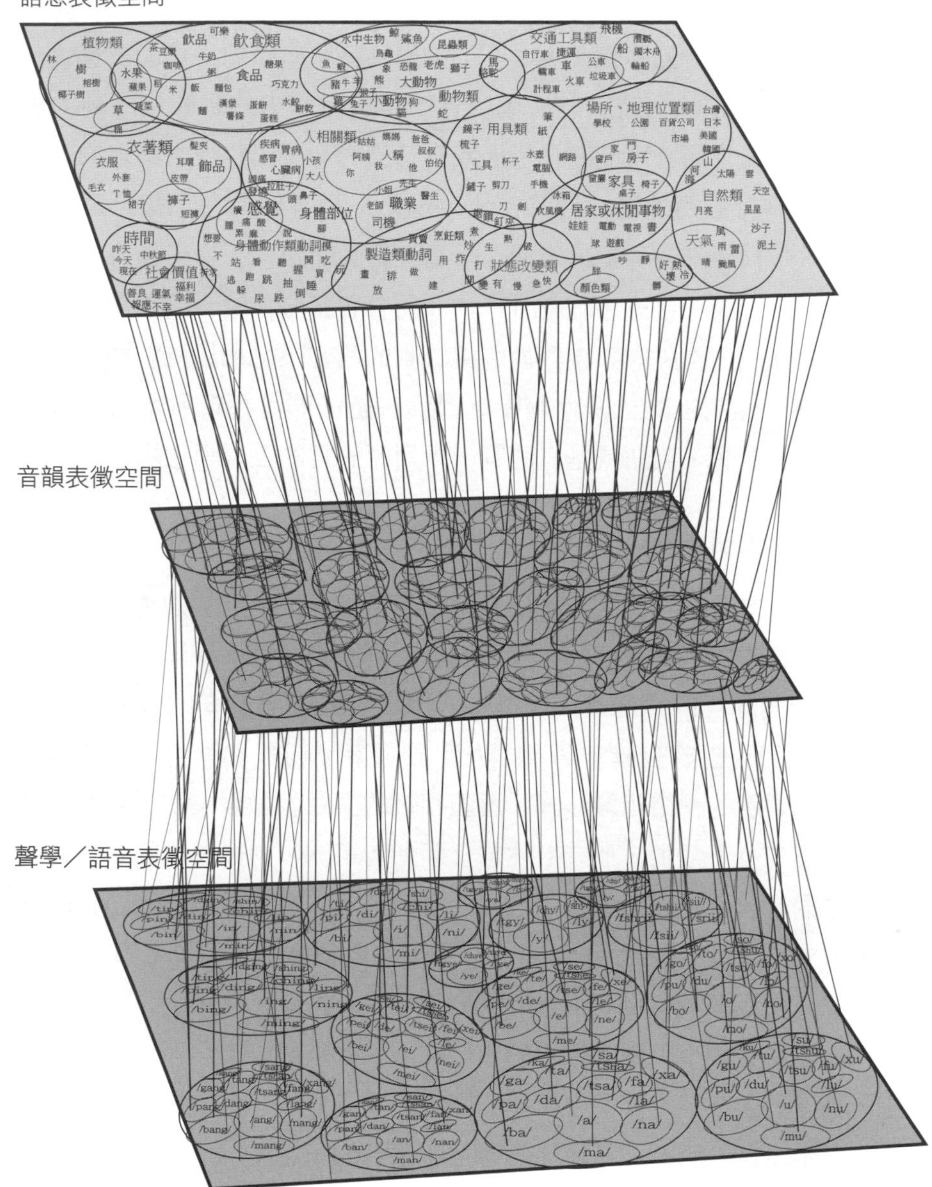

圖 4-6　華語聲學／語音／音韻／語意表徵空間模式示意圖

・音韻表徵空間

輸入為離散的音節類別（表徵），輸出為音節串序列，是尚未意義化的音節串。是將在輸入時切割成個別音節再重組回去的音節串序列的表徵。基本單位為音節，可能是單音節或多音節，乃是語意尚未確定的音節串序列，具有音韻的性質。音韻（phonology）是音的內在表徵，是音的規則知識，包括語音的種類（音素）、語音的音節結構，音素結合成音節的知識，或是音節組合成類詞語音串，即所有有關語言語音的潛在知識。簡言之，音韻規則是神經系統對於所接收到的語音訊息加以統整的潛在知識。音節在一個語言的合法性判斷上得到確認，即可判斷所屬的語言類別，是華語、台語、英語或是日語等，以對應適當的上層語意網絡單位。

・語意／語音表徵空間

輸入形式為音節串序列，輸出為語意表徵。在最上層，數量很多，表徵的數量和個體的詞彙量密切相關，屬於心理詞典（mental lexicon）的一部分，為音與語意的介面層。表徵形式為有實際意義詞彙的音節序列組合，音節序列的組成有確定語意，對應於詞素、詞語、片語、短語的語意，為語意類別的網絡組織形式，意義相近的語意表徵聚集在一起距離較近，大類別中有小類別，形成自然的分類階層組織，對應於不同類別的詞義。語意語音網路是語意表徵中包含語音的部分，尤其是詞語的語音序列記憶，例如：我們一聽到「ㄧ ㄇㄚˇ」腦子中自動會出現「ㄉㄤ ㄒㄧㄢ」這兩個音，此即為促發效果（priming effect）。語音成為此空間表徵的成分之一，組織架構也脫離了原本的頻域和時域的格局框架，而以語意分類為主。語音信號在此空間解碼轉換為語意的表徵形式，表徵在空間的位置以及和其他表徵之間的連結關係自攜帶著語意的訊息。

在學校中有時可發現一些兒童聽力正常（非聽障情形），但在語音知覺方面卻有困難，他們在聽辨語音時有區辨的困難。這些兒童在無法區辨語音的情況下會影響語音的構音和音韻概念的形成，進而可能影響更高層次語言的學習，如語言的語意、語形、語法、語用等的學習。由於語音知覺是音韻學習的基礎，語音知覺異常者通常在音韻記憶、音韻處理，乃至於音韻覺識的能力皆較弱，而音韻覺識能力不佳的兒童，通常會在國語文和外國語文的學習上會遇到相當大的困難。劉惠美等人（2013）指出，兒童期的正常語音知覺能力可能是促進詞彙學習的重要基礎，若語音知覺有明顯缺陷，將會阻礙兒童建立個別語音的精確表徵的過程，導致其不易區分不同語音之間的差異，並進而導致利用聲韻處理解碼書面文字的識字困難，出現閱讀理解問題。鄭靜宜（2011）即發現，學習障礙兒童對於捲舌判斷正確率皆顯著低於一般兒童，學障兒童無法覺察細緻的捲舌音知覺特徵。一些西方的研究（Nijland, 2009; Tallal, 1980; Tallal, Miller, Jenkins, & Merzenich, 1997）也發現語音知覺能力缺陷是造成語言發展遲緩和閱讀障礙的原因。總而言之，語言的聽、說、讀、寫等能力互有關係，音韻是串起它們的關鍵所在。語音知覺、音韻表徵、語意表徵之間有著密切關係。語音聽知覺是音韻處理的能力的基礎，若聽知覺有缺陷，連帶會造成音韻表徵系統的異常，不僅會導致語音產生的異常，也會造成其他語言表徵系統的問題，如語意表徵，進而影響高層次語言能力的發展，如閱讀識字，因此聽知覺能力實為兒童語言學習的重要基礎，音韻能力是兒童語言學習的關鍵能力。

參考文獻

中文部分

洪惟仁（2000）。漢語送氣音與鼻音衍化的動機與類型。**聲韻論叢，9**，667-717。

張顯達（2000）。三至四歲兒童對國語輔音的聽辨與發音。**語言暨語言學，1**（2），19-38。

曹峰銘、李菁芸、謝怡欣、邱建業（2009）。學齡前兒童塞音及聲調知覺與詞彙發展的關係。**台灣聽力語言學會雜誌，24**，39-57.

曾進興、曹峰銘、鄭靜宜（1996）。漢語語音切割的基本單位：論音節結構、字彙狀態與似字程度的作用。**聲韻論叢，5**，195-214。

劉惠美、曹峰銘、張鑑如、徐儷玲（2013）。學前到學齡兒童的語音區辨能力發展及其與詞彙理解的關係。**教育心理學報，45**（2），221-240。

鄭靜宜（2009）。華語捲舌音對比的聽覺辨　與頻譜動差分析。**中華心理學刊，51**（2），157-173。

鄭靜宜（2011）。學習障礙兒童對華語捲舌音特徵的聽知覺辨識。**特殊教育研究學刊，36**（2），27-50。

鄭靜宜（2016）。語音異常兒童的語音區辨及聲學調整對其聽知覺的影響。**特殊教育研究學刊，41**（3），35-66。

鄭靜宜（2020）。學前兒童至老年階段言語功能指標數值的變化。**教育心理學報，51**（4），613-637。

英文部分

Akahane-Yamada, R., Tohkura, Y. I., Bradlow, A. R., & Pisoni, D. B. (1996). Does training in speech perception modify speech production? In *Proceeding of Fourth International Conference on Spoken Language Processing, ICSLP'96* (Vol. 2) (pp. 606-609).

Barlow, J. A. (2001). Case study: Optimality theory and the assessment and treatment of phonological disorders. *Language, Speech & Hearing Services in Schools, 32*(4), 242-256.

Berman, R. A. (1977). Natural phonological processes at the one-word stage. *Lingua, 43*(1), 1-21.

Bernhardt, B. H. (1992). Developmental implications of nonlinear phonological theory. *Clinical Linguistics & Phonetics, 6*(4), 259-281.

Bernhardt, B., & Stoel-Gammon, C. (1994). Nonlinear phonology: Introduction and clinical application. *Journal of Speech, Language, and Hearing Research, 37*(1), 123-143.

Bernthal, J. E., & Bankson, N. W. (2004). *Articulation and phonological disorders* (5th ed.). Englewood Cliffs, NJ: Prentice-Hall.

Bleile, K. M. (1995). *Manual of articulation and phonological disorders-infancy through adulthood.* San Diego, CA: Singular.

Chen, L.-M. (2015). *Vowel development from birth to 3 years old: A longitudinal study with Mandarin-learing children.* Taipei, Taiwan: Crane Publishing.

Chomsky, N., & Halle, M. (1968). *The sound pattern of English.* New York, NY: Harper and Row.

Delattre, P., Liberman, A. M., Cooper, F. S., & Gerstman, L. J. (1952). An experimental study of the acoustic determinants of vowelcolor: Observations on one- and two-formant vowels synthesized from spectrographic patterns. *Word, 8*, 195-210.

Donegan, P. J., & Stampe, D. (1979). The study of natural phonology. *Current Approaches to Phonological Theory, 126*, 173.

Edwards, J., Fox, R. A., & Rogers, C. L. (2002). Final consonant discrimination in children: Effects of phonological disorder, vocabulary size, and articulatory accuracy. *Journal of Speech, Language, and Hearing Research, 45*(2), 231-242.

Eimas, R. E., Gavin W., & Wilson, W. R. (1979). Linguistic experience and phonemic perception in infancy: A cross-linguistic study. *Child Development, 50*, 14-18.

Erber, N. P. (1982). *Auditory training.* Washington, DC: GB Association for the Deaf.

Gósy, M., & Horváth, V. (2015). Speech processing in children with functional articulation disorders. *Clinical Linguistics & Phonetics, 29*(3), 185-200.

Hazan, V., & Barrett, S. (2000). The development of phonemic categorization in children aged 6-12. *Journal of Phonetics, 28*(4), 377-396.

Holt, R. F., & Lalonde, K. (2012). Assessing toddlers'speech-sound discrimination. *International Journal of Pediatric Otorhinolaryngology, 76*(5), 680-692.

Jusczyk, P. (1997). *The discovery of spoken language.* Cambridge, MA: MIT Press.

Kent, R. D. (1997). *The speech sciences.* San Diego, CA: Singular.

Kent, R. D., & Read, C. (2002). *The acoustic analysis of speech.* San Diego, CA: Singular.

Klatt, D. H. (1979). Speech perception: A model of acoustic-phonetic analysis and lexical access. *Journal of Phonetics, 7*(3), 279-312.

Klatt, D. H. (1981). Lexical representations for speech production and perception. *Advances in*

Psychology, 7, 11-31.

Kuhl, P. K. (1991). Human adults and human infants show a "perceptual magnet effect" for the prototypes of speech categories, monkeys do not. *Perception & Psychophysics, 50*, 93-107.

Kuhl, P. K. (1992). Infants' perception and representation of speech: Development of a new theory. *ICSLP*, 449-456. Retrieved from https://reurl.cc/Y1qmGo

Liberman, A. M., Harris, K. S., Hoffman, H. S., & Griffith, B. C. (1957). The discrimination of speech sounds within and across phoneme boundaries. *Journal of Experimental Psychology, 54*(5), 358-368.

Markiewicz, C. J., & Bohland, J. W. (2016). Mapping the cortical representation of speech sounds in a syllable repetition task. *NeuroImage, 141*(Supplement C), 174-190.

McAllister Byun, T. (2015). Perceptual discrimination across contexts and contrasts in preschool-aged children. *Lingua, 160*, 38-53.

McClelland, J. L., & Elman, J. L. (1986). The TRACE model of speech perception. *Cognitive Psychology, 18*(1), 1-86.

Nijland, L. (2009). Speech perception in children with speech output disorders. *Clinical Linguistics & Phonetics, 23*(3), 222-239.

Pinker, S. (2003). *The language instinct: How the mind creates language*. UK: Penguin.

Prince, A., & Smolensky, P. (1993). *Optimality theory: Constraint interaction in generative grammar* (Rutgers University Center for Cognitive Science Technical Report 2). Retrieved from doi:10.7282/T34M92MV.

Rvachew, S. (1994). Speech perception training can facilitate sound production learning. *Journal of Speech, Language, and Hearing Research, 37*(2), 347-357.

Rvachew, S., Nowak, M., & Cloutier, G. (2004). Effect of phonemic perception training on the speech production and phonological awareness skills of children with expressive phonological delay. *American Journal of Speech-Language Pathology*.

Sagey, E. C. (1986). *The representation of features and relations in non-linear phonology.* Doctoral dissertation, Massachusetts Institute of Technology, Cambridge, MA.

Stampe, D. (1969). The acquisition of phonetic representation. In *Papers from the 5th Regional Meeting, Chicago Linguistic Society* (pp. 443-454). Chicago, IL: Chicago Lingustic Society.

Stark, R. E. (1980). Stages of speech development in the first year of life. In *Child phonology* (pp. 73-92). Cambridge, MA: Academic Press.

Tallal, P. (1980). Auditory temporal perception, phonics, and reading disabilities in children. *Brain and Language, 9*(2), 182-198.

Tallal, P., Miller, S. L., Jenkins, W. M., & Merzenich, M. M. (1997). The role of temporal processing in developmental language-based learning disorders: Research and clinical implications. *Foundations of Reading Acquisition and Dyslexia: Implications for Early Intervention,* 49-66.

Werker, J. F., & Tees, R. C. (2002). Cross-language speech perception: Evidence for perceptual reorganization during the first year of life. *Infant Behavior and Development, 25*(1), 121-133.

Chapter

5

兒童語音能力的發展

學習目標

讀者可以由本章學習到：

- 兒童語音發展的階段
- 說英語兒童各語音習得的年齡
- 說華語兒童各語音習得的年齡
- 兒童英語和華語習得過程的差異

本章探討兒童語音能力的發展，這裡的「語音能力」包括構音和音韻的能力。何謂「習得」（acquisition）？怎麼樣才算是兒童已經學會某個音？需要全說對才算嗎？由於兒童語言製造的最小自然單位為「詞語」，因此若欲探尋各音素類別習得的時間，應由兒童所製造、發出的詞語或語句的語音中去分析，分析兒童所產生語音的正確性。一個語言中各音素類別在構音動作的難易度或是聽知覺特性各有所不同，而兒童語音的發展過程中各音素習得的時間也有差異，有些音很快就學會說出，有些音則容易出現錯誤，較晚才能正確說出來。兒童語音能力的發展是生理發展成熟與學習環境之間交互作用的產物，但也和語音音素本身的構音動作和聽知覺特性有關。

語音的「習得」是指兒童學會說出某一個（類）語音。兒童在一個語音音素的發展過程，通常剛開始時該語音在兒童所說出的語音中呈少量（rare）或偶爾出現的情況，之後漸漸出現較多，是為「萌發」（emerging）階段，接著進入「習得」階段，個體在大多數情況能正確說出該語音，最後到達「熟練」（mastering）階段，這四個語音發展階段如圖 5-1 所示。在這些階段過程中，如同學習一項動作技能（如投籃或射箭），一般在剛開始學習時，動作的準確度總是不高，經過持續練習之後準確度逐漸提升，之後達到一個穩定的標準（如 75%），可說是已經學會某項技能，但此階段只是會了，不一定每次都是準確的，依然有 25%的錯誤率。

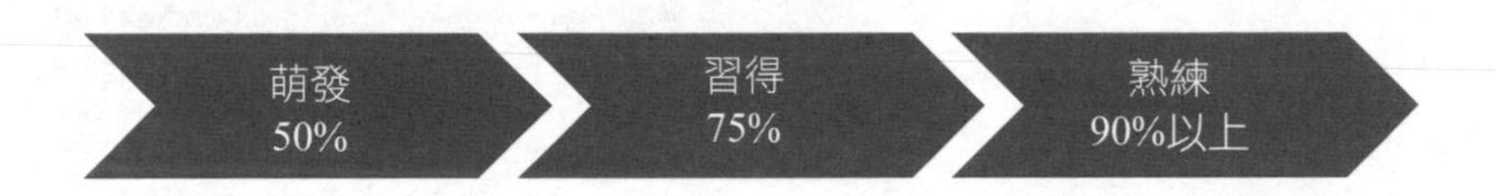

圖 5-1　兒童語音能力的發展階段過程與對應之音素構音正確率標準

語音動作的學習也是一樣的，在這個學習過程中可見到個體構音正確率的逐漸上升，構音正確率具有學習的指標性質。一般所謂「習得」的水準，就一個體而言，是指達到 75%以上的正確率，「熟練」的標準則是達 90%以上的正確率，而「萌發」一般認定的標準是達 50%以上的正確率（Bernthal, Bankson, & Flipsen, 2013; Zhu & Dodd, 2000a）。因此，就一個體而言，一個音素的「習得」是指不管在任何語境中，個體的構音準確度或正確率達 75%以上。音素習得的時間和兒童構音能力的發展成熟有關，隨著兒童構音正確率的提升，一個兒童所能說出的語音種類由最初的少量漸漸變得多樣化，最後能將母語中所有的語音都正確地說出，達成語音的習得與精熟的發展任務。

音素的習得是指個體於自發性的言語時，能製造出至少 75 至 90%正確率的某音素。如同剛開始練習投籃一樣，一項新運動技巧的學習剛開始皆不穩定，有時會擲中目標，有時卻會失誤，正確率不高。動作技能的

「習得」是指渡過那一段命中率不穩定的時期而達到一個穩定性較高的境地，正確率約在 75%以上。音素的習得與兒童的構音生理機制以及內在音韻能力的成熟度有很大的關係，另一方面也和語言中語音的難易度有關。

語言中各個音素由於構音動作的難易（或是音韻學習等其他可能因素）習得的時間有顯著的差異，有些音很快就可學會，有些音則需要花較多的時間才學得會，例如：語音中最簡單的雙唇塞音通常兒童 2 歲時即可學會，而齒槽摩擦音/s/可能要到 4 歲之後才學得會。兒童在各種音素習得的時間有早晚的落差，一般而言，母音（如/a/、/i/、/u/、/ə/等）約在 2、3 歲時皆可學會。多數的子音通常比母音晚學會，各子音習得的時間差異較大，其中有些簡單的子音，如/m/、/h/、/b/ 等音素通常最早學會，而其他子音則陸續慢慢才學會。在英語方面有許多研究（Arlt & Goodban, 1976; Poole, 1934; Smit, Hand, Freilinger, Bernthal, & Bird, 1990; Templin, 1957）曾做過大規模的兒童子音習得調查，表 5-1 列出幾個重要的英語子音音素習得的研究。由表中可見，英語中/ð /、/θ/、/r/等音要等到 5、6 歲或之後才學會。英語語音中從最簡單的/m/音到最難的/θ/、/z/、/ʒ/、/ð/等音，在習得時間上的差距可以達到四年之久。

第一節　英語語音的習得

表 5-1 所列出的英語子音構音能力發展研究，皆屬於橫切性的研究（cross-sectional study）。一般語音習得的研究取向分為兩類：縱貫性研究（longitudinal study）和橫切性研究。縱貫性研究是在一個長期時間的軸線上探討少數取樣數量兒童語音的習得情形。橫切性研究則是評估幾個不同年齡層兒童的語音能力，而一組的取樣群體通常是需具有同一年齡較大數量的群體。縱貫性研究可得到發展變化的關鍵時刻點，然而因為縱貫性研究需要頻繁取樣，且有因時間長久導致個案容易流失，以及無法大量取樣的代表性缺點，故多數語音能力發展的研究以橫切性研究為主。

一年齡組中兒童的構音能力或有參差，一般橫切性研究如何訂定習得

表 5-1　英語相關研究子音習得時間的比較

年齡	Poole（1934）	Templin（1957）	Arlt 與 Goodban（1976）	Smit 等人（1990）（女）	Smit 等人（1990）（男）	Goldman 與 Fristoe（2000）
3 歲		m, n, h, p, f,w, ŋ	b, p, t, d, k, g, m, n, h, f, ŋ, w	m, h, p, w, b, d	m, h, p, w, b, d, n	m,b,n,d,h
3.5 歲	m, h, p, w, b	j	v	n, f, k, g	k, d, t	t,k,g,f
4 歲		b, k, g, d, r	s, z, ʤ, ʧ,Ʒ, l	t, j	g	
4.5 歲	n, ŋ, j, d, t, k, g	s, ʃ, ʧ	ʃ	ð		
5 歲			ð, θ, r		j	j
5.5 歲	f			v	v	ʧ, ʤ, s, ʃ,l
6 歲		t, θ		l, ʧ, θ, ʤ, ʃ	l	
6.5 歲	l, v, ʒ, ʃ, ð	l, v				p,v, r
7 歲		z, ʤ, ð		s, ŋ, z	s, ŋ, z, ʧ, ð, ʤ, ʃ	
7.5 歲	s, r, z, θ					θ, z, ð
8 歲				r	r, θ	
通過標準	100%	75%	75%	90%	90%	75%

的標準呢？若由一同年齡的群體來看，若該年齡層的孩童大多數皆可正確說出某一個語音，則可推論該年齡層的兒童已習得該語音。而此「大多數」是指多少的比例呢？在一般研究中，大多為一年齡層群體中四分之三以上的比例，即 75%以上的人數比率，這也是在一般橫切性發展研究中較多採用的習得標準。表 5-1 所列出的研究多數使用 75%為習得的人數比率水準，少數是使用 90%或甚至 100%的標準。就一年齡組中的個別兒童而言，兒童在單一英語音素皆須各在不同音節位置或詞語中做評估，也須通過某一標準（如 75%、90%、100%）才算是習得，而各個研究所訂的標準或是所使用評估詞語材料略有差異，這些因素皆可能是造成所得到的音素

習得年齡結果的差異。雖然之後的研究結果會隨著習得標準的訂定而有所差異，但若以相對性比較的角度統整，還是可得到一個大致的語音發展趨勢，尤其是在比較各音素習得時間的相對快慢之問題上。

表 5-1 可見到各研究的結果有些參差不一致的情形，造成這樣的結果可能是因各研究所選的刺激材料、取樣樣本（如取樣的方式、地區、大小）、語音習得的標準設定，或是語音正確評定的標準等不同所致（Edwards & Beckman, 2008）。其中 Smit 等人（1990）的常模資料為男女兩種性別分開來的，是較特別的，由該研究資料看來，在初期音素的習得時間上，3 歲組男女兩組似乎頗為相當，但 3 歲之後的組別，如 6 歲組男女生的差異變大，特別是一些動作較難或較複雜的摩擦音，如/s/、/ð/、/θ/、/ʧ/、/ʤ/、/ʃ/等音，男孩音素習得的時間較女孩晚了一年。這些資料顯示對於需要複雜構音技能的音素，男孩子似乎需要較長的精熟時間。

將以上這幾個研究歸納一下，可以知道各英語研究結果之間各子音獲得年齡雖有所差異，但可大致歸納出一個普遍的語音習得趨勢：英語音素中「塞音」習得的時間早於其他音素，而摩擦音與塞擦音普遍地較晚，可能是由於摩擦音與塞擦音的構音動作較為困難；有聲子音習得的時間點較無聲子音為早，推論有聲子音較為簡單；構音部位較前的子音習得的時間較早，例如：雙唇音是最早出現的子音。

第二節　華語語音的習得

華語語音發展的進程和英語一樣，大體上皆是以母音習得之後習得子音的順序發展（Zhu & Dodd, 2000b; Zua, 2002），然而，因為華語的音素和英語語音的音素不同，且音節組成結構以及音韻組合規則也有差異，兒童語音的發展進程自然有所不同。

華語的子音共有 22 個，其中 21 個為音節的起始子音，即聲母音素，亦即為人所熟知的華語注音符號中的前 21 個聲符，但其實華語還有一個子音很容易被忽略掉，那就是軟顎鼻音/ŋ/，它只被允許出現於音節末鼻韻的位置。華語中只有 2 個鼻音可為音節末尾輔音，即/n/、/ŋ/兩個子音，其中/n/音可以出現於音節首或音節末尾的位置，而/ŋ/音就只能出現於音節末尾的位置。聲母音素即為 21 個華語音節起始子音，不包含鼻韻母的子音部分。華語的母音包括華語的單母音和雙母音，另有鼻韻母是母音和鼻音的組合，分別為ㄢ（/an/）、ㄣ（/ən/）、ㄤ（/aŋ/）、ㄥ（/əŋ/）四個鼻韻，它們可以單獨或是和介音組合成聲隨韻母。

過去的研究

有關華語兒童語音習得的研究數量不多，在早期有王南梅、費珮妮、黃恂、陳靜文（1984）在台北的三所幼稚園對 150 位 3 至 6 歲兒童（86 名男童與 64 名女童）進行語音評估，分為六組，每組 25 人。施測材料為 45 個雙音節詞，主要用仿說的方式進行。結果發現兒童 3 歲前已學會了許多子音，如ㄅ（/p/）、ㄆ（/pʰ/）、ㄉ（/t/）、ㄊ（/tʰ/）、ㄍ（/k/）、ㄇ（/m/）、ㄋ（/n/）、ㄏ（/x/）音；3 歲學得ㄎ（/kʰ/）、ㄑ（/tɕʰ/）、ㄗ（/ts/）音；3 歲半學得ㄒ（/ɕ/）、ㄘ（/tsʰ/）、ㄙ（/s/）、ㄈ（/f/）音；4 歲學得ㄐ（/tɕ/）音；6 歲之後學得ㄕ（/ʂ/）、ㄖ（/ʐ/）、ㄓ（/tʂʰ/）、ㄔ（/tʂʰ/）音。兒童在 3 歲半時習得除了捲舌音和「ㄐ」之外的所有華語聲母音素，最晚習得的是「ㄐ」音，在 4 歲時習得。「ㄐ」音的習得時間晚於「ㄑ」音是較不符合學前兒童常出現的不送氣化現象， 通常不送氣音習得時間會早於送氣音（Zhu & Dodd, 2000a）。此研究發現 4 歲兒童已習得除了捲舌音之外的所有華語聲母，似乎有高估的現象，推論可能是因為所用的詞語材料為較簡單的「音境」詞語，或者可能因取樣的地區只侷限於台北市的三所幼稚園，又或者可能因各年齡組取樣人數過少，一個年齡組只有 25 位兒童，容易發生取樣偏誤的情形。

劉麗容（1991）曾對一名華語兒童進行語音發展的觀察，發現該兒童在 1 歲半時已發展了許多的語音，如「ㄅ、ㄇ、ㄈ、ㄉ、ㄋ、ㄍ、ㄐ、ㄚ、ㄞ、ㄠ、ㄢ、ㄧ、ㄨ」等音；在 20 個月左右則發展出「ㄦ、ㄛ、ㄝ、ㄟ、ㄤ」等音；在 22 個月已發展出「ㄒ、ㄗ、ㄆ」等音；在 24 個月左右則已出現了「ㄙ、ㄣ、ㄩ」的語音，但「ㄓ、ㄔ、ㄕ、ㄖ」這幾個捲舌音要到很晚才發展出來。劉麗容推論構音發展大致依循著一定的順序，以發音位置來說雙唇音、喉音比較早發展，再來依序為齒槽音、軟顎音、唇齒音、舌尖前音、上顎音（舌面音、捲舌音）；若以發音方式來說，塞音、鼻音會早於摩擦音、塞擦音，不送氣音會早於送氣音。兒童最困難、最遲發展的語音則是捲舌音。因為此研究只有呈現一位兒童的語音觀察資料，且對構音能力只有描述性質性資料，缺乏嚴謹的研究程序，也缺乏量化性正確率資料或明確的習得標準訂定，此研究資料的證據強度較弱。

Zhu 與 Dodd（2000a）在北京的五所幼兒園對 129 位說普通話（華語）的兒童進行語音評估取樣，參與的兒童年齡在 1 歲半至 4 歲半之間，他們使用 44 個詞語圖片和 5 張情境圖片為材料以誘發兒童語音。在個別兒童的正確率部分採用兩種標準：一為萌發（emergence）水準，即取樣語料中該音素至少有 1 次說對；另一為穩定（stabilisation）水準，在語料裡 3 次中至少能 2 次正確說出，即是正確率達 66.7%以上。若以 75%人數通過且個人達穩定（66.7%）為習得標準，發現 1 歲半至 2 歲兒童有ㄉ、ㄊ、ㄇ、ㄋ、ㄏ等音通過 75%人數比率，2 至 2 歲半有ㄅ、ㄆ、ㄍ、ㄎ、ㄐ、ㄑ、ㄒ音通過，2 歲 7 個月至 3 歲有ㄈ音通過 75%人數比率，4 至 4 歲半則有ㄌ、ㄙ、ㄖ、ㄕ音通過，而ㄗ、ㄘ、ㄓ、ㄔ等音要在 4 歲半之後才通過。若以 90%人數比率為通過標準且個人達穩定（66.7%）為習得標準，他們發現大多數 1 歲半至 2 歲兒童ㄉ、ㄇ兩音達穩定，2 至 2 歲半ㄋ音達穩定，2 歲 7 個月至 3 歲ㄅ、ㄊ、ㄈ、ㄒ、ㄏ音達穩定，3 至 3 歲半ㄍ、ㄎ音達穩定，3 歲 7 個月至 4 歲ㄆ音達穩定，4 歲時ㄌ、ㄙ、ㄖ、ㄐ、ㄑ音達穩定，而ㄗ、ㄘ、ㄓ、ㄔ、ㄕ等音在 4 歲半之後才會達穩定。此研究結果得出：兒童在一些較難的摩擦音（如ㄈ、ㄒ、ㄕ、ㄖ）或塞擦音（如ㄑ音）習得的時間較其他研究為早，可能的原因或許是由於在個別兒童習得音素的標準上採用較寬鬆的標準（66.7%），而非一般在構音測驗評估時所採用的全對標準（100%），即一個音素相關的詞語構音需要皆正確才不會被列為錯誤音。Zhu 與 Dodd（2000a）研究中使用「3 次中有 2 次說對」為習得的標準，所算得的整體正確人數比率會較高，之後不管使用全體中 75%或 90%的通過截切標準，所得到習得的時間推論則會較早。此外，有一些捲舌音（如ㄖ、ㄕ）的習得時間較早於台灣華語的相關研究，可能是因取樣地區差異的緣故。再者，此研究只取樣到 4 歲半為止，而非至 5 歲或 6 歲，對於一些 4 歲半組未習得的語音只能推論是在 4 歲半之後才習得，而無法確切知道到底在之後何年齡階段習得的。

鄭靜宜（2003）以橫切性研究的方式調查學前華語兒童子音的習得情況，取樣 304 位台南地區的學前兒童，分有六個年齡組，分別是 2 歲半、3 歲、3 歲半、4 歲、5 歲、6 歲組，分析結果發現學前兒童聲母正確率隨著年齡組年齡的增長而增加，兒童年齡愈大聲母錯誤愈少。各年齡組兒童各有一些聲母達習得的標準。使用各年齡組通過人數百分比率（75%）為習得標準，結果發現 2 歲半兒童習得ㄅ、ㄇ、ㄋ、ㄏ等音，3 歲兒童習得ㄋ、ㄉ、ㄍ、ㄐ等音，4 歲兒童習得ㄊ、ㄎ、ㄑ等音，5 歲兒童習得ㄆ、ㄈ、ㄒ等音，6 歲兒童習得ㄗ音，而ㄘ、ㄙ、ㄓ、ㄔ、ㄕ、ㄖ等音的習得則於 6 歲之後。此研究發現的一些音素，如ㄆ、ㄗ、ㄘ、ㄙ的習得年齡明顯較晚，可能由於取樣地點只侷限於台南縣市，又或者是與個別兒童音素習得的標準較嚴格（音素正確率需達 100%）有關。

林寶貴、黃玉枝、黃桂君、宣崇慧（2007）在其「修訂學前兒童語言障礙量表」之手冊中顯示，3 歲兒童已習得大多數的華語聲母（ㄅ、ㄆ、ㄇ、ㄉ、ㄊ、ㄋ、ㄌ、ㄍ、ㄎ、ㄏ、ㄐ、ㄑ、ㄗ），4 歲兒童習得ㄈ、ㄒ、ㄕ、ㄖ、ㄘ、ㄙ等音，5 歲兒童習得ㄓ、ㄔ等音。在韻母方面，發現 3 歲的兒童已能精熟ㄚ、ㄛ、ㄜ、ㄝ、ㄞ、ㄟ、ㄠ、ㄡ、ㄢ、ㄣ、ㄤ、ㄥ、ㄦ、ㄧ、ㄨ、ㄩ等華語韻母。這些語音習得的年齡在一些音素上有略為高估的傾向，推論可能是因所使用的測驗詞語數量過少、測試材料的詞語音節結構較為簡單，或是構音準確度判斷標準較為寬鬆所致。因為此兒童語音習得年齡的訊息只是一測驗手冊中所附帶的說明，其中並沒有對語音的取樣方式、語音分析的方法或語音習得的標準設定等有更進一步的說明，而這些因素皆會對語音習得年齡的推估產生一定的影響，因此並非算是一個完整的語音習得研究。

鄭靜宜（2017）針對台灣北、中、南地區的兒童進行構音施測語音取樣，評估 416 位 3 到 6 歲的學前兒童，以個別評估方式進行詞語構音和語句構音測驗。以 75%人數比率為習得標準，發現多數華語子音在 5 歲前習得，其中鼻音和不送氣塞音在 3 歲前習得，送氣音以及部分塞擦音和摩擦音在 4 歲習得；較難的摩擦音和塞擦音在 5 歲習得；6 歲兒童尚未習得捲舌音。母音和鼻韻方面，除了捲舌母音（ㄦ）外，母音皆在 3 歲前習得；鼻韻習得較晚，除軟顎鼻韻（ㄤ）外，其餘三個鼻韻在 4 歲時習得，軟顎鼻韻則在 5 歲習得。

由目前的研究結果來看，可得到一個大致的趨勢，語音的發展是一種漸進的過程，約在 7 歲時兒童通常都已能精熟其母語的所有語音（錡寶香，2011）。華語兒童的聲母語音發展以塞音或雙唇音較早發展，而捲舌音（或稱翹舌音或舌尖後音）最慢發展。各研究所發現語音習得的時間有些不一致的情形，錡寶香（2011）推論可能是由於各研究所採取的通過標準不一；取樣的地點、樣本含括全國或地區性；自發表達或是仿說的方式等差異而造成。這些學前兒童華語語音的習得研究之結果資料，如華語子音、母音和鼻韻等各語音習得的年齡，可作為區分正常／異常兒童語音發展的基礎。

華語聲母（子音）的習得

鄭靜宜（2017）對華語學前兒童語音的習得的研究中，兒童依照年齡分有四組，分別是 3 歲組、4 歲組、5 歲組、6 歲組。每組年齡限制在各足歲的前後 2 個月之內，每組取樣人數皆在 80 人以上，在表 5-2 列出各組取樣的人數。圖 5-2 呈現各音素構音正確的人數比例，若以習得的標準（通過）75%來看，多數華語語音（聲母、韻母）在兒童 3 歲、4 歲時已達習得的標準，母音習得時間較子音為早，較難的摩擦音、塞擦音和軟顎鼻韻約在兒童 5 歲時達習得標準。亦即一位典型發展的 5 歲兒童已習得幾乎所有的華語語音，除了 4 個捲舌子音和 1 個捲舌母音（ㄦ）尚未習得以外。

表 5-2　鄭靜宜「華語學前兒童語音的習得」研究中，各年齡組兒童男、女性別人數

年齡組	男	女	全體
3 歲組	37	43	80
4 歲組	46	44	90
5 歲組	65	56	121
6 歲組	50	75	125
總計	195	221	416

資料來源：鄭靜宜（2017）

若由習得的音素種類和數量來看，由圖 5-2 可知 5 歲組和 6 歲組差異不大，推論 5 歲到 6 歲之間構音能力的發展達到一個高原期，然此階段的兒童在構音能力的發展上仍持續熟練精進，至 6 歲時，除了捲舌音和軟顎鼻韻之外，所有的語音皆達「熟練」水準。學前兒童語音發展的過程中各種語音陸續習得，語音習得依循由構音簡單到複雜的順序，3 歲前習得的語音以鼻音、塞音為主；4 歲時送氣子音以及部分的塞擦音和摩擦音達習得水準；較難的摩擦和塞擦音（如ㄙ、ㄈ、ㄘ等音）在 5 歲時達習得的水準；捲舌音的習得則可能發生在 6 歲之後。這些子音的習得順序符合一般在英語和華語研究的普遍趨勢，也和林郡儀、林桂如（2015）整理有關華語聲母、韻母發展的相關文獻所歸納的結論相近似。

兒童語音的學習是漸進累積過程，語言中各個音素陸續地學會，亦即各音素陸續地達到習得或精熟的水準。依據各年齡組各聲母音素正確構音人數比率的資料，若以 75%作為一個音素習得的標準，依據兒童華語聲母達到習得標準的時間，將兒童語音習得過程分為以下五個年齡階段：

- 3 歲前：ㄅ、ㄇ、ㄋ、ㄏ等音達到習得標準。
- 3 歲：ㄉ、ㄌ、ㄍ、ㄐ等音達到習得標準。
- 4 歲：ㄆ、ㄊ、ㄎ、ㄑ、ㄒ等音達到習得標準。
- 5 歲：ㄈ、ㄗ、ㄘ、ㄙ等音達到習得標準。
- 6 歲後：ㄓ、ㄔ、ㄕ、ㄖ等音達到習得標準。

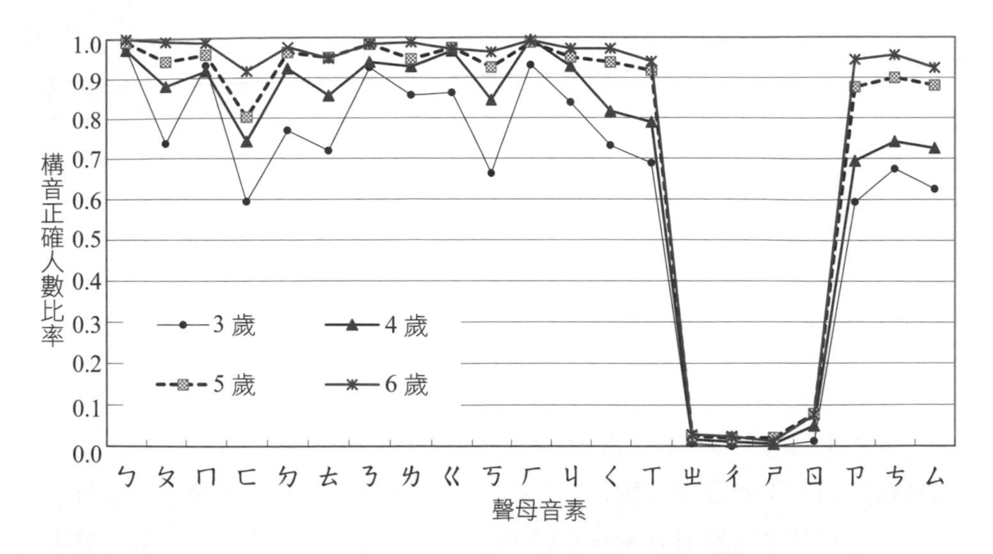

圖 5-2　鄭靜宜「華語學前兒童語音的習得」研究中，
各個聲母在四個年齡組之構音正確人數比率

資料來源：鄭靜宜（2017）

由表 5-3 可知，兒童的各華語音素習得時間的順序大致符合之前研究發現的語音習得趨勢，例如：3 歲前兒童習得的語音以鼻音、塞音為主；4 歲兒童在送氣塞音、送氣塞擦音和顎摩擦音達習得水準；5 歲兒童學得唇齒和齒槽部位的摩擦音與塞擦音，如/f/、/s/等音；捲舌音習得時間在 6 歲之後。多數的子音是兒童在 3 至 4 歲時習得，大多數 5 歲兒童可說出正確的摩擦音和塞擦音。事實上，若由習得音素的人數比率來看，5 歲組和 6 歲組的差異不大，可見 5 至 6 歲之間語音成長達到一個高原期，5 歲時大多數的華語聲母音素在此階段皆已習得，6 歲組則持續熟練精進，使各語音的構音技巧達穩定，最後只剩下較難的捲舌音尚未學會。5 歲組和 6 歲組的差異主要是各摩擦音和塞擦音的正確人數比率持續增加至 90%以上，因此由 5 至 6 歲這段時間屬於構音技巧精進時期。在捲舌音方面，習得 4 個捲舌音的人數比率在學前階段皆是在 10%以下，顯示捲舌音在兒童學前階段並未達習得水準，甚至也尚未達萌發水準，華語捲舌音的習得時間推測應在 6 歲之後。

表 5-3　兒童各華語聲母音素達習得與精熟水準的年齡

年齡	達習得水準（75%）	達熟練水準（90%）
3 歲前	ㄅ、ㄇ、ㄋ、ㄏ	ㄅ、ㄇ、ㄋ、ㄏ
3 歲	ㄉ、ㄌ、ㄍ、ㄐ	
4 歲	ㄆ、ㄊ、ㄎ、ㄑ、ㄒ	ㄉ、ㄌ、ㄍ、ㄐ
5 歲	ㄈ、ㄗ、ㄘ、ㄙ	ㄆ、ㄊ、ㄎ、ㄑ、ㄒ
6 歲		ㄈ、ㄗ、ㄘ、ㄙ
6 歲後	ㄓ、ㄔ、ㄕ、ㄖ	ㄓ、ㄔ、ㄕ、ㄖ

表 5-4 列出四個華語相關研究對兒童聲母習得年齡的推估。表中所列的音素是以 75%為通過人數比率為標準得到的音素資料，事實上，鄭靜宜（2003）的研究已發現兒童在 2 歲半時已習得ㄅ、ㄇ、ㄋ、ㄏ等音。其中較為共同一致的發現是華語ㄓ、ㄔ、ㄕ、ㄖ音習得的時間在 6 歲之後，而「6 歲後」的兒童究竟是在何時學會捲舌子音的呢？在台灣說華語的兒童直至成年是否可能從未學會此類語音呢？事實上，這是有可能的。在台灣，華語捲舌音的不捲舌化其實是一種普遍的現象，台灣華語的文獻中一致指出，即使在成人的語音中，捲舌音通常也不會完整地呈現（Chang, 2011; Chung & Chung, 2006; Chuang & Fon, 2010）。一般推測可能是在台灣的華語由於受到台語的影響，且因華語捲舌音的不捲舌化歷程並不太會影響語音清晰度，在台灣的華語成人說話者常見有不捲舌化的情形（謝國平，1998）。因此兒童在學前階段未能習得捲舌音，其實是反映台灣特殊的語言環境，因此在評估華語兒童語音時，不捲舌化的語音錯誤應與其他語音錯誤區隔看待之。

因為華語 21 個聲母中有 4 個捲舌音，在計算子音正確率時，一般兒童的子音正確率多數不會超過 83%，是因 4 個捲舌音無法正確說出之故，此學習高原現象於 6 歲組最為明顯。此情形和其他語言的兒童語音習得情況相較，似乎是一個較為特殊的情形。若比較 Zhu 與 Dodd（2000a）對於中國北京地區兒童的語音評估分析結果，可發現捲舌音依然是較晚習得的音素，然而它們的難度卻和舌尖前（齒槽位置）摩擦音或塞擦音的程度相

表 5-4　各華語相關研究之聲母習得年齡比較

年齡	鄭靜宜（2017）	鄭靜宜（2003）	Hua 與 Dodd（2000a）	王南梅等人（1984）
3 歲前	ㄅ、ㄇ、ㄋ、ㄏ	ㄅ、ㄇ、ㄋ、ㄏ	ㄉ、ㄊ、ㄇ、ㄋ、ㄏ、ㄅ、ㄆ、ㄍ、ㄎ、ㄐ、ㄑ、ㄒ	ㄅ、ㄇ、ㄉ、ㄋ、ㄊ、ㄎ、ㄍ、ㄏ、ㄆ
3 歲	ㄉ、ㄌ、ㄍ、ㄐ	ㄉ、ㄌ、ㄍ、ㄐ	ㄈ	ㄎ、ㄑ、ㄗ
3.5 歲				ㄒ、ㄘ、ㄙ、ㄈ
4 歲	ㄆ、ㄊ、ㄎ、ㄑ、ㄒ	ㄊ、ㄎ、ㄑ	ㄌ、ㄙ、ㄖ、ㄕ	ㄐ
5 歲	ㄈ、ㄗ、ㄘ、ㄙ	ㄆ、ㄈ、ㄒ	ㄗ、ㄘ、ㄓ、ㄔ	
6 歲		ㄗ		
6 歲後	ㄓ、ㄔ、ㄕ、ㄖ	ㄘ、ㄙ、ㄓ、ㄔ、ㄕ、ㄖ		ㄓ、ㄔ、ㄕ、ㄖ

當，捲舌音和非捲舌音之間在構音困難度上，似乎並沒有如台灣的兒童存在著一個特別的差距（gap）。可見台灣說華語兒童捲舌音習得時間的延遲，構音動作難度並非唯一的因素，華語捲舌音在台灣的音韻流變也可能才是最主要的因素，在兒童語音構音評估時捲舌音的正確性標準是個值得考量的議題。

鄭靜宜（2017）研究發現兒童「ㄐ」音在 3 歲習得，「ㄑ」音在 4 歲習得，是比較符合一般兒童語音習得的趨勢，因為摩擦音一般習得的時間是晚於塞音的，且送氣音會較不送氣音晚習得。而在王南梅等人（1984）的研究中，「ㄐ」音習得的時間於 4 歲，若不計捲舌音，是最晚習得的語音，「ㄑ」音則在 3 歲習得。「ㄐ」音習得的時間晚於「ㄗ、ㄒ、ㄘ、ㄙ、ㄈ」等音的習得，此為該研究結果較不合理的現象，因為「ㄐ」為不送氣音通常應早於送氣的「ㄑ」音，「ㄐ」音不應該是華語中最困難的語音（捲舌音不計）才是。

根據王南梅等人（1984）的研究結果 3 歲之前說華語的兒童已習得許多音素，包括ㄅ、ㄇ、ㄆ、ㄏ、ㄎ、ㄍ、ㄉ、ㄋ、ㄊ等九個音素，兒童在 4 歲時已習得多數的華語聲母。推測可能是因為王南梅等人的研究所使用的詞語材料數量較少，且音境較為簡單之故，因此得出兒童語音習得的時間較早。若比較鄭靜宜（2017）以及王南梅等人的研究結果，兩個研究的共同點是，華語聲母音素習得的語音種類在 5 歲是無差異的，5 歲組兒童已習得絕大多數的華語子音，只剩下較難的捲舌音尚未學會，代表 5 歲時兒童語音發展已達一個階段性的習得任務。音素習得主要的關鍵時間應在 4 歲和 5 歲之間，鄭靜宜（2011）對華語兒童音韻歷程分析的研究也顯示，4 歲之後的兒童多數的音韻歷程會大幅消逝，主要是摩擦音和塞擦音的習得發展，多數兒童在 5 歲時已習得這些較難音素（捲舌音除外）的構音，並且持續熟練精進。Singha、Shantisudhaa 與 Singh（2007）的英語語音習得研究發現，5 歲和 7 歲兒童的言語差別主要是在詞語構音的時長和停頓時長的減少，事實上構音正確率差異不大，主要是在構音動作熟練程度的差異，表示正常 5 歲兒童在說話時皆已具有掌握基本正確構音的能力，5 歲之後主要在構音動作的協調性或流暢性持續地精進熟練，讓構音動作更為流暢、協調。

由表 5-4 的音素習得年齡的資料可知，雖然皆是以 75%通過人數比率為標準，但各研究之間尚有不小的差異存在，推論主要可能是因各研究所使用的測驗材料不同，或是對個別兒童所持的通過標準不同，又或是語音正確判斷的標準不同等因素，造成這些音素習得時間上的差異。在言語材料選擇上，需特別重視共構、音境對聲母構音的影響（鄭靜宜，2009），在詞語構音測驗中每個聲母的測試有 2 次，各在兩種難易不同的音節語境。兒童構音的正確性需根據 2 次的產出機會做判斷，而 2 次產出必須皆正確才算該音素構音正確。在語句構音測驗中每個聲母的測試也至少有 2 次以上的評估機會，且必須皆為正確才算該音素構音正確。之前的一些研究（如林寶貴等人，2007）許多皆是只憑兒童於單一詞語的表現來決定兒童對該音素的構音正確性，如此容易因選詞而造成偏誤。

兒童音素構音的正確性依據並不能只憑 1 次（於一個詞語）的產出表現來判斷，而是根據至少 2 次以上的產出表現，兩次的表現皆要正確則此兒童之該音素才能算是習得。若於測驗中在某一音素的構音方面，兒童出現任一種構音的錯誤，則該音素對於該兒童屬於尚未習得，這也是一般臨床在正式構音評估時所採用的標準。因此，就整個年齡層組而言，音素習得的年齡自然就會推遲得較晚，這可能是鄭靜宜（2017）研究和王南梅等人（1984），以及 Zhu 與 Dodd（2000a）的研究結果在習得年齡上有差異的原因之一。此外，在語音習得研究中習得標準的寬嚴以及語音正確判斷標準的不同，也會影響研究的結果。若不管絕對的習得時間差異，事實上，各研究中各聲母的習得順序的型態趨勢大致是相似的。

雖然取樣的地點有所不同，鄭靜宜（2017）研究各語音習得的時間和鄭靜宜（2003）的研究的結果是相近似的，這兩個研究的結果皆符合相關文獻中一般子音習得的順序型態，例如：不送氣音較送氣音發展早、塞音較摩擦音與塞擦音發展早、雙唇音較齒槽音習得早。這個構音發展的順序顯示構音動作的複雜或精細度對言語動作正確性的影響。塞音構音是氣流全有或全無的口腔阻塞後開放的動作，有雙唇、齒槽和軟顎三個持阻位置，動作較單純，是兒童較早發展的語音種類。鼻音也是較早發展的語音，鼻音的構音動作和塞音類似，只是軟顎未上抬提起，氣流可以由鼻腔通過，是兒童早期喃語常出現的語音。摩擦音則需要時間較長的窄氣流通道，需要舌頭持續靠近上顎精細調整氣流量，需要精細的構音動作，故較為困難，其中軟顎摩擦音〔/x/（ㄏ）〕是例外，發此音時構音口道較開放，只要壓縮口道後端即可發出，構音動作不像其他摩擦音那麼精細，是兒童較早發展的語音。塞擦音則是需要阻塞後摩擦的動作，動作較複雜，和摩擦音類似，習得的時間較晚。送氣音的動作比起不送氣音，因為多了送氣動作，較為複雜，因此習得的時間較不送氣音為晚。

第三節　英語與華語兒童語音習得的比較

與英語的研究相較，可發現說華語兒童的各音素習得時間明顯地較為早，例如：/s/ 音素，說華語的兒童 3 歲半習得（根據王南梅等人，1984）或 5 歲習得（根據鄭靜宜，2017），而說英語的兒童則於 4 歲半（根據 Templin, 1957）或 7 歲才習得（根據 Smit et al., 1990），例如：/l/音素，說華語的兒童 3 歲習得，而說英語的兒童則於 6 歲或 6 歲半習得（根據 Templin, 1957）。英語和華語的語音種類本就有所差異，例如：華語中的捲舌音是較困難的語音，兒童通常在 6 歲之後才習得，英語則無此類語音。但若不計捲舌音，華語兒童的整體音素習得時間約在 5 歲完成，和英語研究習得的時間相較有略早的趨勢，究其原因可能是兩種語言在詞語的音節結構或是語音種類差異所致。

由於一個音素的構音並非是單獨的動作，而是嵌在詞語之中，而詞語的構音動作為連貫一體的動作。英語的詞語通常音節數較多，且音節結構較複雜，英語的音節大多有音節末輔音，音節末輔音通常較晚習得，若一個研究中對於音素習得所訂的標準是，若必須在出現於音節結構中各可能的位置皆達一定的正確率（如 75%）才算通過，這會導致音素的習得時間變得較晚。因為音節末尾的子音通常聽起來不是很明顯，且構音動作較為複雜。

反觀華語大多為 CV 開放式音節，為最簡單的音節形式，子音音素絕大多數位於音節之首，是最利於構音的位置。華語雖有複韻母與結合韻的存在，但相對地較不困難。華語各語音音素在音節中構音動作的難度相對地較簡單。根據王南梅等人（1984）研究結果，除ㄤ韻、ㄩ韻和ㄩ的結合韻外，韻母的錯誤率皆在 3.2%以下。再者，英語有結合輔音（consonantal clusters）的存在，結合輔音是英語中構音最困難的結構，個別的子音放在結合輔音中會增加構音動作的複雜度。以上這些皆是可能造成英語和華語兒童語音習得的時間有所差異的原因。

語音庫存

「語音庫存」（phonetic inventory）簡稱為「語音庫」或「語音目錄」，又被稱為語音廣度。語音目錄的分析是指兒童外在語音表現的多樣性，像是如目錄列出兒童可正確說出的語音（或音素）類別，而這些語音是兒童已達習得標準的語音。語音目錄的完整程度判斷，通常以成人語言的語音形式和數量為標準（Bauman-Waengler, 2000），如語言中有哪些音素或語音類別已經習得，亦即由語音目錄的分析可得知兒童可正確產出哪些音素，而哪些音素則有錯誤，尚待發展。根據語音目錄可算得兒童可正確產出子音（或母音）數量的比例。Shriberg（1993）提出以子音正確率（percentage of consonant correct, PCC）（Shriberg & Kwiatkowski, 1982）為指標，分析兒童言語的語音正確性，並依據兒童語音的發展階段將語音目錄中的語音分為三群，即依照兒童習得音素時間的早晚將英語子音分為三群，每群中各有 8 個英語子音音素，其中最早習得的音素有/m, b, j, n, w, d, p, h/等音，稱為早八音（early eight sounds）；中期習得的音素有/ t, k, g, ŋ, f, v, ʧ, ʤ /等，稱為中八音（middle eight sounds）；晚期習得的音素有/ ʃ, ʒ, s, z, ð, θ, l, r/等音，稱為晚八音（late eight sounds）。晚八音是最晚發展出來的語音，以摩擦音為主，是較難的語音。Bleile（2006）指出，此子音習得的階段分期十分簡潔、易懂且實用，可作為語音評估或治療成效的評斷標準，而最晚發展出來的晚八音是說英語的語音異常（SSD）兒童最容易出現錯誤的語音，常成為介入治療目標的目標音。何以這些音會較晚習得？這是因為這些晚八音的構音方式屬於摩擦音或流音類別，而這些語音的構音動作較精細，且這些音素大多還涉及構成英語的「輔音群」，此為英語中較複雜的音節結構（如 CCVCC），因而使得兒童習得這些語音的時間較晚。

華語子音的習得是否也可做早、中、晚這樣的劃分呢？說華語的學前兒童之語音目錄是否也可以像 Shriberg（1993）英語語音目錄一樣做分群呢？由表 5-4 鄭靜宜（2017）的研究可知，若以 4 歲為分界，4 歲前兒童已習得ㄅ、ㄇ、ㄋ、ㄏ、ㄉ、ㄌ、ㄍ、ㄐ等8個音，這和 Shriberg 的早八音中有5個音是相近似的。4歲之後至6歲前兒童習得ㄆ、ㄊ、ㄎ、ㄑ、ㄒ、ㄈ、ㄗ、ㄘ、ㄙ等 9 個音，這些音大多是屬於 Shriberg 的中八音和晚八音，主要是送氣塞音、塞擦音和摩擦音。華語的 4 個捲舌音則是最後習得的一群音，習得的時間最晚，是最困難的一群語音，有些人可能直到成人階段都未能達到習得標準。因此，依據習得的時間，華語 21 個聲母的大致可分為三群，早八音：ㄅ、ㄇ、ㄋ、ㄏ、ㄉ、ㄌ、ㄍ、ㄐ，中九音：ㄆ、ㄊ、ㄎ、ㄑ、ㄒ、ㄈ、ㄗ、ㄘ、ㄙ，晚四音：ㄓ、ㄔ、ㄕ、ㄖ。此外，華語有一個子音/ŋ/，很特殊只位於韻母，組成聲隨韻母，此音素的習得時間約在 5 歲，有關華語韻母習得在下面的段落將有較詳細的討論。

說華語的學前兒童的語音目錄中一般會有多少個語音呢？由於華語 21 個聲母之中捲舌音最難，若 4 個捲舌音不計，有 17 個子音。華語兒童語音庫的數量可由鄭靜宜（2017）研究裡所統計的正確聲母數量推估（如表 5-5 所示），兒童言語中正確聲母數量有顯著的年齡效果，年齡愈大的兒童，習得的音素數量就愈多。5 歲、6 歲組的構音正確聲母數量平均達 16 個，很接近上限 17 個。鄭靜宜的研究亦發現，學前兒童的正確聲母數量會受到發語單位的影響，兒童在說「語句」時會比說「詞語」時出現較多的語音錯誤，說語句的正確聲母數量比說詞語時的正確聲母個數來得較少（如表 5-5 所示）。此結果與聲母構音正確率分析的結果相似，顯示學前兒童的語音製造會受到發語單位的影響，在說語句時會比說詞語時構音錯誤數量為來得多，此為語音產出單位效果，亦即語音產出的單位大小會影響學前兒童聲母構音的正確性。

詞語構音正確率

詞語構音正確率，簡稱為詞語正確率（whole word accuracy, WWC）是指語料的所有詞語中構音正確的百分比，亦即具有正確構音詞語的百分比值，所謂具有正確構音詞語是指一個詞語中沒有任何的構音錯誤，亦即詞語中的子音、母音構音皆為正確，沒有替代、省略、添加、扭曲等語音

表 5-5 詞語構音正確聲母數、語句構音正確聲母數的比較 （單位：個）

年齡組	詞語構音測驗			語句構音測驗	
	人數	Mean	SD	Mean	SD
3 歲	80	13.56	3.31	12.81	3.28
4 歲	90	14.97	2.34	14.48	2.51
5 歲	121	16.02	1.74	15.88	2.15
6 歲	125	16.5	1.59	16.43	1.39
平均	416	15.47	2.46	15.15	2.67

資料來源：鄭靜宜（2017）

錯誤。Schmitt、Howard 與 Schmitt（1983）提出可用詞語正確率作為構音效率（articulation proficiency）的指標，他們以自發言語作業評估 240 位 3 至 7 歲兒童的詞語正確率，結果發現兒童的詞語正確率隨著年齡增加而漸增高，由 68.5%（3 歲組）增加至 96.4%（7 歲組），見表 5-6 的左半部資料所列。

鄭靜宜（2018）分析華語的詞語構音正確率，評估 3 歲到 8 歲兒童的詞語正確率，計算方式是以詞語構音測驗中全部 36 個詞語為單位，計算沒有出現構音錯誤詞語所占的百分比值。詞語構音的正確性判斷以聲母和韻母皆無出現構音錯誤為準，若一詞語中有出現任何一個音誤，則該詞語視為錯誤詞語。結果發現華語兒童的詞語正確率也是隨著年齡增加而漸增高，由 55.8%（3 歲組）增加至 84.1%（8 歲組），見表 5-6 的右半部資料所列。

以上兩個有關詞語構音正確率的研究皆發現，隨著兒童的年齡的增加，詞語構音正確率也隨之漸增。比較兩研究的詞語構音正確率，英語兒童的詞語構音正確率較高於華語兒童，何以華語的詞語構音正確率較低？可能是因為華語有捲舌音，台灣兒童的華語捲舌音正確率一向不高，因而壓低了詞語的正確率，也因此華語 8 歲兒童的詞語正確率仍無法突破 90%，這是華語捲舌音錯誤導致的玻璃天花板效應（glass ceiling effect）所致。另一個原因可能是取樣語料的差異，Schmitt 等人（1983）的研究分

表 5-6　英語與華語的兒童詞語構音正確率比較

年齡（歲；月）	Schmitt 等人（1983）			鄭靜宜（2018）		
	人數	正確率（%）	SD	人數	正確率（%）	SD
3;0	30	68.5	10.3	143	55.8	16.0
3;6	30	76.4	10.7			
4;0	30	80.0	10.3	161	64.6	15.1
4;6	30	83.8	5.5			
5;0	30	88.0	6.0	205	71.9	12.4
5;5	30	88.7	7.8			
6;0	30	91.9	4.9	184	76.5	11.1
7;0	30	95.4	2.1	89	80.5	7.8
8;0				81	84.1	10.0

析的是自發性對話語料，兒童在對話言語時可能會迴避構音較困難的詞語，而導致構音正確率較高。鄭靜宜（2018）分析的語料是詞語構音測驗的語料，評估涵蓋華語語音中的所有子音和母音以及聲隨韻母，兒童無可迴避，故語音錯誤會相對較多。因此由於語言語音的差異，一些英語兒童的語音發展指標，如 WWC、PCC 等的常模標準可能無法適用於說華語兒童。

第四節　華語母音與鼻韻的習得

母音與鼻韻的構音正確人數比率的計算，是整合兒童的詞語構音和語句構音測驗結果的資料，和子音習得採用同一種標準，即若一音素在一年齡組達 75%以上的正確構音人數比率，則該音素屬於已習得程度。圖 5-3 呈現鄭靜宜（2017）研究中四個年齡組的華語母音和鼻韻構音正確人數比率。除了捲舌母音（ㄦ）外，3 歲組兒童在華語各母音音素的正確構音人數比率皆在 75%以上，顯示母音的發展在 3 歲或 3 歲之前已達習得水準。

然而，若比較母音構音的熟練程度（90%），各個母音還是有差異性，其中ㄧ、ㄨ、ㄩ三音，因可作為介音使用，涉及較複雜的音節結構，兒童容易出現省略型錯誤，正確構音人數比率稍較低，較那些純粹作為元音的母音為低，此三母音雖然在 3 歲組正確比率在 75%以上，已達習得水準，但卻未達熟練水準。可知華語中可作為介音的三個母音（ㄧ、ㄨ、ㄩ）的發展雖然在 3 歲已達習得的水準，但要達熟練程度（90%）則在 4 歲之後，此三個介音的發展由習得到熟練還需約 1 至 2 年的時間。

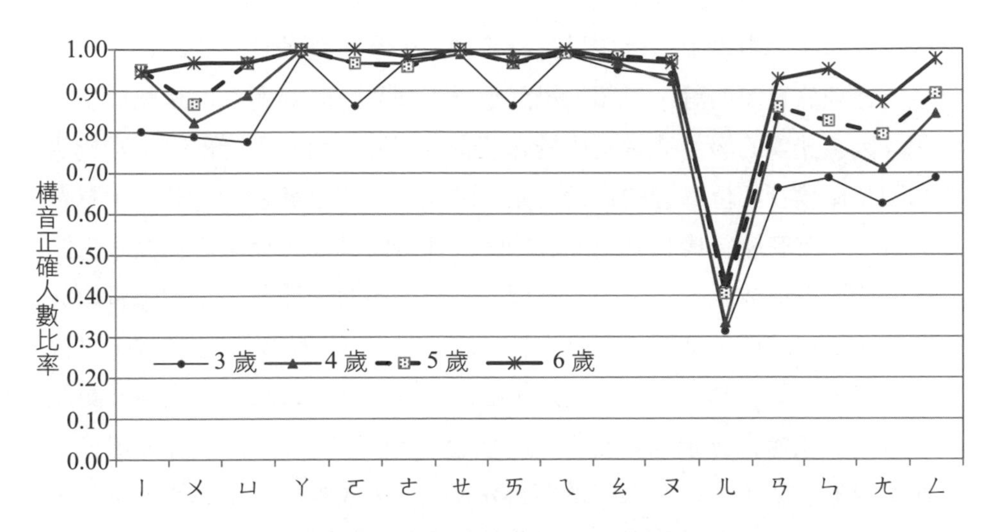

圖 5-3 鄭靜宜「華語學前兒童語音的習得」研究中，各母音和鼻韻母之構音正確人數比率

資料來源：鄭靜宜（2017）

其他在 3 歲未達「熟練」程度的母音，尚有ㄛ和ㄞ兩個母音，這兩音在 3 歲組正確比率為 86%，其實已經很接近構音熟練程度。整體而言，母音的發展若不計捲舌母音，大多數兒童在 3 歲時所有母音的構音皆已達「習得」的水準，且在 6 歲時所有母音的構音達「熟練」的水準。3 至 5 歲兒童未達精熟程度的母音主要是帶有介音（ㄧ、ㄨ、ㄩ）的結合韻，因此 3 至 6 歲的學前階段主要是這些帶有介音之韻母的構音熟練精進時期。

台灣兒童普遍有不捲舌音化的構音問題，華語母音之中最難的母音當屬於捲舌母音（ㄦ），學前兒童捲舌母音的正確構音人數比率未能突破75%，6歲組最高也只有43%，顯示捲舌母音直至兒童6歲時也尚未習得，甚至也未達 50%的萌發水準。然而，和捲舌子音的正確人數比率相較，捲舌子音的正確人數比率皆在 10 %以下，而捲舌母音的構音正確人數比率則較高，可見同為捲舌語音，在母音的習得方面還是較子音為易，此原則即使是帶有捲舌特徵的語音也是相同的。

華語中構音最難的韻母當屬「鼻韻母」。華語有四個鼻韻母（ㄢ、ㄣ、ㄤ、ㄥ）。事實上，鼻韻母是母音加上子音（鼻子音）的結合，若就常見的錯誤音種類而論，鼻韻的錯誤應當不屬於母音問題，而是屬於子音問題，因為錯誤的發生通常是位於鼻子音的部分，而非母音部分。常見錯誤類型是兩構音部位鼻音的替代，如ㄤ說成ㄢ，或是鼻音的省略。帶有鼻韻的音節，其音節結構和華語多數的開放性音節迴異，兒童容易發生音節結構的簡省歷程或末尾子音省略歷程。華語大多數音節為子音和母音組成的開放式音節結構，華語中只有少數音節是具有 CVC 的音節結構，且只允許音節末尾子音為鼻音，也就是鼻韻母（鍾榮富，2010）。由各年齡組的母音和鼻韻構音正確人數比率資料來看，3 歲組兒童的四個鼻韻母皆尚未達習得的水準（未通過 75%的習得水準），4 歲組則除了鼻韻ㄤ以外，其他三個鼻韻皆已達「習得」的水準，但這些鼻韻語音要達「熟練」水準則要等到 6 歲或 6 歲之後。其中軟顎鼻韻（ㄤ）的發展最慢，到 5 歲時才達「習得」水準，直到 6 歲也還未達「熟練」的水準，可知華語中軟顎鼻韻是最晚習得的韻母。總之，學前兒童鼻韻母的構音發展時間較母音為晚，4 至 5 歲階段是鼻韻語音發展的重要時期，代表著兒童在音節結構音韻方面能力的成熟。

在韻母部分，除捲舌母音外，3 歲兒童皆已習得華語的母音。除了聲隨韻母和捲舌母音之外，學前兒童在韻母的構音錯誤率不高，例如：根據王南梅等人（1984）的研究，除ㄤ韻、ㄩ韻和ㄩ的結合韻外，韻母的錯誤率平均皆在 3.2%以下；這和林寶貴、林美秀（1993）的研究相較則較晚，他們的研究結果顯示，除了圓唇音「ㄩ」外，說華語兒童到 3 歲時已能精熟所有韻母。兒童習得聲隨韻母的時間約在 4、5 歲之間，其中以軟顎鼻韻最慢習得，兒童要等到 5 歲時才習得。由於聲隨韻母涉及較複雜的音節結構，鼻韻母的錯誤型態主要是鼻音省略，或是齒槽與軟顎兩構音位置鼻音之間的替代性錯誤，以齒槽鼻韻取代軟顎鼻韻，如「小星星」講成「小心心」，這可能與華語在台灣受到台語的影響有關。

結語

語音發展研究的結果可作為常模之用，作為評估學前兒童構音能力的標準，亦可作為兒童語音異常診斷的依據，供個案語音構音評估之後結果的比較對照。將個案資料和研究的同年齡組兒童音素發展情況相比較，可了解個案構音問題在發展向度的嚴重度或偏移典型發展的變異性。由語音異常兒童於測驗的表現和研究之相同年齡組的差異，可以推論一位語音異常兒童語音發展遲緩的嚴重程度。

功能性語音異常兒童在語音製造上存在著程度不一的缺陷，在其內在有音韻系統缺損，表現於外的問題則是語音產生不佳，兩者一體兩面，不易區分（Hodson & Paden, 1983）。兒童的語音錯誤根源可能是由於動作控制的問題、區辨能力失當（鄭靜宜，2016；Kronvall & Diehl, 1954; Locke, 1980）或音韻概念分化不足（鄭靜宜，2011），究竟為何者，則需在語音評估和介入過程中不斷地檢視與證驗。由於各音素的難易度差異以及兒童的語音能力有限，兒童在各音素習得的時間並不一致，每種語音的製造皆涉及動作和聽知覺特徵認知的成分。兒童在語音學習出現的問題，一則可能是因無法做到複雜的構音動作，二則可能是語音認知系統的不成熟，或語音認知系統中對語音特徵的區分掌握不佳，對於音素之間的差異未能辨察，產生的語音自然有錯誤。典型發展的兒童的語音習得順序具有發展的適當性（developmental appropriateness），可提供語言治療師作為介入時目標音選擇或設定時的參考，若介入目標音素的排列順序能把握由簡單至困難的原則，介入訓練自可事半而功倍，獲得較佳的介入成效。

參考文獻

中文部分

王南梅、費珮妮、黃恂、陳靜文（1984）。三歲至六歲學齡前兒童華語語音發展結構。**聽語會刊，1**，12-15。

林郡儀、林桂如（2015）。學前華語兒童聲韻母發展之探討。**特殊教育季刊，137**，31-38。

林寶貴、林美秀（1993）。**學前語言障礙評量表**。台北市：國立台灣師範大學。

林寶貴、黃玉枝、黃桂君、宣崇慧（2007）。**修訂學前兒童語言障礙評量表**。台北市：國立台灣師範大學。

劉麗容（1991）。**如何克服溝通障礙**。台北市：遠流。

鄭靜宜（2003）。**兒童國語構音測驗**。台南市：國立台南大學特殊教育學系。

鄭靜宜（2009）。學齡前兒童聲母構音在不同韻母音境的不一致性。**台灣聽力語言學會雜誌，24**，59-78。

鄭靜宜（2011）。學前兒童華語聲母之音韻歷程分析。**特殊教育學報，34**，133-168。

鄭靜宜（2016）。語音異常兒童的語音區辨及聲學調整對其聽知覺的影響。**特殊教育研究學刊，41**（3），35-66。

鄭靜宜（2017）。華語學前兒童語音的習得。**華語文教學研究，14**（3），109-135。

鄭靜宜（2018）。**華語兒童構音與音韻測驗**。新北市：心理。

錡寶香（2011）。**兒童語言與溝通發展**。台北市：心理。

謝國平（1998）。台灣地區年輕人ㄓㄔㄕ與ㄗㄘㄙ真的不分嗎？**華文世界，90**，1-7。

鍾榮富（2010）。華語的韻母結構的本質。**台灣聽力語言學會雜誌，26**，17-34。

英文部分

Arlt, P. B., & Goodban, M. T. (1976). A comparative study of articulation acquisition as based on a study of 240 normals, aged three to six. *Language, Speech, and Hearing Services in Schools, 7*(3), 173-180.

Bauman-Waengler, J. (2000). *Articulation and phonological impairments.* Boston, MA: Allyn & Bacon.

Bernthal, J. E., Bankson, N. W., & Flipsen, P. (2013). *Articulation and phonological disorders: Speech sound disorders in children* (7th ed.). Boston, MA: Pearson.

Bleile, K. M. (2006). *The late eight.* San Diego, CA: Plural.

Chang, Y.-H. S. (2011). A corpus study of retroflex realizations in Beijing and Taiwan Mandarin. *Proceedings of the 17th International Congress of Phonetic Science,* 440-443.

Chuang, Y.-Y., & Chung, K. S. (2006). Contraction and backgrounding in Taiwan Mandarin. *Concentric: Studies in Linguistics, 32*(1), 69-88.

Chuang, Y.-Y., & Fon, J. (2010). The effect of prosodic prominence on the realizations of voiceless dental and retroflex sibilants in Taiwan Mandarin spontaneous speech. In *Proceedings of Speech Prosody*. Retrieved from https://www.isca-speech.org/archive/sp2010/papers/sp10_414.pdf

Edwards, J., & Beckman, M. E. (2008). Methodological questions in studying consonant acquisition. *Clinical Linguistics & Phonetics, 22*(12), 937-956.

Goldman, R., & Fristoe, M. (2000). *Goldman-Fristoe Test of Articulation (2nd ed.): Manual.* Circle Pines, MN: American Guidance Services.

Hodson, B. W., & Paden, E. P. (1983). *Targeting intelligible speech: A phonological approach to remediation.* Boston, MA: College-Hill Press.

Kronvall, E. E., & Diehl, C. (1954). The relationship of auditory discrimination to articulatory defects of children with no known organic impairment. *Journal of Speech and Hearing Disorders, 19*, 335-338.

Locke, J. (1980). The influence of speech perception in the phonologically disordered child. Part II: Some clinically novel procedures, their use, some findings. *Journal of Speech and Hearing Disorders, 45*, 445-468.

Poole, I. (1934). Genetic development of articulation of consonant sounds in speech. *The Elementary English Review, 11*(6), 159-161.

Schmitt, L. S., Howard, B. H., & Schmitt, J. F. (1983). Conversational speech sampling in the assessment of articulation proficiency. *Language, Speech, and Hearing Services in Schools, 14*(4), 210-214.

Shriberg, L. D. (1993). Four new speech and voice-prosody measures for genetics research and other studies in developmental phonological disorders. *Journal of Speech, Language, and Hearing Research, 36*, 105-140.

Shriberg, L. D., & Kwiatkowski, J. (1982). Phonological disorders III: A procedure for assessing severity of involvement. *Journal of Speech and Hearing Disorders, 42*, 242-256.

Singha, L. L, Shantisudhaa, P., & Singh, N. C. (2007). Developmental patterns of speech production in children. *Applied Acoustics, 68*(3), 260-269.

Smit, A. B., Hand, L., Freilinger, J. J., Bernthal, J. E., & Bird, A. (1990). The Iowa articulation norms project and its Nebraska replication. *Journal of Speech and Hearing Disorders, 55* (4), 779-798.

Templin, M. (1957). *Certain language skills in children: Their development and interrelationships.* Minneapolis, MN: University of Minnesota Press.

Zhu, H., & Dodd, B. (2000a). The phonological acquisition of Putonghua (modern standard Chinese). *Journal of Child Language, 27*(1), 3-42.

Zhu, H., & Dodd, B. (2000b). Development and change in the phonology of Putonghua-speaking children with speech difficulties. *Clinical Linguistics & Phonetics, 14*(5), 351-368.

Zua, H. (2002). *Phonological development in specific contexts: Studies of Chinese-speaking children* (Vol. 3). UK: Multilingual Matters.

Chapter

6

語音異常的評估與診斷

學習目標

讀者可以由本章學習到：

- 語音異常的診斷
- 對語音異常個案評估的基本原則
- 語音異常個案評估工作流程
- 語音異常測驗或評估工具的使用

第一節　語音異常的診斷

評估是蒐集資料供我們做診斷性的判斷。診斷分兩方面來看，外在的區分性診斷（differential diagnosis）以及內在的次類型診斷。區分性診斷是指將某個特定疾病從其他展現類似症狀的疾病中區分開來，辨識出某一目標病症出來。區分性診斷是回答「有／無」（yes/no）的問題，即此個案是否真的有語音異常，是否確定為語音異常個案，而非其他問題類似的情況，如DAS、吶吃等，或是有共病的情況。通常語音異常的診斷應根據標準化語音異常測驗的結果來判斷，所得的分數落於截切水準之下，並滿足一些排除條件，如患有一些神經性疾病。外在的區分性診斷確定為語音異常之後，再進行次類型的診斷。

在第 1 章時，有談到語音異常的幾種次類型的分類法，亦即依據不同的準則有幾種不同的分類法。採用何種分類法可能與日後將採用之介入法類別有關。基本上，不同的異常類型採用不同的介入法，語音異常的介入法大致分以動作為取向的介入法、以音韻（或語言學）為取向的介入法，以及以整體語言能力提升為取向的介入法，其中以整體言語能力提升的介入法，如全語言介入法，適用於語音異常合併語言發展遲緩的個案。採用何種介入法需考量個案的語音障礙性質（如嚴重度或合併症等）以及語音錯誤的根源因素（構音或是音韻），而這些資訊需要在評估時取得。

圖 6-1 大致說明語音評估和介入過程的銜接分流情形。介入者在做語言評估之時，需判斷個案的語音障礙問題是何種類型，是屬於圖 6-1 中所列的四個異常類型中的哪一種？是否只是單純構音與音韻障礙，或是連帶合併有語言發展遲緩或異常？或是合併有其他言語異常，如語暢異常或是音聲障礙？再者介入者需要判斷個案的語言問題是語言問題還是言語問題？是屬於語言／言語產生歷程中哪一個階段的問題？是屬於上游、中游、下游或較複雜的合併問題？語誤的根源是因動作控制的問題，或是語音區辨失當，亦或是音韻觀念模糊？這是一種判斷提出假設與證驗（hypothesis-testing）的歷程，語言介入者需憑著敏銳觀察力、豐富的知識與經驗，蒐集充足的資料，找出個案的困難所在，對症下「策」，「策」乃指介入策略，再將這些介入策略妥善地規劃落實於每一節的介入活動之中，以期對於個案的口語溝通能力加以改進。

語音評估的原則

評估的最直接目的是為了診斷和介入治療。語音介入之前需藉由評估來了解兒童的語音能力，對於個案的語音能力或語音錯誤的情形才能有充分的了解，有了這些相關的資訊才能制定有效的介入計畫與實施介入活動，不至於在介入時如瞎子摸象，沒有方向與策略，成效定會不彰，因此一個好的語音評估是有效治療的基礎。

SSD 的評估主要是蒐集資料的工作，蒐集兒童語音錯誤的資料以及和

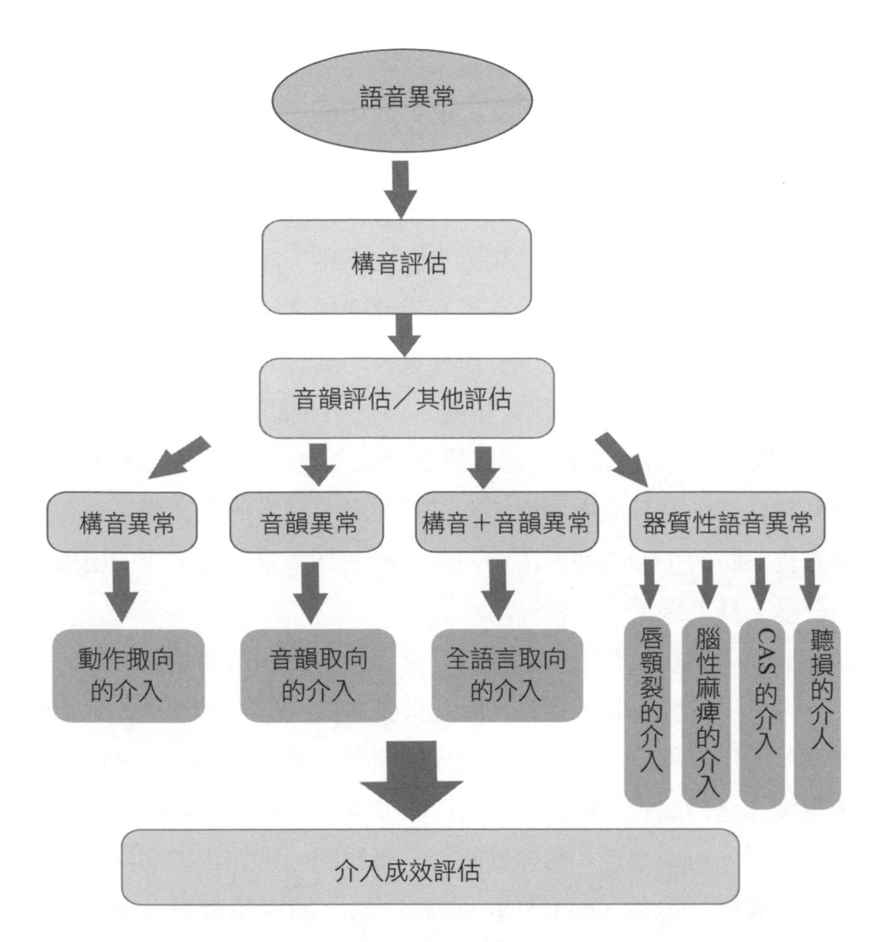

圖 6-1　語音異常的評估與介入流程

兒童語音異常原因相關的資訊，由病療史、口腔動作檢查、語音測驗結果或其他症狀等得到客觀的事實資訊。其中語音錯誤的訊息最為重要，例如：語音錯誤是否具有一致性、是否為系統性錯誤或結構性錯誤，這些資訊對於介入治療的取向和策略有決定性的作用。

構音或音韻評量的評估通常是口語表達評量（assessment of oral expression）中不可或缺的一部分。語音評估的主要目的在了解兒童的構音／音韻能力，先判斷是否具有語音異常？再問是屬於構音問題或音韻問題，或是有其他因素的涉入？如語音環境剝奪、第二外語學習等。回答了「有／無」（yes/no）語音的問題之後，需要回答嚴重度如何（how）的問題、次分類為何（what）的問題和其他相關影響變項的問題。

至於介入前的評估，評估者需要在一有限的時間內評估個案構音和音韻的能力，以及一些語言與產生相關方面的訊息。語言治療師需要在評量的結果中得到兩方面的訊息：一為構音或音韻異常的嚴重程度，一為有關兒童錯誤音的訊息，因此構音或音韻評量後的語音分析通常包括兩部分：(1)分析語誤：分析省略、替代、扭曲、添加各種語誤的情形，或是語誤的音韻歷程類型；(2)整體構音語誤嚴重度的評估：包括語誤的頻率、語音清晰度評估等。在英語方面歷年來已經發展了許多的正式構音或音韻能力評估工具，將於下面幾個段落中陸續介紹。在華語方面，正式出版的語音能力評估工具不多。

語音評估的分析工作主要包括語音異常的診斷和語音錯誤性質的評估兩方面。語音異常的診斷評估是判斷語音異常存在與否、SSD 的嚴重度或次類型等，而這些部分可藉由分析音誤的類型和數量來判斷。評估構音的音誤嚴重度，包括語誤的數量、語音清晰度等；次類型的判斷可由語音錯誤型態的分析、可刺激性、聽知覺能力、錯誤的一致性等方面判斷，其中評估語音錯誤的一致性（consistency）是評估一個目標音在很多語音脈絡中施測，如不同韻母的音節、詞語、句子等構音是否具有一致性。

音誤類型的分析，最常見的是分析省略、替代、扭曲、添加等四種語音錯誤的數量和比例，或是進行錯誤音的語音位置、方式、有無聲向度的分析。此外，語音錯誤型態（類型）的分析還包括音誤的音韻歷程分析，是否有典型或非典型音韻歷程的存在。

獨立分析 vs. 相關分析

對於兒童語音能力的評量可用獨立分析（independent analysis）模式進行，如分析兒童的「語音庫」，亦可採用相關分析（relational analysis）模式，分析兒童的語音錯誤和錯誤模式或錯誤的一致性。相關分析是以成人語音為標準，判定兒童語音輸出的正確性，或是兒童語音發展的程度，如PCC、音韻歷程分析，因為判斷的標準和其他個體的表現有關是屬於相關分析。獨立分析是就兒童個體內來看他會說出哪些語音或語音種類（如音素），或是說出哪種音節結構的語音，這是端看兒童個人的表現，不與成人目標比較，故屬於獨立分析。通常對於較年幼的兒童會採取獨立分析，例如：對於年齡 15 至 18 個月大的兒童主要進行語音庫的分析。在上一章有提過的「語音庫」（phonetic inventory）是分析個體語音的外在表現，會說哪幾個音。音素庫（phonemic inventory）又稱為音素廣度，是分析個體語音的內在概念或表徵，存在哪些音素的概念，亦屬於獨立分析。

語音評估的過程

構音／音韻能力的評估項目通常包括個案史的調查、構音能力的評估、口腔動作能力的評估、語音聽知覺的評估（如語音區辨、語音辨識）、其他相關能力的評估（如聽力檢查、語言認知功能、溝通參與型態評估）。評估的過程是一種動態的互動歷程，為主試者與受試者的相互間溝通與互動關係。此過程包括：

1. 蒐集資料：包括基本資料（如年齡、性別）、主訴（complaint）初步的了解，並參考家長、教師的描述，增加對個案口語表達情形的了解。
2. 系統性的觀察：最好能在不同情境下觀察個案與他人互動的情形，或是了解不同情境下個案的口語溝通情形。
3. 面談：與家長和孩子當面談話，對其問題有較深入的了解。
4. 非正式的語言評量：與個案互動時錄音，蒐集一些較具代表性的語言樣本，互動時注意要有足夠的待答時間。
5. 正式的語言評量：使用具信度與效度的標準化測驗，並需有清楚的指導語。
6. 結果分析與解釋：將評估所得的反應與紀錄，加以計分、整理與分析。對家長或個案解釋時，使用清楚易懂的語彙，並可使用圖像式呈現，如側面圖分析（profile analysis）等。解釋時優、缺點並陳，以增進對個案整體與各部分溝通能力的了解。

7. 總結評估結果給予建議或預後（prognosis）：由於評估之後可能就會進入下一個步驟——介入，這需要擬定語音介入方案。個案介入方案中的大目標和次目標的決定，都需要根據評估的結果分析而來。

預後是根據兒童語音評估的結果，對於日後語音或語言能力相關的發展加以預測。學齡前嚴重的語音異常可能會影響日後的識字、閱讀學習。Preston、Hull與Edwards（2013）的研究發現，兒童4歲半時的語音錯誤情形可以預測其8歲半時（約4年後）的構音和音韻覺識能力，尤其是那些出現非典型音韻錯誤的兒童，到了學齡階段有較低的音韻覺識表現，而學前具有較多扭曲音錯誤的兒童，到了學齡時的構音分數依然較低，且語音清晰度較差。他們認為，學齡前出現非典型的語音錯誤的兒童內在的語音表徵系統較貧弱，因而導致語音錯誤的持續存在，以及音韻覺識的缺陷。

語音異常評估的面向

語音的評估目的主要在得到下列五個方面的資料或能力的描述，包括蒐集獲得一些言語發展的相關資訊，以及進行實際的施測評量，可依下列順序一一進行。

1. 基本資料：包括個案姓名、年齡、性別、身高、體重、就　學校，以及日常照顧者的語言、教育程度等資料。
2. 個案史（history）：包括疾病、病因、發病年齡、病齡、嚴重度、障礙成因與類型、障礙家族史、母親育齡、懷孕週數、孕程、出生體重等相關資料。通常細項如下：
   - 言語問題史（history of speech problem）：包括諸如初次發現語音問題的時間、如何處置言語問題的不良影響等訊息。
   - 醫療史（medical history）：是否曾罹患重大疾病。
   - 發展史（development history）：包括母親懷孕期的健康情形、

出生後各方面的發展成長，如動作協調度、語言發展的里程碑等。

- 家庭史（family history）：包括家庭的成員、父母親的年齡、家庭慣用語言等。
- 就學史（school history）：包括幾歲入學、學業成就、和老師同儕溝通的情形等。
- 社交史（social history）：包括社經地位、教養方式、親子關係、人格特質等。

3. 言語生理機轉的評估：與言語有關各器官構造的評估，如口腔功能評估、舌頭　活度、嗓音音質等。
4. 構音／音韻能力的評估：乃是評估中最核心的部分。
5. 其他相關能力的評估：如聽知覺評估、認知發展階段評估和語言能力的評估。智力認知功能（包括語文與非語文智商），程度由正常到遲緩，需評估認知發展階段是否符合其年齡的程度。語言發展階段評估，包括語言發展是否符合其年齡發展的程度、語音清晰度、語句複雜度、語彙的量與深度等。

第二節　非言語性構音評估

言語生理機轉的評估

言語生理機轉的評估一般包括呼吸、發聲、構音與共鳴系統等方面，如呼吸評估、嗓音評估、口腔評估（說話器官檢查）。言語生理機轉的評估其目的在於了解言語生理機轉的結構本身以及其「功能」的是否正常，因此評估即包括靜態的結構觀察以及動態的功能測量。動態性功能的測量則包括一般動作的評估參數，包括如力道（strength）、動作幅度（range）、精確度（precision）、速度（speed）、張力（tone）、穩定度（steadiness）或肌耐力（endurance）等，而這些參數可在一些言語動作相關結構或構音子的動作評估量測而得，如唇、下顎、軟顎或舌頭。言語生理機轉的評估需要使用到的工具或器材需事先準備好，如記錄表格、鏡子、馬錶（計時器）、壓舌板、手電筒、檢診手套、錄音（影）機、棉花棒、吸管等。

言語機制檢查

言語機制檢查（examination of the oral mechanism）是口腔結構與功能的檢查，分「靜態」和「動態」兩方面的觀察。靜態方面是口腔結構的觀察，主要觀察說話器官（構音子）一些顯著的異常或偏異特徵，並了解那些異常是否對說話動作的執行造成不利的影響，如咬合不正或舌繫帶過緊等。動態方面的觀察則需要要求個案做出一些結構相關的動作，如舌頭伸出、舌尖抬起、唇突出等動作。檢查者通常示範展示並配合以口語指令要求受測者做出相應的口腔動作，示範展示提供個案模仿是最快的執行方式。動作執行時可以要求重複做 3 至 5 次，以觀察動作執行的速度。動態檢查中還可加入一些力道的檢查，檢查一些可移動的構音子，如舌、下顎的力量。在檢查舌的力道時可透過壓舌板施予一適當的外力，觀察其阻抗力道的大小。表 6-1 為口腔說話器官檢查的簡單檢核表。

對於言語機制的檢查大致有下列幾項：

- 靜止時的臉型（face at rest）：仔細觀察兩側臉形的對稱性。由於上半部的顏面受左右兩邊大腦皮質的控制，而下半部顏面則只受對側大腦皮質的支配。若有單側嘴角下斜的情形，則可推論可能有對側上運動神經元系統受損的情形，此異常可見於器質性語音異常者，如 CP 兒童。
- 維持某姿態時的臉型（face during sustained postures）：如要求閉眼或張嘴時，觀察臉型的對稱性。
- 靜止時的下巴（jaw at rest）：觀察下巴靜止時的對稱性。
- 運動時的下巴（jaw during movement）：觀察下巴於動作時的對稱性與開合度。

表 6-1　口腔結構和運動功能檢核表

部位	狀態	項目	正常（打 v）	異常
唇	靜止時	外觀（色澤、完整性、緊閉性、對稱性）		
	運動時	能向外突出（噘嘴）		
		能圓唇、展唇交替動作		
		能抿嘴（雙唇緊閉）		
舌	靜止時	外觀（有無萎縮、是否對稱、是否外吐）		
	運動時	能伸直出嘴外（直伸能力、是否對稱）		
		能伸出嘴外，並左右搖擺		
		能將舌尖抬起碰上唇（下頜需往下）		
		能捲舌（舌前翹抬上捲接近上顎）		
		能快速地反覆伸出、縮回		
		能將舌尖碰觸上下牙齦（能反覆上下移動）		
		能反覆拍彈舌面〔發出如拉、拉、拉（/la/、/la/、/la/）……聲〕		
		舌根能反覆抬起發音〔發出咖、咖（/ka/、/ka/）……聲〕		
		能交替變換運動〔能發出他、咖（/ta/、/ka/）……聲〕		
上顎	靜止時	完整無裂縫、對稱		
		軟顎位置（是否過低，無法上抬）		
	運動時	發「ㄚ」（/a/）時能提起軟顎		
		重複發「ㄚ」（/a/）時軟顎提起的速度		
下顎	靜止時	下巴能閉緊，不下垂		
	運動時	能左右側推移動		
		能重複開合（觀察最大下張幅度和速度）		
牙齒	缺齒	數量：　顆，位置：		
	咬合	口第一型（正常）（開咬） 口第二型（上齒凸） 口第三型（下齒凸）		

其他異常：

整體印象：

- 靜止時的舌頭（tongue at rest）：檢查舌頭外貌，是否兩邊對稱，是否有萎縮，或肌束顫動等情形。
- 維持固定姿態時的舌頭（tongue during sustained postures）：請個案伸出舌頭，如果舌頭偏向右邊，則表示右邊肌肉有問題。
- 運動中的舌頭（tongue during movement）：請個案將舌頭前伸或後縮，或做一些連續的交替動作，如左右搖擺或是反覆地做前伸後縮。在力道觀察方面，可請個案將舌頭縮回口中並側伸頂住口內側臉頰，施測者於臉頰外施力感受其舌頭肌力。
- 運動時的顎咽或小舌（velopharynx during movement）：觀察顎咽或小舌對稱性，請個案張開嘴巴，如發ㄚ音，舌頭儘量降低，此時如果觀察到小舌偏向右邊，則表示右邊的肌肉有問題。
- 牙齒與咬合：門牙對唇齒音與摩擦音的構音十分重要，其他缺牙的影響則有限，因為構音動作的補償性極高，個案可使用牙齦代替之。輕微的咬合異常對構音的影響亦十分有限，除非是嚴重的咬合問題才可能影響構音和共鳴。咬合評量時告訴個案：「牙齒咬好，嘴唇張開，讓我看看你的牙齒。」通常上排齒會前凸離下排門齒約一齒半的距離。

其他構音相關的動作功能評估

一些常見的評估，如呼吸評估，包括肺活量的測量、口腔壓力測量（至少 5 至 6 公分水柱高）、吹氣（吹熄蠟燭）能力評估等。發聲評估是測量發出ㄚ、ㄧ、ㄨ、ㄙ、ㄖ等聲音的能力，可評估音質以及最長發聲時長（maximum phonation time, MPT）。發聲評估亦可同時評估顎咽功能。顎咽功能是指軟顎是否有正常的上提能力以堵住顎咽通道，防止氣流由鼻腔溢出。顎咽功能評估可觀察個案：(1)發音時聽其鼻音是否過重，或缺少鼻音；(2)吹氣動作是否正常，例如：是否可用嘴吹熄蠟燭；(3)是否可維持一程度的口腔壓力，例如：做鼓頰動作，可將氣鎖緊於口腔中，不會由鼻子漏氣出來；(4)評估引吐反應（gag reflex）是否正常，引吐反應亦涉及軟顎的上抬動作，不過此項評估容易引發兒童噁心的厭惡感，如非必要，通常略而不做。

最長發聲時長（MPT）

最長發聲時長作業的施測是請受試者先深吸一口氣，發出/a/音，儘量發得愈長愈好。母音延長至少有 2 次嘗試，取其最長那次的數值為其 MPT。MPT 的測試主要是測嗓音和呼吸支持發聲的效能，檢查發聲時聲帶的運作是否正常。西方男性的MPT平均在25至30秒之間，女性平均在20至25秒之間（Kent, Kent, & Rosenbek, 1987）。

和一般成人相較，兒童的MPT較短（Finnegan, 1984; Harden & Looney, 1984; Mendes Tavares, Brasolotto, Rodrigues, Benito Pessin, & Garcia Martins, 2012; Robbins & Klee, 1987），尤其是學齡前兒童，因肺活量較小，發聲效能不高，MPT 較短。兒童的 MPT 長短通常依年齡而有差異，兒童的年齡愈大，MPT 愈長，例如：Mendes Tavares 等人（2012）的研究調查不同年齡組兒童的 MPT，發現 4 至 6 歲年齡組為 6.09 秒，7 至 9 歲年齡組為 7.94 秒，10 至 12 歲年齡組 8.98。男童的整體 MPT 平均值為 7.78，女童為 7.64 秒。表 6-2 列出華語 4 歲至老人各年齡組/a/音的最長發聲時長平均數與標準差（鄭靜宜，2020），可做為評估個案 MPT 的參照標準。

表 6-2　各年齡組/a/音最長發聲時長平均數與標準差　（單位：秒）

MPT	男性		女性	
組別	Mean	SD	Mean	SD
4 歲	4.94	2.87	5.01	2.04
5 歲	5.55	2.16	5.07	2.45
6 歲	8.77	4.51	7.04	3.69
7 歲	10.17	6.34	11.48	3.79
9 歲	16.53	5.92	12.30	5.52
12 歲	17.21	4.78	15.20	5.04
成人	20.75	7.50	15.47	4.57
老人	15.98	7.35	14.84	7.43

口腔輪替運動（DDK）

口腔輪替運動（diadochokinetic movement, DDK）作業是讓構音子做快速交替的重複動作，可測量個體迅速變換構音動作的能力，要求個案說得愈快、愈清楚愈好。DDK 屬於非言語測試，因為涉及動作的計畫和程序化，常用來評估言語失用症患者。DDK 的速率測量有兩種：交替性動作速度（alternating motion rates, AMR）和序列性運動（sequential motion rates, SMR）。AMR 如「ㄆㄚ、ㄆㄚ、ㄆㄚ、ㄆㄚ……」、「ㄉㄚ、ㄉㄚ、ㄉㄚ……」、「ㄎㄚ、ㄎㄚ、ㄎㄚ……」等。AMR 的常模標準為兒童平均每秒 3.5 至 5.5 次，成人平均每秒 5.5 至 6.5 次；而重複 10 次的時間約為 3 至 5 秒（年齡 4 至 15 歲）。SMR 為「ㄆㄚ、ㄊㄚ、ㄎㄚ、ㄅㄚ、ㄉㄚ、ㄍㄚ、ㄉㄚ、ㄉㄚ、ㄉㄚ……」，SMR 的的速率會較慢，常模標準為兒童平均每秒 1 至 1.5 次，成人每秒 3 至 5 次。表 6-3 列出 4 歲至老人各年齡組各項目 DDK 速率與標準差（鄭靜宜，2020）。

最大表現測試

最大表現測試（maximum performance test）是在時間、動作範圍、速度、音量上測試個案的極限，如最長發聲時長、肺活量、口腔輪替運動皆屬之，是很常用的動作評估活動。然而需要注意的是，最大表現測試並不一定可用以推測說話的表現，因為畢竟說話的動作所需（範圍、時長或速度等）常只是最大表現的一小部分而已（估計約 20%至 30%）。由於成人和兒童的能力不同，兒童慣常言語使用在最大表現測試的百分比應該會較大，因為兒童能力整體較弱又想和普通人相匹敵，自然會使用接近最大表現測試的能力，缺點是較為費力。總之，最大表現測試是個體的潛能測試，是個體可自由決定可使用的能力比例。當個體整體能力增加時，慣常表現在最大表現測試的百分比值會下降，而能力低落者的慣常表現則會逼近最大表現。事實上，言語運動的測試應使用語言性的材料來測試，如有語意的詞彙或句子，並不一定需要做非言語的最大表現測試。

表 6-3　各年齡組各項目 DDK 速率與標準差　（單位：音節／秒）

年齡組		4 歲	5 歲	6 歲	7 歲	9 歲	12 歲	成人	老人	平均
/pa/	M	3.66	3.99	4.15	4.30	4.65	4.76	5.63	5.20	4.58
	SD	0.68	0.70	0.57	0.61	0.76	0.41	0.60	0.94	0.92
/ta/	M	3.69	3.95	4.05	4.13	4.44	4.52	5.45	4.92	4.43
	SD	0.56	0.61	0.54	0.49	0.70	0.48	0.70	0.94	0.85
/ka/	M	3.47	3.74	3.90	3.96	4.32	4.39	5.26	4.66	4.24
	SD	0.56	0.54	0.47	0.51	0.71	0.50	0.79	0.86	0.83
/pata/	M	3.47	3.71	3.78	3.98	4.17	4.28	5.32	4.52	4.18
	SD	0.75	0.68	0.70	0.79	0.57	0.46	0.67	0.97	0.90
/pataka/	M	2.86	3.11	3.12	3.33	3.57	4.12	5.38	4.42	3.79
	SD	0.61	0.65	0.54	0.51	0.74	0.58	0.86	0.99	1.07
/pituka/	M	2.96	3.10	3.18	3.38	3.58	4.00	5.17	4.60	3.80
	SD	0.65	0.56	0.55	0.46	0.57	0.54	0.73	0.99	1.00
怕他看	M	2.95	3.10	3.14	3.39	3.77	4.31	5.16	4.50	3.84
	SD	0.56	0.55	0.49	0.48	0.55	0.55	0.66	0.87	0.97
打頭殼	M	2.91	3.02	3.06	3.14	3.14	3.71	4.84	4.75	3.64
	SD	0.63	0.47	0.54	0.47	0.61	0.67	0.65	0.82	0.99
平均	M	3.25	3.47	3.55	3.70	3.95	4.26	5.28	4.70	3.51
	SD	0.71	0.71	0.70	0.68	0.81	0.60	0.74	0.95	1.06

第三節　言語性的評估

一般言語性評估作業的材料有單音節詞、多音節詞和連續發語。多音節音詞有雙音節詞、三音節詞、四字成語，或片語。連續發語為句子（短句或長句）、短文、韻文（詩、詞、歌等），或自發性言語（交談、答問），附錄六列舉一些自發性答問的題目可供參考。

言語性評估作業的材料可以自編，在自編設計時應注意語音種類因素，儘量選用語音平衡（phonetic balancing）的材料，即短文中語音分布需平均，語言中每一種語音音素皆有包含。另外詞頻（lexical frequency）因素也需考慮，詞頻為某詞句出現在日常生活的頻率，像是高頻（high frequency）詞容易被聽者猜出意思，且可能對說者相對地較容易。評量材料中高頻、低頻詞語或語句視需要而使用之。

語料因素或不同作業形式可能會造成語音評估結果的不同（Edwards & Beckman, 2008），通常除了詞語命名的施測之外，還需進行連續性言語（connected speech）的語音取樣。通常進行自發或仿說的測試來蒐集語句形式的語音樣本。早期不少構音測驗採用仿說的形式，仿說是否會降低難度？事實上，就語音的正確性來看，兒童詞語的自發性產出和仿說表現的差異其實不大（Goldstein, Fabiano, & Iglesias, 2004）。若兒童一時對於圖片的認知有困難可用仿說引導，其正確性大致是與自發時相近。此外，語音的評估至少需包含有兩種語言單位的產出，如詞語、句子。因為詞語的產生相對地會較為簡單，容易高估兒童的構音能力，有必要觀察個案在連續性言語產生的情況，以推測其日常言語的功能表現。

語言材料複雜度的連續性

一般而言，單音節詞語（或是重複的單音）會是最簡易的言語輸出作業，其次為雙音節詞，在其次是多音節片語、句子，最困難為短文與連續式會話。有研究發現，連續語句的語音錯誤數量會多於說詞語時的錯誤（鄭靜宜，2017；Healy & Madison, 1987），連續發語時整體的構音動作較複雜，可能再加上語意、造句或記憶的負荷加重，構音的精準度可能會下降，對於言語發展尚未成熟的兒童，產生構音錯誤的機會自然較多。刺激材料依照語言單位的複雜度，排列由簡單至複雜，如圖 6-2 所示。

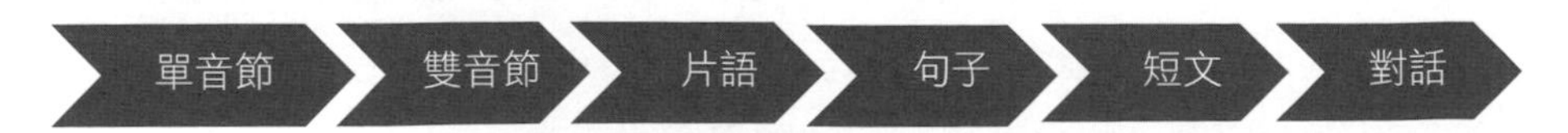

圖 6-2　語言單位的複雜連續向度

刺激具體度的連續性

一般而言，實物會是最具體的輸出材料，其次為彩色圖片，再其次為黑白圖片、線條圖，而語言文字或語音會是最抽象的輸出材料。呈現的刺激材料依照具體程度排列，由簡單至複雜，如圖 6-3 所示。

圖 6-3　語言單位的具體連續向度

自發性語音的評量

除了使用正式的工具外，另有非正式評量方式是使用自發性言語來做評估，即不使用正式的測驗工具，而是在與兒童自然的交談中評估其構音／音韻的能力或問題。使用自發性言語最大優點是可以在自發性情境中，綜合評估兒童的其他語言能力表現，如詞彙、語法、語意、語用等能力，情境較為自然，但是若是遇到個性較害羞內向的孩子，可能就需要費一番工夫去引發其自發性的言語，或許需要額外的輔助器具（如玩具、書等）來引出較多的兒童自發性言語。因此使用此法可能較無效率，且有許多「遺珠之憾」，因為可能無法完整地偵測到語言所有音素的構音，話題又可能只侷限於某方面的詞彙，較無法控制特定某些構音音素的出現。

再者，兒童有時會不自覺地使用較簡單的詞彙代替自己不會發的詞彙，或是大量的使用疊音（「娃娃語」）簡化其構音動作，而有迴避某些音素構音的情形，例如：「子」音不會發的兒童有時會用疊音的方式代替「子」音，如「蝦子」說成「蝦蝦」、「車子」說成「車車」、「帽子」說成「帽帽」等。尤其是在初次見面，個案語音清晰度不高時，在不知其目標語詞的情形下，施測者與受試者的溝通障礙常不可避免地發生。此時施測者不僅需要費心地猜測對方的語意，回應與引導對話，還需分出額外的心力評估其構音或音韻的能力或語誤等變項，相信對於大多數語言治療（介入）工作者都是極難的任務，因此使用自發性言語的評估有其侷限性，不如語句仿說較為簡易、透明，然而自發性言語的評估有其功能性地位，較接近個案日常的言語表現。

第四節　語音異常評估工具的使用

構音／音韻能力的評估工具

評估兒童語音能力的測驗工具主要分兩類，一類是構音測驗，另一類為音韻測驗，兩者有何差別呢？構音測驗提供針對某些目標音素的詞語刺激材料，得出兒童對音素構音的正確率。音韻測驗主要可供進行語誤型態分析，分析語誤的錯誤型態以了解兒童內在的音韻系統。通常語音的錯誤絕非偶然，它們常常是有跡可尋的、有規則的，也是有系統的，系統性的語誤常可被歸類於下列幾種語誤的音韻歷程，如前置音化、後置音化、塞音化、摩擦音化、塞擦音化、鼻音化等。整體而言，構音與音韻測驗工具的發展較齊全且較多樣化，約有三十餘種之多。在早期多為水平式（horizontal）的構音測驗（林寶貴，1994），測量兒童對語言中每個個別音素的構音能力，後來漸漸重視語誤類型的分析，注意音與音之間的關係，而不只是單純音素的構音問題，並運用音韻學的角度來分析語誤，這類測驗在刺激材料的選擇與後續結果分析上也較講究。直至目前，新發展出的傳統型構音測驗已不多見，大多皆為音韻分析式的測驗，事實上音韻分析式的測驗也是在測量構音，只是它們的功能更強或可說是更多了。目前下列為常見的幾種英語構音與音韻評估測驗，大多數的測驗為標準化的測驗工具，大多使用圖卡要求命名的方式引出目標音的產生。

- 構音測驗

Goldman, R., & Fristoe, M. (2000). *Goldman Fristoe Test of Articulation* (2nd ed.) (GFTA-2). Circle Pines, MN: American Guidance Services.

Pendergast, K., Dickey, S., Selmar, J., & Soder, A. (1984). *Photo Articulation Test*. Danville, IL: Interstate Printers and Publishers.

Fudala, B., & Reynolds, W. (1986). *Arizona Articulation Proficiency Scale*. Los Angeles, CA: Western Psychological Services.

Fisher, H., & Logemann, J. (1971). *Fisher-Logemann Test of Articulation Competence*. Boston, MA: Houghton Mifflin.

McDonald, E. (1964). *A Deep Test of Articulation*. Pittsburgh, PA: Stanwix House.

- 音韻測驗

Hodson, B. W. (2004). *The Assessment of Phonological Processes* (Revised ed.). Austin, TX: Pro-ed.

Hodson, B. W. (1992). *The Computerized Analysis of Phonological Deviation*. Stonington, IL: Phonocomp.

Bankson, N., & Bernthal, J. (1990). *Bankson-Berthal Test of Phonology*. Chicago, IL: Riverside Press.

Khan, L., & Lewis, N. (1986). *Khan-Lewis Phonological Analysis*. Circle Pines, MN: American Guidance Services.

Lowe, R. (1986). *Assessment Link Between Phonology and Articulation* (ALPHA). East Moline, IL: LinuiSystems.

其中 Hodson（2004）的音韻測驗是臨床上常見用來分析語音錯誤的音韻類型測驗，還有電腦化的版本。其他電腦化版的測驗也不在少數，如下列：

Long, S., & Fey, M. (1994). *Computerized Profiling*. Austin, TX: The PsychologicalCorporation.

Shriberg, L. (1986). *Programs to Examine Phonetic and Phonological Evaluation Records*. Hillsdale, NJ: Lawrence Erlbaum Associates.

Oller, K., & Delgado, R. (1990). *Logical International Phonetic Programs* (LIPP). Miami, FL: Intelligent Hearing Systems.

Weiner, F. (1986). P*rocess Analysis: Version 2*. State College, PA: Parrot Software.

Masterson, J., & Pagan, F. (1994). *The Macintosh Interactive System for Phonological Analysis*. San Antonio, TX: The Psychological Corporation.

以上這些測驗中，Goldman Fristoe Test of Articulation（2nd ed.）（GFTA-2）是美國使用最廣泛的正式構音評估工具，施測適用年齡範圍是2至21歲，它的常模涵蓋1,175位受試資料，有各年齡層的性別常模。GFTA-2的測驗材料包含三個部分：詞語的語音（sounds in words）、句子中的語音（sounds in sentences）和可刺激性（stimulability）。詞語的材料包括53個目標詞語，欲蒐集受試者說出77個子音和輔音群（consonant cluster）的語音情況。它如同一般構音測驗，採用一對一的施測方式。GFTA-2的詞語的語音部分以圖片命名方式誘發語音；句子中的語音部分則以圖片、文字並加上示範語音，以仿說的方式誘發語音；GFTA-2可刺激性部分則完全以仿說方式誘發語音，主要針對17個子音各在音節、詞語和句子中三種單位做細部的構音評估，共有44題，但不需全部施測，只需選取受試兒童在詞語或句子中出現錯誤的音素進行施測即可。

標準化測驗工具

由於兒童識字有限，絕大多數的兒童構音或音韻測驗皆使用適當的圖片命名的方式引發出構音音素，如此可以較有系統、有效率的方式廣泛地蒐集到兒童構音的資料，分析時亦能較有效率地得到個案語誤音韻歷程、錯誤的類型，或是語音目錄等訊息。在英語方面，構音或音韻測驗的評估工具數量相當多，施測者的選擇性大，且大多數測驗皆提供常模，為具有信度與效度的標準化測驗。然而，仔細分析這些測驗工具免不了還是有一些缺點存在，Strand 與 McCauley（1999）提出五個傳統構音或音韻評估測驗的缺點或限制，其一為所使用的皆為單一詞彙材料而非連續性言語，有時在連續性言語中較能引出構音／音韻語誤，因為連續性言語的構音複雜度較高，且還需注意重音、語調等項目；其二為無法顧及音節複雜度的均衡，有些音素因為位於結構較複雜的音節而降低其構音正確率；其三為不重視母音的構音評估，也不重視母音音誤，出現的母音種類有限，並非包含語言中所有的母音；其四為不重視受試者對同一詞語構音的穩定性（或一致性）；其五為無法顧及受測者個體構音或音韻的獨特性，某些音韻歷程或許只是暗示受試者有構音動作上的限制，而非真正的音韻異常。其實就構音的角度而言，有一部分的語誤是無法用音韻的型態來分析的（吳咸蘭，1997）。

傳統構音或音韻測驗的限制其實還有不少，主要是由於兒童構音問題的個別差異很大，有些問題輕微，有些十分嚴重，且幾乎無法找到兩個呈現一模一樣音誤的兒童。輕微與嚴重這兩類個案的評估重點、方向、目的等變項自然有所不同，個體適用性是傳統構音與音韻測驗的一大限制，傳統的測驗通常具有固定的測驗刺激字詞項目與固定的施測順序，它們缺乏彈性，是無法改變也無法個人化的。再者是測驗刺激的樣本代表性堪慮，通常一個音素類別只以一個音節詞的構音就決定該音素的構音正確與否，因此音節詞的選取就十分重要，又有時需要與其他因素妥協，如詞彙的可影像性、詞彙的語意難易度，或是出現頻率等因素，所選的詞語就無法顧及其代表性了，因此可能低估或高估受試者的構音能力。

21 世紀是已走入電腦網路的時代，構音測驗的電腦化也是目前英語構音及音韻測驗發展的新趨勢，調查美國近幾年新出的英語構音或音韻測驗大多皆為電腦化版本。電腦化測驗的構想可以克服以上缺乏彈性、無法個人化等的限制與問題，施測者若不想用既定的刺激題目，可以自行設計為每個受試者量身訂做的構音與音韻測驗。有了電腦的幫忙，構音評量可以在線上施測、計分，算出正確率，更進一步會自動產生供日後介入練習用的語詞列表。甚至以後還可以將整套系統放在網路上，提供遠距式的構音與音韻評估與諮詢建議的服務。在臨床使用電腦化測驗的另一好處是可融入「動態式評量」的觀念，動態式評量為有系統地改變評量題目的難易度，求得個案所需的適度協助水準。在構音音素類別中，可依據結合的韻母不同而使具同一聲母的音節分為不同的難易度，若受試者對於某一類音素構音出現問題，可用程式進一步選題以確定其真正問題的所在。電腦可以做到機動性快速的選題，能較靈敏有效地評估其構音能力與構音／音韻問題。

華語構音與音韻評估工具

在華語方面，正式的構音與音韻評估測驗工具較少，有下列幾種：

- 「華語兒童構音與音韻測驗」（Articulatory and Phonological Test for Mandarin-Speaking Children, APTMC）（鄭靜宜，2018，心理出版社）。
- 「華語構音／音韻臨床測驗工具」（王淑慧、張維珊、童寶娟，2010，國立台北護理學院溝通障礙科學研究所）。
- 「國語正音檢核表」（席行蕙、許天威、徐享良，2004，心理出版社）：包括45題構音診斷、4題聲音與節律診斷，共有彩色圖片49張。
- 「國語構音測驗」（毛連塭，1989）：包括 49 張圖片卡（黑白線條圖）、55 張文字卡、短文，有常模參照（三至五年級）。

其中，「華語兒童構音與音韻測驗」（APTMC）是新近出版的兒童構音測驗，擁有綜合語音評估工具的架構，包含有五個分測驗：詞語構音分測驗、語句構音分測驗、連續圖片描述分測驗、可刺激性評估分測驗、最小音素對比詞聽與說分測驗，具有常模以及信、效度考驗，是構音／音韻的標準化評估測驗工具。五個分測驗皆具有年齡常模， 各分測驗常模人數由863人（詞語分測驗）至80人（最小音素對比詞語分測驗）不等。其中詞語分測驗的詞語以36個詞語為材料，考量了詞語語音的音境效果（鄭靜宜，2009），評估在詞語的難和易兩種語境中兒童可正確說出21個華語聲母的構音能力，可分析得出詞語正確率和聲母正確率，對照年齡常模。此測驗針對評估的目的，除了具有可快速篩選出兒童構音異常，並有助快速完成語音錯誤分析的測驗，並可針對錯誤音進一步做深度的聽知覺辨識檢測或語音可刺激性（stimulability）測試。語言治療師可以依照不同的測驗目的，使用此測驗中分測驗的組合進行對兒童語料的蒐集、分析、評估與診斷。

由台北護理學院溝通障礙科學研究所出版的「華語構音／音韻臨床測驗工具」，是由王淑慧等人（2010）編製，材料為8張主題式圖片。施測方式是讓兒童先觀察圖片，施測者再提問一些設計好的問題，讓兒童說出圖片中的物體或動作，共有32題的施測題目，可引導67個目標詞彙語音的產生。但因使用逐題問答方式，施測程序需花費較長的時間（約40分鐘以上）。施測手冊中提供了一個小型但並不完整的常模統計資料，建立常模的對象為台北市三所幼稚園的81個幼童，年齡由2至6歲，依照年齡分4組，每組有8至27人不等的幼童，但由於年齡組人數過少，未能建立年齡參照常模。而在信、效度方面，只有施測者轉錄語音的評分者間信度考驗，並沒有重測信度，亦缺乏測驗效度證據的提供。由以上的測驗回顧可知，直至APTMC發展為止，國內長久以來缺乏一個完整、具有常模的標準化華語構音或音韻的測驗工具，一個標準化的構音或音韻測驗工具無論是在臨床或研究使用上，皆有其存在的必要。

早期毛連塭（1979）所編的「國語構音測驗」，施測材料包括49張黑白線條圖片、55張文字卡、短文。雖有常模可供參照，然而，常模年代十分久遠，且測驗所提供的年齡常模是國小三至五年級的兒童，不適用於學齡前的兒童，此測驗應用有限。

席行蕙等人（2004）所編製的「國語正音檢核表」，材料包括有49張彩色圖片，其中有45題構音診斷和4題聲音與節律診斷題項。此測驗題目內容豐富，施測程序簡明。在信度部分，僅提供評分者信度（.92，$p <$ .01），效度則是指出由國內對構音理論有研究的學者和語言治療師，審訂內容評鑑結果認為具有內容效度，但在信、效度考驗方面不甚完整。此測驗沒有提供常模可供參照。

除了單純的構音或音韻測驗外，還可使用語言綜合性評量測驗工具中的口語表達分測驗中的命名部分做構音評估之用，不過題目較少，只是大略的篩選工具。語言綜合性評量測驗有：

- 「語言障礙評量表」（林寶貴，1996，國立台灣師範大學特殊教育研究所）。
- 「學前兒童語言障礙評量表」（林寶貴、林美秀，1993，國立台灣師範大學特殊教育研究所）。
- 「語言障礙兒童診斷測驗」（林寶貴編訂、李莉淳繪圖，1985，國立台南師範學院特殊教育中心）。

林寶貴、林美秀（1993）所編製的「學前兒童語言障礙評量表」，以及林寶貴（1996）所發展的「語言障礙評量表」是目前臨床上常用的兒童語言評估工具，其中的口語表達分測驗有 13 個題項，專為構音評估之用，以圖片命名的方式，目的是對兒童的構音能力進行篩檢。然而構音題項數不多，無法對華語語音音素進行較完整詳細的測量，且因構音題項是參雜於一個綜合語言測驗中，並非是獨立測量構音的測驗，難以對兒童構音能力有較詳細的檢測與描述。

與英語測驗相較，華語的構音測驗工具較為缺乏，大多為不具信度與效度考驗的非標準化測驗或自編測驗，大多數皆無常模。不過，雖為非標準化的測驗，卻是臨床上常用的評估工具，使用這些詞語列表，雖然有簡便之利，然而得到的測驗結果其可運用性有限，無法精確地掌握個案的真正構音能力，常有錯估之憾，而測驗的結果也無法對日後的介入提供充足有效的資訊，因此使用標準化的構音／音韻測驗工具實有其必要。

第五節　評估蒐集的語料分析

語音分析主要的目的是分析辨認出兒童說出的正確音和錯誤音，並且統整分析出錯誤音的型態。若兒童在測驗語料中詞語音素有出現任何省略、替代、添加性錯誤，則該音素為錯誤音素。個體能產生的所有的正確音素集合為語音目錄，簡言之，語音目錄就是列出兒童能說出的音素，也就是正確音的集合。

構音測驗中每個詞語題項皆有固定要測的目標音素，施測時對於華語的每個聲母音素至少需要有 2 次評估的機會。測驗時，語言治療師或施測者須仔細聆聽兒童的語音反應，最好能錄音下來，施測之後使用一致性的構音評估標準仔細聆聽分析。何謂一致性的構音評估標準？例如：捲舌音需真正有捲舌音質才算正確，送氣音需有明顯送氣才算正確，否則應算是不送氣音。但若是兒童將聲隨鼻韻ㄥ（/ŋ/）說成ㄣ（/n/）音，如「星」說成/ɕin/（ㄒㄧㄣ），一般並不列為構音錯誤，因為在台灣這是相當普遍的鼻韻構音習慣，且通常不影響語音清晰度。語言治療師需要能正確判斷錯誤音，並對於錯誤音使用 IPA 加以註記。註記可使用 IPA 寬式或窄式記錄，何者為宜則視需要而定，通常窄式註記較能保留構音動作的細節，初用時似乎較花時間，但用習慣後其實時間相差不多。總之，語言治療師宜使用一致性的標音系統。

語音目錄的分析

在語音分析中，語音目錄分析是一種基本分析，是整體性地對一個兒童的語音系統做描述，通常使用構音的方式、構音的位置和送氣與否等三向度分析兒童的語音系統，並分析缺乏的語音具有哪些特徵向度。至於音素目錄則是高層次音韻系統的表徵，是藉由外顯行為表現推論而得。

語音目錄和音素目錄是否相同？理論上，一個成熟的母語使用者腦中皆有套該母語語音裡所涵蓋的音素目錄，也能產生出這些語音出來。然而，兒童的音素概念尚在發展中，腦中的音素目錄可能還尚未齊全，不完整。若是音素目錄不全，在說話時就可能出現語音省略，或是以現有語音取代尚未分化音素的語音錯誤情況。通常由兒童的語音目錄（外顯構音行為）來推論其內在的音素目錄（內在音韻概念），雖然兩者可能略有出入，但關係十分密切。

語音錯誤的類型分析

施測後要進行語音錯誤的判斷，在語音分析時有所謂的「錯誤音型態」（pattern）的分析。典型所謂「錯誤音型態」的分析主要是指分析語音錯誤的省略、替代、扭曲、添加等四類型的錯誤，再統計歸納各類錯誤類型的個數或比例。此外，音韻歷程分析通常也被視為一種錯誤音型態的分析，錯誤音可分析為不同的音韻歷程型態。

如何分析錯誤音類型呢？最簡單的方式是將語音錯誤分為省略、替代、扭曲、添加等四種類型，是四種音節中的音素被改變的錯誤情況。臨床上SSD兒童語音錯誤以替代型和省略型錯誤為主，這二類是最常見的語誤類型。

替代型錯誤是最常見的語音錯誤，用一類的語音取代另一類的語音，語音的類別在聽知覺上產生跨類別的變化，例如：由「ㄆ」類轉變為「ㄅ」類。音韻歷程中絕大多數是用來描述此類語音的錯誤（除了音節結構歷程以外）。替代型錯誤的音韻歷程種類眾多，如不送氣化、後置音化、塞音化等，例如：個案把「兔子」說成「褲子」的不送氣化歷程，可記做 $[t^h] \rightarrow [k^h]$ ／＃__ ，其中斜線之後代表該歷程發生的環境，「＃」代表空無，「＃__」代表是當該音位於詞首的位置時，「__＃」代表是當該音位於詞尾的位置時，「V __ V」代表是當該音位於兩個母音之間的位置時。此外，音韻歷程也可記錄更細的層次，亦即記錄區分性特徵的變換歷程，例如：上例$[t^h] \rightarrow [k^h]$主要涉及的是「前部性」和「舌冠性」的語音特徵改變，可寫成以下的規則公式：

$$\begin{bmatrix}+anterior\\+coronal\end{bmatrix} \rightarrow \begin{bmatrix}+anterior\\+coronal\end{bmatrix} / \_\_\#$$

input → output / environment

「省略」是音素被略去沒有產出，例如：ㄒㄧㄚ ㄗ˙說成 ㄧㄚ ㄗ˙，或是ㄇㄧㄢˋㄅㄠ說成ㄇㄢˋㄅㄠ。通常省略型錯誤的嚴重度是高於替代型錯誤的，因為省略型錯誤對於語音清晰度最具傷害性，需要特別加以注意。省略型錯誤在音韻歷程分析方面是屬於音節結構歷程，以音節的起始子音或末尾子音發生省略的現象最常發生，例如：將「兔子」說成「物子」，音韻歷程可記錄為[tʰ] → ∅，其中「∅」代表「省略」的意思。

添加型的錯誤一般較為少見。在英語中，添加型的錯誤則常出現於兩子音結合時，兩子音中間或於詞尾子音之後加上央元音的情形。華語音節結構較為簡單，主要為單一個聲母加上韻母，聲母添加幾乎不會發生。添加型錯誤大多發生在韻母部分。

扭曲音事實上十分常見，甚至正常說話者也很常發生，只是因通常不會妨礙語音清晰度，因此不會特別去注意。事實上，扭曲音大致可分為兩類：一類是輕微的扭曲，另一類則屬於嚴重扭曲的情況。輕微的扭曲音聽起來還是屬於該類目標音，是屬於同位音，只是離一般的標準稍有距離，是屬於「雖不中亦不遠矣」的情況，例如：將/t/說成[tʲ]（略顎音化）。此種輕微的扭曲情形，因為不會影響語音清晰度，一般仍視為正確的構音反應，不需列入錯誤音之列，此種扭曲音的辨識和聽者的語音知覺敏銳度和設定的標準有很大的關係。若是採用的標準較嚴格，扭曲的案例自然較多；再者，聽知覺較敏銳的聽者也可聽出較多的扭曲型錯誤。其實在日常生活中，輕微的語音扭曲很常見，因為我們每天產出的眾多語音不一定每個音講得都很標準，總是不外會有些瑕疵語音的出現，但由於通常不會妨礙語意與清晰度，一般人不會在意。因此，一般成人說話時會出現一些輕微的扭曲音錯誤是很常見的現象，兒童說話時亦是如此。另一類扭曲屬於「嚴重」的扭曲的情況，即是錯誤的語音聽起來完全不像原來的目標音，也不像該語言系統中（如華語）任何一種音素，聽起來感覺如同外來語的語音一般，具有怪異特質。此種嚴重扭曲的構音錯誤，因具特殊性，需加以註記。兩類扭曲音皆可使用 IPA 的符號或是 IPA 的小標符號來註記（如表 6-4 所示）。

以上所述之兩類扭曲型錯誤的嚴重性和根源其實大相逕庭，需要特別注意，輕微型扭曲通常是構音動作的小瑕疵，Ball、Muller 與 Rutter（2014）認為，通常說話出現輕微扭曲錯誤的說者之音韻／構音能力通常都還在正常範圍，但若是出現嚴重扭曲，則反映了說話者內在音韻系統的缺陷，或是具有嚴重的構音動作問題，屬於偏差（deviant）而罕見的情形，需要提高警覺。總之，扭曲的認定端視嚴重度而定，若是輕微的扭曲，仍屬該音素類別內扭曲，則仍應視為正確的語音產出；但若為音素類別外的扭曲，屬於嚴重扭曲，就應判為錯誤音。

就語音取樣的數量而言，若對個別兒童的取樣數量不多，音素的正確性的判斷較嚴格。對於語音目錄的填寫，需語料中未出現語音錯誤（省略、替代、添加、嚴重扭曲）的音素才列入兒童的語音目錄之中。

至於對於語音錯誤型態的音韻歷程分析的分類判斷，可參考第 3 章的音韻歷程部分，需要注意的是音韻歷程的系統性特徵，選取一個系統性認定的標準，例如：至少在評估蒐集的語料中觀察到 2 次以上的歷程，才認定出現該歷程。評估蒐集的語料愈多則可以採取更嚴格的標準，例如：至少 4 次以上的觀察。

表 6-4 IPA 的小標符號（diacritics）註記

DIACRITICS Some diacritics may be placed above a symbol with a descender, e.g. ŋ̊

◌̥	Voiceless	n̥ d̥	◌̤	Breathy voiced	b̤ a̤	◌̪	Dental	t̪ d̪
◌̬	Voiced	s̬ t̬	◌̰	Creaky voiced	b̰ a̰	◌̺	Apical	t̺ d̺
ʰ	Aspirated	tʰ dʰ	◌̼	Linguolabial	t̼ d̼	◌̻	Laminal	t̻ d̻
◌̹	More rounded	ɔ̹	ʷ	Labialized	tʷ dʷ	◌̃	Nasalized	ẽ
◌̜	Less rounded	ɔ̜	ʲ	Palatalized	tʲ dʲ	ⁿ	Nasal release	dⁿ
◌̟	Advanced	u̟	ˠ	Velarized	tˠ dˠ	ˡ	Lateral release	dˡ
◌̠	Retracted	e̠	ˤ	Pharyngealized	tˤ dˤ	̚	No audible release	d̚
◌̈	Centralized	ë	~	Velarized or pharyngealized	ɫ			
◌̽	Mid-centralized	e̽	◌̝	Raised	e̝ (ɹ̝ = voiced alveolar fricative)			
◌̩	Syllabic	n̩	◌̞	Lowered	e̞ (β̞ = voiced bilabial approximant)			
◌̯	Non-syllabic	e̯	◌̘	Advanced Tongue Root	e̘			
˞	Rhoticity	ɚ a˞	◌̙	Retracted Tongue Root	e̙			

第六節 語音異常的嚴重度指標

Hodson 與 Paden（1983）曾根據語音錯誤型態，亦即音韻歷程的型態定義語音異常的嚴重度，分有四個等級：由最嚴重到輕微排列如下：第 0 級程度是省略語音中所有的阻塞音（obstruents）和邊音，阻塞音包括塞音、擦音和塞擦音；第 1 級程度是省略音節、母音前的子音、雙子音省略和一些位置改變的音韻歷程，如前置音化、後置音化，以及有聲化（voicing）、無聲化（devoicing）；第 2 級程度包括雙子音省略和構音方式改變的音韻歷程，如塞音化、流音滑音化、母音化等；第 3 級程度是語音中出現非音素類別改變（nonphonemic alternations）的扭曲，如凸舌、顎音化（palatalization），或是塞擦音化（或去塞擦音化）替代歷程，或是音節末尾阻塞音的無聲化（devoicing of final obstruents），第 3 級程度是最輕微的語音異常，語音大多為扭曲問題，程度快接近於正常。

除了音韻歷程的型態之外，還有哪些評估變項可作為語音錯誤的嚴重度指標呢？事實上，語音錯誤的數量、語音清晰度、子音正確率、音韻歷程的典型性等資料皆可作為 SSD 嚴重度的指標，而個案的 SSD 嚴重度之判斷，應根據多項指標綜合研判之。以下進一步說明子音正確率和語音清晰度作為 SSD 嚴重度指標的評估方式。

子音正確率

子音正確率（PCC）是指兒童所產生的話語所有子音中構音正確子音的百分比值，Shriberg 與 Kwiatkowski（1982）建議使用連續自然對話取樣的方式評估兒童的語音錯誤，由連續 5 至 10 分鐘的自發言語語料分析 PCC，語料量需含有 200 個以上的詞彙，並先排除清晰度不佳或不流暢重複的語音。他們認為 PCC 可作為 SSD 的嚴重度指標之一。後續除了 PCC 之外，還提出十種構音能力（articulation competence）指標（Shriberg, Austin, Lewis, McSweeny, & Wilson,1997a），包括：子音正確率（PCC）、調整版子音正確率（percentage of consonants correct-adjusted, PCC-A）、修正版子音正確率（percentage of consonants correct-revised, PCC-R）、語音庫子音百分比（percentage of consonants in the inventory, PCI）、構音能力指標（articulation competence index, ACI）、母音正確率（percentage of vowels/diphthongs correct, PVC）、修正版母音正確率（percentage of vowels/diphthongs correct-revised, PVC-R）、音素正確率（percentage of phonemes correct , PPC）、修正版音素正確率（percentage of phonemes correct-revised, PPC-R），以及語音清晰度指標（intelligibility index），其中，最原始的三個是子音正確率（PCC）、母音正確率（PVC）、音素正確率（PPC），其他則是延伸出來的修正版（revised）指標。

為何會有所謂「修正版」指標？主要是因為對正確的「定義」不同之故。既然PCC是子音「正確」率，就需要區分哪些為「正確」子音？最簡單的思考是二分法，只要不是「錯誤」就是「正確」。之前有提過語音錯誤有四種類型：替代、扭曲、省略、添加，只要不是這四類型錯誤的情況就是「正確」。原始版的子音正確率（PCC）的算法是將替代、扭曲、省略、添加皆視為語音錯誤，列入計算，然而後來Shriberg等人（1997a）似乎覺得不妥，因而有修正版子音正確率（PCC-R）和構音能力指標（articulation competence index, ACI）的出現，兩者皆排除了「扭曲型」錯誤，只計算「替代型」和「省略型」錯誤，之後又有調整版子音正確率（PCC-A），將扭曲錯誤區分為兩類，一類是臨床常見的輕微扭曲，另一類則為不尋常的扭曲。PCC-A是排除常見的「扭曲」不計為錯誤，將之視為「正確」，只計算不尋常的扭曲、替代型和省略型錯誤（Shriberg et al., 1997a）。通常PCC-R和PCC-A會略高或相等於原始的PCC數值，因此評估時，是否將「扭曲型錯誤」視為「錯誤」，需要再度審思一下，因為會有認定標準的問題。嚴重的扭曲一定毫無疑問是「錯誤」，但是那些聽起來還好、只是不太標準的同位音錯誤，是否要歸入「錯誤音」的類別中呢？語言治療師心中對於語音標準或正確性的那把尺，其截切點又是位於何處呢？

Shriberg 等人（1997a）依據 PCC 數值為 SSD 定了四種嚴重程度等級，當 PCC 小於 95%大於 85%為輕度 SSD，PCC 在 65%至 85%之間為輕中度 SSD，50%至 65%為中度 SSD，PCC 小於 50%時為重度 SSD。然而，若單純只使用 PCC 的數值來決定 SSD 的嚴重度，可能過於籠統，因為此數值並沒有區分語音錯誤的類型，或是就兒童的年齡採用不同的標準。因此，使用PCC來決定嚴重度需要考慮個案兒童的年齡變項，對於年齡小的兒童並不適用這樣嚴重度的標準，因為年齡小的學前兒童尚在語音發展的階段，例如：3 歲兒童，一些語音錯誤的出現實屬於正常的情況，並非語音異常。因此，PCC 指數所定的語音障礙四種嚴重度等級，主要是針對已經學會語音年齡層之說話者而言，通常是指 4、5 歲之後的個體。事實上，PCC 較適用於學齡期之後的說話者。對應於 PCC，在華語亦可使用「聲母正確率」來衡量 SSD 的嚴重度（鄭靜宜，2018），標準如下：

- 聲母正確率 ＞ 90 % => 構音能力優，無語音異常。

- 聲母正確率介於 70 %～90 % ＝＞構音能力普通，有輕微的語音問題。
- 聲母正確率介於 50 %～70 % ＝＞構音能力不佳，輕度語音異常。
- 聲母正確率介於 50%～30 % =＞構音能力差，中度語音異常。
- 聲母正確率 ＜ 30 % ＝＞構音能力極差，重度語音異常。

就同PCC一樣，這樣的標準較不適用於 4 歲以下的兒童。對於 4 歲以下的兒童應參照年齡常模的百分等級（PR）值來判斷，例如：在鄭靜宜（2018）的 APTMC 詞語分測驗中，若詞語正確 PR ＞ 25，屬於正常構音能力發展範圍；若PR在 25～10 之間，屬於輕微構音異常；若PR在 10～5 之間，屬中度構音異常；若PR＜ 5，則屬於重度構音異常。此外，華語的聲母正確率需要考慮到捲舌音的問題，在台灣一般 7、8 歲的兒童在捲舌音的錯誤率才有較明顯的下降，但也是有成人仍無法說出正確的捲舌音詞語，但由於對語音清晰度影響不大，一般不太在意。一個說話者若華語的捲舌音皆有不捲舌化歷程，則聲母正確率最高為 81%，仍屬於正常範圍，只是有一些語音產生輕微的瑕疵。

語音清晰度的評估

對語音整體性的評估最不能忽略的是，對語音清晰度的評估。清晰度是說話者的語音可被溝通的對象所理解的程度，即是說話者所製造的語音可傳達語意的有效程度或比例，是可被量化的指標。在人際溝通時，語音清晰度是最基本的溝通要件，語音清晰度是個體構音能力的功能性表現指標，因此語音清晰度常成為語音介入設定的中、長程目標。語音清晰度可使用量尺法或聽寫法來評估，通常是以正常的陌生聽者來做評估判斷。構音是主要影響語音清晰度的因素，然而除了構音能力外，聽者的熟悉度和一些言語調律特性（如聲調、 語調、 語速）等，也會影響語音的清晰度，但是影響效果皆不及「構音」來的重要。若想更深入地了解語音清晰度的評估方法，可參考鄭靜宜（2013）的《話在心・口難言：運動性言語障礙的理論與實務》一書的第 4 章「語音清晰度的測量與評估」。

學前兒童的言語清晰度和年齡之間，在兒童 4 歲前存在著線性相關關係，Berthal、Bankson 與 Flipsen（2013）指出，兒童語音清晰度一般可接受的標準是：3 歲時清晰度為 75%，4 歲時為 85%，5 歲時為 95%。Weiss（1982）的語音清晰度測驗中的常模則是：滿 2 歲兒童清晰度介在 26%至 50%之間，2 歲半則在 51 至 70%，3 歲清晰度為 71 至 80%。根據 Flipsen（2006）的研究，4 歲兒童的言語清晰度應介於88至100%，平均為97%。由這些數據來看，絕大多數的 4 歲兒童有能讓陌生聽者大致可理解的語音程度，其言語中至少要有八、九成可被聽懂。換個角度來說，若是一個 4 歲以上的兒童所說出的語音仍讓人費心猜疑，清晰度不佳，則需要盡快接受語音的評估和後續的介入。若SSD兒童的語音清晰度愈低，通常代表著 SSD 的嚴重度愈大。此外，由於語音清晰度容易受到熟悉度的影響，若以兒童的家人來評估清晰度則容易有高估的現象，客觀的清晰度評估應以聽力正常的陌生成人為準。

第七節　深度的語音評估與分析

深度的語音評估是針對個案的錯誤音做進一步深度的檢測，以求得語誤的深層原因，為之後的介入指引方向。語音的深度評估包括語音聽知覺區辨、語音可刺激性等測驗。McDonald（1964）的構音深度測驗即是一種語音可刺激性測驗。動態性評量可以有效掌握受測者真正的能力之所在，能敏感而精確地顯示受測者能力區間。構音的評量可採用動態性評量的觀念，即不只測得個案目前習得各音素的情形，也可得到個案尚未發展出語音的可刺激性的資訊（Glaspey & Stoel-Gammon, 2005），對於語音可刺激性的評量即具有動態性評量的性質。

「可刺激性」的評量

何謂「可刺激性」？就是在充分的刺激情況下（如仿說），個案可以說出原本構音有誤之語音的能力。一般相信，「可刺激性」與日後語言介入的成效和語音發展有正向的相關（Bernthal et al., 2013; Miccio, Elbert, & Forrest, 1999）。一些材料變項對於語音的「可刺激性」有關鍵的效果，如詞頻、音量、速度、語音音境等因素。Lof（1996）的研究提出與言語刺激性相關的因素，包括有構音能力、兒童年齡、家庭社會經濟地位、兒童的模仿能力。其他相關變項，如知覺、嚴重度、中耳炎病史、語言能力、語音產製的一致性、提供刺激的量、自我改正的意願等，則與言語刺激性無關。Berthal 等人（2013）指出，可刺激性分數不僅可用來預測兒童是否能自發性地改善語音錯誤或介入治療的療效，還可用以預測語音類化（generalization）效果的強弱。目前已有少數英語構音測驗中含有可刺激性的評估，如 Goldman Fristoe Test of Articulation（Goldman & Fristoe, 2000），在華語方面，「華語兒童構音與音韻測驗」（APTMC）（鄭靜宜，2018）亦含有可刺激性測試。

構音評估時可對兒童尚未習得的語音進行「可刺激性」評估，測試個案原本無法自己獨立發出的音，是否可透過給予充足刺激的仿說方式而被刺激產生出來。「可刺激性」的評估材料通常使用不具意義的簡單形式音節，音節的形式愈簡單，構音動作愈為單純。可刺激性主要是在探測兒童對於某一音素動作（通常為子音），在最簡單音境（如 CV 音節），並給予充足支持的情況下，是否有產生出來的可能性。對一個子音音素可系統性的變化音境（韻母）進行測試，例如：ㄘ、ㄘㄚ、ㄘㄟ、ㄘㄜ、ㄘㄨ、ㄘㄡ等。此外，由於雙音節重複的形式因具有類似兒童語音早期喃語的特徵，是評估「可刺激性」的最佳候選材料，如ㄘㄚㄘㄚ、ㄘㄘ等。

「可刺激性」的評估在正式的構音測驗中常被忽視，一來是重要性沒有被強調，二來是沒有適當的工具。其實了解個案「可刺激性」的高低常是介入的成敗關鍵之所在，唯有精確掌握個案「可刺激性」，才能根據此定下有效的言語介入方案，據此實施介入，並有效地達成預定大目標和次目標，因此「可刺激性」的評估在臨床上應該是有其重要性與必要性（Powell & Miccio, 1996）。

可刺激性評估給予語音的聽覺和視覺刺激，要求受試者仿說。此音節仿說的內在歷程大致主要涉及語音聽知覺、音韻記憶、構音動作的計畫與程序化，以及構音動作的執行等四階段歷程。兒童若無法仿說一個非詞音節串，則可由這四方面去推論尋找可能的原因。若聽知覺機制無法辨識該音節，或是音韻記憶有限，無法保留住稍縱即逝的語音音韻內容，或是無法將音韻表徵轉換為構音動作表徵之做動作的計畫與程序化，亦或是構音機制無法執行動作或失誤，以上這些因素皆有可能導致複誦仿說的失誤。但若想確定是哪個原因，則需要分別測試之，如語音聽知覺的測試可偵測聽知覺機制的問題；用逐步增加音節的方式，可偵測部分的音節音韻記憶容量限制的問題；構音動作的計畫與程序化的問題，則可由語音錯誤的型態或不一致性作分析推論；構音動作的執行難易，則可藉由模仿最簡化的音素相關動作來觀察推論。

可刺激性測試評估材料為非詞，且為仿說複誦，因此可刺激性測試可視為一種簡單的「非詞複誦」（nonword repetition）評量。可使用「非詞仿說」來測試「可刺激性」，觀察評估個案仿說非詞的能力。非詞的建構需有系統地控制難度，如增加構音動作的複雜度或控制共構吻合程度，觀察個案的構音表現。通常在一些較未習得或尚在發展的音素語音，較容易受動作複雜度的影響。在鄭靜宜（2018）的 APTMC 可刺激性分測驗中即提供了 32 組非詞，每一非詞組各含有一個雙音節、三音節和四音節非詞音節串，一個非詞音節串為 1 題，共有 96 個題項。因為不成熟的音素構音動作容易受到整體發語（utterance）複雜度所影響，具有同一目標音的非詞組以最簡單形式的重複雙音節（如ㄆㄚㄆㄚ），到稍難的三音節（如ㄆㄚㄆㄚㄇㄚ），再到最難的四音節（如ㄆㄚㄆㄚㄇㄚㄅㄚ），如此可系統性地檢測兒童構音動作技巧的熟練程度，若都通過則該目標音可視為具有相當的構音熟練度，反之則否。總之，可刺激性的檢測是屬於深度測試，通常是針對構音測驗中出現錯誤的語音再加以深入的測試。可刺激性的測試是介於評估與介入的中介階段，同時帶有評估和介入的性質。

非詞複誦的評量

「非詞複誦」的定義是個體將所聽到的非詞音，重複地說出來。在此所指的「非詞」是以語音的形式出現，可被聽覺接收，但在語言中不具有實質意義的音節序列，例如：「八嘟咖」、「拋擦西」等無意義音節串。

非詞複誦作業是請受試者聽完後重複說出語音刺激，語音刺激由多音節所組成，而音節的組成並無語意。語音刺激音節的數量可為二音節、三音節等多音節，愈多音節，音韻工作的記憶負擔就會愈重。非詞的音節數量建議不要超過個案的短期記憶容量（一般成人短期記憶容量平均為 7 個音節，兒童則較少，學前兒童大約 4 至 5 個音節）。

非詞的使用能提供一個新的機會讓兒童重新去聆聽一個新語音，解析其中的語音特徵，啟動其內在語音表徵（可能為音韻表徵或動作表徵），並嘗試用自己的構音機制去製造這個音，得到回饋後可建立起一個新的語音類別表徵，或健全一個語音類別表徵。在這個過程中，一個新的語音動作表徵和聽覺表徵對應連結可由此建立起來，但語意表徵則尚處於缺乏連結的狀態，這個過程有點像是一個「新詞」的學習過程。事實上，任何一個詞在我們第一次聽到它的時候，都是一個「非詞」。新詞和非詞的差別在於非詞沒有意義，而「新詞」在實際語言中其實是有其代表意義的，然而當我們初次遭遇一個詞之時，通常未必真的明白其真實意義，而這些語意表徵尚未建立的詞彙，皆屬於非詞。對於處於語言發展時期的兒童，接觸非詞的頻率事實上是比成人多上許多，因為對於兒童而言，那些尚未學會的許多詞彙，都是屬於非詞範圍。

能正確地複誦出非詞，則代表個體具有完好的語音聽知覺、音韻記憶和構音能力，因此使用非詞複誦可以評估個體的語音聽知覺、音韻記憶和構音方面的能力。錡寶香（2007）使用非詞複誦評估華語語言異常兒童的音韻短期記憶（phonological short-term memory），此研究發現 SLI 兒童的音韻短期記憶能力顯著低於同齡一般兒童，即使將聲韻覺識能力或是音韻區辨能力加以控制後，SLI 兒童的音韻短期記憶能力仍然顯著低於一般同齡兒童，推論此缺陷應該是這些兒童語言習得困難的原因。此外，也發現兒童在複述非詞的表現會隨音節數加長而表現變差，其研究的結果支持SLI 兒童音韻短期記憶有缺陷的推論，與其他國外的研究發現是一致的。鄭靜宜（2017）發現，SSD 兒童在三項非詞作業的正確率和數字廣度分數，皆顯著低於正常發展兒童，且因為他們在較簡單音素的非詞複誦也表現得較差（即排除了構音技巧因素之後），推論SSD兒童有較弱的語音聽知覺和短期音韻記憶的能力。

聽知覺的的評估測試

語音聽知覺的評估測試有多種形式，如區辨作業（discrimination task）、辨識作業（identification task）、偵測作業（monitoring task）等，其中最常見的是語音區辨作業。語音區辨作業是測試個體是否能區別兩組語音的異同，是最簡單而基本的聽知覺測試形式，個案是否有初級的聽知覺異常即可用此作業加以釐清。辨識作業則是比區辨作業更進階的測試形式，涉及語音的類別感知。偵測作業則又是比前兩者更為進階，甚至涉及音韻覺識的層次。

一個簡單的區辨作業是呈現兩個聽覺刺激，讓聽者做「一樣」（同）或「不一樣」（異）的反應，而「同」和「異」出現的機率相當。施測時，要求受試聽者仔細判斷連續播放的兩個刺激音，判斷兩者是否相同，例如：聽聽看「怕」、「爸」兩音是否相同，測量個案反應的正確率。在做評估時，當下對於受測者的反應不應給予有關反應對錯回饋。若在介入時則需要給予反應對錯的回饋或增強，介入時若能在個案反應當下有反應對錯的回饋，則可藉以修正個體內在的語音知覺類別。區辨作業又稱為AX 作業，題項以 AA 或 AB 的形式隨機出現，題項保持 AA 和 AB 的數量相當。

相較於區辨作業，辨識作業涉及較多的語音類別知識。語音辨識作業需要將一個語音刺激分派到兩個（或以上）的語音類別之中。常用測試程序是先播出一個目標語音刺激 A，再播兩個語音 A 與 B，讓個案選擇決定目標刺激是A或是B，此作業又稱為XAB作業，例如：先播放「怕」音，隔幾秒再播放連續播放「怕」、「爸」兩音，要受測者選擇第一個播放的刺激音是第一個播出的「怕」音或是第二個播出「爸」音。而A、B兩音的順序可隨機改變。除了XAB，辨識作業也可用ABX呈現的方式，是先呈現兩個選項音之後，隔幾秒再呈現目標刺激，要受試者將目標刺激做A或B的歸類。目標刺激音和選項音可以用不同說話者的語音。和區辨作業相比，辨識作業也涉及較多的注意力和音韻短期記憶，是稍較難的語音知覺作業。

雙音節詞語的聽知覺評估

以上所討論的華語語音聽知覺測試，多以單音節材料為主。由於華語單音節具有的同音異義詞眾多，意義較難掌握，有其不確定性，單音節詞的意義訊息量較低，而雙音節詞語的意義較確定，意義訊息量較多。因此，以雙音節詞作為華語語音聽知覺測試的材料較可激發「由上而下」的語意表徵，有助於語音和語意的連結以及語音類別感知的分化。

雙音節詞的聽知覺測試可使用最小音素對比詞語，材料可參考附錄三中的最小音素對比詞語。辨識作業除了可使用純語音為刺激外，還可使用和詞語相關的圖片作為刺激，可有兩種形式：「以音找圖」和「以圖找音」作業。「以音找圖」作業是呈現語音（如ㄒㄧㄝˊ ㄗ˙），再讓受試者由2張圖（鞋子／茄子）中選擇出該語音所描述的圖片（鞋子）。「以圖找音」作業則是先呈現圖片，再先後呈現兩語音，再讓受試者選擇是其中哪一個才是圖片相關的語音。受測者需具備最小音素對比詞語相關的語意知識，以及詞語的音韻概念才能答對。

語音偵測作業

相較於語音辨識作業，語音偵測作業需要更多的的注意力和音韻短期記憶。常見的語音偵測作業有音素偵測（phoneme monitoring）、音節偵測（syllable monitoring）、詞語偵測等（Segui, Frauenfelder, & Mehler,

1981）。語音偵測作業是先指定（播放）一個目標音，此目標音可能是音素、單音節或雙音節等語音單位，然後播放「題項音」，受測者需判斷在「題項音」中是否有此指定的目標音存在，亦即在一些「題項音」中，偵測目標音的有無，例如：指定目標音為/pa/，然後以固定的時間間隔（如3～5 秒）呈現/ta, go, pa, sa, pi, pa....../等音，要求受測者一聽到/pa/就要反應，如按鍵或舉手等動作，測量反應的正確率。

語音偵測作業可考驗聽者語音的分析切割（segmentation）能力（Segui et al., 1981），亦即在連續的語音串中切割音段單位，且能和記憶緩衝區的目標音比對的能力。聽者需能即時解析語音串化約到一種音韻單位的層次，並做掃瞄（scanning）或序列式比對（serial matching），以辨識其中是否包含某目標音（序列）。其實這樣的歷程在個體語音學習初期階段時發生十分頻繁，聽者需要在連續的語音串中快速偵測自己尚未習得的詞彙（可能是一個新詞），並想辦法釐清它的可能意義，而此時新詞尚未具有意義，是屬於非詞形式。非詞音節偵測作業即是想模擬這個過程的前半段，受試者需要在指定一個目標音節串之後，在目標音串中搜尋比對是否有該目標音的存在，而目標音串的音節數量當然是要比目標音節的數量為多，而兩者音節數量的差距會影響聽者偵測的難易度，理論上差距愈少愈容易偵測，兩者差距愈大則愈困難。

語音偵測作業除了使用單音節詞或多音節詞為材料外，亦可使用非詞刺激來測試聽知覺辨識能力，如非詞偵測作業。Morgan 與 Wheeldon（2003）提出一種音節偵測作業，受試者需要在連串的語音之中搜尋比對指定的目標音節，此目標音節可以是一種多音節的音節序列。他們的研究結果發現，當目標音節序列的音節愈多，反應的正確率愈高。Morgan 與 Wheeldon 使用的目標音節序列為有意義的詞彙或短語，他們發現當需要偵測的目標（音節數）愈大，目標就會愈明顯，愈容易偵測，因為有意義的多音節可能已經凝固為單一個記憶單位，因此較不會受到音節數增多造成記憶負擔所影響。使用無意義的多音節非詞作為偵測目標時，由於是無意義音節，推論應較容易受到記憶因素的影響。和單純非詞語音區辨作業相比較，非詞音節偵測作業涉及到的處理成分較多，可能較涉及注意力、記憶、音韻處理能力，當然輸入端的語音聽知覺能力亦不能忽略。

語音偵測所使用的則是比單純區辨作業更高層的能力，受試者必須先將目標音記憶於記憶暫存區，再去比對連續語音串之中有無出現該暫存區的語音，此能力涉及音韻記憶、語音切割處理、序列式比對搜尋或掃瞄的能力，語音偵測亦屬於語音知覺的能力。個體若是引用了錯誤的音韻表徵則是屬於中介處理層次的問題。聽者具備完整的音韻表徵系統是先決條件，才能將刺激音和其音素目錄中的表徵相比對，決定出代表該刺激的語音表徵來，好進一步激發語音相關的動作或音韻表徵。

Locke 的語音產生與知覺測試作業

Locke（1980）所創之「語音產生與知覺測試作業」（Speech Production-Perception Task, SP-PT task）是針對個案的錯誤音，來評估個案是否知道正確或錯誤音之間的聽知覺差異，推論聽知覺與錯誤音產出的關聯性，為非標準化測試。在測試作業之前需先決定好三項語音刺激：目標刺激語音（stimulus production, SP）、錯誤反應音（response production, RP）、控制音（control production, CP）。根據個案的錯誤音情況，找出具有這三個音的相關詞語，最好是具有最小音素對比音的詞語：目標音詞語（如鞋子）、錯誤音詞語（茄子）、控制詞語（椰子）。測試時，輪流呈現三詞語的圖片或相關物體，例如：主試者隨機取出其中之一的詞語圖卡（如茄子），並同時製造三個詞音的其中一個音，如「這是鞋子嗎？」受測者只要回答「是」或「不是」即可。依次反覆多次進行，約可進行 10 至 20 次，測試受測者聽知覺辨識的正確性，之後統計受測者反應之正確率，即正確辨認的次數比例，判斷個案是否具有能區分正確音和錯誤音的能力，探討個案語音產生的錯誤到底和聽知覺是否有關。圖 6-4 是 Locke「語音產生與知覺測試作業」的一個紀錄表格示例，左右各有一個作業，一個作業中各有 18 個題項，三項語音刺激各有 6 題。在此表格中每一題項皆以設定好出題的刺激項（Target、Error、Control）和與之相應的答案對錯類

The Locke Speech Perception – Speech Production Task

Name ______________________Age___;___Birthdate__________Date__________Examiner__________

Date:		Date:	
Production Task		**Production Task**	
/ / → / /		/ / → / /	
Target / / Error / / Control / /		Target / / Error / / Control / /	
Stimulus - Class	Response	Stimulus - Class	Response
1. / / - Control	yes - **NO**	1. / / - Target	**YES** - no
2. / / - Error	yes - **NO**	2. / / - Control	yes - **NO**
3. / / - Target	**YES** - no	3. / / - Target	**YES** - no
4. / / - Target	**YES** - no	4. / / - Control	yes - **NO**
5. / / - Error	yes - **NO**	5. / / - Error	yes - **NO**
6. / / - Control	yes - **NO**	6. / / - Error	yes - **NO**
7. / / - Control	yes - **NO**	7. / / - Target	**YES** - no
8. / / - Target	**YES** - no	8. / / - Error	yes - **NO**
9. / / - Error	yes - **NO**	9. / / - Target	**YES** - no
10. / / - Target	**YES** - no	10. / / - Control	yes - **NO**
11. / / - Error	yes - **NO**	11. / / - Control	yes - **NO**
12. / / - Control	yes - **NO**	12. / / - Error	yes - **NO**
13. / / - Error	yes - **NO**	13. / / - Target	**YES** - no
14. / / - Target	**YES** - no	14. / / - Control	yes - **NO**
15. / / - Control	yes - **NO**	15. / / - Error	yes - **NO**
16. / / - Error	yes - **NO**	16. / / - Target	**YES** - no
17. / / - Target	**YES** - no	17. / / - Error	yes - **NO**
18. / / - Control	yes - **NO**	18. / / - Control	yes - **NO**
Mistakes: Error ___ Control ___ Target___		Mistakes: Error ___ Control ___ Target___	

圖 6-4　Locke「語音產生與知覺測試作業」的一個紀錄表格示例

資料來源：Locke（1980）

型，可直接拿來使用。

其他的相關評估

單純的功能性語音異常兒童在語言能力測驗表現上，通常有語言表達能力和語言理解能力的差距，亦即語言理解能力通常正常，而語言表達能力有較差的情形。然而也會有兒童出現SSD合併有語言異常或語言發展遲緩等高層次語言障礙，針對這類型的個案就需要評估語言能力。一些綜合性語言發展評量的口語理解或口語表達測驗，即可用來檢驗兒童的語言能力。治療師應使用適當的兒童語言能力測驗加以評估。SSD合併語言發展遲緩的個案通常整體語言能力可能來到不良等級，亦即無論是語言理解能力或語言表達能力皆較為低落。實際上，合併有語言異常的SSD兒童的介入方式，與一般單純功能性語音異常的兒童是有所不同的，在後續介入相關章節中將有較深入的探討。

評估結果的解釋與預後

語音異常評估歷程主要的輸入為兒童的語音，而評估歷程主要的輸出為兒童的語音目錄、錯誤音素、音韻歷程，或者兒童語音異常的嚴重度、可刺激性。語音目錄、錯誤音素這兩者實為一體兩面，互為消長，也就是兒童的構音／音韻能力推論之依據。嚴重度、可刺激性亦為主要觀察的重點，因為這些因素涉及預後。就個別兒童資料而言，一個音素必須在詞語或語句測驗中產出皆正確，才算已習得此音素。

在預後方面，陳舒貝（2011）的研究中，統計了一個醫學中心多年所累積的SSD介入資料，發現台灣臨床上SSD兒童平均接受17次的介入，即可結案完成介入。若一星期1次的介入頻率需要約4個月時間可結案，若一星期2次則需要2個月的時間。SSD臨床個案的年齡大多介於4至6歲之間，平均療程時長約4.7個月。語言治療次數與個案的聲母錯誤率、音素錯誤數量、語音異常嚴重程度、音韻歷程的出現種類有關，當個案的語音異常嚴重度愈重，以及語音錯誤型態有出現不送氣化歷程者，治療次數和療程時長會較多與較久。

參考文獻

中文部分

毛連塭（1979）。**國語構音測驗**。高雄市：復文。

王淑慧、張維珊、童寶娟（2010）。**華語構音／音韻臨床測驗工具**。台北市：國立台北護理學院溝通障礙科學研究所。

吳咸蘭（1997）。構音與音韻障礙的治療。載於曾進興（主編），**語言病理學基礎**（第三卷）（頁 121-147）。台北市：心理。

林寶貴（1985）。**語言障礙兒童診斷測驗**。台南市：國立台南師範學院特殊教育中心。

林寶貴（1994）。**語言障礙與矯治**。台北市：五南。

林寶貴（1996）。**語言障礙評量表**。台北市：國立台灣師範大學特殊教育研究所。

林寶貴、林美秀（1993）。**學前兒童語言障礙評量表**。台北市：國立台灣師範大學特殊教育研究所。

席行蕙、許天威、徐享良（2004）。**國語正音檢核表**（第二版）。台北市：心理。

陳舒貝（2011）。**語音異常兒童語言治療相關因素之探討**（未出版之碩士論文）。國立高雄師範大學，高雄市。

鄭靜宜（2009）。學齡前兒童聲母構音在不同韻母音境的不一致性。**台灣聽力語言學會雜誌，24**，59-78。

鄭靜宜（2013）。**話在心・口難言：運動性言語障礙的理論與實務**。台北市：心理。

鄭靜宜（2017）。影響語音異常兒童非詞複誦表現因素之探討。**特殊教育學報，46**，55-84。

鄭靜宜（2018）。**華語兒童構音與音韻測驗**。新北市：心理。

鄭靜宜（2020）。學前兒童至老年階段言語功能指標數值的變化。**教育心理學報，51**（4），613-637。

錡寶香（2007）。 特定型語言障礙兒童音韻短期記憶能力之初探。**特殊教育研究學刊，32**（4），9-45。

英文部分

Ball, M. J., Muller, N., & Rutter, B. (2014). *Phonology for communication disorders*. New York, NY: Psychology Press.

Bankson, N., & Bernthal, J. (1990). *Bankson-Bernthal Test of Phonology.* Chicago, IL: Riverside Press.

Bernthal, J. E., Bankson, N. W., & Flipsen, P. (2013). *Articulation and phonological disorders* (7th ed.). Boston, MA: Allyn & Bacon.

Edwards, J., & Beckman, M. E. (2008). Methodological questions in studying consonant acquisition. *Clinical Linguistics & Phonetics, 22*(12), 937-956.

Finnegan, D. E. (1984). Maximum phonation time for children with normal voices. *Journal of Communication Disorders, 17*(5), 309-317.

Fisher, H., & Logemann, J. (1971). *Fisher-Logemann Test of Articulation Competence.* Boston, MA: Houghton Mifflin.

Flipsen, P., Jr. (2006). Measuring the intelligibility of conversational speech in children. *Clinical Linguistics & Phonetics, 20*(4), 202-312.

Fudala, B., & Reynolds, W. (1986). *Arizona Articulation Proficiency Scale.* Los Angeles, CA: Western Psychological Services.

Glaspey, A. M., & Stoel-Gammon, C. (2005). Dynamic assessment in phonological disorders: The scaffolding scale of stimulability. *Top Language Disorders, 25*(3), 220-230.

Goldman, R., & Fristoe, M. (2000). *Goldman Fristoe Test of Articulation* (2nd ed.). Circle Pines, MN: American Guidance Services.

Goldstein, B., Fabiano, L., & Iglesias, A. (2004). Spontaneous and imitated productions in Spanish-speaking children with phonological disorders. *Language, Speech, and Hearing Services in Schools, 35*(1), 5-15.

Harden, J. R., & Looney, N. A. (1984). Duration of sustained phonation in kindergarten children. *International Journal of Pediatric Otorhinolaryngology, 7*(1), 11-19.

Healy, T. J., & Madison, C. L. (1987). Articulation error migration: A comparison of single word and connected speech samples. *Journal of Communication Disorders, 20*(2), 129-136.

Hodson, B. W. (1992). *The Computerized Analysis of Phonological Deviation*. Stonington, IL: Phonocomp.

Hodson, B. (2004). *Hodson Assessment of Phonological Patterns* (3rd ed.). Austin, TX: Pro-ed.

Hodson, B. W., & Paden, E. P. (1983). *Targeting intelligible speech: A phonological approach to remediation.* London, UK: College-Hill Press.

Kent, R. D., Kent, J. F., & Rosenbek, J. C. (1987). Maximum performance tests of speech production. *Journal of Speech and Hearing Disorders, 52*(4), 367-387.

Khan, L., & Lewis, N. (1986). *Khan-Lewis Phonological Analysis*. Circle Pines, MN: American Guidance Services.

Locke, J. L. (1980). The inference of speech perception in the phonologically disordered child. Part II: Some clinically novel procedures, their use, some findings. *Journal of Speech and Hearing Disorders, 45*(4), 445-468.

Lof, G. L. (1996). Factors associated with speech-sound stimulability. *Journal of Communication Disorders, 29*(4), 255-278.

Lowe, R. (1986). *Assessment Link Between Phonology and Articulation (ALPHA)*. East Moline, IL: LinuiSystems.

McDonald, E. (1964). *A Deep Test of Articulation.* Pittsburgh, PA: Stanwix House.

Mendes Tavares, E. L., Brasolotto, A. G., Rodrigues, S. A., Benito Pessin, A. B., & Garcia Martins, R. H. (2012). Maximum phonation time and s/z ratio in a large child cohort. *Journal of Voice, 26*(5), 675-686.

Miccio, A. W., Elbert, M., & Forrest, K. (1999). The relationship between stimulability and phonological acquisition in children with normally developing and disordered phonologies. *American Joumal of Speech-Language Pathology, 8*, 347-363.

Morgan, J. L., & Wheeldon, L. R. (2003). Syllable monitoring in internally and externally generated English words. *Journal of Psycholinguistic Research, 32*(3), 269-296.

Pendergast, K., Dickey, S., Selmar, J., & Soder, A. (1984). *Photo Articulation Test.* Danville, IL: Interstate Printers and Publishers.

Powell, T. W., & Miccio, A. W. (1996). Stimulability: A useful clinical tool. *Journal of Communication Disorders, 29*, 237-253.

Preston, J. L., Hull, M., & Edwards, M. L. (2013). Preschool speech error patterns predict articulation and phonological awareness outcomes in children with histories of speech sound disorders. *American Journal of Speech-Language Pathology, 22*(2), 173-184.

Robbins, J., & Klee, T. (1987). Clinical assessment of oropharyngeal motor development in young children. *Journal of Speech and Hearing Disorders, 52*(3), 271-277.

Segui, J., Frauenfelder, U., & Mehler, J. (1981). Phoneme monitoring, syllable monitoring and lexical access. *British Journal of Psychology, 72*(4), 471-477.

Shriberg, L. D., & Kwiatkowski, J. (1982). Phonological disorders III: A procedure for assessing severity of involvement. *Journal of Speech and Hearing Disorders, 42*, 242-256.

Shriberg, L. D., Austin, D., Lewis, B. A., McSweeny, J. L., & Wilson, D. L. (1997a). The Percentage of Consonants Correct (PCC) metric: Extensions and reliability data. *Journal of Speech, Language, and Hearing Research, 40*(4), 708-722.

Strand, E. A., & McCauley, R. J. (1999). Assessment procedures for treatment planning in children with phonological and motor speech disorders. In A. J. Caruso, & E. A. Strand (Eds.), *Clinical management of motor speech disorders in children* (pp. 73-108). New York, NY: Thieme.

Weiss, C. E. (1982). *Weiss Intelligibility Test*. Tigard, OR: CC Publications.

Chapter

7

造成語音異常的相關因素

學習目標

讀者可以由本章學習到：

- 面對個案家長詢問時，說明語音異常的可能原因
- 了解語音異常相關的可能因素與發生機率
- 了解這些影響因素的可能改變性，以及對介入成效的影響

這一章主要是幫助語言治療師回答家長們的「why me」問題。當評估之後，家長被告知其子女有語音異常時，通常家長們通常會發出疑問：「為什麼我的小孩會有語音異常？」或「為何其他人（如他的兄弟或姐妹等）卻沒有？」語言治療師必須能回答這樣常見的問題，以及像是下列這樣的問題：是語音的產生對兒童而言太難了？還是有其他因素干擾兒童說出語音？是所有的語音都很難？還是就一群特定的語音說不好？為何兒童會對那些語音感到困難？是動作做不出來？還是根本不知道有這些語音的存在？

造成語音異常的因素很多，語言治療師通常藉由評估，以便蒐集資料來推測個案可能產生語音異常的原因，例如：個案家族中有人同樣也出現過 SSD，而且還不只一人，或是個案有過敏體質常常感冒併發中耳炎，或是個案的主要照顧者的母語並非華語等。要回答這些問題除了需要在評估

時蒐集充分的相關資訊，也需要對於一般SSD的形成和影響因素有充分了解，而這些資訊通常來自於相關研究的結果。

兒童的語音異常到底是什麼原因造成的？語言治療師對於這些語音異常的危險因子的了解，有助於對SSD個案的評估與介入。尤其在面對個案家長的諮詢與衛教的時候，針對此部分能侃侃而談的治療師往往能增加家長和個案的信任感，促進醫病關係。

兒童語音異常的影響因素

SSD 主要是因為說出的語音有過多的錯誤，那為何會說出錯誤的語音？有部分原因可能和構音動作的難度有關，有一些語音的動作較困難，容易導致錯誤的構音動作，例如：華語中的捲舌音動作是較難的，許多兒童甚至成人在捲舌的產生出現錯誤，而有不捲舌化的歷程。另一個原因則可能是不知道某些詞語需要用捲舌音來講，例如：「說話」的「說」、「知道」的「知」、「舌頭」的「舌」、「吃飯」的「吃」等音，這些音是需要使用捲舌動作來說的詞語。這是音韻概念的問題，是音韻因素。由此可知，是存在有構音動作的困難和音韻概念困難的兩大方面的因素。

單純動作的執行有賴健全運動神經系統的運作，和構音機制的解剖完整性兩方面的條件，但語音的動作還有語音的概念因素存在。雖然說話表面上看似屬於單純的動作性質，但事實上，說話這件事還有高層次因素存在，因為語音種類的動作繁多，說話者必須知道什麼詞要用什麼音的動作來說才行，因此語音異常的影響因素涉及說話的上游、中游和下游機制。這些眾多因素中有些是顯而易見的重大缺損，有些則是外表隱而不現的次要缺損。重大缺損可能造成的是器質性語音異常，隱而不現缺損則可能造成功能性語音異常。

造成器質性和功能性語音異常的原因各不相同，如圖 7-1 所示。器質性語音異常的成因是個體身上有顯而易見的嚴重缺陷，屬於重大缺損因素。造成兒童功能性語音異常的原因則眾多且不明，有些可能是由於語音知覺問題，有一些則可能是來自於構音動作限制之故，且兩者常共同出現或有相關。張顯達、許碧勳（2000）探討 4 至 6 歲兒童在華語輔音聽辨與發音能力，發現各年齡組兒童聽辨與發音能力呈同步漸進的趨勢，也發現兒童語音區辨的正確率和他們的構音正確率有正相關。功能性語音異常兒童常可能具有這兩方面的缺陷，即語音製造和語音聽知覺的缺陷，而導致語音學習遲緩，在其內在有音韻系統缺損，表現於外的問題則是語音產生不佳，兩者一體兩面，不易區分。臨床上常見兒童的SSD常與語言發展遲緩合併出現，例如：一個在澳洲的研究（Eadie, Morgan, Ukoumunne, Ttofari Eecen, Wake, & Reilly, 2015）即發現，兒童出現 SSD 的比例為 3.4%，而其中 SSD 合併語言障礙就占了 40.8%，SSD 合併閱讀障礙則占 20.8%。可見，有些語音異常兒童在語音系統表徵存在著缺陷，連帶影響了高層次語言（如語意、語法、語用）的學習。

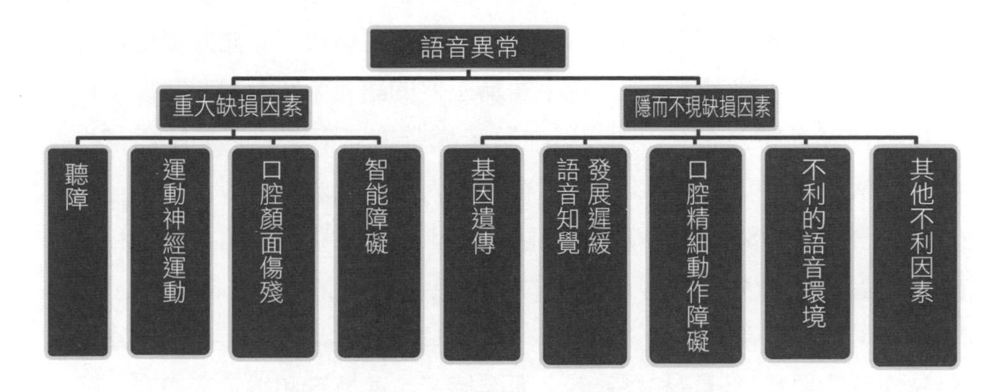

圖 7-1　器質性和功能性語音異常的因素列舉

第一節　重大缺損因素

造成兒童器質性SSD的重大缺損常是先天重大的缺損，例如：異常的聽力、認知能力、構音結構、運動神經系統等。在言語功能相關的系統出現顯而易見的缺陷或缺失時，就會導致語音異常，是屬於器質性的而非功能性的語音異常。對於這樣的個體而言，語音異常通常只是個體出現問題的次要異常或其中的一小部分，因為個體通常會有更嚴重的異常或問題存在，例如：聽障者主要的問題是聽力、聽能問題；唇顎裂者主要是顏面傷殘問題；唐氏症患者主要是認知問題；運動言語障礙者，如巴金森氏症患者、腦性痲痺患者主要是動作問題。

聽覺障礙

聽損兒童（hearing-impaired children）伴隨有語音障礙的情形十分常見。在語音發展的過程中，聽損嬰兒雖然也會喃語，但因為缺乏聽覺回饋機制，難以校正自我的構音動作，喃語期通常持續沒多長的時間，就會漸漸減少，終至無法發展出正常的語音。另一方面，由於缺乏聽覺輸入，語音的類別化感知失調，音韻概念和音韻系統難以成形，導致語言各方面（如語音、詞彙、語法、語意、語用等）的學習遲緩。一些聽損兒童轉而學習手語替代式的溝通方式，以手語為主要的語言系統。一些聽損兒童則持續利用殘存聽力學習口語，但在語音構音方面不免和正常兒童有些差異，在構音準確度和調律方面常存在著讓人可察覺的異常。

林寶貴（1985）評估 1,330 名國中、國小聽障兒童的語言障礙和構音能力，發現聽障兒童最容易構音的音素為：ㄨ、ㄚ、ㄧ、ㄛ、ㄡ、ㄠ、ㄅ、ㄈ；最難音素有：ㄘ、ㄙ、ㄗ、ㄔ、ㄖ、ㄎ、ㄑ等音。可知聽障兒童容易構音的語音為母音和唇塞音，而摩擦音、塞擦音和捲舌音構音最感困難。劉潔心（1986）調查 66 名小一的聽障生之華語構音能力，結果發現在韻母部分，ㄨ、ㄚ、ㄠ、ㄡ、ㄢ的構音正確率達 50%以上，但在子音部分僅ㄅ、ㄉ、ㄏ三音素的構音正確率達 50%以上。聽障兒童最困難的發音依序為塞擦音、擦音、鼻音、塞音（送氣）、邊音、塞音（不送氣）。若以構音部位分析困難度排序為：舌面音與舌尖前音、舌尖音、唇齒音、舌根音、舌尖音、雙唇音。韻母方面最困難的構音依序為：捲舌韻母、聲隨韻母、單韻母、複韻母。李芃娟（1998）評估 16 名聽力損失達 60 分貝以上的聽障生塞擦音（ㄐ、ㄑ、ㄓ、ㄔ、ㄗ、ㄘ）的清晰度，發現清晰度平均為 36.8%。就構音位置來看，舌面音（ㄐ、ㄑ）的清晰度最高（43.1%），其次為捲舌音（ㄓ、ㄔ）（36.1%），舌尖音（ㄗ、ㄘ）（32.9%）最低。不送氣音（ㄐ、ㄓ、ㄗ）清晰度（37.1%）較送氣音（ㄑ、ㄔ、ㄘ）（36.4%）為高。張蓓莉（2000）針對 98 名中重度以上聽覺障礙生進行說話的清晰度的評估，發現聽障生的平均語詞清晰度為 30.74%，短句清晰度為 49.83%；舌面音正確率最高，舌尖音構音正確率最低。就構音方法來看，聽覺障礙學生在邊音正確率最高，送氣塞擦音的發音正確率最低。由以上這些聽障兒童的華語語音表現的調查研究結果可知，聽障者言語在構音方式上對於塞擦音、摩擦音最感困難，在構音位置方面對捲舌音和齒槽部位的語音較感困難，在喉部發聲—呼吸調整方面，送氣音較不送氣困難。

在發聲與調律方面，聽障者常出現音調過於高、尖銳或低沉、音調變化不適當的情況。華語為聲調語言，在聽知覺方面，Liu、Hsu 與 Horng（2000）的研究顯示，就輕至中度聽損者來說，聲調的聽辨能力通常只輕微受損，但在聲調表達方面，聽障者通常有別於聽常者，例如：張蓓莉（2000）發現，聽障兒童聲調清晰度為53.92%，其中第一聲及第四聲正確率稍高，第二聲、第三聲則最差，有將第一聲誤發為第四聲，第二聲誤發為第一聲，第三聲誤發成第二聲，第四聲則誤發為第一聲的情形。Xu、Li、Hao、Chen、Xue 與 Han（2004）分析 4 名 4 至 9 歲的 CI 兒童聲調的基頻曲線，發現四個聲調基頻曲線皆趨於平坦，且有一些不規則的變化，聲調清晰度不佳，顯示聽障者對於聲調音高曲線掌握度不佳且音長較長。張小芬、古鴻炎、吳俊欣（2004）在電腦聲調軌跡分析的研究中發現，聽障者的第一聲和第四聲與正常人相近似，第二聲和第三聲的聲調曲線有明顯的差異，聽障者的第二聲曲線沒有上揚反而有下降的現象，第三聲方面聽障者下降的曲線較聽常者為緩慢。Han、Zhou、Li、Chen、Zhao 與 Xu（2007）分析 14 位 CI 兒童說話聲調的表現後發現有極大的個別差異，聲調的表達平均正確率為 48.4%，其中二聲的產生最為困難，其次是三聲和四聲。聲調表現與 CI 植入時的年齡呈負相關，與 CI 的使用時間呈正相關，認為 CI 早期植入對於兒童的口語聲調的產生有益。

智能障礙

輕度智能障礙兒童通常語音清晰度和正常兒童相當，但中度、重度的智能障礙兒童常出現語音異常的情形，他們的構音準確度常不如一般人。一些中度到重度的智能障礙兒童，如唐氏症兒童，常在語音的學習上有遲緩的情形，其餘的語言學習也有落後的表現。智能障礙者在語言表徵形成和語音類別的整理方面似乎有困難存在。林寶貴、黃玉枝、張正芬（1992）的研究發現，智能不足兒童的構音異常出現率為 58.2%，遠高於語暢異常出現率（26.1%）和嗓音異常出現率（24.4%）。智能不足兒童構音最常見錯誤音有ㄕ、ㄓ、ㄔ、ㄈ、ㄘ、ㄊ、ㄙ、ㄒ、ㄎ、ㄑ等音，並發現智能障礙的程度、是否伴隨其他障礙、年齡等三個變項，可以有效預測智能不足兒童構音異常情形。

唐氏症患者存在著基因的異常，在第 21 對染色體有三染體，導致智能障礙和各種併發症。唐氏症兒童的肌張力過低，舌頭結構有許多凹深的裂痕，且常有舌外吐（tongue thrust）的現象，亦就是舌頭經常往外突出下垂，口腔空間相對較小，加上臉部結構在中段（mid-face）較扁平的關係，可能影響舌頭活動的靈活度（王淑娟，2002），導致語音構音問題。因此智能障礙者的語音異常問題，可能不能完全歸因於高層次智能損失的缺陷所導致的音韻學習遲緩，可能也有部分是來自於生理上構音機制的缺陷或功能不足。

運動神經系統損傷

運動神經系統損傷會造成運動言語障礙，包括吶吃和言語失用症兩類。腦性麻痺（CP）患者為先天性吶吃，CP 患者通常有重度語音異常，在構音方面，因為中樞神經系統或腦神經以及口腔相關肌肉的運動控制失調，個體無法做出正確的語音動作，而出現語音異常。CP 兒童除了構音動作的控制之外，在嗓音、共鳴、呼吸調整、調律方面亦出現不等的異常，造成整體語音清晰度低落的情形。本書後面的第 15 章對於腦性麻痺兒童的言語問題有較詳細的討論。

發展性口語失用症（developmental verbal dyspraxia, DVD）是先天性的言語失用症。在臨床上，由於先天性的言語失用症和嚴重的功能性SSD很容易混淆，許多發展性口語失用症兒童被誤診為功能性語音異常，而對其使用一般的介入方式，但往往在經過長久的介入後仍出現療效不佳的情形。本書後面的第 13 章對於言語失用症兒童的言語問題有較詳細的討論。

口腔顏面傷殘

雖然許多口腔顏面傷殘（如唇顎裂）的嬰兒在生命早期已接受過顱顏的手術重建、修補，但一些嚴重的患者仍有共鳴異常的情形，例如：鼻音過重、鼻漏氣（nasal emission）。唇顎裂患者因為上顎、鼻咽結構的異常，導致說話的氣流無法鎖住於口腔中，而散逸至鼻通道。本書第 14 章對於唇顎裂兒童的言語有較詳細的討論。

第二節　一些次要或未知的缺損因素

上一節所述的缺損因素是重大缺損，乃是造成器質性 SSD 的主要因素，而造成功能性 SSD 則是屬於次要的（minor）或未知的缺損。這些造成SSD的危險因子常被提及的有基因、性別、語音知覺、口腔精細動作、環境、社經地位等，這些皆是屬於尚在研究之中的因素，對於其影響性的多寡或大小在研究上則尚未有定論。Fox、Dodd與Howard（2002）使用父母問卷調查探討SSD的危險因子，結果發現兒童的出生期前後問題、耳鼻喉（ENT）問題、吸吮奶嘴習慣和家族史這四個因素可有效地區分 SSD 和正常兒童。中耳炎可能影響聽力，而吸吮奶嘴習慣可能造成口腔感覺和動作的遲鈍。在這些因素之中家族史這個因素則和基因遺傳有關，可能是最常被討論的因素。

基因遺傳

FOXP2（Forkhead-box P2）是第一個被發現與言語和語言障礙有關的基因。FOXP2 基因位於第 7 對染色體長臂（7q31）的位置，此基因編碼是含有聚合谷氨酰胺（polyglutamine tract）的轉錄因子。Hurst、Baraitser、Auger、Graham 與 Norell（1990）發現了一個名為「KE」的家族，約有一半的成員表現出言語和語言障礙，包括口語和文字的表達和接受語言的缺陷，尤其是在說話時有口腔運動協調順序困難，被診斷為發展性言語失用症。後來，學者 Lai、Fisher、Hurst、Vargha-Khadem 與 Monaco（2001）發現，此家族中有 15 個成員在 FOXP2 基因中有致病突變，此突變導致 FOXP2 基因編碼蛋白質的 DNA 結合異常。後來還有其他相關的研究，如腦影像與基因研究也進一步支持了 FOXP2 與神經系統結構、語言功能，以及語言之間的關係，例如：Zhao 等人（2010）比較 150 位語音異常者和 140 位正常說話者之間 FOXP2 基因突變（FOXP2 gene polymorphisms）的情形，結果發現兩組在 FOXP2 基因上有顯著差異，指出 FOXP2 基因的一些缺失異常可能是導致言語異常的原因之一。由於 FOXP2 基因是調控基因（regulating gene），此基因對其他基因有影響性，且有鑑於 SSD 次類別分類的複雜性，未來還需要更多基因研究的證據，來支持基因對 SSD 病因危險因子的論點。

Shriberg、Lohmeier、Campbell、Dollaghan、Green 與 Moore（2009）認為，有許多語音異常兒童和不良的基因遺傳有關，而這些兒童通常也有語言學習遲緩的問題。在他們的研究中測量 95 位 SSD 兒童和 63 位語音發展正常兒童的非詞音節複誦表現，發現 SSD 兒童具有記憶限制和聽知覺入碼異常的問題，並提出非詞複誦作業表現和語音異常的遺傳基因內在表型（endophenotype）有關，他們認為非詞複誦作業具有診斷上的意義，或可成為偵測此症的敏感指標。因為非詞複誦需要聽知覺和音韻記憶的能力，而語音的聽知覺入碼是將語音的聲音轉化成音韻表徵的過程。

口腔精細動作障礙

說話的言語動作是屬於精細的動作，需要經由相當數量的練習來讓動作的精確度和流暢度得以提升。一些SSD個體在言語動作上存在著一些限制，即使經過相當的練習也無法克服。Flipsen（2003）指出，即使做了語言治療，有些發展性言語異常的兒童還是無法發展出完全正常的語音，儘管在語音清晰度上可能沒有太大的問題，他們存在著持久難以克服的殘餘構音錯誤，甚至一些 SSD 兒童會將殘餘語音錯誤（residual distortion errors, RE）一直持續保留到成年時期。Flipsen 發現，12 至 16 歲有固著殘餘語音錯誤 SSD 青少年的構音動作速度顯著較慢，推論這些 SSD 青少年存在著難以克服的口腔動作缺陷（speech-motor deficit），而非知覺上的問題。

DDK 作業是個體以最快速度重複說出簡單的音節，以測量最快重複音節的速率（Fletcher, 1972）。DDK 作業測量個體最快可變換構音動作的速度，可作為個體構音動作控制能力的指標。曾思綸、鄭靜宜（2018）測量 4 至 6 歲學前兒童的 DDK 速率，發現 DDK 的速率隨兒童年齡的增加而增快。陳玫霖（2009）的研究評估三組說話者（兒童、成人、老人）DDK 速率和自發言語速率，兒童年齡範圍在 6.5 至 8.5 歲之間，發現成人組的 DDK 速率顯著快於兒童組與老年組。

DDK 速率被認為是運動神經成熟的一個指標（Henry, 1990; Prathanee, Thanaviratananich, & Pongjanyakul, 2003; Williams & Stackhouse, 2000），因為隨著個體年齡的增長，DDK 速率明顯增快，然而兒童成長要到何時 DDK 速率才會達到成人的水準呢？Canning 與 Rose（1974）根據其研究結果推論約在 9 至 10 歲，而 Fletcher（1972）則認為要在 15 歲之後才會與成人 DDK 速率相似。

SSD 兒童有言語動作協調方面的問題，在 DDK 的表現可能會較差。Dworkin（1978）發現 frontal lisp 的 SSD 兒童的單音節 DDK 速度比正常兒童顯著為慢。McNutt（1977）也發現/s/和/r/構音錯誤的 SSD 兒童的 DDK 速率顯著較低。然而，是否所有的 SSD 兒童皆有較慢的 DDK 速率呢？

Shriberg、Kwiatkowski、Best、Terselic-Weber 與 Hengst（1986）發現，有28%的SSD兒童表現出比正常者為慢的DDK，亦即只有約四分之一的SSD（運動言語次類型）兒童有 DDK 動作控制的缺陷。此外，值得注意的是SSD 兒童中有部分可能有言語失用症傾向，言語失用症的診斷標準其中之一就是表現出比正常還慢的 DDK 速率。Guyette 與 Diedrich（1981）提出DDK 速率不能用來區分 SSD 和發展性失用症，因為兩者皆是具有較慢的DDK 速率。

舌外吐

舌外吐（tongue thrust）兒童於休息時，常見其舌頭暴露於口外或是位於上下牙齒之間。舌外吐是屬於一種口腔肌肉功能異常（oral myofunctional disorders, OMD），除了在普通學前兒童，也常見於腦性麻痺和唐氏症兒童。舌外吐兒童舌休息時姿勢（resting posture）位於較前方，舌頭肌肉較無力，並有不良的吞嚥型態。他們吞嚥時舌頭位於口腔較前方位置，動作是往上頂向上顎，如同幼時嬰兒吸奶的口腔姿勢，又被稱為嬰兒式吞嚥（infantile swallow）。許多舌外吐兒童同時有不良咬合、用嘴呼吸（mouth breathing）等異常現象，許多研究者（Brauer & Holt, 1965; Mason & Proffit, 1974; Rodrigues & Ursi, 1990）認為，舌外吐兒童常見有前牙開咬（anterior open bite）的情形，可能是舌外吐時舌頭長期對門牙施壓、推擠所造成的結果。

舌外吐兒童可能有舌頭肌肉張力不平衡的問題，並在口腔精細動作控制和口腔感覺方面有異常（Campbell et al., 2000）。Hale、Kellum、Richardson、Messer、Gross與Sisakun（1992）對133位8歲兒童進行口腔肌肉功能和 DDK 速率的評估後發現，DDK 速度與舌外吐姿勢有顯著的相關。也有研究（Dahan, Lelong, Celant, & Leysen, 2000）發現，舌外吐兒童若是受到口腔感覺剝奪後會顯著嚴重地影響口腔的實體感知覺（stereognosis）。口腔實體感知覺是識別口腔中物體的形狀和質地的能力，可見舌外吐兒童對於口腔感覺的依賴性頗為強烈。

舌外吐兒童常出現語音構音問題，通常對於舌尖構音的語音（如/t, d, s, z, l, n/）較有困難，稱為前咬舌（frontal lisp）。有些研究（Bigenzahn, Fischman, & Mayrhofer-Krammel, 1992; Hanson, 1978; Weiss & Van Houten, 1972）嘗試改變舌外吐兒童的舌頭休息位置，為所謂的「口腔肌肉功能治療」（oral myofunctional therapy），除了訓練口腔相關肌肉力量（如閉唇）之外，並將休息時舌尖的位置向後調整，欲改善舌外吐兒童不良的吞嚥型態或是錯誤的語音構音動作。Christensen與Hanson（1981）以 10 位 6 歲舌外吐 SSD 兒童為介入對象，發現雖然兩組的/s, z/構音都獲得了改善，但比起純粹的構音治療組，口腔肌肉介入訓練並加上構音治療的那一組，對於舌外吐姿勢較有改善效果。

口腔感覺

說話行為除了動作因素外，感覺因素容易為人所忽略，其實感覺在動作控制上具有引導動作的功能，口腔說話動作也不例外。語音動作的表徵可能與構音部位的感覺區有關聯。大腦運動皮質的分布在中央溝對側的感覺皮質區有著極相似平行對稱的分布，大腦影像研究顯示通常運動皮質區活動時，相應的感覺皮質區也會有相應的活動，做動作時，動作產出和感覺輸入之間存在著密不可分的關係。

和說話動作較有關的感覺是口腔的感覺，主要為口腔中觸覺和本體感覺（proprioceptors），而味覺、溫度覺、痛覺和動作較為無關。口腔中觸覺感受器分布於舌頭表面、上顎、牙齦、雙唇與其他口腔黏膜等部位。本體感覺包含位置覺（position）、動覺（kinesthesia），這些感覺是來自肌肉中的肌梭、肌腱中的高爾基肌腱感受器（Golgi Tendon Organ, GTO）的感覺訊號，藉此調整肌張力，對動作控制十分重要。說話時唇、舌頭和上顎黏膜對於構音位置的觸覺感知，以及口腔內頰腔黏膜對口內壓力的感受，對於說話動作的精細調整有相當大的作用。

有一些研究發現暫時的口腔感覺剝奪（sensory deprivation），如口腔麻醉（oral anesthesia），會影響口腔精細動作的控制，或造成正常成人說話者語音的輕微扭曲，影響構音動作的準確度和說話的速度（Prosek & House, 1975; Putnam, & Ringel, 1976; Scott & Ringel, 1971）。對於正在學習說話的兒童而言，口腔感覺輸入或許會比成人來得更為重要，有研究（Daniloff, Bishop, & Ringel, 1977）發現，剝奪年幼兒童口腔感覺會對其語音產生造成更嚴重的影響，尤其是舌尖齒槽音受到嚴重的扭曲，也會讓說話速度明顯變慢。但對於年齡較大已經習得語音的兒童，口腔感覺剝奪的影響就如同成人一樣，只是造成輕微的扭曲。可見，口腔感覺輸入在語音動作學習時相對較為重要，對於已經習得語音動作的個體而言，相對地較不會依賴口腔感覺來產生語音。

語音知覺能力

事實上，說話動作感覺回饋除了有口腔感覺、本體感覺回饋之外，還有聽覺回饋。言語動作為目標導向的行為，具有代償性，行為的最終目標即是要發出聽起來相似的語音，說話時，語音聽知覺的相似度對於構音動作有著引導和校正作用。一些學者傾向認為 SSD 兒童具有聽知覺缺陷（Edwards, Fox, & Rogers, 2002; Munson, Bjorum, & Windsor, 2003; Munson, Edwards, & Beckman, 2005），由於此缺陷造成語音表徵處理的錯誤，或因儲存的表徵欠缺，使得入碼困難而出現語音錯誤。這種聽知覺缺陷或許和兒童期頻繁的過渡性中耳炎有關，導致高頻訊息的接收不良，由於有一些子音為高頻性質（如/s/、/ʃ/等音），而使得語音表徵系統有不完整的缺陷。

有關兒童語音輸出和語音知覺的關係，Nijland（2009）認為，語音知覺問題常常是語音產生問題的深層原因，且兩者會有交互作用，他調查兩類語音輸出異常（speech output disorders）的兒童，包括音韻異常兒童和兒童言語失用症（CAS）患童，他原假設知覺層次的高低和產生層次的高低平行相關聯，例如：高層次的語音製造缺陷（音韻異常）和高層次知覺缺陷（是指語音區辨與辨識）有關，而低層次的語音製造缺陷（言語失用症）和低層次的知覺缺陷（是指聽覺非詞區辨、詞彙韻律）有關。但 Nijland卻發現，音韻異常兒童只出現高層次知覺的缺陷，而CAS兒童卻同時出現具有高層次知覺缺陷和低層次知覺缺陷。推論 CAS 兒童低層次的聽知覺缺陷會影響高層次聽知覺的處理。張顯達、許碧勳（2000）探討 4 至 6 歲兒童在國語輔音聽辨與構音能力的相關性，發現各年齡組兒童聽辨與發音能力呈同步漸進的趨勢，也發現兒童語音區辨的正確率和他們的構音正確率有正相關。另外，還有一些兒童或許在表面上沒有明顯說話語音構音問題，但他們在處理關於語言的訊息和特殊的語音系統方面仍有其困難，造成較為特異性（specific）的語言理解和表達方面的缺陷，後續更造成學業低成就和社會適應困難。

美國聽語學會（ASHA, 1996）將所有具聽知覺處理方面有缺陷者統稱為聽知覺處理異常（auditory processing disorders, APD），指周邊聽覺機制正常，但在中樞聽知覺處理過程中有一項或多項聽覺行為或功能有缺陷者，稱為中樞聽覺處理異常（central auditory processing disorders, CAPD），可能存在於發展遲緩和中樞神經病變的群體中。Jerger 與 Musiek（2000）指出，APD 是指聽覺管道所傳入的訊息在處理方面的缺失，與聽理解、語言發展和學習方面的困難有關。Tomblin、Records、Buckwalter、Zhang、Smith 與 O'Brien（1997）估計具有言語／語言發展遲緩的幼兒園兒童約占 7.4%，這些兒童雖然具有正常的聽力以及非語文智商，但可能對於語音信號的處理存在著缺陷。

語音知覺異常者在語音特徵空間存在著一些缺陷，導致音韻表徵缺乏，無法妥善對應語意，產生語意、語音混淆以及語言理解障礙，也會造成語音產生的缺陷。Edwards 等人（2002）測量學前音韻異常兒童的 CVC 音節末尾子音區辨，發現音韻異常兒童的區辨正確率低於年齡配對的正常發展兒童。Bird 與 Bishop（1992）測量 14 位說英語的音韻異常兒童和 14 位控制組兒童的語音區辨和韻律判斷等作業，結果發現音韻異常兒童在語音區辨的表現較差。鄭靜宜（2016）的研究發現，華語 SSD 兒童語音區辨能力較一般正常兒童為弱，推論語音區辨的困難可能是造成兒童 SSD 的原因之一，且 SSD 兒童組內的語音區辨表現有個別差異存在，其中約有半數的 SSD 兒童的區辨正確率顯著低於正常兒童。SSD 兒童組和正常兒童組之間差異最大的對比是送氣／不送氣塞音對比，錯誤人數百分比達 42%；其次是摩擦音／塞擦音對比，兩組錯誤人數百分比差異達 39%；再其次為塞音／塞擦音對比，兩組間差異有 32%。

音韻短期記憶能力

有些SSD兒童在音韻記憶上可能有其限制，讓他們無法保留住稍縱即逝的語音音韻內容，或是無法保留記憶將音韻表徵順利地轉換為構音動作表徵，以便做動作的計畫與程序化，而讓構音機制無法執行動作或失誤，以上這些缺失的發生皆有可能導致產生的語音出現錯誤。

事實上，兒童進行音韻的處理除了具備健全聽知覺能力之外，還需有健全的記憶力。記憶力包括短期記憶和長期記憶，其中和語音學習密切相關的是「音韻短期記憶能力」。一些研究（Barry, Hardiman, & Bishop, 2009; Gathercole & Baddeley, 1990; Rispens & Baker, 2012; Treiman, Straub, & Laver, 1994）認為，非詞複誦作業的表現可作為評估受試者音韻短期記憶的指標，因為受測者在聽完非詞序列後，需要有聽覺音韻短期記憶的運作保留，才能將音節依序地仿說出來。

個體音韻短期記憶的好壞可能和基因遺傳有關，有研究（Bates, Luciano, Medland, Montgomery, Wright, & Martin, 2011; Stein et al., 2004）發現位於第 3 對染色體（Chromosome 3p12.3）的 ROBO1 的基因缺陷，會造成短期音韻記憶緩衝區（short-term phonological buffer）過小，而導致患者在非詞複誦時因記憶廣度不足，造成非詞複誦表現不佳的情形，推論此基因缺陷和語言／語音障礙有關。

不利的語音環境

兒童在生命的早期，若母語語音輸入量有嚴重不足時，如生活在剝奪語音暴露、封閉的環境中，兒童嚴重缺乏語言溝通人際互動的經驗，語言／語音學習經驗缺乏，可能蹉跎了兒童的語言發展最佳期而導致 SSD。Leung 與 Kao（1999）指出，不利的語音環境造成語音發展遲緩，通常在極端的環境或遭受嚴重剝奪時才會發生，例如：長期受忽略的受虐兒童或是長期生活於被剝奪環境中的兒童。嚴重的剝奪，包括生理剝奪（如貧困、住房不足、營養不良）和社會剝奪（如語言刺激不足、缺乏照顧、忽略兒童），可能會對兒童的言語發展產生不利影響。Culp、Watkins、Lawrence、Letts、Kelly與Rice（1991）認為，造成受虐兒童的語音／語言發展遲緩的發生率增加的主因是「忽略」，這些受虐者的父母通常比其他父母容易忽略他們的子女，平常不太使用口語與他們溝通，因而造成受虐兒童的語音／語言發展遲緩。

其他不利因素

SSD 可能是多個不利因素的同時出現或交互作用而造成的。Campbell 等人（2003）的研究比較了美國 100 位 3 歲語音發展遲緩的兒童和 539 位正常發展的兒童一些相關變項，發現與言語障礙有關的六個變項：男性性別、溝通障礙家族史、母親教育水準低、低社經地位、非裔與中耳炎。其中，有三個因素具有顯著的勝算比（odds ratio, OR），即母親低教育水準、男性性別和具溝通障礙家族史，同時具有此三個因素的兒童發生 SSD 可能性是沒有這些因素者的 7.71 倍。Nelson、Nygren、Walker 與 Panoscha（2006）的系統性回顧研究發現語言／語音發展遲緩的危險因子中最為一致的是言語和語言障礙家族史、男性性別和生產期因素，其他較不一致的因子包括父母的文化程度、兒童疾病、出生順序和家庭環境。Mondal、Bhat、Plakkal、Thulasingam、Ajayan 與 Poorna（2016）調查 200 位於印度的 3 歲語言／語音遲緩兒童的資料後發現，有三個和語言／語音遲緩顯著相關的變項，分別是男性性別、家境貧窮以及溝通障礙家族史。

此外，Eadie 等人（2015）也發現，澳洲 SSD 兒童的危險因子包括兒童的性別、母親詞彙量、社經地位和言語障礙家族史。歸納這些研究的結果可知，SSD 的發生因子絕非是單一因素，其中以言語障礙家族史、男性性別、母親的教育程度和社經地位是最具有影響性因素，而這幾個因素是結合了先天的遺傳和後天的環境因素，成為導致 SSD 的多重因素。

參考文獻

中文部分

王淑娟（2002）。唐氏症兒童溝通與語言學習困難相關因素之初探。載於**國立台中師範學院特殊教育論文集**（頁 9-19）。台中市：國立台中師範學院。

李芃娟（1998）。**聽覺障礙學童國語塞擦音清晰度研究**（未出版之碩士論文）。國立彰化師範大學，彰化市。

林寶貴（1985）。聽覺障礙兒童語言障礙與構音能力之研究。**特殊教育研究學刊，1**，144-160。

林寶貴、黃玉枝、張正芬（1992）。台灣區智能不足學童語言障礙之調查研究。**聽語會刊，8**，13-40。

張小芬、古鴻炎、吳俊欣（2004）。聽障學生國語語詞聲調人耳評分與電腦分析之初探。**特殊教育研究學刊，26**，221-245。

張蓓莉（2000）。聽覺障礙學生說話清晰度知覺分析研究。**特殊教育研究學刊，18**，53-78。

張顯達、許碧勳（2000）。國語輔音聽辨與發音能力之發展研究。**中華民國聽力語言學會雜誌，15**，1-10。

陳玫霖（2009）。**兒童、成人與老年人的口腔輪替運動特性**（未出版之碩士論文）。國立高雄師範大學，高雄市。

曾思綸、鄭靜宜 （2018）。學齡前兒童之口腔輪替運動速率表現。**台灣聽力語言學會雜誌，38**，25-41。

劉潔心（1986）。台北市國民小學一年級聽覺障礙學生國語音素構音能力及其相關因素之探討。**特殊教育研究學刊，2**，127-162。

鄭靜宜（2016）。語音異常兒童的語音區辨及聲學調整對其聽知覺的影響。**特殊教育研究學刊，41**（3），35-66。

英文部分

American Speech-Language-Hearing Association. [ASHA] (1996). Central auditory processing: Current status of research and implications for clinical practice. *American Journal of Audiology, 5*(2), 41-54.

Barry, J. G., Hardiman, M. J., & Bishop, D. V. (2009). Mismatch response to polysyllabic nonw ords: A neurophysiological signature of language learning capacity. *PloS One, 4*(7), e2670.

Bates, T. C., Luciano, M., Medland, S. E., Montgomery, G. W., Wright, M. J., & Martin, N. G. (2011). Genetic variance in a component of the language acquisition device: ROBO1 polymorphisms associated with phonological buffer deficits. *Behavior Genetics, 41*(1), 50-57.

Bigenzahn, W., Fischman, L., & Mayrhofer-Krammel, U. (1992). Myofunctional therapy in patients with orofacial dysfunctions affecting speech. *Folia Phoniatrica et Logopaedica, 44*(5), 238-244.

Bird, J., & Bishop, D. (1992). Perception and awareness of phonemes in phonologically impaired children. *International Journal of Language & Communication Disorders, 27*(4), 289-311.

Brauer, J. S., & Holt, T. V. (1965). Tongue thrust classification. *The Angle Orthodontist, 35*(2), 106-112.

Campbell, T. F., Dollaghan, C. A., Rockette, H. E., Paradise, J. L., Feldman, H. M., Shriberg, L. D., ...Leysen, V. (2000). Oral perception in tongue thrust and other oral habits. *American Journal of Orthodontics and Dentofacial Orthopedics, 118*(4), 385-391.

Campbell, T. F., Dollaghan, C. A., Rockette, H. E., Paradise, J. L., Feldman, H. M., Shriberg, L. D., ...Kurs-Lasky, M. (2003). Risk factors for speech delay of unknown origin in 3-year-old children. *Child development, 74*(2), 346-357.

Canning, B. A., & Rose, M. F. (1974). Clinical measurements of the speed of tongue and lip movements in British children with normal speech. *International Journal of Language & Communication Disorders, 9*(1), 45-50.

Christensen, M. S., & Hanson, M. L. (1981). An investigation of the efficacy of oral myofunctional therapy as a precursor to articulation therapy for pre-first grade children. *Journal of Speech and Hearing Disorders, 46*(2), 160-167.

Culp, R. E., Watkins, R. V., Lawrence, H., Letts, D., Kelly, D. J., & Rice, M. L. (1991). Maltreated children's language and speech development: Abused, neglected, and abused and neglected. *First Language, 11*(33), 377-389.

Dahan, J. S., Lelong, O., Celant, S., & Leysen, V. (2000). Oral perception in tongue thrust and other oral habits. *American Journal of Orthodontics and Dentofacial Orthopedics, 118*(4), 385-391.

Daniloff, R., Bishop, M., & Ringel, R. (1977). Alteration of children's articulation by application of oral anesthesia. *Journal of Phonetics, 5*(3), 285-298.

Dworkin, J. P. (1978). Protrusive lingual force and lingual diadochokinetic rates: A comparative analysis between normal and lisping speakers. *Language, Speech, and Hearing Services in Schools, 9*(1), 8-16.

Eadie, P., Morgan, A., Ukoumunne, O. C., Ttofari Eecen, K., Wake, M., & Reilly, S. (2015). Speech sound disorder at 4 years: Prevalence, comorbidities, and predictors in a community cohort of children. *Developmental Medicine & Child Neurology, 57*(6), 578-584.

Edwards, J., Fox, R. A., & Rogers, C. L. (2002). Final consonant discrimination in children: Effects of phonological disorder, vocabulary size, and articulatory accuracy. *Journal of Speech, Language, and Hearing Research, 45*(2), 231-242.

Fletcher, S. (1972). Time-by-count measurement of diadochokinetic syllable rate. *Journal of Speech and Hearing Research, 15*, 763-780.

Flipsen, P. (2003). Articulation rate and speech-sound normalization failure. *Journal of Speech, Language, and Hearing Research, 46*(3), 724-737.

Fox, A. V., Dodd, B., & Howard, D. (2002). Risk factors for speech disorders in children. *International Journal of Language & Communication Disorders, 37*(2), 117-131.

Gathercole, S. E., & Baddeley, A. D. (1990). Phonological memory deficits in language disordered children: Is there a causal connection? *Journal of Memory and Language, 29*(3), *336-360.*

Guyette, T. W., & Diedrich, W. M. (1981). A critical review of developmental apraxia of speech. *Speech and Language, 5*, 1-49.

Hale, S. T., Kellum, G. D., Richardson, J. F., Messer, S. C., Gross, A. M., & Sisakun, S. (1992). Oral motor control, posturing, and myofunctional variables in 8-year-olds. *Journal of Speech, Language, and Hearing Research, 35*(6), 1203-1208.

Han, D., Zhou, N., Li, Y., Chen, X., Zhao, X., & Xu, L. (2007). Tone production of Mandarin Chinese speaking children with cochlear implants. *International Journal of Pediatric Otorhinolaryngology, 71*(6), 875-880.

Hanson, M. L. (1978). Oral myofunctional therapy. *American Journal of Orthodontics, 73*(1), 56-67.

Henry, C. E. (1990). The development of oral diadochokinesia and non-linguistic rhythmic skills in normal and speech-disordered young children. *Clinical Linguistics & Phonetics, 4*(2), 121-137.

Hurst, J. A., Baraitser, M., Auger, E., Graham, F., & Norell, S. (1990). An extended family with a dominantly inherited speech disorder. *Dev. Med. Child Neurol, 32*, 347-355.

Jerger, J., & Musiek, F. (2000). Report of the consensus conference on the diagnosis of auditory processing. *Journal of the American Academy of Audiology, 11*(9), 467-474.

Lai, C. S., Fisher, S. E., Hurst, J. A., Vargha-Khadem, F., & Monaco, A. P. (2001). A forkhead-domain gene is mutated in a severe speech and language disorder. *Nature, 413*, 519-523.

Leung, A. K., & Kao, C. P. (1999). Evaluation and management of the child with speech delay. *American Family Physician, 59*(11), 3121.

Liu, T. C., Hsu, C. J., & Horng, M. J. (2000). Tone detection in Mandarin-speaking hearing-impaired subjects. *Audiology, 39*(2), 106-109.

Mason, R. M., & Proffit, W. R. (1974). The tongue thrust controversy: Background and recommendations. *Journal of Speech and Hearing Disorders, 39*(2), 115-132.

McNutt, J. C. (1977). Oral sensory and motor behaviors of children with /s/ or /r/ misarticulations. *Journal of Speech and Hearing Research, 20*(4), 694-703.

Mondal, N., Bhat, B. V., Plakkal, N., Thulasingam, M., Ajayan, P., & Poorna, D. R. (2016). Prevalence and risk factors of speech and language delay in children less than three years of age. *Journal of Comprehensive Pediatrics, 7*(2), e33173.

Munson, B., Bjorum, E. M., & Windsor, J. (2003). Acoustic and perceptual correlates of stress in nonwords produced by children with suspected developmental apraxia of speech and children with phonological disorder. *Journal of Speech, Language, and Hearing Research, 46*(1), 189-202.

Munson, B., Edwards, J., & Beckman, M. E. (2005). Relationships between nonword repetition accuracy and other measures of linguistic development in children with phonological disorders. *Journal of Speech, Language, and Hearing Research, 48*(1), 61-78.

Nelson, H. D., Nygren, P., Walker, M., & Panoscha, R. (2006). Screening for speech and language delay in preschool children: systematic evidence review for the US Preventive Services Task Force. *Pediatrics, 117*(2), e298-e319.

Nijland, L. (2009). Speech perception in children with speech output disorders. *Clinical Linguistics & Phonetics, 23*(3), 222-239.

Prathanee, B., Thanaviratananich, S., & Pongjanyakul, A. (2003). Oral diadochokinetic rates for normal Thai children. *International Journal of Language & Communication Disorders, 38*(4), 417-428.

Prosek, R. A., & House, A. S. (1975). Intraoral air pressure as a feedback cue in consonant production. *Journal of Speech and Hearing Research, 18*(1), 133-147.

Putnam, A. H., & Ringel, R. L. (1976). A cineradiographic study of articulation in two talkers with temporarily induced oral sensory deprivation. *Journal of Speech and Hearing Research, 19*(2), 247-266.

Rispens, J., & Baker, A. (2012). Nonword repetition: The relative contributions of phonological short-term memory and phonological representations in children with language and reading impairment. *Journal of Speech, Language, and Hearing Research, 55*(3), 683-694.

Rodrigues, D. A. R., & Ursi, W. J. (1990). Anterior open bite: Etiology and treatment. *Oral Health, 80*(1), 27.

Scott, C. M., & Ringel, R. L. (1971). Articulation without oral sensory control. *Journal of Speech and Hearing Research, 14*(4), 804-818.

Shriberg, L. D., Kwiatkowski, J., Best, S., Terselic-Weber, B., & Hengst, J. (1986). Characteristics of children with phonologic disorders of unknown origin. *Journal of Speech and Hearing Disorders, 51*(2), 140-161.

Shriberg, L. D., Lohmeier, H. L., Campbell, T. F., Dollaghan, C. A., Green, J. R., & Moore, C. A. (2009). A Nonword Repetition Task for Speakers With Misarticulations: The Syllable Repetition Task (SRT). *Journal of Speech, Language, and Hearing Research, 52*(5), 1189-1212.

Stein, C. M., Schick, J. H., Taylor, H. G., Shriberg, L. D., Millard, C., Kundtz-Kluge, A., ...Elston, R. C. (2004). Pleiotropic effects of a chromosome 3 locus on speech-sound disorder and reading. *American Journal of Human Genetics, 74*(2), 283-297.

Tomblin, J. B., Records, N. L., Buckwalter, P., Zhang, X., Smith, E., & O'Brien, M. (1997). Prevalence of specific language impairment in kindergarten children. *Journal of Speech, Language, and Hearing Research, 40*(6), 1245-1260.

Treiman, R., Straub, K., & Laver, P. (1994). Syllabification of bisyllabic nonwords: Evidence from short-term memory errors. *Language and Speech, 37*(1), 45-59.

Weiss, C. E., & Van Houten, J. T. (1972). A remedial program for tongue-thrust. *American Journal of Orthodontics, 62*(5), 499-506.

Williams, P., & Stackhouse, J. (2000). Rate, accuracy and consistency: diadochokinetic performance of young, normally developing children. *Clinical Linguistics & Phonetics, 14* (4), 267-293.

Xu, L., Li, Y., Hao, J., Chen, X., Xue, S. A., & Han, D. (2004). Tone production in Mandarin-speaking children with cochlear implants: A preliminary study. *Acta Otolaryngologica, 124*(4), 363-367.

Zhao, Y., Ma, H., Wang, Y., Gao, H., Xi, C., Hua, T., ...Qiu, G. (2010). Association between FOXP2 gene and speech sound disorder in Chinese population. *Psychiatry and Clinical Neurosciences, 64*(5), 565-573.

Chapter

8

語音異常的介入原則

學習目標

讀者可以由本章學習到：

- 語音異常介入方式／模式的種類
- 如何擬定介入計畫
- 語音介入建立階段的介入策略或技巧
- 語音介入類化階段的介入策略或技巧
- 如何實施聽知覺訓練

第一節　介入方式的選擇

「直接」vs.「間接」的介入模式

一般語言治療介入的方式可分為「直接」與「間接」介入兩種，圖8-1 呈現直接治療和間接治療的比較。「直接」介入是語言治療師直接訓練兒童，給予刺激，要求反應。間接介入則是不直接對個案做介入，而是改變個案的溝通或語音環境，間接介入主要是對父母等主要照顧者或教師等相關人士的諮詢（consultation）、建議與訓練，可讓父母成為兒童在家的語言治療師，提供語音典範，供兒童模仿學習。間接介入是語言治療師並不直接對個案進行訓練，而是輔導其主要照顧者，如父母，讓父母在家與個案互動時能促進個案的語音產生。選擇間接介入模式的原因多數是因為一些不得已的原因所致，例如：直接介入時間有限，語言治療師無法在很有限的時間內完成介入，需要以間接介入的方式來擴充介入時間。另一個可能是兒童的年紀過小，例如：3 歲以下兒童的語言發展程度有限，或是兒童無法安靜地坐在位置上，聽從指示，使用間接介入的方式對兒童整體的語言發展較為有益。

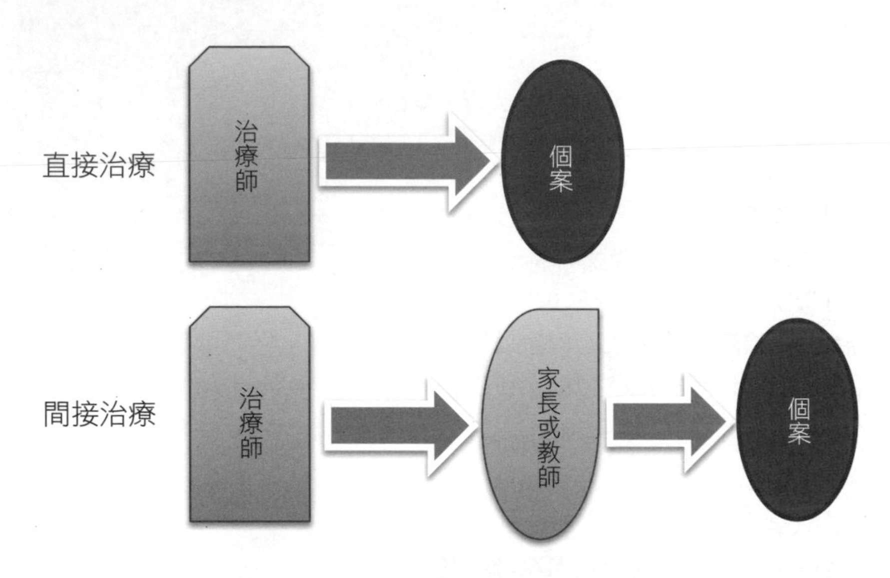

圖 8-1　直接治療和間接治療比較之圖示

個別介入 vs.團體介入

依照在一節次（section）中處理個案的人數，語言治療介入的模式可分個別治療與團體治療的介入模式（如圖 8-2 所示）。個別介入方式是一對一的教學模式，而團體介入方式是一對多的教學模式。通常語言治療的介入模式大多以個別治療為主，個別治療較能夠針對個案的特性制訂與調整教學訓練的方案，通常在介入初期或是使用以動作為導向介入法時，治療模式大多以個別治療為主。音韻導向的介入法則可能採個別或團體治療，或是兩者混合的模式。

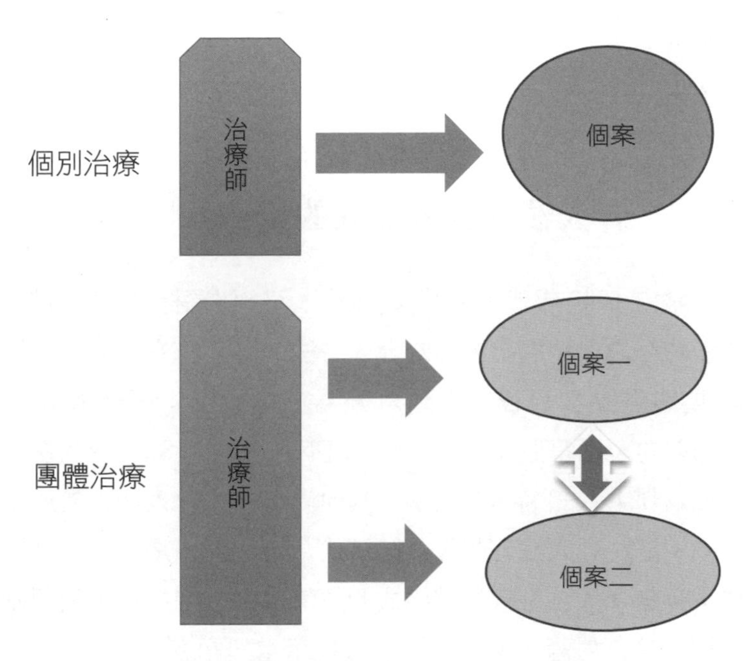

圖 8-2　個別治療和團體治療比較之圖示

團體介入需考慮團體人數的多寡與團體的組成，介入的地點需有足夠的空間容納團體個案，治療師需依據治療室空間的寬敞或侷促做有關訓練活動的調整。團體介入模式通常包含 2 至 3 個個案，這些被納入的個案通常有著相近似的音韻能力程度與共同的介入目標。學者大多建議語音異常的團體治療人數通常不宜超過 3 位。

要採用何種介入模式還需考慮目前個案的介入是位於介入療程的何種時間點上。一般介入的程序或過程的分期依次為建立期、類化期、穩固期、追蹤期。團體介入模式通常較適合運用於「類化時期」，治療師引導使個案之間產生互動的團體動力，如競爭或合作的關係，來促進個案的語音產生的類化。在「建立時期」，個別治療的成效通常比團體治療為佳，因為多位個案皆需治療師一一地關注，在時間、注意力分散的情況下，相對地治療時間就被平分了，例如：45 分鐘的治療時間若有 3 位個案，則每位個案平均分配到的治療時間就只有 15 分鐘，療效自然不佳。總之，個別治療或團體治療各有其適用的時機，語言治療師應考慮個案的情況以及其他相關因素，選擇對個案最有利的介入模式與安排介入時間。

第二節　介入法或介入取向的抉擇

語音異常自 1940 年代 Van Viper 以來，又經過語言學的洗禮，長久經許多研究者的努力已發展出多種的介入方法。這些語音介入法依據其發源和介入著重的重點與目標，大致可分為三種類別：語音取向（動作取向）、音韻取向、語言取向。表 8-1 列出不同取向的 SSD 介入法，表上所列的介入法為其中較知名的介入法，其他尚有許多介入法由於族繁不及備載於此表中。這些介入法有些較為結構式，有些則只是一些較為鬆散的原則或想法；有些介入法是較具結構式的教學法，有許多規定與限制，實施步驟較細緻，較為嚴謹，如「口腔肌肉提示重建語音目標介入法」（prompts for reconstructuring oral muscular phonetic targets, PROMPT）；有些介入法是專門為了治療某一群個案而發展出來的，之後也應用於其他性質的個案。語言治療師自然可以參考他們的作法，取其精髓，加以調整以適用於自己的個案。因為畢竟沒有兩個個案的情形是一模一樣的，而且這些已發展出的介入法皆是以英語語音介入為目標，還需要大幅地加以改變或調整以適用於華語或其他本土語言語音的介入。事實上，目前並沒有一個語音介入法是直接立即可用於我們的個案上；而對個案最好的介入法就是語言治療師依據對個案詳盡評估的結果，為個案量身訂做的介入方案。

語言治療師應根據兒童語音異常的嚴重度、語音錯誤本質或合併障礙等因素，為個案選擇適合的介入法。各個介入法各有其適用的個案類型，例如：「循環訓練」或「可刺激性介入」適用於嚴重度較大、清晰度低的兒童。各個介入法有其著重的重點和一些謹守的原則，然而事實上，這些

表 8-1　不同取向類別的語音異常介入法

音韻取向	動作取向	語言取向	其他
1. 最小音素對比法（minimal pair contrast therapy）	1. 語音置位法（phonetic placement）	1. 全語言介入法（whole language approach）	1. 語音知覺介入法
2. 多重對比介入法（multiple oppositions intervention）	2. 漸進塑造法（shaping or sound approximations）	2. 情境教學（milieu teaching）	2. 發展性吶吃介入法
3. 語音區分特徵介入法	3. 語音脈絡法	3 關鍵詞介入法（core vocabulary intervention）	3. PROMPT
4. 複雜度取向介入法（complexity approaches） 5. 循環訓練（cycles training）	4. 口腔動作運動（oral motor exercise）	4. 自然語音清晰度介入法（naturalistic intervention for speech intelligibility and speech accuracy）	4. Nuffield centre dyspraxia program（言語失用症介入法）
6. 後設語音治療法（metaphone therapy）	5. 可刺激性介入法		
7. 詞語型態句法介入法（morphosyntax intervention）	6. PEG 視覺回饋		
8. 父母和孩子共同參與介入法（parents and children together, PACT）			

介入法可視情況混合使用，語言治療師需熟知這些介入法，依照個案的特性，彈性選擇使用，達到有效介入的目的，以期在短時間內收到最大的介入成效。

對於語言治療師而言，對無口語（nonverbal）者的介入應是最具挑戰性的。對於無口語的兒童可由「出聲」（vocalization）開始練習，教導以意志控制自體的發聲行為。由無口語到口語的介入是一段十分漫長的過程，從刺激兒童模仿簡單的出聲行為，進而導引發聲，再開始訓練簡單的角落母音，之後再開始訓練雙母音、簡單塞音 CV 音節的製造。

第三節　介入計畫的擬定與介入目標的設定

介入方案的擬定

介入方案的擬定包括大計畫、小計畫以及節次（section）計畫的擬定，大計畫（方案）為長程計畫，包括整個介入的大目標、介入模式、介入地點、整體介入次數與時長、各節次時間長短、介入的語音目標順序等規劃。小計畫則是短期計畫，為兩、三個月的短程目標，可能是某介入的目標音的正確率或音韻歷程出現頻率的下降比例等。節次計畫則是每一次（節）的介入目標與活動。

介入目標的設定

介入目標的擬定與撰寫需根據之前評估的結果，之前評估的結果可為基準線（baseline）的測量。但若介入距離之前評估的時間已經過了相當的一段時間，兒童目前的能力和之前所評估的能力之間可能已有不小的差距，對於之前的語音錯誤則需要再次驗證評估，因為有些錯誤音有可能會隨年齡增長而改善，例如：原來正確率為 0，是屬於尚未萌發等級，現在可能變成已萌發，有 50%的正確率；或是之前對於單一目標的評估不夠細緻，也需要做目標基線的測量，例如：之前並未做聽知覺的評估，而現在即將要做此方面的介入，因為有了基線的測量才能設定合理而具體的介入目標，例如：XX 的正確率要達到多少百分比。

介入目標的訂定需根據「基準線」訂定合理的有效標準（criterion），

亦即需確認基準線水準後再根據兒童的個體學習特性（注意力、動機、配合度、認知能力）訂定介入目標。日後整體介入的成效即是後測與前測的差距。

介入目標的擬定順序是先擬好長期目標（long term goals），根據長期目標延伸擬定「短期目標」、小目標（次級目標）或課節目標。長期目標可就採用的介入取向，以音素構音正確率、音韻概念增長或是語音清晰度的角度來訂定，如語音清晰度達80%。語音介入的目標內容通常是針對個案的語音構音動作或音韻能力加以提升。小目標則是列於大目標之下較細目式的有效標準，藉由課節中各活動的實施達成小目標或課節目標。小目標可能是個別的語音或一組語音正確率增加至某程度，或是錯誤的音韻型態出現率降低，或是個別音素的正確率提升，例如：/t/音素的正確率達80%。通常在大目標之下的次級目標有許多個，這些次級目標的介入順序要如何安排呢？這就涉及到目標的順序安排與組織策略了。

目標擊破策略

通常一個SSD兒童有多個錯誤音，要如何將這些錯誤音一一擊破，讓錯誤的音變成正確的，這就涉及順序安排策略。要如何安排這些眾多個錯誤音的教學順序呢？此目標擊破策略（goal attack strategy）對於整體介入計畫中次級介入目標的排列或組織有決定性的作用。語音介入目標選擇的考量通常有兩方面的因素，一方面是個案本身的因素，一方面是目標本質因素。要考慮到個案語音異常的本質特性（如構音或音韻問題）、嚴重度、音韻發展與正常兒童的差距、認知能力、語言發展狀況等。另一方面，需就語音角度來看，應考量目標音素的難易度，或是這些音素於生活自理功能上的重要性。這兩方面互相考量搭配去得到一個適合個案的目標擊破策略。

目標擊破策略即是目標音教導順序的安排策略，大致上可分為三種形式：垂直式、水平式、循環式，也就是垂直結構治療（vertically structured treatment program）、水平結構治療（horizontally structured treatment program）、循環結構治療（cyclically structured treatment program），圖 8-3 呈現這三種目標擊破策略之舉例。垂直式策略又稱為序列式策略，是一次處理一個目標音或音韻型態（如ㄅ／ㄆ對比），待該目標音達標後再進展到下一個目標音，如此漸進推進，直到所有的目標都被擊破（即目標達成）為止，此種策略最為常見，如圖 8-3 舉例的垂直式策略中，有 5 個目標音的排列順序，通常當一個目標音的正確率達到一個程度，如設定為 80%，當目標音/t/的正確率達 80%，就開始介入下一個目標音/tʰ/，當目標音/tʰ/的正確率達 80%，就開始介入下一個目標音/tsʰ/，依此類推直到最後一個目標音介入完成為止。水平式策略是一次呈現多個目標音或多種語音對比，以重建整體音韻系統的架構為目標，例如：「多重對比介入法」即是採用水平式策略。循環式策略則是在整體療程中有多個循環存在，在各個循環中各有一些重複的目標音或音韻型態，如此反覆進行，直到某一目標達到標準即可將之於循環中去除。循環式策略主要是來自於循環介入法，於下一章有更進一步的介紹。

以上三種形式哪一種最好？最適合我們的個案呢？事實上，這些目標選擇策略其實和介入取向的選擇息息相關，例如：循環式策略就與採用的循環訓練有關，動作取向的介入法通常使用垂直式策略，音韻取向則傾向使用水平式策略。這其間當然沒有一對一硬性對應的規定，通常在一個語音動作的建立期需要目標比較明確、集中時，垂直式目標安排策略的確是較為合適的，而在類化期階段可能較不需要如此聚焦，使用水平式策略可能較有助於類化。

介入目標音的安排之所以稱為「策略」，是一種解決問題的辦法，此辦法當然有著可隨人、隨事、因地制宜的彈性存在。事實上，有愈來愈多的語言治療師採用以家庭為中心的作法，在目標音的安排考量亦納入家長的意見，介入目標的訂定是治療師與家長討論後得到的共識結果，採用此作法者在之後介入的成效也較佳，可能因為有家長的支持、關注，使得兒童在家獲得較多練習機會所致。

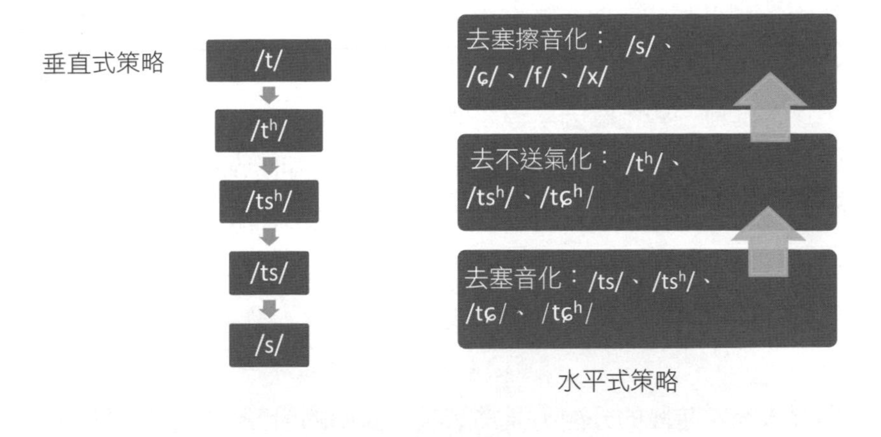

循環式策略

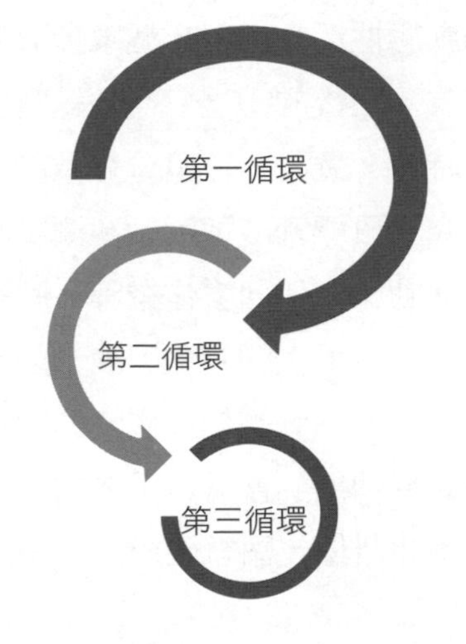

圖 8-3　三種目標擊破策略圖示舉例

時間、節次的考量

一般較理想的 SSD 介入是採較密集治療的方式，一星期 3 個節次以上。就介入時間的長短而言，通常一個節次的時間大約 30 分鐘至 50 分鐘。通常年紀愈小的兒童愈不能忍受時間太長的介入，3、4 歲的兒童介入時間掌握在 30 至 40 分鐘以內為佳，但宜增加介入頻率。在美國，一般對於 SSD 兒童的介入頻率一星期約有 2 至 3 次的介入節次，一次約 30 至 45 分鐘。然而，目前在台灣，介入頻率在台灣的健保給付條件下，通常是一個星期 1 節次，較少有一星期 2 節次的，此狀況對介入成效較為不利。介入頻率的決定還須考量個案的嚴重度、障礙性質、進步情形、家長和個案的配合性，以及其他一些相關因素等。通常嚴重度較高，介入頻率應採密集的方式，以獲得較佳的療效，若是輕微則介入頻率可以較低，如一個星期 1 次即可。一般而言，若以同樣的障礙程度來看，通常介入頻率較高者，介入成效較好。當然最好的情況是能讓個案每天都能有一些目標音的練習機會，持之以恆。要達到此目標，或可依靠家長支持，以家庭作業的方式進行。

就一個介入節次時段的分配，通常節次一開始的前5至10分鐘為暖身活動，可用一些較輕鬆、活潑的動態性活動來引起個案參與的興趣，亦可複習前次的目標音或檢驗家庭作業，之後的 15 至 20 分鐘為主要活動，為個案練習此節次目標語音的主要時間，最後5至10分鐘做結束活動，用來複習這次的目標音或是整合最近幾次目標音練習活動，測試此節次目標音進步的程度，並總結今天節次的活動和交代回家作業等。回家練習作業可彌補節次不足的缺憾，如一星期中只有 1 次的介入，就十分需要安排家庭作業，讓兒童和家長能在家練習，要做到此需輔以優良的回家作業檢核表設計，並配合增強系統，以維持練習動機。當然最重要的前提是能得到家長的支持實際去執行與實施，欲達此目標，語言治療師的溝通以及給人的專業信任感就很重要。

語言治療師（或介入者）的角色為語音的呈現者、促發者、引導者、維持者和教育者。在介入過程中介入者需持續地評估個案的表現，並隨時修正介入計畫。語言治療師平時應多從事「錦囊活動」的蒐集，以增加介入活動的多樣性，提升介入參與的動機與彈性，畢竟千篇一律的活動是會令人煩厭的。在平時可多留心注意一些語文或團康相關的有趣活動，再加上自己的創意改編，亦可從幼教、國語文教學或外語教學等活動吸取靈感，將活動或遊戲加以改編運用，以豐富自己的介入活動錦囊。

介入材料的選擇和製作

言語能力低落的個案通常無法說出語音複雜度高的言語材料，如較長的句子，因此需注意言語刺激的複雜度特性。圖 8-4 呈現語言單位複雜度的連續向度排列，有如階梯狀排列的階層結構，象徵由簡單到複雜的語音建立過程。事實上，各階層中還可有更細緻的小階層，例如：單音節中又可分 CV、CVV、CVC 等不同音節結構或語音音素的組合，各有不同的難度。治療師應仔細評估個案的起點行為，訂定合適的介入目標，選用適當層次的語音刺激，如音素動作、CV 單音節詞、雙音節詞語、多音節詞語、片語、句子等。介入初期若目標是在建立簡單的構音動作，應以單音節（單音節詞）為主，或甚至只是一個音素的單音構音動作，等到單音節動作建立完成之後，再加入雙音節詞、多音節詞、片語、句子等。

介入時，治療師須注意控制語音刺激的音節數量以及目標音所在位置。通常較小語言單位材料（如單音節詞）較能避免脈絡的效果，讓訓練目標愈單純。然而，若要介入的目標是調律方面則需以句子、短文閱讀、會話等連續言語為主，單位愈大的材料愈能夠凸顯調律特性的問題，如說話速度、聲調、句調、語氣等。因此，如果個案只是輕微的言語問題，一般會使用較大單位的語言材料，如自發性的口語或短文閱讀等。小單位詞語材料的使用主要在音節構音動作上，較無法有超語段的調律變化，但可讓個案聚焦於某些構音器官的精細動作上，有助於初級構音動作的建立。嚴重度愈高則愈需由愈低階開始，慢慢循序漸進地往上建立起言語能力，如圖 8-4 所示。

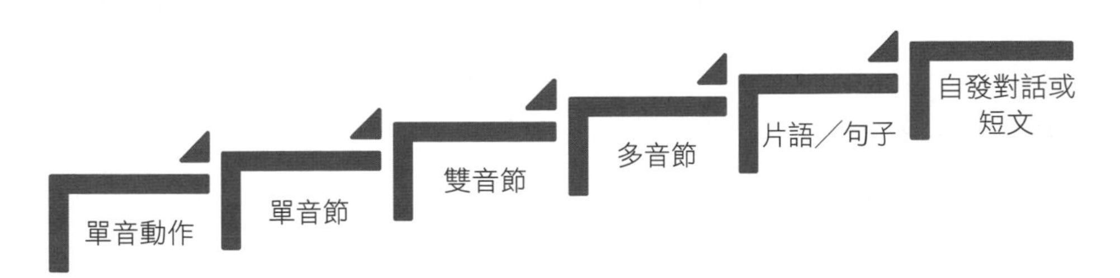

圖 8-4　語言單位複雜度的連續向度

當語音刺激（如音節、詞語）決定後可將之列於一張清單中，再根據刺激清單選用或是製作相關圖卡或數位影像圖片等作為介入刺激材料。在介入時，雖說簡單的仿說（不需要圖像，只是語音複誦）也可使用，然而視覺影像的使用可讓語音和語意的表徵連結更加強固、具體，更易產生刺激—反應的連結，一般而言，彩色、生動、活潑的視覺刺激也是一般兒童注意力的焦點，因此最好能準備與語音刺激相配的圖像刺激。

介入刺激材料的選用需考慮個案的視覺因素、識字程度、語言能力、認知能力等，應儘量排除這些其他因素的干擾，因為言語（音韻／構音）能力才是我們介入的目標，其他無關的干擾因素應儘量控制或排除。個案的認知與識字程度是刺激選擇的重要考慮因素，對於 10 歲（心智年齡）以上的個案可考慮用文字材料，因為他們已達一般的識字能力。要注意的是，對於視覺能力較弱的個案，需要準備字體放大且清晰的文字材料。對於年紀愈小（或心智年齡愈小）的兒童應使用愈具體的刺激材料，如色彩鮮豔的圖片、照片，或者實物、模型等，通常色彩愈豐富的材料愈具有吸引力，愈能誘發其注意以及維持反應的動機。總之，評估或介入時應考量刺激種類的複雜度和抽象性的連續向度，使用恰當的刺激誘發兒童的口語反應，才能蒐集到具有代表性的語音樣本，作為成效評估的依據。

介入活動的形式

一般而言，評估與介入訓練的模式是可以相類似的，例如：聽知覺訓練也可以用評估的AX或ABX作業等，語音動作訓練也可使用詞語仿說或非詞仿說作業等。不同之處在於評估時通常是不能給回饋或提示線索等支持，純粹讓個案獨立行動。而介入訓練時則可給予個案充足的回饋與提示線索，甚至適時地降低難度。此外，還需留意的是評估和介入訓練作業的題項或材料不應相同，否則會被「練習效果」所蒙蔽，應該用類似，但不同的題項（或材料）來檢驗個案的學習類化效果，以顯示真正的介入成效。

除了使用類似於評估時那些較為制式化的作業之外，語音的介入訓練還可以使用更多樣化或較不具結構性的活動，例如：一些寓教於樂的遊戲活動等。綜觀各種介入法中，語音介入的活動種類繁多，眾多活動的存在無非是在增進個案的構音／音韻能力，以及增加活動的多樣性，以維持個案的參與動機和興趣，語音介入活動的形式或性質，大致上可分為以下四類：訓練練習（drill）、訓練練習加遊戲（drill play）、結構化遊戲（structured play）、遊戲（play）類型等（Bernthal, Bankson, & Flipsen, 2017）。就這四類活動以下分別來討論。

・訓練練習

這類活動是傳統的語音介入訓練模式，以語言治療師為主導，有著固定的「提供刺激—要求反應—個案反應—給予回饋」的形式。若兒童願意配合，練習次數可達最多，練習效率可以達最高。然而，因為十分結構化與制式化，常淪為人所詬病的所謂「機械式練習」。若反覆使用多次之後，通常兒童會易生枯燥、無聊之感，導致參與配合動機下降。此時若能備有適當的增強、激勵策略加以調劑則可免除此缺點，而使用的增強活動若較具規模（指花費時間和使用教具方面），則介入模式則應屬於下一類的介入型態。

・訓練練習加遊戲

是指語音訓練練習再搭配一些遊戲式的增強活動，例如：兒童說出某音 5 次後，可以得到一片拼圖或按壓玩具的特殊開關。年齡小或認知能力較弱的個案通常對棋盤遊戲（board game）或較複雜的紙牌遊戲喜好程度較低，使用簡單的增強活動即可，例如：說 5 次之後可以拿球投籃 1 次，或是得到一塊拼圖積木或代幣，等到蒐集到一定數量後可以玩一個相關遊戲，如拼拼圖等。此外，語音訓練練習時可搭配一些亂數隨機的道具，如擲骰子、抽籤、轉輪盤、拉把等，作為目標音練習重複的次數之依據，以增加練習的趣味性。

・結構化遊戲

結構化遊戲通常經過精心的設計，以目標音的詞語為主。語言治療師針對某一類語音設計一些遊戲，例如：釣魚遊戲、紙牌遊戲或一些仿棋盤遊戲，如蛇棋、大富翁、圖卡位置記憶配對、支援前線等遊戲。治療師若善用語音詞彙圖卡排列即可做一些簡單的紙牌遊戲或棋盤遊戲。棋盤遊戲或較複雜的紙牌遊戲較適合 5、6 歲以上的兒童，尤其適合於在後期的類化階段或團體治療時使用，可增加介入活動的趣味性和新鮮感。

・遊戲

以個案為主導的活動，最不結構化，可為多樣性的活動，如說故事、家庭照片描述、角色扮演、主題性遊戲、機智問答與各種動態性活動（如玩球、唱遊等）。遊戲通常需要有道具和基本的參與人數需求，例如：一些競爭性遊戲通常需要較多的人數，較適合團體治療時使用。若為個別治療則參與者較少，因為只有治療師和個案 2 人，或可要求隨行的家長加入 3 個人一起做遊戲。由於和語音直接相關的遊戲選擇較少，大多於遊戲中使用重鑄（recasting）的策略與兒童互動，然而當兒童只集中注意力於操弄玩具，金口不開，則兒童無法於活動中獲得進步，因此在個別治療活動中，語言治療師通常使用計次性的增強小活動，亦即「訓練練習加遊戲」，而較少使用遊戲為活動。除非對於參與介入動機十分低落的個案，或是作為間接介入對家長做示範時，才會使用此類活動。當然，遊戲本身也可成為一種增強活動，當兒童努力地達成所設定的一些目標之後，可以使用遊戲作為獎勵。

由於若要語音動作達到自動化需要有一定次數的練習，但過於機械式的練習又會折損動機，而有趣的遊戲帶來十足的參與動機，但似乎常未能達到足夠的練習次數。到底以上四種形式的活動哪一種療效最好呢？答案是「訓練練習加遊戲」。Shriberg 與 Kwiatkowski（1982）研究發現「訓練練習加遊戲」的療效較其他的介入活動形式為佳，因為此類活動可以聚焦在單一目標音的練習之上，又不會讓兒童覺得過於無聊，因為有增強維持其動機。不過介入是因人設事的活動，依當時當次個案的反應而異。語言治療師必須小心在儘量讓個案增加口語練習次數和維持個案參與動機之間取得一個平衡點，有智慧地選用節次適合的介入活動。

增強的使用

在語言治療活動中增強的使用是很重要的，因為要讓兒童安靜地坐在椅子上，且還能乖乖地配合治療師作訓練，通常要透過「增強」。在此「增強」是指增強物和增強計畫。增強物的選擇需配合兒童的喜好，此方面可詢問家長得到有用的訊息，尤其是食物類的增強物，須當心兒童對一些食物過敏的問題，例如：患有蠶豆症的兒童不能攝食含有蠶豆成分的食品，有些兒童則可能對花生過敏，甚至足以致命。在評估時可先對家長詢問此類問題，以避免因使用不當的增強物，造成後續不必要的問題或困擾。

原級增強物是兒童喜愛的物品或遊戲，如可以玩某一個玩具（或遊戲）的時間、一根棒棒糖或一瓶飲料。若兒童的認知能力尚可，通常以使用次級增強物較佳，以避免原級增強物的提供干擾治療活動的進行。次級增強物是用來換取原級增強物的物件，如代幣或卡片蓋章的方式，需蒐集足夠數量後才可以換取原級增強物。

治療活動進行時治療師須留意觀察並控制給予增強的時機，即增強計畫。在初始階段，增強比例宜較為密集或頻繁，以維持兒童參與的動機，之後才漸漸增加反應數量對增強的比例，例如：剛開始個案只要有開口說出聲音就給予增強，之後則需要有說出接近正確的目標音時才給予增強，在更後期時，則需要正確說出某一次數（如 5 次）的目標音才給增強。亦即在訓練活動時語言治療師給予增強物的時程須有計畫，並加以精確地控制，同時也不要忘了給予一些不耗費成本的社會性增強——口語稱讚，例如：說「好棒」、「太厲害了」、「讚」、「很酷」、「佩服、佩服」等讚美語，以增強個案的反應與信心。

以上所指的增強皆是指正增強。「正增強」是個體喜好的事物，對於與之配對的行為有增加的趨勢。適時給予正增強可增加個體反應的傾向或頻率。「負增強」也可增加反應的趨勢，「負增強」是先施予個體一些嫌惡刺激，或將之置於不舒服的嫌惡或剝奪的情境中，例如：關在一個房間中、或使其口渴、飢餓等，在個體有出現所要的目標行為反應時，則給予解除（或部分解除）嫌惡刺激或情境。由於負增強的使用通常會帶來不愉快的體驗與回憶，可能有違專業倫理，一般在教育的使用上較不建議。

正增強與負增強皆可造成個體行為的改變，但由於負增強的使用可能違反專業倫理規範，且可能造成個體的負面情緒反應，影響其參與動機，一般不常使用。因為原本增強的使用初衷是為提升參與動機的，若反而減損其參與動機，倒不如不用。一般語言治療活動中的增強皆以正增強為主，治療師盡力營造歡樂愉悅的氣氛，以提升個案的參與動機，使其能配合訓練多練習，早日達成治療目標，提升治療成效。

第四節　語音介入的建立階段

對於SSD兒童需進行錯誤語音的介入以改善兒童的構音／音韻能力，要讓兒童一一地去建立起新的語音概念或動作，需有循序漸進的目標安排。對於有多個語音錯誤的兒童，之前在前面目標擊破策略部分已有討論。然而，若已經有了單一介入目標（音或音韻型態），欲針對此單一目標進行介入，則要從哪裡開始著手才好呢？是由此音的音韻層次好呢？或是由此音的構音動作教導開始？或是由最基礎的聽知覺訓練開始？圖 8-5 呈現對單一目標音的介入程序順序的建議，此程序是遵循先由外而內再來是由下而上的原則。基礎的聽知覺訓練是促成由外而內語音表徵的內化歷程，有了表徵之後再充實此語音表徵的內涵與連結，如音的意義連結、構成音節、語音的類別區分等，此為音韻層次的訓練，之後再教導語音的動作，使個體能做出產生此音的口道收縮動作，能想到該音就能做出正確的動作，或是想到該詞語就能做出正確的構音動作。在最後階段可加入音韻

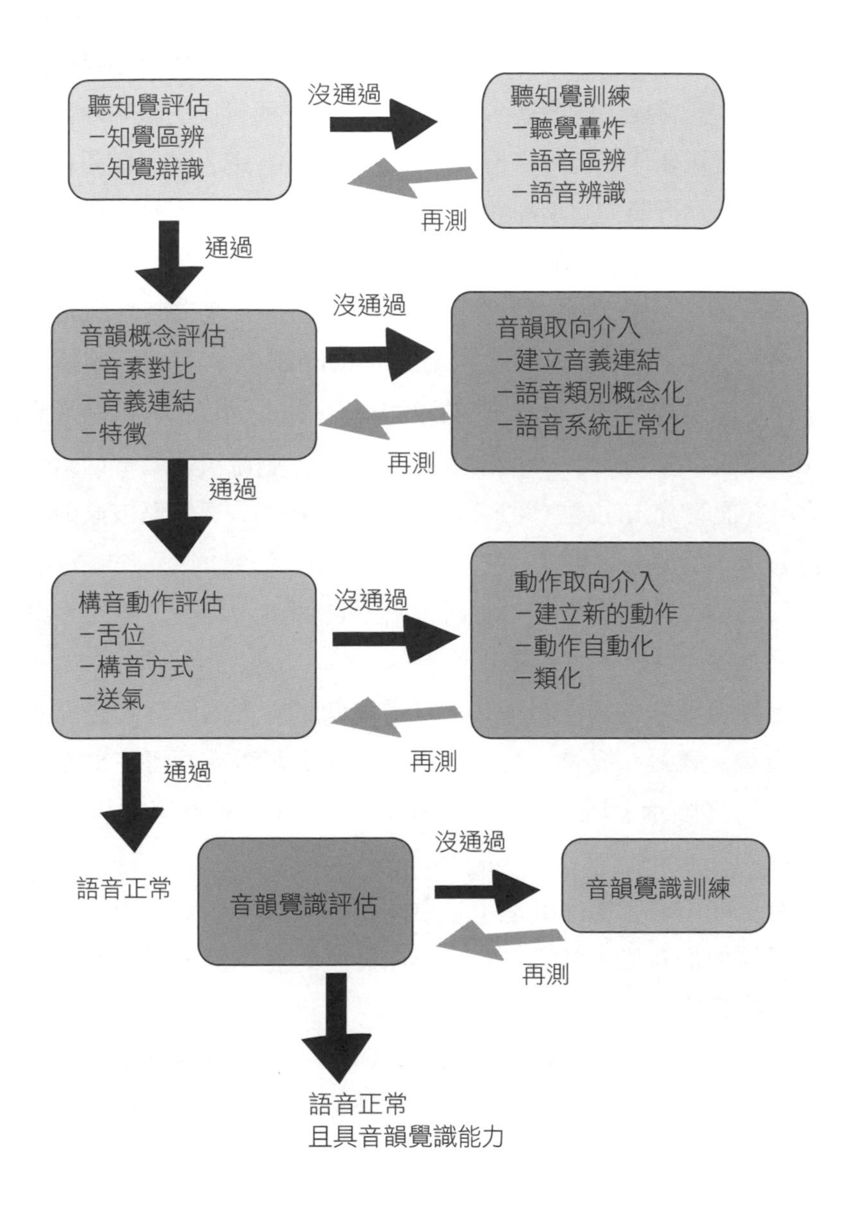

圖 8-5　對單一目標音介入程序之建議

覺識訓練，以鞏固意識層次語音的概念並在意識層次操弄語音表徵，例如：能自由地拆解或合併語音拼成相關音節的能力，這些音韻覺識能力有助於更高層次語言能力的發展，即閱讀和書寫，與日後的識字學習能搭橋銜接。治療師需要仔細地對目標音再次評估之後，進入該目標語音的建立階段。評估起點行為的水準在哪一個層次，例如：若是已經具備該目標音的聽知覺能力，就往下一個音韻概念的建立階段前進。

在建立階段，語音的介入歷程結構實際上是一連串刺激的輸入—反應—回饋的事件，語言治療師先示範（modeling），再要求個案做出構音動作或語音產出為反應，再給予回饋的歷程。如此結構形式的語音訓練練習（drill）的目的在於加強刺激與反應的連結。刺激可能為一個示範或要求仿說。在語音介入的建立期，有下列一些常用的介入策略或原則：

- 營造一個開放、包容、有趣的學習環境。
- 使用的介入活動與刺激材料，需適合個案的年齡、認知、語言發展水準、性別等個人變項。
- 善用多感官的刺激和回饋，可增進個案介入的興趣和記憶：善用視覺、聽覺、觸覺等刺激技巧，在視覺刺激方面可使用簡易的構音器官圖示，構音練習時鏡子的使用可增加構音動作的視覺回饋。
- 刺激的選取宜循序漸進：先由簡單的刺激（如單音節）入手，再慢慢增加難度（多音節），增加難度的速率因人而異，應適時地加以調整。
- 增強與鼓勵：適時給予增強（原級、次級或社會性增強物），提高個案的興趣，尤其在需要重複練習的一些構音訓練上，增強的使用可維持個案的興趣。
- 有效的運用模型、圖片或實物，把握由具體到抽象的原則。
- 整體節次維持高成功率，至少60%以上，並觀察兒童的嘗試反應：當失敗的次數過多時，應適時地降低難度以維持學習興趣（依學生的挫折容忍度而定）。

- 注意整體的溝通互動，而不只注意在構音部分：對於溝通失敗提供有效的改進溝通策略與技能。
- 引導並鼓勵父母加入：父母是兒童最佳的語言治療師，可給予家庭作業與個案共同完成。
- 於每節結束後記錄且分析個案的反應，並評估節次介入目標的達成率或節次介入成效，思考下一次介入的目標或活動等相關事宜，以便做調整。

常見的介入技巧

‧示範與仿說

「示範」是介入者展示一行為、提供範例以供個案模仿，示範分為直接示範（direct modeling）與間接示範（indirect modeling），直接示範是要求個案直接模仿治療師的一特定行為；而間接示範是讓個案多暴露於治療師提供的一些特定行為範例之下，產生潛移默化的影響。示範是介入時最常使用的技巧，當介入轉移到一較困難的進度時，介入者可提供一示範供個案模仿，減少個案犯錯的機率，並試探個案的「可刺激性」，是否可藉由仿說引出平時沒有的口語反應。

「仿說」又分為「立即仿說」和「延宕仿說」。立即仿說即要求立即的仿說反應，延宕仿說則不要求立即的反應，例如：指導者在示範之後，要求兒童做一些動作，如拍手兩下，或先說一個固定語句（如「我想說……」），再讓兒童模仿說出。仿說涉及個案的短期記憶能力，要求仿說刺激愈長（在此指音節數或句子長度），仿說愈困難，年紀愈小的兒童短期記憶能力的限制愈大，因此要注意仿說刺激的控制。此外，延宕仿說的延宕時間愈久，對於記憶力的挑戰愈大，但可幫助其表徵內化，並可藉以訓練個案的短期記憶，短期記憶的形式以聽覺記憶為主。

除了短期記憶之外，成功的仿說還需要哪些能力？事實上，仿說也涉及聽知覺、注意力、構音和音韻能力等，那其他高層次語言能力是否也有牽涉到呢？「仿說」是模仿產生一樣的語音，是否完全不涉及高層次的語言能力呢？如語法、語意與語用功能呢？答案恐怕是否定的。有研究（Valian, Hoeffner, & Aubry,1996; Vinther, 2002）發現，一般人（尤其是兒童）在語句仿說時，會將語句處理拆解為自己理解的語言，再用自己的話（方式）說出，而非像錄音機一樣機械式複誦。在仿說語句時，雖然不要求個案理解或處理語音訊息，但仿說的刺激通常會進入仿說者語言處理系統中做高層次語意、語型的分析，因此仿說的使用無形中可能增加兒童的語言處理能力，但另一方面較長語音的仿說也可能造成記憶的負擔，因為治療焦點是在語音部分，卻會受到語句高層次因素的影響。因此，仿說的語音刺激必須不能太過複雜，長度不能過長，音節數要在兒童的短期記憶限制之內。

・提示技巧

輪到個案反應時，等待個案反應，同時觀察個案的行為，若個案有嘗試去做出，則給予更多些的待答時間，若沒有反應則可給予一些提示（prompts），並鼓勵增強其嘗試行為。在個案嘗試反應有困難的時刻，應給予適時的提示協助，在此時介入者可提供額外的口語或非口語線索。非口語線索提示可以用構音動作或口型，或是手勢等，甚至是使用過的構音輔助工具，如棉花棒或壓舌板等，以提供構音動作線索。適時使用線索提示有助引出兒童正確反應並給予反應的回饋或增強。

消退（fading）則是有系統的漸漸減少示範、提示和增強的量，以便漸漸提高兒童構音動作輸出的獨立性。消退技巧通常在建立期的後期以及類化期時使用，以減少兒童對提示或增強的依賴，通常在頻率和量方面，採漸進的方式逐漸褪除。

・提問技巧

提問技巧也是在語音介入建立期的後期時使用，提問是嘗試類化的開端。在類似機械式的仿說練習中可穿插一些問答與個案互動，讓新習得的目標音有機會類化至自發性言語。提問可先以 WH 問句開始，例如：what、 who、where、how、why、when 等開放式問題提問，藉以刺激個案產生較多有關目標音的口語回答。若兒童無反應則退而求其次，以Yes/No問句引出反應。若有回應時，再以WH問句要求進一步說明有關Yes/No問句回答的一些問題。問答時若觀察到個案有嘗試回答，應增加回答等待的時間（increase waiting time），鼓勵個案以學會的目標音的新構音行為回答問題，並加以增強鼓勵。

・重鑄技巧

「重鑄」是溝通夥伴以更為正確的方式（如正確的語音或句型）重複兒童所說的話語。就語音的重鑄技巧而言，當成人與兒童互動時，若發現兒童說出了錯誤的語音，溝通夥伴在回答時，把兒童說錯的詞語以較慢的語速、較大聲而清楚地發音說出，讓兒童能聽到正確版本的語音，但是同時又不會對自然的溝通互動造成干擾，即能發揮潛移默化效果，例如：兒童說：「小白『故』很可愛。」溝通夥伴說：「對啊，這是一隻可愛的小白『兔』（稍慢且清楚），我最喜歡小白『兔』了，你喜歡小白『兔』嗎？」如此兒童在這一問一答之間，就有機會聽到比較多次正確的「兔」音。久而之久就會內化，更正內在的語音表徵，趨向正確的音韻表徵，就有機會說出正確的語音來。

在個案治療中，語言治療師在已經建立個案正確的新語音動作之後，可在家長衛教時，教導家長語音重鑄的技巧，讓兒童在家庭中產生較多的類化。對家長進行重鑄技巧衛教時，應多舉例，強調與兒童互動時，要仔細聆聽兒童目前介入的目標語音，發現有錯時，即使用重鑄技巧去因應，而不要明顯去糾正兒童的語音錯誤，以免降低兒童溝通的興趣，減少兒童練習說話的機會。運用重鑄技巧時要不露痕跡，如鴨子划水，如此才能發揮潛移默化效果。

一些以語言為導向的介入法，皆十分強調重鑄技巧的使用，尤其是自然語音清晰度介入法（naturalistic speech intelligibility intervention）對於重鑄技巧最為強調。此介入法是屬於語言取向的派別，主張在日常生活中父母多使用重鑄技巧和兒童互動，以幫助兒童提升語音清晰度，在第 11 章有關於此介入法的介紹。

第五節　語音介入的類化階段

對某一個（組）語音的學習在「建立期」之後就進入「類化期」，亦即某一音素正確的語音構音動作或語音概念建立好之後，就進入類化期階段。類化的目標可能是一個音素的動作或一個（或組）語音特徵（如送氣）。「類化」是將習得的、舊的原則套用於新的刺激之上，擴展原來舊原則的適用性，即所謂「觸類旁通」或「舉一反三」之意。「類化」是將舊的經驗擴大，從同類事物中分析出類似的原則，而將之應用於其上，產生概括性反應，而不必對每個事物（如音節、詞語、句子等）都重新逐一學習，例如：兒童學會在「大」音中/t/的動作，對於「地」的音也能正確說出，即是將/t/的動作由「大」音推廣、類化到「地」音上。

語言治療師對於語音的教學需掌握促進「類化」的原則，而類化的成功與否，端視兒童對單一個別詞語的構音動作的習慣固著性是否嚴重。一般而言，年紀愈長，構音動作的習慣固著性愈大，自動類化的程度就愈小，因此介入時類化所需的時間就愈多。有時可能需要一種音節一個一個地來做介入，畢竟習慣（已達自動化動作）不是一天、兩天造成的，舊有慣用的構音習慣會變得十分固著，改變十分困難。也因此，一般學齡兒童或成人的構音介入成效往往較為不彰，因為已達自動化的習慣性錯誤構音動作在修正上頗為困難，即使個體意識到說出的語音錯誤，但構音動作就是改不過來，這類個案的類化階段時間就會比較久。類化需要大量的過度練習以及意識上的監控覺知（介入者提示的內化）。

類化的分類

刺激類化（stimulus generalization）是在刺激—反應的關係中，個體能掌握刺激間的相似性，產生相同的反應。當古典制約學習完成，不只制約刺激（conditioned stimulus, CS）能夠引起制約反應（conditioned response, CR），而且其他與制約刺激相類似的刺激，雖然未曾在制約學習歷程中出現，也能引起同樣的制約反應。與CS類似的刺激也會引起CR，即所謂的舉一反三、觸類旁通。這些刺激與原來的制約刺激愈類似，刺激類化現象就愈顯著。就個體適應性而言，刺激類化很重要，若需要完全一模一樣的刺激或情境，那個體一定要在完全相同的情境中才能引起反應，那所學的就相當有限，例如：兒童學會2＋1＝3，但卻不會1＋2。要促進刺激類化，教學者需善用學生的舊經驗以學習新事物，利用學習者已有的S1—R舊連結，建立新的S2—R連結，以促進刺激類化。「區辨」是刺激類化的基本能力，個體能區分不同的刺激，只對CS做反應，對其他有些類似但並不相同的刺激（未受強化過的刺激）不做反應。

反應類化（response generalization）是個體將學習到的新技巧運用於新的刺激，例如：學生學會使用電鍋煮飯後，進一步也學會運用電鍋來蒸饅頭。又如：兒童學會在說唇塞音時出現送氣動作，之後也將此送氣動作技巧運用於齒槽塞音或軟顎塞音。「反應類化」是較「刺激類化」更為高級的學習行為，但出現率往往較低，通常是學習能力強者才能展現的類化能力。

語音的類化種類依照目標音的位置（音境脈絡）、所在的言語單位和說話的場域可分為：

- 跨語音特徵的類化（across-feature generalization）：是指在不同的音素中相同特徵的類化，例如：學會ㄆ音的送氣特徵，也會將送氣特徵類化至其他具送氣音特徵的音素中，例如：ㄊ、ㄎ、ㄑ、ㄘ等音素。
- 跨語言單位的類化（across-linguistic unit generalization）：是指變化目標音所在的位置，首先在單音節，再來是在雙音節，再來是在多音節詞或片語中，最後是短句。這是一般語言治療一定都會做的類化活動。

- 跨情境類化（across-situation generalization）：是學習者能在非訓練或教學情境中做出適當的反應，通常是在家中或學校。

加強類化策略

當語音動作建立之後，就進入該語音（或音韻型態）的類化期，要朝向能在日常生活自發言語的目標前進。首先跨語言單位的類化是很重要的，可使用目標音與不同韻母結合的音節，例如：目標音為ㄉ音節的韻母有ㄉㄚ、ㄉㄧ、ㄉㄨ、ㄉㄟ、ㄉㄡ、ㄉㄞ、ㄉㄠ、ㄉㄧㄠ、ㄉㄧㄝ、ㄉㄨㄟ、ㄉㄨㄛ、ㄉㄧㄥ、ㄉㄨㄥ、ㄉㄨㄢ。依據音節結構的複雜度，先CV，再CVV或CVVV，最後再教CVN或CVVN。韻母的種類有ㄚ、ㄧ、ㄨ、ㄛ、ㄩ、空韻、雙母音、含介音複韻母、聲隨韻母等。由於含鼻音的聲隨韻母音節結構最複雜，整體音節構音動作較難，放在最後教。

類化使用的音節刺激材料需使用符合語言聲韻組合規則的合法音節，例如：華語沒有ㄉㄩ音節，此種音節就較不適合使用。需要注意韻母ㄩ的使用，因為華語多數子音，如塞音（ㄅ、ㄆ、ㄉ、ㄊ、ㄍ、ㄎ），或是塞擦音、摩擦音（如ㄗ、ㄔ、ㄙ），皆不能和韻母ㄩ組成音節，韻母ㄩ只和ㄒ、ㄐ、ㄑ組成音節。因此單音節刺激除了以ㄚ、ㄧ、ㄨ、ㄛ等韻母組成音節之外，可多使用含介音的複韻母，如ㄧㄚ、ㄨㄞ等。

單音節之後進入到雙音節階段，進行跨語言單位的類化，之後可變換目標音詞語的不同音節的位置，如單音節首、雙音節首、雙音節第二個音節首、三音節首、三音節第二個音節首、三音節第三個音節首等。

為了促進跨情境類化，在類化期的活動內容儘量與日常生活有關，不應與生活脫節，才能提高類化效率與習得語音的功能性。此階段的介入可採用遊戲活動式的介入法，讓兒童在遊戲活動中學習，可提高參與學習的興趣與動機。此外，應想辦法多增加活動的多樣性，使用一些活動，如說故事、家庭照片描述、角色扮演、主題性遊戲、機智問答，或使用一些動態性增強活動（如丟球、投籃、玩彈珠檯、射飛鏢等），避免枯燥無趣的訓練。

教導自我監控的技巧有助於類化，教導個案注意自己的語音產出，監控自己的語音動作、構音準確度與嗓音的情況。初期時可使用錄音機（或手機）錄音再回放給個案聽，讓他判斷自己語音輸出的正確性。此外，反例的辨識也是促進自我監控技巧的一種訓練，介入者可提供錯誤的構音例子讓個案分辨，來凸顯正確的例子。

介入納入家長的參與

語言治療師實施治療活動時間通常很有限，這時可考慮納入家長的參與，讓治療延伸至家庭中，自然地擴充治療的時間，加入一些屬於間接治療的成分。通常家長的加入參與有助於語音的類化，提升介入成效。由於語言介入時間十分有限，例如：目前國內健保給付的語言治療一星期通常只有 1 次，成效有限。

治療師與家長的觀念溝通是十分必要的，向家長強調語音的學習練習的重要性，尤其是在家練習，需要家長配合，介入需要大家一起合作完成。治療師納入家長的參與之前要先評估家長的情況，考慮家長的教育程度、認知語言能力、關心配合度、可陪伴兒童的時間長短等因素，再來考慮於治療活動中適時導入家長參與的機會。可讓家長觀察治療的進行，展示一些治療技巧。一些較難的治療技巧可能無法直接教導給家長，但一些簡單而好用的技巧或策略，則可教導家長，讓其在家中與兒童溝通互動時應用，例如：重鑄技巧即是一種簡單好用、可促進語音產生的策略。此外，在治療室場地的規劃上需先設計一下，挪出一些適合家長參與的位置，可至少有兩種位置的設置，即觀察位置和參與位置的設置。

最基本的家長參與納入是語言治療師於節課的最後時間，給予家長和兒童一起完成的回家作業，例如：一些目標音詞語的練習，或是找出生活中哪些詞語含有目前介入的目標音等活動。在治療進行時，治療師可要求家長待在治療室，觀察治療活動的進行和兒童的反應以了解治療的進度。語言治療師可在介入活動中適時地融入家長的參與，並撥出一部分的治療時間進行家長的訓練，例如：對家長進行語音重鑄技巧的教導與訓練，可改善兒童日常語音輸入的品質，以產生潛移默化的效果。

近年來新興的語音介入法皆強調家長參與的重要性，鼓勵語言治療師納入家長的參與，如 PACT（Bowen & Cupples, 1999, 2006），此介入法於第 9 章中有較詳細的介紹。總之，語言治療師若可善用家長參與之力，將可讓介入產生事半功倍之效。

結案標準、成效與介入的調整

每次語言治療的課節之後，語言治療師皆需要記錄兒童的反應，像是對於增強的反應和語音反應的正確率，透過檢視每次課節的正確率增長以及介入小目標的推進情形，應可大致得到一個介入成效的樣貌。當語言治療師對兒童的介入經過一段時間之後，如一、兩個月之後，卻發現小目標的推進踟躕不前，整體成效不彰時，則需檢討其中可能的緣由，並對介入計畫加以調整，以較大的幅度做調整，例如：由於個案的嚴重度較高，需增加介入節次的頻率，由原來一星期 1 次，改為 2 次；或是調整增強的形式；或是增加或改變家庭作業的量或形式；或是改變介入法的取向，比如像是發現個案錯誤的不一致性過高，可能有言語失用症成分的傾向，則可將原來使用較為音韻取向的介入法，改為動作取向的介入法，或更為針對言語失用症的介入法，如 PROMPT。

由於SSD兒童的個別差異頗大，嚴重度、SSD的根源性皆各不相同，每個個案的家庭支持情形也迥異，自然在成效方面有所差異。然而，就整體而言，SSD 的介入在整體語言治療服務中通常都可獲得不錯的療效，陳舒貝（2011）的研究發現臨床上對於 SSD 個案平均介入節次約 16 次即可結案，若以一個月 1 次的頻率則約四個月，若以一個月 2 次的頻率則約二個月的介入，可讓個案達結案標準。一般結案標準是在自然情境下，自發言語的語音正確達 50 至 75%以上。

第六節　耳朵訓練

耳朵訓練（ear training）即是語音聽知覺的介入，語音的學習上聽知覺占有相當大的重要性，無論是在音韻概念的形成或言語動作聽覺回饋等方面，語音學習若無聽覺、聽知覺的參與將會變得十分困難，例如：重度聽障者通常很難學會說話。

語言治療中常見的耳朵訓練有聽覺轟炸（bombardment）、語音指認（identification）、語音區辨（discrimination）。耳朵訓練既不屬於動作取向的介入，亦不屬於音韻取向的介入，但兩種取向介入法皆十分重視它，也都會使用到它，因為語音聽知覺可說是語音學習的重要基礎，同時也是動作取向介入和音韻取向介入共同的前備活動，亦即不管是選擇哪一種介入法，先做聽知覺訓練才能事半功倍。事實上，聽知覺訓練既不屬於動作取向，也不屬於音韻取向的介入派別。

語音知覺訓練的重要性

語音知覺的介入能提供兒童有機會去注意細微的語音聲學變化，正規化語音類別化感知，有助於構音和音韻的學習。構音能力良好的兒童皆有較高的語音知覺技能，一些研究（Rvachew, 1994; Rvachew, Rafaat, & Martin, 1999）結果顯示，若給予 SSD 個案語音知覺的介入，除了在語音知覺部分的能力得以增進之外，也可能有助於其構音能力的進步。語音知覺訓練對SSD兒童構音提升的前提是語音的可刺激性，當兒童具有該語音的可刺激性時，亦即構音動作可以模仿出來時，語音知覺訓練可以有效地幫助其形成音韻表徵類別，而達到正確的語音製造。

語音聽知覺訓練可增加兒童語音輸入刺激的機會，密集性暴露於語音輸入刺激之中，有助於語音信號的解碼能力。同時也有助於目標音素的詞彙在腦中執行入碼的工作，這些對於語音音韻的學習是很重要的。一些研究顯示（Gillon, 2000; Hesketh, Dima & Nelson, 2007），對於伴隨音韻覺察能力缺損的語言遲緩孩童，若給予明確且密集的語音聽知覺訓練介入，其音韻覺察能力也能有所增長。所謂的音韻覺察能力是指，將所說的字詞切割成更小的抽象單位（如音節或音素）所應具備的知識。音韻覺察能力對於兒童閱讀書寫能力的發展，扮演著極為重要的角色。

兒童的語音知覺具有可塑性，知覺經驗會影響語音的類別知覺，提供知覺的訓練將可改變兒童的語音知覺，重建語音知覺空間，使其語音知覺正常化，可促進其音韻處理，改善其構音／語音能力。Ylinen 等人（2010）的研究指出，兒童語音混淆的原因乃是因個體對於語音的各聲學線索權重（weighting）的異常，他們發現聽知覺訓練可以強化大腦神經網絡機制的連結，改變個體對於語音頻譜中一些重要聲學線索的權重，讓個體對於一些語音特徵的知覺調整（tunning）得更加敏銳，可能會降低感知閾值，或是重新校正一些語音類別的知覺界線。

兒童語音知覺的正常化可對其語言相關的學習產生正向的影響（Rvachew, Nowak & Cloutier, 2004）。Rvachew（1994）指出，對於音韻異常兒童的介入中，語音知覺區辨訓練通常可以對兒童的音韻覺知和建立語音對比有所助益。吳咸蘭（1999）認為，雖然聽知覺訓練不見得對於誘發語音產生直接的效果，但在語言治療的初期階段應能幫助兒童建立語音對比概念和音韻覺知能力。傳統對於音韻異常兒童的介入或治療方法，一般都以所謂的「耳朵訓練」（如 Van Riper, 1972）或「聽覺轟炸」（如 Hodson & Paden, 1983）作為起始，先由聽和判斷目標音來促進兒童對語音的察覺和自我監控，然後再進一步進行語音產生訓練，處遇（management）介入同時考量了語音的知覺和動作兩方面。由於健全語音知覺是語音／語言學習的先備條件，於評估之後，對於確定為語音知覺有缺陷的異常兒童，就需想辦法提升他們的語音知覺區辨力，而什麼樣的訓練對於語音知覺區辨能力的提升最為有效呢？

提供知覺訓練以提高兒童的語音區辨敏銳度。藉由語音知覺的評估找出兒童知覺混淆的語音對比，建立個別性的語音知覺空間，根據受試聽者個別的語音知覺空間資料選取訓練題目材料。知覺訓練以循序漸進為原則，使用聲學改變刺激為材料，調整語音對比間的語音距離，一開始由大漸漸變小，語音特徵差距由遠而近。幫助聽者建立語音類別範型，促進類別知覺空間的建構與重組，加強語音知覺區辨的細緻化。

要達到有效知覺訓練，需針對個別聽者的聽知覺缺陷，引導聽者去注意語音中微細的關鍵聲學線索，以促進知覺特徵典範的形成或是加強典範的特徵完整性，來促進刺激比對的效率。注意力的引導方式，則是可放大需要注意的刺激其中的目標特徵，使得該特徵較容易被偵測，以促進知覺辨識的成功。加強關鍵特徵將有助於知覺對比的區分，等到聽者能掌握該區分特徵之後，再加以系統性的褪除，藉此可在訓練過程中提高聽者語音特徵偵測器的敏感度，促進語音類別的分化。以再合成的方式對於語音刺激作一些聲學上的改變，例如：可加強特徵的音強或音長，以達到放大語音特徵、增強語音對比差距的效果，可有效地建立起語音對比與類別概念。

在做聽知覺訓練時，即時提供反應回饋是很重要的，提供即時且適當的回饋可校正知覺反應。增強正確反應，抑制不正確的反應，有助於知覺空間中類別組織的重新建構和重組。適當的回饋與增強通常也是使個體維持反應動機，願意持續做大量練習的主要原因。

在語音學習過程中「類化」是很重要的課題，我們會希望兒童將習得的區辨技巧用於其他類似的語音、不同的說者、不同的詞彙或不同的情境中。要達到此目的，兒童需先學會語音的正規化（speech normalization）。正規化是指將語音一些個別說者的差異性去除。聽者將習得的語音知覺經驗類化至未聆聽過的說者語音。刺激材料的多樣性通常有助於正規化歷程，由於不同的說者有不同的頻譜特性，如性別、年齡、地區腔調等，由多元說者產生的刺激可促進形成正確、穩固且有彈性的語音知覺類別疆界。為加強語音的正規化，可由多位不同的說者產生刺激材料。

假若語音聽知覺區辨的困難是造成音韻異常的原因之一，那麼語音異常兒童的語音聽知覺能力改善的話，構音異常的情形是否也會隨之改善呢？鄭靜宜（2011）研究語音知覺區辨訓練對語音異常兒童構音的影響，她針對語音知覺區辨困難的語音異常兒童進行語音聽知覺訓練，來探討語音知覺區辨訓練對語音異常兒童構音是否有促進效果。研究採訓練年齡範圍介於 5 至 7 歲的 15 名學前語音異常兒童，針對個別兒童出現聽知覺混淆的語音對比，使用聲學改變（如音段時長加長或特徵強度加大）的刺激為材料進行訓練。語音區辨訓練以 5 至 9 週的時間密集進行，每週 2 節次，每節次的時間為 30 至 50 分鐘。訓練後進行後測評估，發現所有受訓兒童在聽知覺方面，區辨正確率皆有增加（增加 8%至 24%，平均增加 14%）；在構音方面，其中有 11 位兒童（73.33%）的構音分數有改善，構音正確率增加的幅度範圍為 3 至 38%，整體平均進步幅度為 15%。結果顯示聽知覺訓練不僅有助於兒童語音聽知覺區辨能力的提升，對於大多數語音異常兒童的構音能力也具有正向的促進效果。

語音知覺訓練作業

語音知覺訓練前的準備為，由構音／音韻評估得到錯誤音的音素和說成錯音的資料，根據這個音的對比或音素特徵對比建立起兩個（種）對比音的單音節、多音節或詞語列表，再根據此列表錄音或建立音檔表列，然後根據所要做的作業形式呈現語音刺激。語音知覺作業類型有聽覺轟炸、區辨、辨識、目標偵測等，聽覺轟炸一次呈現多個詞語語音；區辨則通常在一個嘗試（題次）中呈現兩個刺激，讓個案做一樣或不一樣的反應；辨識作業則是呈現一個刺激作為目標，再由多個（如 2 個）中選出與之相同者。無論區辨或辨識，整份作業需要控制可能的答案機率約為一半左右，以避免先入為主的猜測預期，並讓各題項以隨機順序排列呈現。

語音區辨訓練形式為 AX，題項一半為 AA，一半為 AB，即是呈現兩個語音，問個案一樣或是不一樣。 在整體測試中，約有一半的題項出現的兩個語音是一樣（即 AA），而有一半的題項兩個題項是不一樣（即 AB）。語音辨識訓練形式為 XAB，一半的題項為 AAB，一半為 BAB，即是呈現一個刺激，問個案此刺激是兩個選項（後續出現）中的哪一個。另一種語音辨識訓練形式為 ABX，只是呈現順序有差別而已，其中一半的題項為 ABA，一半為 ABB，是先出現兩個選項，再問最後出現的目標刺激是屬於上述哪一個選項的音。簡單地說，語音區辨是一種是非題形式，而語音辨識是選擇題形式。語音區辨作業是只要聽出兩刺激是否一樣即可，而語音辨識則需要將目標刺激歸類於兩個選項當中，先決條件是必須能區分出兩選項刺激，並能將目標音適當地歸類於其中之一，相對地是屬於較高層次的語音知覺，個體是需要存在有語音類別化知覺才能辦到。

以上所說的多種知覺作業介面，如 AX、XAB、ABX 等，皆是屬於基本形式，還可由其基本形式再加以擴充變化，例如：語音區辨基本上是屬於一種是非題形式，也可變化呈現三個刺激，讓個案由三個刺激中選一個不同的。此種在多個刺激中選一個不同的，稱為選反常者（oddity）作業，亦即選跟其他不一樣的刺激項之作業，此種作業形式在音韻覺識作業上也很常出現。同理，語音辨識 XAB 也可擴充為 XABC，變成題幹 X 的選擇題有三個選項，三者擇一。當然在一個嘗試中，出現的刺激愈多或選項愈多，題目難度愈難，對於語音短期記憶的挑戰也愈大。

語音知覺評估或介入時，可使用簡單的軟體配合一些卡通圖像製作反應介面，如 PowerPoint 或 Animate（Flash），可提供較標準化的施測流程和一致性的語音刺激。但若沒有事先設計好的介面和錄好的音檔，當然也可以臨場由語言治療師口語發出，但語音刺激呈現時需要小心構音，以稍慢語速、清楚構音的方式說出，且摒除環境噪音，確保有良好的語音刺激品質。此外，為提升兒童參與的興趣，可搭配角色布偶或紙卡角色發出語音，以呈現語音刺激，讓兒童區辨或辨識。在正式作業之前通常需有幾題練習題，以便讓兒童熟悉作業形式與流程，再正式進行測試或介入。介入或測試的差異主要有下列幾點：(1)反應回饋的提供：介入需要即時地提供反應的正確性回饋，以進行聽知覺校正，測試時則否；(2)線索的提供：介入時治療師可以給予提示線索幫助反應正確率的提升，測試時則否；(3)題項數：介入的題項較多，有許多同型的題目練習，有助於類化，測試時題項為各類型的代表，題數有限。

聽覺轟炸

聽覺轟炸作業最先由 Hodson 與 Paden（1983）提出，又稱為聚焦聽覺輸入法（focused auditory input）（Hodson, 2006）。聽覺轟炸的使用是藉由大量聽覺的呈現（一次唸 15 到 20 個詞，或是一個詞唸 2 次），讓個案大量的暴露於目標音素之下，個案只需要聽就好，不需做任何反應。呈現語音時若必要可使用擴音系統（如個案有聽力損失或有注意力不集中情形），可使用麥克風或讓個案透過耳機來聽，總之音量要夠大、語音音質夠清晰，語速可稍慢，可讓個案完全接收到語音刺激的型態，例如：在ㄙ（/s/）音的聽覺轟炸活動中，要求個案注意聽「ㄙ」的聲音，如「絲瓜」、「絲巾」、「嘶嘶聲」、「撕破」、「嘶叫聲」、「撕毀」、「撕掉」、「撕開」、「思念」、「思想」、「思考」、「思維」、「斯文」、「私人」、「私物」、「私自」、「司儀」、「斯斯」、「灑水」、「灑掃」、「撒手」、「掃地」、「嫂嫂」、「隨手」等。

聽覺轟炸作業刺激材料最好選用第一音節具同一音素的詞語，來做聽覺轟炸，如此呈現時可讓目標音間歇地反覆出現於一語音串流中，例如：在以上「ㄙ」（/s/）音詞語的轟炸活動中，就可以間歇反覆地聽到/s/的摩擦噪音，如此暴露，可凝聚兒童對於「ㄙ」音的印象，有助於形成語音表徵的類別。刺激呈現前可先要求個案需注意聽每個詞語的第一個音，或開頭的音，以引導其注意。

進階形式的聽覺轟炸是用對比詞來進行，例如：「ㄉ」／「ㄊ」對比，如「刀子」／「桃子」、「滴水」／「踢水」、「大地」／「踏地」等，讓兒童可以反覆地聽到兩對比詞的音素差異，有助於區分兩語音，達到語音類別的分化。要注意的是，對比形式的轟炸作業屬於進階等級，宜安排在單一音素的轟炸作業完成之後的階段進行，否則可能會適得其反。華語雙音節的最小音素詞語較少，能轟炸的詞語量可能有限，可以一組對比詞說 2 至 3 次的方式，或是考慮使用單音節對比詞。

監聽目標音偵測作業

監聽偵測如聽覺轟炸一樣，呈現一系列的語音列，但其中參雜一些不是同類的刺激，要求受試者持續聆聽，若發現有目標（或非目標）出現時，要快速指認出來。所具目標音的設定可以有不同的單位，如特徵、音素、音節、詞語、片語等。讓具有設定目標的語音和不具有設定目標的語音參雜出現，以固定的節奏呈現，兩個刺激之間間隔時間至少要有 500 毫秒，依據個案的能力而定。

指導語如下：「等一下我會說出一連串的詞語，如果聽到不含有『ㄖ』音的詞語，就要反應（如拍桌子、按鍵或鈴），要仔細聽喔，日子、日期、日曆、日記、樂天、日夜、日本、日落、日蝕、奶茶、露天、日頭、日光、乳牛、乳房、乳酪、柔軟、潤濕、熱鬧、黃色、熱天、熱水、大家、熱狗、熱帶、熱氣、熱昏、熱浪、人人、人類、人猿、人民、人們、人群、人蔘、人品、速度、人道、任職、入口、雲海、入場、肉包、肉類、肉圓、肉鬆、肉食、力氣、肉品、肉感、肉雞、柔軟、軟糖、軟化、閏年、染色、榕樹、融洽、繞圈……」語音監聽偵測作業需要個案具備相當的注意力才行，當然亦可用語音監聽偵測訓練個案的聽覺注意力。

參考文獻

中文部分

吳咸蘭（1999）。構音與音韻障礙的治療。載於曾進興（主編），**語言病理學基礎**（第三卷）（頁 121-147）。台北市：心理。

陳舒貝（2011）。**語音異常兒童語言治療相關因素之探討**（未出版之碩士論文）。國立高雄師範大學，高雄市。

鄭靜宜（2011）。**語音知覺區辨訓練對語音異常兒童構音的影響**。發表於台灣聽力語言學會一百年度學術會議，台北市。

英文部分

Bernthal, J. E., Bankson, N. W., & Flipsen, P. (2017). *Articulation and phonological disorders* (8th ed.). Boston, MA: Allyn & Bacon.

Bowen, C., & Cupples, L. (1999). Parents and children together (PACT): A collaborative approach to phonological therapy. *International Journal of Language & Communication Disorders, 34*(1), 35-55.

Bowen, C., & Cupples, L. (2006). PACT: Parents and children together in phonological therapy. *Advances in Speech Language Pathology, 8*(3), 282-292.

Gillon, G. T. (2000). The efficacy of phonological awareness intervention for children with spoken language impairment. *Language, Speech, and Hearing Services in Schools, 31*(2), 126-141.

Hesketh, A., Dima, E., & Nelson, V. (2007). Teaching phoneme awareness to pre-literate children with speech disorder: A randomized controlled trial. *International Journal of Language & Communication Disorders, 42*(3), 251-271.

Hodson, B. W. (2006). Identifying phonological patterns and projecting remediation cycles: Expediting intelligibility gains of a 7 year old Australian child. *Advances in Speech-Language Pathology, 8*(3), 257-264.

Hodson, B., & Paden, E. (1983). *Targeting intelligible speech: A phonological approach to remediation*. San Diego, CA: CollegeHill Press.

Rvachew, S. (1994). Speech perception training can facilitate sound production learning. *Journal of Speech, Language, and Hearing Research, 37*(2), 347-357.

Rvachew, S., Nowak, M., & Cloutier, G. (2004). Effect of phonemic perception training on the speech production and phonological awareness skills of children with expressive phonological delay. *American Journal of Speech-Language Pathology*.

Rvachew, S., Rafaat, S., & Martin, M. (1999). Stimulability, speech perception skills, and the treatment of phonological disorders. *American Journal of Speech-Language Pathology, 8*, 33-43.

Shriberg, L. D., & Kwiatkowski, J. (1982). Phonological disorders II: A conceptual framework for management. *Journal of Speech and Hearing Disorders, 47*(3), 242-256.

Valian, V., Hoeffner, J., & Aubry, S. (1996). Young children's imitation of sentence subjects: Evidence of processing limitations. *Developmental Psychology, 32*(1), 153.

Van Riper, C. (1972). *Speech correction.* NJ: Prentice-Hall.

Vinther, T. (2002). Elicited imitation: A brief overview. *International Journal of Applied Linguistics, 12*(1), 54-73.

Ylinen, S., Uther, M., Latvala, A., Vepsalainen, S., Iverson, P., Akahane-Yamada, R., & Naatanen, R. (2010). Training the brain to weight speech cues differently: A study of Finnish second-language users of English. *Journal of Cognitive Neuroscience, 22*(6), 1319-1332.

Chapter

9

音韻取向的語音介入

學習目標

讀者可以由本章學習到：

- 語音異常音韻取向介入法的種類
- 最小音素對比法的介入策略或技巧
- 語音區分性特徵介入法的介入策略或技巧
- 循環介入法的介入策略或技巧
- 後設語音治療法的策略或技巧
- 與家人合作的 PACT 的介入策略或技巧

人類語言／語音的學習似為一種天賦，音韻能力屬於一種語言認知能力，人與生俱來有學習母語語言音韻規則的潛能。一般兒童在生命早期階段會透過周遭大量的詞語、語句語音，快速地習得語音的音韻規則，建立起內在的語音類別表徵和音韻體系。兒童的音韻能力關乎其內在語音類別表徵系統的健全與否，而有效的音韻學習的前提是正常的語音聽知覺能力。SSD 兒童在音韻能力方面的發展較為遲緩，內在音韻體系的建立較為緩慢，呈現片段而破碎的狀態。音韻導向介入法的主要目的在促進SSD兒童內在音韻系統／能力的發展，完善個體內在的音韻體系。音韻導向介入法通常可藉由音韻對比刺激的提供，或是增加兒童語音暴露的刺激量，改善輸入語音的品質；或是在自然互動中給予兒童即時的回饋，或是使用重鑄等方法，促進兒童音韻能力的成長。

音韻導向介入法除了使用直接介入法之外，亦鼓勵使用間接介入法的方式，尤其是對於年齡較小的兒童，讓父母或主要照顧者在家發揮潛移默化的功效。間接介入法主要是進行對父母的教導，使其在家庭中實施語音促進的互動或活動，加強兒童語音的輸入，促進兒童內在音韻系統的發展與成長。

音韻取向的介入

音韻介入活動主要是促進語意與語音的連結，讓兒童知道有哪些詞語使用了該語音，而哪些音沒有，或者是與之聽起來很相近的對比音。音韻介入的目的在建立正確而完整的語音類別概念，分化大類項的語音類別，細緻化語音的分類。引導兒童注意的焦點，讓兒童注意應該注意的聲學特徵，而忽略不該注意的特徵（如男、女聲或其他嗓音特質），專注於語音類別方面。音韻能力的提升可由聽知覺訓練延續，並往更高層次的詞彙音韻層次前進，最後目標是能說出正確的詞語語音，製造出類別語音出來。通常在基礎的聽知覺訓練中，「語意」並非是其焦點，然而音韻取向介入訓練則十分重視語意，音韻的概念乃源自於語意的差異，某語言語音的差異是因為表徵的詞彙（語意）不同之故。音韻取向介入由聽知覺「**能辨識**」開始，之後以「**能說出**」為結束。

對於 SSD 兒童的音韻介入法種類繁多，由最基本的「最小音素對比法」、「語音區分特徵介入法」，衍生發展出多種介入法，如「多重對比法」、「後設語音治療法」、「複雜度取向介入法」、「循環訓練」、「詞語型態句法介入法」等。

第一節　最小音素對比法

最小音素對比

最小音素對比法是音韻介入取向最基礎的介入法，後續許多發展出來的介入法皆根源於此。就音韻異常的兒童而言，由於一些語音類別尚未分化，錯誤音被視為和正確音素屬於同音異義（homonymy）的形式，因此皆可使用，兒童自身會覺得並無不妥之處。最小音素對比詞的存在則正好可破除此迷思（Weiner, 1981），因為若不加以區分，因兩者意義不同，說出來的語音會造成聽者的混淆，例如：某 SSD 兒童將「ㄒ」音說成是「ㄑ」音，原本會認為這兩個音是相似、相通的，可相互為用，然而當知曉「鞋子vs.茄子」對比的存在後，可令其不得不正視這兩個音素的區別問題，而設法去壓抑其塞擦音化音韻歷程，如此即可藉由這些對比詞的學習造成其內在語音表徵類別的分化，促進其音韻系統的健全發展。

何謂最小音素對比？最小音素對比詞是指兩組詞的語音中只有「一個」音素不同，因此一音素之差而導致詞語意義上的差別，如/pi/ vs. /pʰi/（英語）、/pai/ vs. /bai/（英語）、「刀子 vs. 桃子」、「包子 vs.杓子」、「老虎 vs.老鼠」、「蚊子 vs.盆子」、「船上 vs.床上」、「鞋子 vs.茄子」等。最小音素對比法強調以詞語（word）為訓練介入的單位，使用有意義的詞語語音單位，而詞語可使用單音節詞、雙音節詞組成「對比詞」或接近對比詞（near minimal pairs）。

治療介入的方法

最小音素對比法的介入目標是建立起正確音素對比的觀念，讓個案在意識層次能分辨出兩者的不同；同時在個案的構音上也可被正常的聽者區辨出這些對比音。區辨與製造為此介入法的兩大目標，簡單地說，就是讓個案能「聽」的出兩對比詞的不同，在「說」時也能說出兩對比詞的不同，即能在說出時讓溝通對象聽出兩者的不同，而不會搞混，達到有效溝通的目的。

最小音素對比法是以個案的錯誤音為基礎發展介入的詞語材料，介入前需事先找出含有錯誤音相關的最小音素對比的詞（名詞或動詞），將這些詞以影像或文字的視覺方式呈現（如卡片或數位圖片），讓個案先由區分其間語意、語音的不同，再練習發出兩種代表不同意義的詞彙語音。進行最小音素對比的聽辨與製造訓練，是在介入過程中讓個案練習區辨並發出兩個對比音的對詞語。治療師提供含有最小音素對比的有意義的詞語，供個案聽辨和口語練習，在類化時，要創造適當的情境讓個案發出這些對比詞的語音，亦即音素對比的觀念必須透過有意義的詞彙為例子，在自然的溝通情境中慢慢地建立起來，附錄三中的最小音素對比詞語可供參考。

介入之初需先練習在聽覺上區分最小音素對比，先講解兩個詞語在語意方面的不同和語意類別的不同。之後隨機呈現正確清楚的語音刺激，說話可放慢速度，音量可稍大，呈現前需先集中注意力，要求個案仔細聽，可說「好，注意聽」，個案可使用手勢選擇（卡片）或口語反應，反應之後給予正確回饋。如此反覆練習至正確為止（正確率達 90%以上）。若個案無反應則重複呈現該刺激。

若檢視以下這幾個對比詞：「刀子vs.桃子」、「包子vs.杓子」、「老虎vs.老鼠」、「蚊子vs.盆子」、「船上vs.床上」、「鞋子vs.茄子」，這些對比的難易度是有差別的，有些可很容易區分出不同，有些則很相像，例如：「包子vs.杓子」就比「船上vs.床上」語音容易區分。事實上，音素對比間的距離可用區分性特徵的差別來定義，例如：/t/和/s/的差異就比/t/和/tʰ/之間的差異為大。區分性特徵於下一節區分性特徵介入法有較詳細的說明。

依據對比詞中的兩個詞音之對比音素之間特徵距離的不同，最小音素對比法中又可分為最小對立對比法（minimal oppositions contrast therapy）和最大對立對比法（maximal oppositions contrast therapy）。其中採用「最小對立對比法」時，在區分上通常會較困難，因為兩個詞之間只有一個特徵差異，例如：「船上vs.床上」、「鞋子vs.茄子」。然而，當最小音素對比的差異太小，個案無法領略時，就需要擴大兩組之間的差異，即增加區分性特徵差異的數量。「最大對立對比法」即是使用一對詞語，其中一個是兒童已知道和會說的語音，另一個可能是兒童不知道的詞，且兩個對比詞之間特徵差距量達到最大。由於「最大對立對比」詞相對地會比「最小對立對比」詞容易區分，因此可先由簡單入手，再漸漸變難。治療師藉由動態式的調整兩對比語音特徵差異的大小（量），最終目的在讓個案領略目標音與錯誤音之間的語音差異，達到音素類別分化，以建立起健全（即類似成人）的語音類別概念系統。

語言的考量

由於音素對比詞的構成以單音節最為簡單，雙音節詞較難，三音節以上最難。英語的最小音素對比詞亦是以單音節為大宗，因為英語的音節結構之故，英語的單音節詞同音異義的情況較少。而華語的單音節詞之同音異義的情況則十分普遍，華語的單音節詞意義較不充足，通常需要考量上下文才能決定，因此使用於最小音素對比，則在意義對比的激發上較為不足，要拿來作為介入對比刺激較為困難。雖然華語雙音節詞的意義較為確定，但能形成最小音素對比的雙音節詞數量其實並不多，若還要將聲調也納入對比考量，則可用的對比寥寥可數（或可暫為放寬不考慮聲調因素），因此最小音素對比法在華語語言治療臨床上的使用較為有限，事實上，語言治療師或可嘗試加強詞語的圖像化，或是在加入上下文線索的條件下，使用單音節對比詞為介入材料。

適用對象

一些研究者（Baker, 2010; Tyler, Edwards, & Saxman, 1987）認為，最小音素對比法較適用於「輕度」到「輕中度」的個案，且個案需擁有相當的詞彙量，也就是具有相關的詞彙知識，才能理解並區分這些對比詞彙的意義，並可藉以領略到因為兩者意義不同，是不同的語音，而產生語音類別的分化，兩組對比音能分化出兩類語音類別，促進語音音韻系統的完善。Barlow 與 Gierut（2002）認為，傳統的最小音素對比介入法較不適用於重度、音韻系統紊亂的SSD個案，因為他們內在紊亂的音韻系統無法藉由一、兩個語音對比的練習就得到修復或完善，因此若將此法應用於嚴重度高的SSD個案，介入療效通常不佳。這也是促成後續出現對於一些改良式的對比介入法的原因。

第二節　多重對比介入法

多重對比介入法是由最小音素對比法衍生發展而來的，欲藉由多重對比的同時呈現，呈現出這些音素位於音韻系統的位階性，以促進兒童音韻學習的擴展、類化（Williams, 2000a, 2006a, 2010）。多重對比介入法在一課堂節次中會呈現多組的對比，而一組對比中可能含 3 個或 4 個對比詞語，來反映出語音間的最大對立分類和區分，例如：一位用ㄅ音替代齒槽塞音和捲舌音的兒童即可使用「包子 vs.刀子 vs.桃子 vs.杓子」這四個詞語為材料來介入兒童的「ㄊ」、「ㄉ」、「ㄕ」目標音。因此，就目標音擊破策略而言，一次有多個目標音是屬於水平目標安排策略。

根據完形理論所提倡的：「部分的加總並不等於整體」。因為最小音素對比法對於兒童整體音韻體系的建構很可能會過於片段而破碎，而無法使兒童形成一個全面觀點或音韻組織架構，不利於類化的產生。多重對比介入法有鑑於此，為達到較有效的音韻系統重建，藉由一次呈現較多的對比，欲顯現較完整的音韻系統的架構出來。雖然最小音素對比法一次呈現只有兩個詞，較容易學習，多重對比法一次呈現多個詞，語意的負荷量較大，但是一次多個對比詞的呈現可讓兒童覺知每個詞的詞義差異，體會到語音類別的不同，而意會到音韻體系的存在，達到音韻系統性的改變。這是在一次只呈現單一組對比的最小音素對比法中無法達到的。

多重對比介入法在介入前需對兒童的內在音韻系統仔細評估，例如：Williams（2006b）發展出來的兒童系統性音韻分析（Systemic Phonological

Analysis of Child Speech, SPACS）工具對個案進行音韻評估，嘗試找出音韻系統中需要修復的跨音素崩潰（across phoneme collapses）所在，並在建構可促進音韻系統重建的多重對比詞出來後，再著手制訂介入計畫。「跨音素崩潰」是指，兒童使用同一個音來取代多個音素，而造成許多同音詞的現象，影響語音清晰度。多重對比介入法的介入目標即是減少這些同音異義詞的存在，達到音韻概念的分化。

和傳統的最小音素對比法一樣，多重對比介入法亦是使用最小音素對比詞語來做介入材料（Blache, Parsons, & Humphreys, 1981; Williams, 2006a），在介入時，所使用對比音刺激需小心地控制兩對比之間區分性特徵差異的數量，依據個案反應操弄或變化區分性特徵差異的數量，建議由多至少地控制對比特徵差距值。在前面第 3 章中談到華語子音的區分性特徵，共有九個區分性特徵。其中響音性、鼻音性、延續性、嘶糙性主要在區分構音方式；前部性、舌冠性、捲舌性在區分不同的構音位置；送氣性和濁音性主要在區分喉出聲方式。若一組語音之間只有一個特徵的差異則兩者十分相近，區分較困難；若一組語音之間有較多個特徵的差距，則通常較容易區分。根據表 9-1 所列出的華語子音特徵值，算出各音素間的特徵差距值，例如：ㄊ音和ㄉ音的特徵差距值（距離）就比ㄊ音和ㄈ音的特徵差距值來的小，因此ㄆ音和ㄅ音的對比就會比ㄆ音和ㄌ音的對比來得困難。

至於華語的聲調是否要考慮進去？對比音節若有聲調的差異其實應該要算是一種特徵的差異，因為對聲調語言的聽者而言，兩者聽起來是不同的，具有不同的意思。因此，在一些音韻練習時，最小音素對比音節的構成最好能讓兩者有一致的聲調。

多重對比介入法的實施強調兒童需達到兩方面的音韻學習：學習新的音韻規則和新的語音構音動作。多重對比介入法的介入程序和最小音素對比法有些類似，不過更為注重在自然溝通情境的練習，包括四個階段：在第一階段是熟悉和嘗試說出這些目標對比詞，第二階段是較為聚焦式的大量練習對比詞與自然互動遊戲，第三階段是在溝通情境下練習說出對比詞，第四階段是溝通情境時重鑄對比詞。在初期為了減輕對比詞的記憶負擔，使用兒童熟悉的例子來解釋，通常輔以圖像刺激，並在說的時候加上明顯的重音或語調，甚至手勢動作來呈現語音間的差異。第二階段強調使用聚焦練習，並使用自然互動遊戲讓兒童暴露於較大量新音韻規則使用的情境中。而後面兩階段重視在自然情境下兒童語意傳達的回饋。

多重對比介入法主要適用於有多種音素錯誤（至少 6 個以上）且有清晰度問題的語言發展遲緩 SSD 兒童（Williams, 2000b），屬於中度到重度範圍，而兒童的智力和聽力以在正常範圍為佳，因為兒童需要有基本的聽知覺區辨能力和記憶力，才能處理一次呈現多個對比詞訊息。多重對比介入法的適用對象較為侷限，因為一次呈現較多組對比和較多詞語的作法，對於認知能力較差或詞彙量較少的語言發展遲緩個案，可能會有學習的困難。另外，有個重要的前提是，個案需要有健全的語音聽知覺，才能分辨這些最小音素對比詞的差異，因此實施此介入法之前需先評估或進行語音聽知覺訓練。事實上，可以將多重對比介入法放在整體介入療程較後面的類化階段，去刺激、促進個案在音韻系統分化，而有整體而全面的學習。

第三節　區分性特徵介入法

若發現兒童的語音庫中缺乏某一類語音，如送氣音、捲舌音或嘶擦性的摩擦音，就可以使用區分性特徵介入法（distinctive feature therapy）來凸顯出語音的區分性特徵，透過對語音特徵的了解，健全兒童母語的語音音韻系統。區分性特徵介入法的重點是針對個別的語音區分性特徵進行介入，目標是某一兒童缺乏的語音特徵，教導兒童學會辨識與製造這個語音區分性特徵。

區分性特徵介入法主張替代性錯誤的原因是由於某些特徵的欠缺或模糊造成。可分析目標音與替代音的關係有多遠（如一個特徵的差距，或是兩、三個特徵的差距），分析時可計算區分性特徵差距（幾個區分性特徵的距離）並標明為何種特徵的差異，之後協助個案做聽覺區辨，學習聽辨語音刺激中特徵的有無，等到聽覺區辨成功後，再進行語音製造的練習，讓兒童練習製造該區分性語音特徵，對於具有某一特徵的詞語，兒童若皆可正確地製造出該特徵，就算是此特徵已成功習得。

在介入時，典型的區分性特徵介入法是使用一套有相同區分性特徵的詞語來做材料，例如：一組含有送氣音的詞語，如婆婆、潑水、兔子、咳嗽等。在介入時提供多種具有相同特徵（或對比特徵）的語音例子來訓練（一組音或多組音），協助特徵的類化，例如：於ㄆ、ㄊ、ㄎ、ㄑ、ㄔ、ㄘ皆有「送氣」這個特徵，並可輔以教導「送氣」特徵的線索，如手放嘴前感受氣流大小，或觀察毽子羽毛的移動以體會送氣這個區分性特徵。可選擇一群具有某種區辨特徵的音與不具該區辨特徵的音，與之對比來做介入的材料，例如：ㄒ與ㄑ、ㄙ與ㄘ的區別在於「連續性」這一個特徵，ㄒ、ㄙ較長，可用「長長的音」來使學生注意此特徵。然而，事實上，區分性特徵介入法不一定要使用最小音素對比詞語，甚至也不一定要使用有意義的詞語，其實是可使用無意義音節的，如單音節、雙音節，甚至三音節，因為這些類似語音刺激中一樣是含有這些區分性語音特徵。

華語 21 個聲母使用 9 個區分性特徵就可區分它們，如表 9-1 所示，似

表 9-1　華語音素的區分性特徵矩陣

	ㄅ	ㄆ	ㄇ	ㄈ	ㄉ	ㄊ	ㄋ	ㄌ	ㄍ	ㄎ	ㄏ	ㄐ	ㄑ	ㄒ	ㄗ	ㄘ	ㄙ	ㄓ	ㄔ	ㄕ	ㄖ	/ŋ/
1.響音性	-	-	+	-	-	-	+	+	-	-	-	-	-	-	-	-	-	-	-	-	-	+
2.鼻音性	-	-	+	-	-	-	+	-	-	-	-	-	-	-	-	-	-	-	-	-	-	+
3.延續性	-	-	-	+	-	-	-	+	-	-	+	-	-	+	-	-	+	-	-	+	+	-
4.嘶糙性	-	-	-	+	-	-	-	-	-	-	-	+	+	+	+	+	+	+	+	+	+	-
5.前部性	+	+	+	+	+	+	+	+	-	-	-	-	-	-	+	+	+	-	-	-	-	-
6.舌冠性	-	-	-	-	+	+	+	+	-	-	-	+	+	+	+	+	+	+	+	+	+	-
7.捲舌性	-	-	-	-	-	-	-	-	-	-	-	-	-	-	-	-	-	+	+	+	+	-
8.送氣性	-	+	-	-	-	+	-	-	-	+	-	-	+	-	-	+	-	-	+	-	-	-
9.濁音性	-	-	+	-	-	-	+	+	-	-	-	-	-	-	-	-	-	-	-	-	+	+

註：+代表有該特徵，-代表沒有該特徵。

乎只要教會兒童這 9 個區分性特徵對兒童的語音介入就可大功告成。然而，區分性特徵介入法長久以來有個為人詬病的問題，就是區分性特徵的心理真實性，語言學家分析所根據的區分性特徵矩陣是否真的具有心理真實性？語音間的音韻差異和其特徵的差距值真有關聯？就重要性而言，各個特徵是否真為等值？這些語音特徵如何應用於非英語的語言上？例如：華語的區分性特徵應該有哪些？使用此介入法，另一個挑戰是如何在不使用專業術語的情況下，和兒童解釋這些特徵。此外，還有一個缺點是此介入法較易於應用在矯正「替代音」型，而較難運用於「省略」型、「扭曲」型的錯誤音誤上。因此，語音特徵介入法通常對於有替代性音誤的個案可收到一定的效果，但對於主要是扭曲語誤的個案可能較不適用。

第四節　複雜度取向介入法

複雜度取向介入法主要是由 Gierut（2001, 2007）所提出，認為若只是教導簡單不複雜的語音，就只能導致兒童音韻系統產生不那麼複雜的變化，如此一來將使個案難以進步，介入成效緩慢而不濟。語音介入可藉由提供音韻較複雜的刺激來激發兒童音韻系統的發展，以產生較戲劇性的巨大變化。

然何謂「較複雜」的語音刺激呢？語音複雜度（complexity）的定義主要是根據語音的標記性（markedness）和語音的區分性特徵（Davis, MacNeilage, & Matyear, 2002）。根據人類語言語音的普遍性，那些具有人類普遍性的語音通常是無標著的語音（unmarked），例如：唇塞音、唇鼻音等，幾乎所有的語言都有；而那些有標著的語音（marked）則通常是該語言中比較特殊的語音、構音較困難、較難辨識，或是罕見語音（如其他語言沒有的語音），例如：華語的捲舌音是屬於較難的語音，即是有標著的語音。有標著的語音通常是兒童語音發展過程中較慢習得的語音，也是屬於較複雜、容易混淆的語音。兒童語音的習得是以由簡單（沒有標記的）到複雜（有標記的）的順序，因此語音可由「簡單」到「複雜」之間分不同階層。這個複雜度階層可由區分性特徵來定義。所有語音的區分性特徵的複雜度並非一樣，特徵的重要性或地位也並不等同，有些特徵是主要，有些則為次要，有些特徵難，有些簡單，其語音特徵的複雜性可用幾個階層來排列，例如：Dinnsen、Chin、Elbert 與 Powell（1990）將區分性特徵分為五個階層結構。愈低階的特徵愈簡單，愈高階的特徵則愈難，也是愈具有標記性的特徵。

複雜度取向介入法提倡在語音介入時，使用特徵較複雜的語音可有助於音韻系統的改變，因為高階特徵的存在即隱含了其下層低階特徵的存在，如此教導較複雜特徵的語音有助於音韻學習的類化（Davis et al., 2002）。因此，介入優先考慮以更複雜的目標音進行治療，可造成音韻系統最多的改變，將有助於兒童看到音韻系統的全貌，而不只是如瞎子摸象一般，只在於局部、片段式學習，將難以窺得整個音韻系統的全貌。

Gierut、Morrisette、Hughes 與 Rowland（1996）以一個單一受試者研究來支持語音複雜度理論，研究中有 3 個兒童被教導早期獲得的語音（即 /k, g, f/），並另有 3 個兒童被教導後期獲得的語音（即/r, θ, s/）。發現兩組都學會了教導過的語音，並將教導過的語音推廣到未經教導的詞語。同樣地，兩組都改進了那些教導過語音的產生技巧，以及推廣到其他有共同語音特徵的語音。而這兩組兒童的主要差別在於那些被教導早期獲得語音的兒童對於未經教導的錯誤音並未有明顯的改變，而那一組被教導晚期獲得語音的兒童卻學會了未經教導的錯誤音。因此研究者推論，教導那些較難的、晚期獲得的語音可引發更大範圍的音韻系統變化，造就更廣泛的音韻類化效果。

複雜度取向介入法和之前介紹的多重對比介入法有些異曲同工之處，只不過所根據的基本理論不太相同，前者著眼點在語音的區分性特徵，而後者在於語音音素的對比。複雜度取向介入法和多重對比介入法一樣，面臨適用對象的限制問題，Baker 與 Williams（2010）提出複雜度取向介入法適用的對象為沒有聽覺、口腔結構或運動神經系統出現缺陷且認知功能正常的兒童，年齡範圍為 3 至 7 歲，最佳年齡為 4 至 5 歲。

第五節　音韻循環介入法

由 Hodson 與 Paden（1983）所提出的循環介入法或循環訓練（cycles training）是屬於音韻取向介入的學派，此介入法主要重點放在治療計畫的擬定與介入語音材料的選擇之上。此法主要對象是程度較嚴重的個案，而非輕微型的個案。介入目標是增加個案的語音清晰度，刺激某類語音的產生，並不要求達到某種程度的語音製造熟練度。介入原理是基於兒童語音的發展是漸進式的、多頭進展的，而介入的程序也應與之相類似。

Hodson 與 Paden（1983）指出，兒童正常語音的發展並非是垂直線性的形式，而是多頭並進的，循環訓練的介入即是模擬一般兒童語音發展音素習得的歷程，讓語音異常兒童藉由此歷程提升其音韻能力。循環訓練在介入治療的一個循環過程中，會陸續引入一些目標音。於介入剛開始時，可能只有一、兩個目標音（於一音韻型態中），之後於再漸引入另一個目標音，之後陸續引入其他目標音。在一個循環和其後續的循環中，皆會同時有多個目標音或目標音韻型態（Bauman-Waengler, 2000），但在一個節次中的目標音則可能呈現一個到多個不等的情況。

介入時間長短或循環週期數量，端看個案音韻異常的嚴重程度或錯誤音種類的多寡而定。「循環」是指在一段時間中增進個案所有錯誤音的音韻型態表現，在一循環中個案的音韻型態表現呈現陸續地進步，而這些音韻型態會在下幾個接續循環中重複出現，但複雜度會提高，例如：在不同的語音脈絡中出現，或較大的語句單位，如此反覆循環練習直到個案達到一個可接受的語音清晰度為止。因此一個循環可以說是對個案所有錯誤音的語音刺激活動，若錯誤音可刺激的情形不理想，就不將之納入此一循環的重點目標音行列，而於次一個循環中再嘗試刺激看看，此即為介入準備度的評估。也就是在一個循環中個案會被暴露於所有的錯誤音之中，並被一一評估準備度。所有的錯誤音於一個循環中皆有可能被呈現與練習，而一個錯誤音是否可被納入目標音行列，端看該語音是否可被刺激出來，若無法被刺激出來，就留待下一個循環再刺激看看。

對於語音清晰度較低的音韻異常個案，一個介入療程通常需要有三至六個循環。圖 9-1 為一個三循環的療程舉例，此例中循環訓練的目標音設定是採用垂直式的策略，當然也可採用水平的或多重目標音的形式。一循環所花費的時間通常長短不一，但後續的循環皆會比前一個循環為短，因為後續循環中目標音數量會漸漸減少。通常一個循環平均約 5 至 6 週，但在最初循環時較長，有些可能長達 15、16 週，而最嚴重的個案整體的介入時間可能長達兩年，其中的循環數量可能多達 7、8 個。

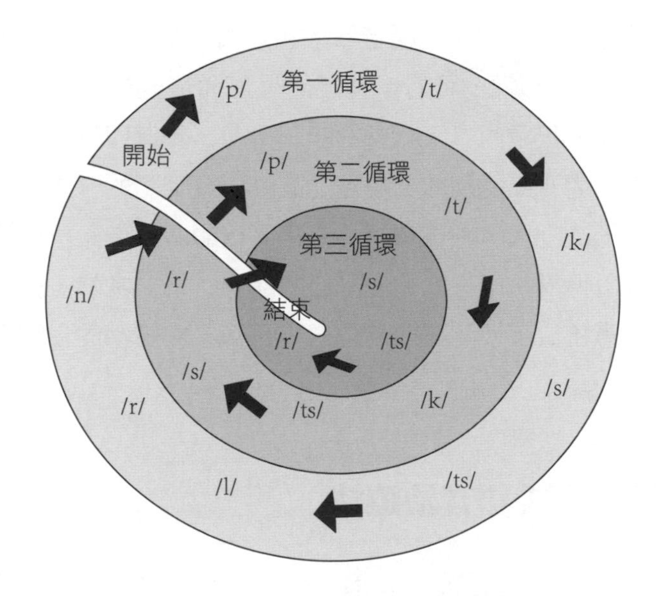

圖 9-1　循環訓練的目標音設定舉例

循環訓練建議一個重點目標（如音素或型態）在一個循環中必須有至少 60 分鐘練習，而此 60 分鐘可分幾個節次，分次進行，例如：分 3 節，那麼一節中練習此目標音的時間各為 20 分鐘；若分 2 節，那麼一節中練習此目標音的時間各為 30 分鐘。通常第一個循環是很重要的，在第一個循環為個案打下音韻觀念的基礎，並且在精挑細選的材料中，需讓個案經歷一些成功的經驗。通常在初階循環時，如第一個循環，並不建議使用會造成替代性錯誤的最小音素對比詞對為材料，因為通常容易造成混淆情況。

介入時使用大量單音節詞材料，尤其在第一個循環階段，以單音節詞語為基本練習單位，各種詞類皆可用，如名詞或動詞等，重點在小心地控制目標音素出現於一音節的位置，仔細觀察個案的可刺激性，將可被刺激出的音素納入目標音行列中，並可在當次的循環中至少能有 60 分鐘的練習。循環訓練對於語音反應的正確率要求並不高，反而是較重視語音的可刺激性，因此並不對音素的正確率下一個預定標準，例如：說一定達到70%的正確率。

通常介入者一次只呈現一種音韻型態，如 CV，之後再導入較複雜的音韻型態，如 CVC。而一種音韻型態的呈現通常至少要包含有兩種目標音素的練習，此法很重視介入材料的音韻型態，其原因可能是英語的音韻型態種類較多，而音節結構較為複雜之故。對於華語的音韻介入，可運用此法於聲隨韻母的介入，因為華語具聲隨韻母的語音音節結構較複雜，介入時需將同聲母但異韻母音節的韻母仔細區分開來。當然，對於 CVN 音節材料的使用應置於 CV 音節材料之後，因 CVN 結構的音節通常較為困難。

第六節　後設語音治療法

「metaphone」 這個詞的「meta」是「後設」之意，「後設」是屬於一種最高層次的認知。「metaphone」 的「phone」則是「語音」的意思。metaphone 為後設語音之意。此介入法的宗旨主要是在於促進個體對音韻概念和語音產生動作意識上的控制。後設語音治療法（metaphone therapy）（Dean, Howell, Waters, & Reid, 1995; Dean & Howell, 1986; Dean, Howell, Hill, &Waters, 1990）是源自於後設語言學（metaliguistics），嚴格來說，應屬於促進「音韻覺識」的治療法，個體將原本晦暗不明、內隱的音韻知識提升至透明的意識認知層次，增進後設語言／音韻的能力，藉以改變或修正個體自我語音產生的動作。

雖然後設語音治療法使用的活動很類似音韻覺知的活動（請見第 12 章），但兩者介入的最終目的是不同的（Hesketh, 2010; Hill, Dean, & Howell, 1997）。後設語音治療法是利用音韻覺識來刺激兒童做語音製造的改變，達到語音／音韻的健全發展，其目的並不在於覺知語音到細小的音段或特徵，或是能切分語音中的單位或音段成分（如音素、韻母等），或是能朗讀出文字或拼音，而是聚焦於在語音的產出動作，改進個案所產出的語音。而一般傳統的音韻覺識介入的最終的目的在於改善兒童識字的問題，提升閱讀能力。

語音後設治療法即是以個體形成語音的中介知識，來改正個體的構音行為，藉由個案本身對語音的音韻知識（如音節結構、語音系統的知識）的了解，在意識上有覺知，修正自己的構音行為。後設語音治療法有三大要點：(1)個案必須了解改變的必要；(2)個案必須相信自己有改善的可能；(3)個案必須知道哪些訊息可以促進改善（Bauman-Waengler, 2000），而這些訊息通常是指音韻、語音特徵，或是與語音動作有關的知識，例如：個案會有「發送氣的音必須要『較用力地把氣呼出來』才會比較像送氣音，而我剛剛發出時，沒有用力出氣，所以沒有成功，如果我再多用一點力就會成功」諸如這樣的想法。此外，還可以使用最小音素對比詞、文字呈現、覺知詞語的起始音素等。可藉由文字呈現教導語音和字母的對應，找出具有相同聲母的詞語，之後嘗試說出。

由於年齡較大兒童的音韻覺識能力的準備度才會比較高，而後設語音治療法的前提是兒童需具有一定程度的音韻覺識能力，因此後設語音治療法適用年齡較大的兒童（5 歲以上），且兒童的認知和言語動作能力需在正常範圍內。因為年幼的兒童通常自覺性較差，且心理資源有限，在說話時較無法分出注意力來關注音韻方面的知識，如此要依靠意識上的覺知達到構音動作改變的可能性較低。那麼 4 歲的兒童是否可以使用後設語音治療法呢？這則要看使用的是何種音韻覺識作業，Hesketh、Dima 與 Nelson（2007）的研究顯示，頭韻覺識（alliteration awareness）、音素分離

（phoneme isolation）、詞語切割（word segmentation）、音素添加／刪除（phoneme addition/deletion）這四種音韻覺識作業中，以音素分離作業最容易學會，並且可改善語音，而音素添加／刪除和詞語切割作業則較難，對語音改進有限。因此，在使用後設語音或後設音韻治療法時，需要依照個案的音韻能力選擇適當的音韻覺識活動，而音韻覺識能力的促進除了可藉由一些音韻覺識活動之外， 還可使用一些語音聽知覺訓練（Hesketh, Nightingale, & Hall, 2000）。有關音韻覺識的活動，在第 12 章中有進一步的介紹，聽知覺的評估可參考第 6 章。

第七節　PACT

父母和孩子共同參與介入法（PACT）（Bowen & Cupples, 1999, 2004, 2006）是以家庭為中心（family centred）的音韻取向介入法。主張讓父母或重要他人一起參與語音介入，提倡家庭所有人都應積極參與兒童語音介入復健的過程，以解決個案兒童語音清晰度的問題。PACT 針對語音異常兒童的語音知覺、音韻覺識（特別是音素覺識）和言語動作進行介入，亦從而影響兒童閱讀識字的學習。

Bowen 與 Cupples 提出的父母和孩子共同參與介入法（PACT）主要有五個組成部分：家長教育（parent education）、後設語言訓練（metalinguistic training）、語音產生訓練（phonetic production training）、多種語音範例訓練（multiple exemplar training），以及家庭作業（Bowen & Cupples, 2004）。其中，「家長教育」是教導家長幾個促進語音產生的技巧，包括示範、重鑄、鼓勵孩子自我修正、使用具體的讚美，並提供優質聚焦的語音聽覺輸入。「後設語言訓練」是一些音韻覺識的活動，例如：孩子、父母和治療師一起討論如何以語音和語音拼音組織的方式來傳達意義，像是用「噓」聲表示「安靜」；或是在治療室和家中使用語音圖像卡片玩聲音圖像關聯的遊戲；或是使用起始聲母的配對活動，以及判斷一些詞之間是否有押韻（如最小音素對比）的活動。「多重語音範例訓練」則包括最小音素對比詞辨識與說出練習、語音聽覺轟炸等活動，其中所使用的最小音素對比詞可以是最小的音素對比詞語、最大的音素對比詞語或多重對立音素對比詞語皆可，其活動如治療師和家長對孩子讀表單或卡片上的詞語，讓孩子學會根據詞語的語音特性對詞語進行分類。Bowen 與 Cupples（2004）建議使用以下幾個簡單的語音互動活動，教導父母在家對兒童進行語音的訓練：

1. 「指出我所說的那張卡片」：將幾張詞語圖卡排在兒童前方桌子上，成人以隨機（或押韻）的順序一一說出卡片上的詞語，讓兒童指出說的是哪一張卡片。
2. 「在這些詞語卡旁邊放上有押韻的詞語卡」：一次呈現 3 至 9 張卡牌（如蝶、球、怕），讓孩子將有相同韻尾的卡片放在它們旁邊（如鞋、頭、馬）。
3. 「說出和我說的詞有押韻的詞」：成人說出具有目標音素的詞語，孩子說一個與之押韻的詞，例如：成人說「排」，小孩說「白」（假設/pʰ/為目標音）。
4. 「說說含有某個音的有押韻的詞」：成人說出不具目標音的詞語，讓孩子嘗試說出包含目標音的押韻詞，例如：成人說「白」，小孩說「排」（假設/pʰ/為目標音），可使用詞語卡。
5. 「告訴我應該給你哪張卡片」：擺放兩張最小音素對比詞語卡片，讓孩子說出其中一張的詞語，成人根據所說的詞拿給他卡片，例如：如果孩子試圖說「鞋子」，但誤說為「茄子」，則成人會給他「茄子」的卡片，導致他經歷溝通的失敗，目的是讓孩子意識到他未能正確地傳達訊息，引發孩子出現嘗試修正行為。運用此項活動需要小心為之，以免增加兒童的挫折感，一般較不建議家長使用。
6. 「老師扮演」：告訴兒童：「現在你是老師，我是學生，告訴我，我說的對不對？」成人以正確／錯誤隨機參雜的方式，或可指著卡片，說出含目標音的詞語或句子，讓孩子判斷是否說對了，例如：故意說出含有錯誤音的句子：「我喜歡這雙『茄』子」、「這個『鞋』子可真好吃啊」。

7. 「愚蠢的句子」：讓兒童判斷一個句子是否是「愚蠢好笑的」，如「他『尿』入游泳池中」、「他吃了一顆『倒楣』」、「他聞到一股『豆豆』的味道」、「原來他放『必』很難聞」。
8. 音素對比詞卡片排列：對兒童呈現4張圖片卡，卡片為兩組最小音素對比詞語，如「鞋子」／「茄子」、「扣子」／「豆子」。洗牌後，要求孩子依序拿走卡片，並將它們成對地在桌子上排好。

PACT 的語音評估由快速篩檢開始，並評估音韻歷程分析、PCC 和語音清晰度等。雖然PACT是一種基於詞語的音韻介入法，但事實上，PACT是一種「基礎寬廣」（broad-based）的介入法，因為它的介入其實也考慮了語音動作的因素。

PACT採用直接和間接治療混合模式，例如：在一個 50 分鐘節次的治療中，有約 30 至 40 分鐘為直接一對一治療，10 至 20 分鐘為父母訓練。在直接治療時，治療師會邀請父母參與治療活動。在父母訓練中教導父母在家和兒童互動完成目標音的練習（家庭作業）和評估。通常會依照一個計畫好的時程表，在一段療程（通常為 10 週）之後會一段休假時間（breaks）（也通常為 10 週），在這段休假時間個案不需要來治療室做治療，讓父母獨立於家中評估和訓練孩子，過一段時間再回來檢視孩子的進步。在休假期間，父母使用隨機情境的語音促進法，提供語音示範和修正，增強兒童的語音自我修正行為，並做一些後設語言活動。父母持續採用語言治療師之前在治療室中教導他們的示範和增強的策略。

原本PACT設計適用的對象是語音清晰度較低、較嚴重的3到6歲SSD兒童，但事實上，PACT 也適用於因一些外在因素無法時常前去語言治療場所的個案。使用的前提是需要家長的大力配合，願意學習一些簡單的語音評估和介入技巧，以及家長可能需要有基本的語音知識基礎，如拼音、押韻等。

參考文獻

Baker, E. (2010). Minimal pair intervention. In A. L. Williams, S. McLeod, & R. J. McCauley (Eds.), *Interventions for speech sound disorders in children* (pp. 41-72). Baltimore, MD: Paul H. Brookes.

Baker, E., & Williams, A. L. (2010). Complexity approaches to intervention. In A. L. Williams, S. McLeod, & R. J. McCauley (Eds.), *Interventions for speech sound disorders in children* (pp. 95-116). Baltimore, MD: Paul H. Brookes.

Barlow, J. A., & Gierut, J. A. (2002). Minimal pair approaches to phonological remediation. *Seminars in Speech and Language, 23*, 57-67.

Bauman-Waengler, J. (2000). *Articulatory and phonological impairments: A clinical focus.* Needham Heights, MA: Allyn & Bacon.

Blache, S. E., Parsons, C., & Humphreys, J. M. (1981). A minimal word-pair model for teaching the linguistic significance of distinctive feature properties. *Journal of Speech and Hearing Disorders, 46*, 291-296.

Bowen, C., & Cupples, L. (1999). Parents and children together (PACT): A collaborative approach to phonological therapy. *International Journal of Language and Communication Disorders, 34*, 35-55.

Bowen, C., & Cupples, L. (2004). The role of families in optimising phonological therapy outcomes. *Child Language Teaching and Therapy, 20*(3), 245-260.

Bowen, C., & Cupples, L. (2006). PACT: Parents and children together in phonological therapy. *Advances in Speech Language Pathology, 8*(3), 282-292.

Davis, B. L., MacNeilage, P. F., & Matyear, C. L. (2002). Acquisition of serial complexity in speech production: A comparison of phonetic and phonological approaches to first word production. *Phonetica, 59*(2-3), 75-107.

Dean, E. C., Howell, J., Waters, D., & Reid, J. (1995). Metaphon: A metalinguistic approach to the treatment of phonological disorder in children. *Clinical Linguistics & Phonetics, 9* (1), 1-19.

Dean, E., & Howell, J. (1986). Developing linguistic awareness: A theoretically based approach to phonological disorders. *British Journal of Disorders of Communication, 21*, 223-238.

Dean, E., Howell, J., Hill, A., & Waters, D. (1990). *Metaphon resource pack.* Windsor, UK: NFER Nelson.

Dinnsen, D. A., Chin, S. B., Elbert, M., & Powell, T. W. (1990). Some constraints on functionally disordered phonologies: Phonetic inventories and phonotactics. *Journal of Speech, Language, and Hearing Research, 33*(1), 28-37.

Gierut, J. A. (2001). Complexity in phonological treatment: Clinical factors. *Language, Speech, and Hearing Services in Schools, 32*(4), 229-241.

Gierut, J. A. (2007). Phonological complexity and language learnability. *American Journal of Speech Language Pathology, 16*(1), 6-17.

Gierut, J. A., Morrisette, M. L., Hughes, M. T., & Rowland, S. (1996). Phonological treatment efficacy and developmental norms. *Language, Speech, and Hearing Services in Schools, 27*(3), 215-230.

Hesketh, A. (2010). *Metaphonological intervention: Phonological awareness therapy. Interventions for Speech Sound Disorders in Children*. Baltimore, MD: Paul H. Brookes.

Hesketh, A., Dima, E., & Nelson, V. (2007). Teaching phoneme awareness to pre-literate children with speech disorder: A randomized controlled trial. *International Journal of Language & Communication Disorders, 42*(3), 251-271.

Hesketh, C. A., Nightingale, C., & Hall, A. R. (2000). Phonological awareness therapy and articulatory training approaches for children with phonological disorders: A comparative outcome study. *International Journal of Language & Communication Disorders, 35*(3), 337-354.

Hill, A., Dean, E., & Howell, J. (1997). Metaphon: Past, present and future. *Australian Communication Quarterly, Autumn*, 21-23.

Hodson, B., & Paden, E. (1983). *Targeting intelligible speech: A phonological approach to remediation*. San Diego, CA: CollegeHill Press.

Tyler, A. A., Edwards, M. L., & Saxman, J. H. (1987). Clinical application of two phonologically based treatment procedures. *Journal of Speech and Hearing Disorders, 52*(4), 393-409.

Weiner, F. (1981). Treatment of phonological disability using the method of meaningful contrast: Two case studies. *Journal of Speech and Hearing Disorders, 46*, 97-103.

Williams, A. L. (2000a). Multiple oppositions: Theoretical foundations for an alternative contrastive intervention approach. *American Journal of Speech-Language Pathology, 9*(4), 282-288.

Williams, A. L. (2000b). Multiple oppositions: Case studies of variables in phonological intervention. *American Journal of Speech-Language Pathology, 9*(4), 289-299.

Williams, A. L. (2006a). A systematic perspective for assessment and intervention: A case study. *Advances in Speech Language Pathology, 8*(3), 245-256.

Williams, A. L. (2006b). *Sound Contrasts in Phonology (SCIP)*. Eau Claire, WI: Thinking Publications.

Williams, A. L. (2010). Multiple oppositions intervention. In A. L. Williams, S. McLeod, & R. J. McCauley (Eds.), *Interventions for speech sound disorders in children* (pp. 73-91). Baltimore, MD: Paul H. Brookes.

Chapter

10

動作取向的語音介入

學習目標

讀者可以由本章學習到：

- 語音介入的四個階段時期
- 動作取向介入法目標音排列順序的策略
- 語音動作取向介入法常用的技巧與策略
- 各華語音素的構音動作指導技巧
- 口腔動作練習
- 華語聲調的介入技巧

由於語音的產生是「概念」加上「口腔動作」的表現，對於一些構音動作較難的音素錯誤，單純的音韻介入可能有其極限或限制，因為即使兒童有正確的音韻表徵（即概念），但可能因無法做出正確的構音動作，還是會產生錯誤的語音，此時以動作為取向的介入就有實施的必要。在一般的子音當中，和塞音相較，摩擦音和塞擦音的構音動作相對較困難，有研究發現對於/s/音的介入，比起音韻概念的介入，以動作取向的介入法成效較佳（Powell, Elbert, Miccio, Strike-Roussos, & Brasseur, 1998）。因此，一些較具有技巧性的語音動作，如送氣、齒槽摩擦等口腔動作，需要做出較精細的構音動作，單只靠音韻概念的指導是不夠的，尤其是對於生理限制較大的個案，如唇顎裂或腦性痲痺兒童，就需要教導動作讓兒童能突破其生理限制，做出能產生正確語音的構音動作。

說話構音也算是一種身體的動作，而此動作侷限於身體上半身（頭部、胸部），除了呼吸動作之外，主要著重在喉部和口腔、顏面部分的動作。說話動作的學習其實和跳舞、彈琴等動作的學習原理是一樣的，有著類似的原則。構音動作的學習和其他肢體動作有著相近似的學習原理，而動作取向的介入法需要符合一般動作學習的法則，接下來讓我們來了解一下動作學習的基本原則。

第一節　動作的學習原則

一個新動作的學習或建立通常透過模仿學習，由教學者提供示範或說明，讓學習者觀察模仿而習得，亦即動作教學一般是以要求模仿為開始，達成正確的指令動作為結束。就行為理論模式來看，動作示範的提供即是刺激的提供，而學習基本上是一種刺激—反應的連結，個體反應之後給予回饋，個體藉由反應的回饋知識去修正行為，再次嘗試去達到目標行為，指導者則再次提供反應的回饋，如此循環不已，直到達到正確的動作目標為止（如圖 10-1 所示）。

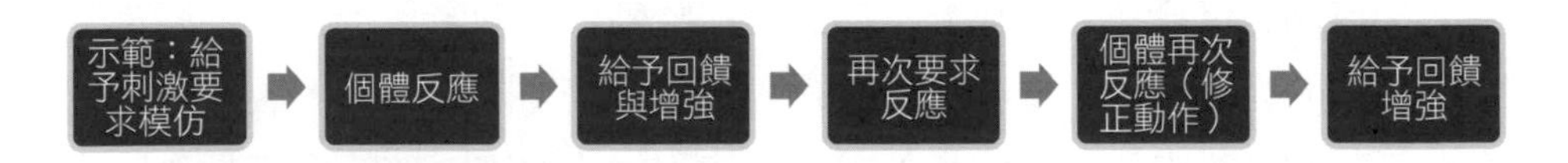

圖 10-1　動作學習的刺激與反應連結

在動作的學習中「練習」十分重要，通常需藉由反覆的練習來達到動作的自動化。自動化動作通常是已經形成套裝式的動作程序，在行動需要時，能即時地被喚出並自動執行，以達到流暢迅速的動作目的。簡言之，動作的計畫和程序化需要藉由練習達成，在介入時，治療師應想辦法讓練習的次數最大化，在一個節次中能讓兒童開口練習目標音的次數愈多愈好，這通常需要透過增強的策略來增加動作「練習」的次數。因此，選用合適的增強策略在動作取向的介入訓練中十分重要。

Bernthal、Bankson與Flipsen（2017）指出，語音治療的進程可分為建立（establishment）、類化（generalization）、維持（maintenance）三個階段。若加上「追蹤」，則語音介入的整體過程可分為四個階段，分別為「建立期」、「類化期」、「維持期」、「追蹤期」，如圖10-2所示。此四個階段歷程除了是整體語音介入過程的縮影，也可以說是個別語音音素的訓練介入過程。若以個別不同的目標音來看，在某一時間點每個目標音可能各自在不同的階段時刻，例如：小偉的ㄗ音正在建立期階段，而ㄊ音則是在類化期，ㄅ則可能是在維持期當中。在「建立期」，主要是在塑造新的構音行為，亦即讓個案學習一個新的構音行為。「類化期」是將新的構音行為取代舊的行為，將個別的語音動作嵌入相關的詞語或語句中，以新的動作取代舊的動作，更新音素相關的詞語或語句的動作程序，主要是跨語言單位和跨情境的類化學習。「維持期」是發展個案的自我監控並複習以維持語音的學習效果，介入者需定期地檢核、穩固個別目標音的學習成果，不使其回頭退步到原來的語音形式。「追蹤期」則是頻率更低的檢核與回顧，較趨向的是整體的語音學習成果，可使用功能性自發性言語來評估介入成效。

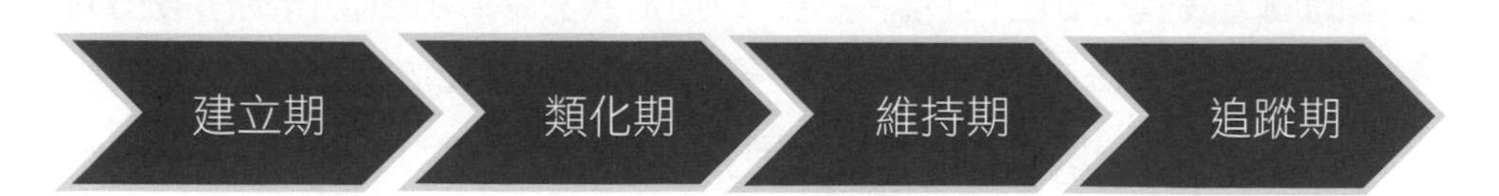

圖10-2　語音介入的四個階段

這四個階段時間的相對長短則有個別差異，一般而言，對於年紀幼小的兒童，通常會花較多的時間在建立期，對於年紀較長的兒童或成人，則會花較多的時間在類化期，因為對於年齡較長的個案而言，舊的構音動作在各相關詞語或語句中已經達自動化的程度，之前說過的次數可能數以萬計，數量十分龐大，一時之間很難被取代掉，此時就需要用更多的練習重複新的動作來覆蓋住原來的記憶軌跡，逐一消除各詞語或語句中舊的動作程序的影響，因此需要更大量、更廣的類化練習。維持期是持續練習，讓訓練效果持續，只是練習的量不需再擴大，並可逐步地減少。追蹤期是間隔一段時間（如 6 個月之後）再度去檢測該語音的產生情況，一旦觀察到退步的狀況，須盡快矯正過來。

第二節　介入目標音的順序安排

在之前第 8 章中提到目標音順序安排，基本上有三種策略或形式：水平式、垂直式、循環式，在這三者之中，動作取向的語音介入使用「垂直式」形式的順序安排最為普遍。因為構音教學需把握由簡單到困難的順序，以垂直式最符合此原則，亦即將個案需要介入的目標音先以由易到難的順序排列，再依此順序逐個實施介入訓練，以逐個擊破的方式進行。由於各個語音動作的難易度是有所差異的，順序安排原則是依照語音動作的難易順序排列，由易到難，例如：先母音後子音（如果母音需要介入的話）。

母音的動作主要是舌頭在口腔中前、後、上、下的移動變化，並加上雙唇的圓／展型態變化，形成特定的口道形狀去修飾由聲帶振動所發出的聲音。整體上，母音動作通常較子音為簡單，因為動作的準確度要求較低，也因此母音發展的時間相當地早，2 歲左右的兒童可說出語言中多數的母音，也因此，母音通常不需要介入。一個個案若需要母音的介入訓練，代表此個案的口腔構音動作變化非常有限，語音異常的嚴重度可能相當地高，口語能力十分低落，可能需要漫長的介入療程。

對於母音的介入同樣地需要掌握由易至難的順序。就各類母音的動作難易度而言，單母音較雙母音簡單，單韻母較複合韻簡單，而單母音中的角落母音（/a, i, u/）比起其他母音為簡單，最簡單的母音可能是央元音和

/a/音。在華語韻母中，以聲隨韻母為最難，而捲舌母音（ㄦ）也是較難的，這些音就需安排在較後的時程來介入，甚至可安排於子音介入之後。

就子音的構音動作難易度而言，以塞音、鼻音最簡單，其次為邊音，而以摩擦音、塞擦音為最難。就送氣與否的向度而言，送氣音較難，不送氣音較簡單。就構音位置向度而言，雙唇音最簡單，齒槽音或軟顎音之間的難易度則有個別差異性。通常後置音化的兒童對舌位前伸的動作感到困難，前伸範圍有限制，齒槽音的構音對他們就會十分困難，軟顎或舌根音就會相對地較簡單；反之，有些兒童在舌位後縮的動作有困難，舌後縮程度有限制，軟顎或舌根音對他們而言就會十分困難，齒槽音的構音就會相對地較簡單。其他構音位置，如硬顎、唇齒則視兒童對於構音器官（如舌、唇）的動作掌握能力而定。華語眾聲母之中以捲舌音為最難，即使是成人，有些成人對捲舌音仍感困難。對於捲舌音的動作要求通常以符合該地區一般說話的習慣即可，例如：在台灣說話者捲舌音的捲舌程度一般不如中國地區的說話者，因此對於台灣個案的捲舌動作就不需過於要求，和一般與之溝通者相近即可。

根據以上所知各語音的構音動作難易度，對於子音介入的順序先由構音方式來看，應由「塞音」開始，再來是「塞擦音」，之後為「摩擦音」，即「塞音」優先於塞擦音或摩擦音開始介入。對於送氣／不送氣音對比選擇，通常由不送氣音開始介入，再來才介入送氣音。就構音位置而言，大致把握是由「前」到「後」的原則，由唇、唇齒、齒槽、後齒槽（硬顎）、軟顎等，捲舌音例外，雖然捲舌音是位於齒槽後區，但捲舌音通常留到最後再介入。當然，對於舌位不同偏好位置的兒童（如前置音化）會有不同的考量，例如：對於前置音化兒童會以軟顎位置的語音為目標音，而後置音化的個案通常會以齒槽位置的語音為目標音。

圖 10-3 列出對於後置音化個案之目標音的排列順序建議，圖 10-4 則是對於前置音化個案之目標音的排列順序建議。後置音化或前置音化目標音安排的順序各依據其情況而有不同，捲舌音則是最後介入。若個案語音有不送氣化歷程時，則由送氣唇塞音/p^h/開始介入，之後再訓練另兩種塞

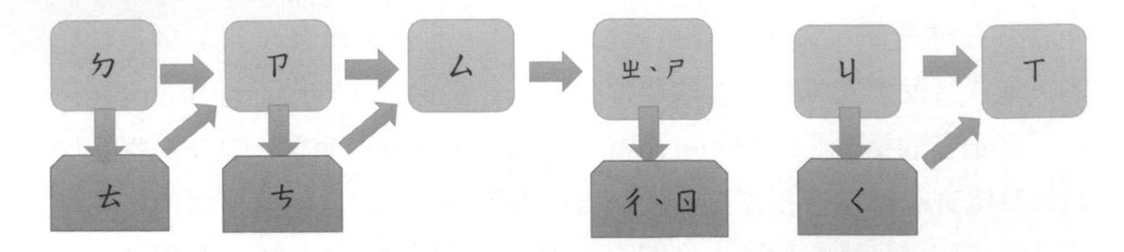

圖 10-3　對後置音化個案目標音排列順序之建議

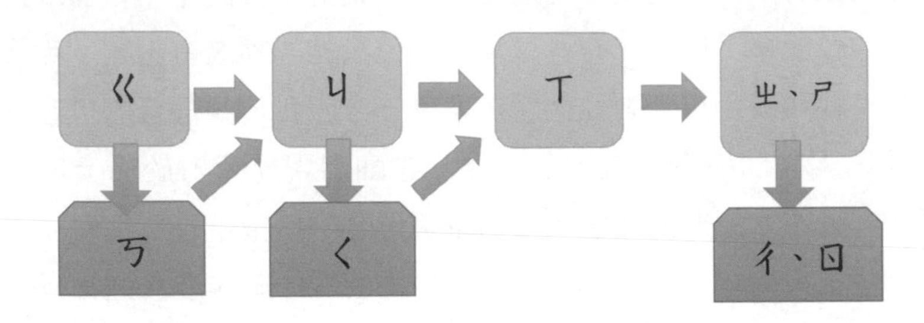

圖 10-4　對前置音化個案目標音排列順序之建議

音：/t^h/或/k^h/音，最後是塞擦音的送氣音，如/ts^h/、/$tɕ^h$/等音。

以上所述的目標音先後排列順序是一個大致可把握的原則，此外還需要注意個案的個別差異，每個個案對各音素語音動作的難易度感受皆不太相同，例如：若捲舌音不計，/s/音對大多數個案而言是最難的音，但臨床上也可見到一些例外的情形，有少數個案反而是對塞擦音較感困難。因此，治療師應對於各目標音的可刺激性加以測試或嘗試，掌握個別差異性，小心地安排各個目標音的介入順序，把握由易至難的原則，以提高介入效率。

第三節　動作取向介入法的介入技巧與策略

介入者在排列出介入的優先順序，決定當節次介入的目標音之後，需仔細分析錯誤音的動作問題，思考如何改變此錯誤的構音動作。由於動作取向介入法通常無法使用間接介入法（透過家長去訓練兒童），而是使用直接介入法去訓練，因此動作取向介入法的主要介入模式是直接介入法，治療師直接改變個案的構音行為，例如：使用壓舌板改變舌頭的構音位置，並把握一些語音動作的引導技巧，例如：透過示範說明讓兒童模仿。以下進一步說明動作取向介入法常用的一些介入技巧和策略。

示範展示

構音動作的指導如同教導舞蹈、體操、彈鋼琴等動作一樣，首先由介入者提供一個正確、慢速度的構音動作示範，以供個案觀察、模仿。一個好的示範必須是語音正確、清晰、慢速的展示。做完語音動作示範後，可要求個案同樣地做一次，並提供反應的回饋，如做對或做錯的口語回饋。必要時，有關目標音素的構音動作可分解詳細說明，講解時可使用教具或圖示輔佐，讓說明更具體、易懂，例如：使用立體口腔模型或口腔解剖圖等。一般而言，不需要使用太複雜或過於逼真的解剖圖，只要圖形簡單，略為擬真即可。

語言治療師的示範展示可使用多感官的方式示範呈現（如視覺、聽覺、觸覺等）。在視覺上，介入者需親身示範（動作較慢且誇大）指出正確的構音位置，還可使用做出動作時照鏡子觀察自我的口形或舌（舌的部分主要是看舌尖）的方式，以增進個案的視覺回饋。在聽覺上，介入者提供標準語音的輸出，以及構音動作的解說與比喻等。

在觸覺上，介入者帶領個案感受構音的位置與方式，以及在發出的當下口腔、顏面相應的構音位置的感覺。在發出有聲語音（或不送氣音）時，觸摸喉部聲帶會有振動感。發鼻音時，觸摸鼻部會有振動共鳴感。在發雙唇音時，雙唇會有接觸的感覺。當在發唇齒音時，門齒靠近下唇（或上唇）時，唇部會有氣流摩擦的風速感。當在發齒槽摩擦音時，接近上顎齒槽或門牙齒背的舌尖會有氣流摩擦感，甚至下唇也會有風吹過的氣流感覺。可以提醒個案注意這些感覺，並調整構音動作讓這些感覺更為強烈。

語音置位法

語音置位法為 Van Riper 自 1954 年以來所謂的「傳統構音治療」，即典型的動作取向的介入法。主要在教導個別音節或音素的構音動作，直接改變個案口腔構音結構的擺位位置與動作順序，先訓練個別音素或詞語的構音動作的技巧達到正確之後，再達到熟練的地步。一開始經由語誤動作的分析，介入者仔細分析找出該音素構音動作錯誤的原因，如構音位置的錯誤、方式的錯誤、送氣的錯誤或是構音子間的協調問題等，再對個案的構音動作加以改變。

語音置位法直接操弄構音器官，使用壓舌板、棉花棒或手指（需戴手套）等的碰觸指導正確的構音位置，例如：對於前置音化的個案，在舌根音（ㄎ、ㄍ）的訓練時可使用壓舌板，將個案的頭後仰，令其嘴張開，把壓舌板的前端置於舌的二分之一的位置往下壓，請兒童嘗試發出ㄍ音，再發出間歇式的ㄍ、ㄍ、ㄍ（/kə, kə, kə/）的聲音。之後再把壓舌板拿出，要求以同樣的方式發出ㄍ、ㄍ、ㄍ（/kə, kə, kə/）的聲音。需注意壓舌板放置的位置不宜過深，只要在舌頭的前半部即可，否則可能容易引發引吐反射（gag reflex），使兒童產生不舒服的厭惡感。

有一種對於/s/音的語音置位法技巧是請個案舌頭略伸出，使用一段短吸管（約 1 至 2 公分），置於舌中線位置，塑造出發/s/音時的舌中凹、兩側向上包覆的形狀，再請兒童將此形狀的舌尖置放於門齒背後，並啟動呼氣延長動作，產生高頻摩擦噪音的延長。舌中線凹陷形狀可引導氣流衝擊上門齒的齒背，製造摩擦氣流。應注意的是先以無聲摩擦音延長的單音形式進行，不宜一開始即使用音節的形式。也有一種作法是使用直立壓舌板，置於舌中線位置來塑造舌中凹的形狀，但使用的壓舌板寬度不宜過寬，否則會對舌頭動作有所妨礙。其他華語各音素的語音置位法技巧於本章第四節中有較詳細的說明。

當使用語音置位法建立單一音素或音節的構音動作之後，需多次的練習，以便讓動作穩固並自動化，同時遵循一般語言單位的類化順序練習，如單音→單音節→雙音節→多音節等。重複動作的練習可能會有讓介入流於呆板枯燥的缺點，為了避免機械式練習易帶來的枯燥乏味感，可使用一些行為增強技巧或是加入有意義詞彙的使用，並多使用視覺輔助，如鏡子、圖卡或模型，或是將語音置位法嵌入到一些認知教學活動中。

提供回饋

語言治療師對於個案的反應需提供回饋，讓個案知道這一次到底是做對了，還是需要再改進。對於個案的反應，語言治療師提供的即時回饋幫助個案了解反應的正確性。提供即時回饋在建立期階段尤為重要，回饋提供的即時性和頻率與「增強」的提供原則有些類似，在初期時強度需較高，但在介入後期，如在維持期時，回饋的頻率則需要適度降低，以幫助個案發展自我監控技巧。事實上，回饋的提供也是一種增強。回饋訊息的種類包括口語回饋、視覺線索、聽覺回饋（錄音自我校正）、觸覺線索、味覺線索等。

口語回饋的提供是最基本的，語言治療師提供反應正確與否的資訊，並增強正確語音動作反應，同時可指引、提供、加強聽覺自我回饋的線索，例如：「剛才你在說/t/音時，舌頭有伸出來，很好喔，如果能伸出來更多一點（或更久一點）就會更棒。」

口腔觸覺、味覺線索的提供可輔助構音位置的覺知，將果醬、果糖、巧克力醬等塗在上顎目標音構音的正確部位，讓個案以舌頭去舔，尋找正確的構音位置。此技巧通常用於目標音為齒槽音（如ㄉ、ㄊ）的置位教導，介入者可用棉花棒沾果醬或果糖等塗於上齒背牙齦的部位，之後讓個案以舌尖去舔一舔，感受齒槽音的構音部位，之後發出齒槽語音出來，如/ta/音。亦可考慮使用棉花棒施予其他口腔部位的觸覺或溫覺刺激，以提示構音位置。

介入者引導個案去感受對比性，例如：在發出不送氣音或有聲語音時，使用手指置放於甲狀軟骨可感受喉頭聲帶振動的觸感，是一種觸覺回饋線索；反之，在發出送氣音時（子音單獨發出，母音不計），則不應有聲帶振動感。在發鼻音時（如/m/音），置於鼻翼的指尖可以感受到振動共鳴的感覺，此感覺可作為鼻音的回饋線索；反之，在非鼻音產生時，則不應出現此鼻翼的振動共鳴感覺。

介入者可多提供構音動作的視覺回饋線索，例如：使用鏡子或是錄影（如手機拍攝）方式，讓個案觀察自己構音時的口形或唇形，或是舌頭的動作。為了增進構音動作的觀察，可輔以提供口語解說、圖解、照片等材料，並加上介入者的動作示範。使用鏡子觀察自我的構音動作是提供回饋的一個途徑，藉由對自我構音動作的觀察增進構音動作的正確性，促進構音動作的模仿，例如：練習發出齒槽塞音時，於鏡中必須要能看到舌尖在兩齒間或上門牙後方。此外，可使用一些聲學分析軟體或手機APP應用軟體提供構音相關動作的視覺回饋線索，可搜尋下載一些可提供 VOT、鼻音、摩擦噪音（音量、時長）、音量、音高、送氣等視覺回饋的APP或軟體，例如：有一些模擬吹蠟燭、吹泡泡或吹風車的視覺動畫應用軟體，可用來提供送氣音練習時，送氣音量大小的視覺回饋。

聽覺回饋可幫助自我動作校正，訓練聽知覺有助於提高介入效率。讓個案聆聽自己的語音，並判斷錯誤音與正確音，區分其間的不同，亦即正確構音語音與不正確構音語音聽起來的差別，並了解構音動作與聽覺效果的連結關係，加強判斷自我構音動作的優劣。可使用錄音儀器（如錄音機、手機）錄音，說完後立即播放出來聽，加強個案的自我聽覺回饋與對自我語音正確性的判斷能力。此種自我監控、校正的介入訓練較適用於6歲以上年齡較大的個案。

電顎圖儀（EPG）的視覺回饋

電顎圖儀（electropalatography, EPG）的使用也是視覺回饋線索的提供。EPG可提供構音時的舌位與上顎接觸型態的即時視覺回饋，可應用於兒童語音的治療介入中（Hardcastle, Gibbon, & Jones, 1991）。當我們發出不同的子音時，舌頭與上顎面會有不同的接觸型態，使用上顎電顎圖儀可以輕易地檢視個案的接觸型態是否正確，分析診斷構音動作的問題所在，尤其是對舌尖和舌身動作的分化可使用EPG來檢視。許多構音動作發展不成熟的兒童有「舌尖和舌身動作未分化」的情形，導致在一些需要舌頭能做出精細動作的語音出現困難。做構音動作時的即時視覺回饋的提供，可以幫助個體較細緻地調整、校正舌頭的置位動作，有助於語音構音動作的自我監控與調整，去除一些頑強的不良構音習慣。

在介入時，語言治療師需要對該目標子音之構音時，正常的舌位／上顎接觸型態設定介入的目標區，例如：對於齒槽摩擦音「ㄙ」（/s/）的介入目標區的設定應該在舌尖的兩側，在舌／顎正中間為氣流通道不應有接觸。進行 EPG 治療時，兒童會在電腦螢幕上看到他們異常構音的 EPG 接觸型態，他們可以藉由這種動態視覺反饋顯示來幫助他們產生正常的接觸模式。 以 EPG 作為介入治療設備的吸引人之處，在於視覺顯示是相對直覺的，兒童可理解他們說出的語音、發出可讓其聽到的語音和螢幕上顯示的圖像三者之間的關聯性，並可試圖產生不同的動作來改變它們，可不斷地實驗嘗試做出正確的語音構音動作。Gibbon 與 Wood（2010）提倡使用電顎圖儀於構音介入中以提升構音介入的效率，特別是對於英語摩擦音和塞擦音（如/s, ʃ, ʧ/）等音的學習。除了應用於一般的 SSD 兒童，EPG 視覺回饋的構音介入應用於腦性麻痺和唇顎裂的個案也有不錯的療效（Gibbon & Wood, 2003; Gibbon, Hardcastle, Crampin, Reynolds, Razzell, & Wilson, 2001）。

圖 10-5 為 KAY 公司出品的電顎圖儀之顎蓋模，上面整齊地排列著許多感應電極，這些小電極可以感應到舌頭的接觸，將電位信號傳到電腦後轉換為圖形呈現。這些即時呈現的圖形可成為個案藉以調整舌頭動作的依據，使其儘量趨近目標音應該要有的型態。顎蓋模鑲嵌於左右上排牙齒，固定於上顎位置，由於每個人的上顎形狀和牙齒分布型態皆不甚相同，此種有電極感應的上顎模需要量身訂做。此顎蓋模在每次配戴使用前，需要先清洗、消毒，用完後也要清洗乾淨。圖 10-6 為 WIN-EPG 系統（WIN-EPG system）的電顎圖儀的顎蓋模，上方的感應電極數量較少，此系統標榜可使用幾種統一樣式的顎蓋模，不需要量身訂做，用完後只需消毒清潔即可。圖 10-7 為該系統測得舌頭接觸上顎的型態顯示例子。

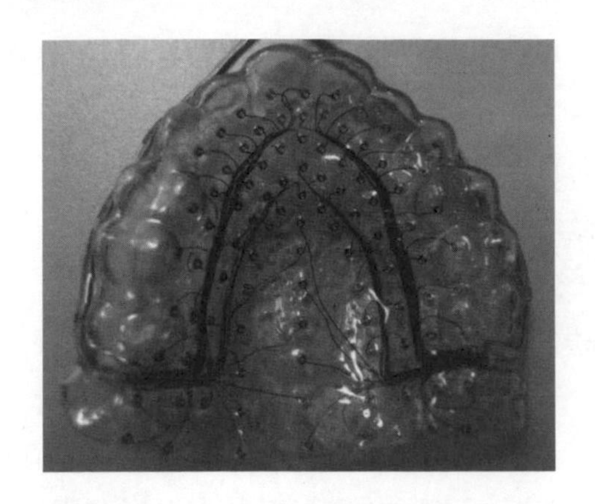

圖 10-5　KAY 公司的電顎圖儀（EPG）之顎蓋模上的微電極（electrodes）陣列

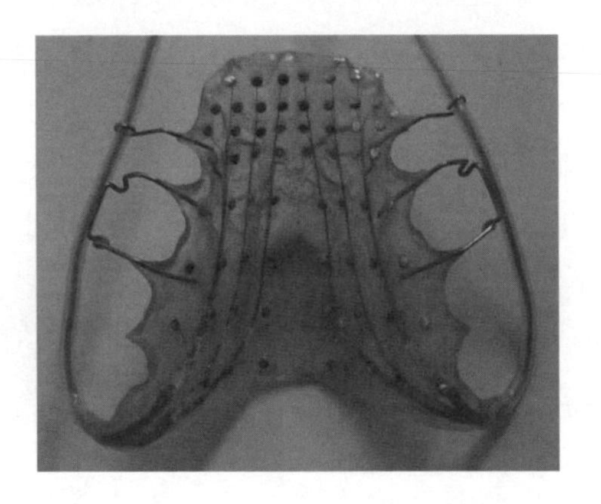

圖 10-6　WIN-EPG 系統的電顎圖儀之顎蓋模

資料來源：引自 http://www.articulateinstruments.co.uk

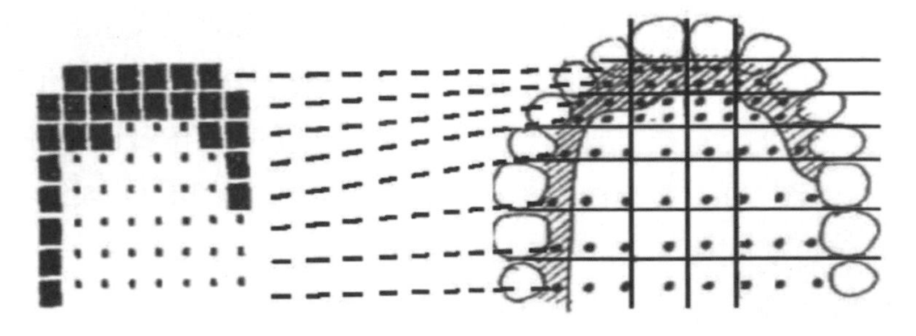

圖 10-7　電顎圖儀的螢幕顯示與實際舌頭在上顎接觸位置的關係

由於 EPG 儀器價格不斐，多數語言治療室並未採購此項儀器。是否沒有此儀器就無法得到此類視覺回饋訊息？其實可使用一些克難的替代方式，例如：可用一般的兒童運動用牙套，以雙面膠黏貼一片棉紙，黏貼位置與大小依舌頭動作的目標區域而定，之後置放於上齒列，並於兒童舌尖塗上可食用性活性碳或可食用的色素，要求兒童做出舌尖音的動作，如發出「他」、「他」、「他」等音節，之後將牙套和附著的棉紙取下，檢驗棉紙上黑色活性碳痕跡的型態，檢驗是否位於齒槽位置，藉以提供視覺回饋。

給予提示

當個案正在嘗試發出目標音時，可提供個案有關構音「位置」、「方式」或「送氣」的提示，以引導他做出目標動作。這些提示在初始建立期可充分給予，之後再漸漸地退除。提示的形式可以是視覺的、聽覺的或觸覺的。口語提示是聽覺形式的；圖卡提示是視覺形式的；給予觸覺刺激，例如：碰觸某個構音部位，則是屬於觸覺提示；手勢提示則是屬於視覺形式的提示，可用一些手勢提示某些音素。不論是視覺、聽覺或觸覺的提示，這些提示在教學時皆具有表徵功能，有助於語音動作的表徵化及加強記憶，可善加利用。

一般最常使用的是介入者的口語提示，乃屬於聽覺形式，例如：給予構音動作的位置提示，如「記得把舌頭放在門牙後面再說出來」。觸覺提示是給予觸覺刺激，可先以壓舌板或棉花棒觸碰主要的構音位置，再要求做出目標音的動作，例如：以棉花棒碰觸上顎門齒後方齒槽區，以提示齒槽音位置，碰觸上顎近軟顎區可提示軟顎音位置，碰觸雙唇以提示雙唇音位置。之後可提供相關的視覺提示，例如：拿出壓舌板提示舌根的構音位置，或是沾有草莓果醬的棉花棒提示齒槽的構音位置，由於之前有被觸覺提示過的記憶，之後只要拿出相關的物品，如棉花棒或壓舌板，就有勾起回憶的提示效果。提示的頻率和強度隨著治療的進程需漸漸地退除，以避免依賴，達到獨立產生構音動作的程度。

語音動作的提示不外構音位置、構音方式或送氣動作三類型，而最常見的是構音位置的提示。治療師在語音動作的示範後，要求個案模仿時，可給予構音位置動作的口語提示，例如：發雙唇塞音時，提示：「雙唇閉攏再爆發呼氣出來，發出ㄆㄚ（或ㄅㄚ）音」。練習「ㄊ」（或「ㄉ」）音時，提示：「你的舌頭要踢到上門牙」或是「先把舌頭放在『牙齒後面』的地方，再放下來，發出ㄊㄚ（或ㄉㄚ音）」。以下說明一些語音音素在介入時可以使用的提示技巧：

- 在指導送氣音時，給予「有風」或「有氣」的提示，將個案的手放在嘴巴前方感受氣流，或是藉由一些輕量的物體，如衛生紙或毽子的羽毛飄動來感受氣流的大小，或是模擬電風扇的開關，將風速由小轉大。
- ㄅㄡ（塞音）：雙唇緊閉，吸氣，呼氣，嘴巴像氣球一樣，張得愈來愈大，最後撐不住爆裂開來，發出「ㄅㄡ」的一聲。
- ㄉㄚ：將舌尖搭在上門牙牙齒後面，然後將舌放下，像機關槍彈射而出，發出ㄉㄚ、ㄉㄚ、ㄉㄚ的聲音（可以拇指與食指的彈指手勢提示之）。
- ㄎ、ㄍ：以仰頭、學以舌根漱口的動作提示舌根構音的部位。
- ㄙ：以手帕或面紙穿越手指細縫比擬氣流穿越狹窄的口道時受到的摩擦，或將兩片紙互相摩擦造成的摩擦噪音比擬舌尖與上牙齦間的摩擦氣流。
- 送氣／不送氣音對比：發單音時（如/pʰ/ vs. /p/），以手指置放口外，感受氣流強弱的觸覺提示，之後以「有風」提示送氣音的產生。
- 有聲／無聲音對比：發單音時（如/ʐ/ vs. /ʂ/），以手指觸摸喉部是否有振動的觸覺提示，之後以「喉嚨有振動」提示有聲子音的產生。此外，雖然就語音學而言不是很確切，但因為華語的送氣／不送氣音對比在喉部振動的感受其實接近有聲／無聲音的對比，介入時亦可用「喉嚨是否有振動」線索幫助此類對比的區分。

介入時應注意給予的提示種類和數量（次），觀察個案需要多少的提示才能完成反應，所需提示次數的減少也是一種進步的表現。可參考 Vygotsky 的動態性評量（dynamic assessment）的概念（Haywood & Lidz, 2006），將提示的量和種類設定為短期目標的條件之一，例如：將某一短期目標設定為：個案經由大量的視覺和聽覺的提示，/p^h/音的正確率達到 70%（童寶娟，2016）。

此外，一些特殊的語音介入法會給予一些特定形式的手勢提示或觸覺提示，例如：「口腔肌肉提示重建語音目標介入法」（PROMPT）或「動態時序和觸覺線索介入法」（dynamic temporal and tactile cueing, DTTC）。在這些介入法中所使用的提示，皆是經過設計自成一套「提示系統」於其介入階段活動中使用，介入主要的對象是較為嚴重的語音異常群體，如發展性言語失用症或是聽覺障礙者。在第 13 章有關發展性言語失用症的介入有更進一步的說明。

漸進塑造法

漸進塑造法（shaping），即語音修正法（sound modification），或稱為語音漸進法（sound approximations），此法是使用已經會的音來引導說出還不會的音，針對個案已學會的音來修改、塑造成尚未學會的語音，即用具有和目標音相同或相近的構音部位或構音方式的語音來修正成目標音的動作。實施時，先要求個案發出已經學會的語音，再將之加上一個修正動作，使之變成（或趨近）目標語音的動作，可以分段逼近去塑造新語音。使用漸進塑造法的前提是藉由個案已經學會的音之動作修改成需要訓練的目標音動作，因此介入之前需先了解個案語音習得的情況，例如：個案的語音庫已經有哪些語音，而哪些音還尚未學會，並嘗試找出這些尚未學會的語音和已經會的語音間的相似關係，目前個案的語音庫中其構音位置（方式）和要學習的目標音相近者，較容易被塑造成目標音的語音可供利用。

塑造前的原始音與介入的目標音需要有一些共同的特徵，通常是構音位置的相近或構音方式相同，亦即考慮是否將某一個已經學會的音再加上「一點點不同的動作」，就可以修改成目標音的動作。而這個「一點點不同的動作」可能是一個送氣的動作、喉部出聲動作、圓唇動作、捲舌（翹舌）動作、舌頭位置上下或是舌尖位置前後的一點調整。注意說明時，需要以兒童能理解的方式去引導所要達成的動作。若兒童無法理解或無法單純做出該額外的動作，可讓他先練習一下該動作，如送氣或圓唇動作。此時一些口腔動作活動的相關動作或許可派上用場，口腔動作訓練在本章第五節有進一步的說明。舉例來說，假若兒童不能理解「喉部出聲的動作」，則可以簡單地說就像是嘴巴打開發出如清喉嚨的「哼」音，或是輕輕咳嗽喉嚨發出的聲音，並可讓他實際練習一下，以助其動作的自主控制。以下說明常見的三類漸進修正的技巧：

1. 可藉由某一已學會的「母音」來修正成另一尚未學會的母音或韻母：例如：將/i/加上一個圓唇的動作就可修成 /y/（ㄩ），或是將單母音修正成雙母音，例如：將/a/修成/ai/，或是將/i/修成/ia/。
2. 可藉由某一「母音」來修正成某目標子音：例如：可由/i/修成/t/音，或是把/u/修成/k/音。要想由/i/修成/t/（ㄉ），必須注意此/i/音是類似英語緊元音的/i/音，亦即舌位需要放在較前方接近齒槽的位置發出，而非一般華語習慣的較為後方的前母音位置。告訴兒童必須是「舌頭長長的/i/音」，再令其舌尖上抬接觸齒槽，發出如/ti/（ㄉㄧ）的聲音。同理，可由母音/ɪ/音，或是華語捲舌空韻母音/ʅ/，修成/ɕ/（ㄒ）硬顎子音，因為引導音和目標音兩者皆是屬於硬顎位置的語音，引導時先讓個案發出長長的母音/ɪ/（有聲），再修改為無聲，最後變成類似發出無聲摩擦音/ɕ/（ㄒ）音的延長。
3. 可藉由某一「子音」來修正成某目標子音：最常見的是將不送氣音加上送氣的動作就可修正成送氣音，例如：將/t/（ㄉ）音修成/t^h/（ㄊ）音。亦利用有相同構音位置在構音方式上做修改，例如：將/t^h/（ㄊ）音修成/ts/（ㄗ）音。將/t^h/（ㄊ）音修成/ts/（ㄗ）音的過程是將/t^h/（ㄊ）的送氣音動作誇大（用力送氣），並逐漸加以延長成為帶有摩擦噪音音段，變成如/ts/或/tsʰ/音之後，再以間歇小音段發成，如/ts ts ts....../（ㄗ、ㄗ、ㄗ……）的音段。注意需先用無聲音的方式去引導產生高頻摩擦音質。待塑造轉換成功後之後，再將/ts/的尾音加以延長，使之發音成如/ts s....../ ，之後再省略前方的/t/動作，修改成如/s....../的無聲延長音，如此就可以依序將/t/（ㄉ）音塑造成/s/（ㄙ）音，如圖 10-8 的漸進修正順序。待個案學會/s/音之後，可將/s/音加上「捲舌」或翹舌動作修改成/ʂ/（ㄕ）音。待/ʂ/音訓練成功之後，可再將無聲的/ʂ/音加上一點喉部出聲的動作，修改成/ʐ/（ㄖ）音。如此漸進一步步地修正成一個個所定的目標音，前提就是前一個音需要先學會，才能被修改為後一個音。

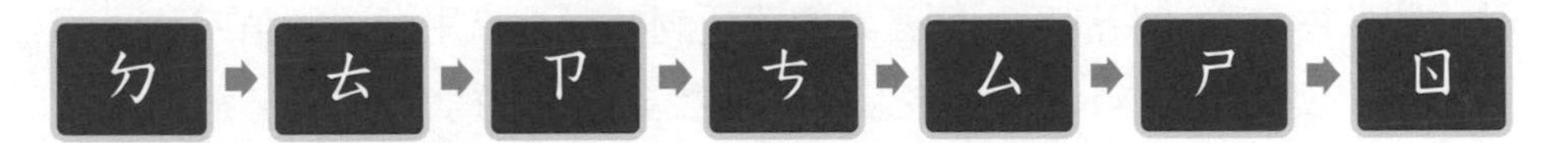

圖 10-8　將華語子音ㄉ音漸進修正成ㄖ音的過程

圖10-8呈現將華語子音「ㄉ」漸進修正為「ㄖ」的過程，然此順序並非固定，需看個案的起點行為而定，也就是依據他已學會什麼或尚未學會什麼音而定，例如：有些兒童是先學會ㄗ再學會ㄙ，有些則是先學會ㄙ再學會ㄗ。因此，也可由/s/（ㄙ）修改為/ts/（ㄗ），亦反方向由/ts/（ㄗ）修改為/s/（ㄙ），此時可強調/s/（ㄙ）為連續的、較長的摩擦噪音，而/ts/（ㄗ）較短，可用/ts ts ts....../（ㄗ、ㄗ、ㄗ……）輪替動作發出間歇式短暫的噪音音段。圖10-8所提示的語音漸進地塑造過程，此順序可作為介入計畫中目標音次序安排的順序建議。要注意的是這個順序只是一種建議並非必然，畢竟兒童對這些構音動作的起點行為和動作領悟力有個別差異存在，在介入過程需視其反應不斷地調整、修正之。

在一個個別音素（單音）的構音動作建立成功之後，就必須接續練習含有該單音的簡單音節（如 CV 音節）的產出，例如：在成功引出/s/音之後，就必須乘勝追擊，引導個案可以說出如ㄙㄟ（/se/）、ㄙㄚ（/sa/）、ㄙ（/sɿ/）、ㄙㄨ（/su/）等簡單的 CV 音節。一開始時，CV 音節中的聲母、韻母可以先一前一後接續但略為分開說出，如/s, a, s, a, s, a,....../。待說出幾次穩定之後，再將子音結合母音成音節，以輪替的方式說出，如/sa/、/sa/、/sa/……。亦即有如練習DDK輪替動作。若個案還是有C、V分離的現象，可要求加快構音速度連續說出該音節的 DDK（如愈快愈好或可計時比賽）。通常在快速語速時，可自然地將聲母、韻母的動作共構在一起成為一個音節的動作。因此，動作導引時除了注意構音的位置之外，還應注意構音動作速度的控制，在起始時以較慢的速度引導，之後逐漸加快速度，事實上，語速的加速也可促進構音動作的自動化。

在 CV 音節引發成功之後，再練習與該音節相關的詞語，之後再來練習片語、短句等。若缺乏相關音素的華語詞語或可借用台語詞語或英語詞語使用，例如：ㄙㄟ（/se/）音沒有辦法找到相應的華語詞語，則可用台語的「洗衫」（/se-sann/）來練習。和音韻取向介入不同，構音練習講求的是能做出正確的構音動作，不必過於拘泥語言因素，甚至也可用非詞音節來訓練，例如：使用可刺激性練習，有關可刺激性練習於下面段落中有進一步的說明。在單音（子音）動作引出建立之後，CV 音節的練習十分重要，需要注意到各韻母音節的練習順序安排，也就是下一個部分要討論的語音脈絡因素的影響。

語音脈絡法

俗語有云：「近朱者赤，近墨者黑」，「蓬生麻中，不扶而直；白沙在泥，與之俱黑」，單一音素的語音動作亦如同個人一樣容易受到周遭環境的影響。個別的音素語音動作會受到語音脈絡，或稱語音環境（音境）的影響。由於語音動作是連續成串的，發出個別音素時會受到其相鄰音素的影響，這就是「共構」的影響。因為各構音器官在構音過程中傾向以迅速少動為原則，即以動作簡省為原則，以達成快速有效的構音動作，尤其在一音節中輔音到母音之間的過渡動作，為迅速完成目標常會減省一些多餘的動作。通常在某程度以內的共構影響是自然而正常的現象，然而當共構效果過強，跨越了音素類別的界線，使得音素類別改變成另一類音素，這就成為替代型語音錯誤。學齡前兒童還在學習語音，構音動作容易受到語音脈絡的影響（鄭靜宜，2009），而語音異常的兒童受到共構因素的影響性可能更大，為語音錯誤產生的原因之一。因此語音介入者需特別注意此因素，趨吉避凶，除了迴避「共構」對於音節構音可能產生的不良影響之外，還可以善加利用它。

我們可利用語音脈絡影響的特性，誘發一些構音位置相近語音或是迴避一些不利的構音動作因素，例如：華語中的某些聲母與韻母具有相近的構音部位，可將之組成一個音節，藉以誘發較難發出的音（通常為輔音），像是可以藉由「一」（/i/）的構音，引發「ㄉㄧ」的構音，再進而固定「ㄉ」的正確構音位置，之後再加入「丁、大、ㄉㄟ、蛋、噹、豆、肚」等音 。此時，要注意華語/i/音的構音，若個案/i/音的構音有顎音化的情形，則較難由顎音化的/i/音引出齒槽/t/音，此時必須先訓練將舌頭略外伸出的前高母音/i/（緊元音）的構音，待穩固之後再導入/ti/音，或是使用舌頭較前伸的/te/音音節亦可。同樣地需注意/e/音的舌頭位置是較前方的位置，如此才能利用母音將子音的位置帶到前方一點的方向。

可使用語音脈絡有效地引發或固定某些子音的構音動作。一些具有和諧的語音脈絡特性的音節有「ㄊㄧ」、「ㄉㄧ」、「ㄉㄧㄝ」、「ㄎㄡ」、「ㄍㄡ」、「ㄍㄨ」、「ㄍㄜ」、「ㄎㄜ」、「ㄏㄨ」、「ㄏㄜ」、「ㄏㄡ」、「ㄒㄧ」、「ㄒㄩ」、「ㄐㄩ」、「ㄐㄧ」等，所謂的「和諧」是指子音和母音的構音位置相近。此外，語音的脈絡影響更可跨越音節，由第一個音節隨帶至第二音節中，如「方法」一詞的語音，有類似性質的詞語亦可多加利用。

對於像是「ㄉㄡ」、「ㄉㄨ」、「ㄊㄡ」等構音位置不和諧的音節，若個案還是依然時不時地出現後置音化的錯誤，則可利用語音脈絡，暫時加入介音/i/（前高母音），以穩固子音的齒槽構音位置，要求仿說，故意將「ㄉㄡ」音發出如「ㄉㄧㄡ」音，將「ㄉㄨ」音發出如「ㄉㄧㄨ」音，將「ㄊㄡ」發出如「ㄊㄧㄡ」音，例如：要求個案仿說如「小ㄉㄧㄡˋㄉㄧㄡˋ」（小豆豆）、「ㄊㄧㄡˊ髮」（頭髮）、「他的ㄉㄧㄨˋ子痛」（他的肚子痛）等詞彙或句子。由於後置音化的兒童在構音時舌頭的重心位置放在較後方，前母音介音的加入可以讓整體音節舌位動作的重心位置較往前移動，以協助齒槽子音的構音。在仿說練習幾次後，待齒槽子音的舌位構音動作穩固之後，再將前母音介音退除，即可完成 CV 音節的構音，例如：可練習以下詞語：「丟掉」、「嘟嘟車」、「白兔」、「兔子」、「頭髮」、「小偷」、「桃子」、「豆豆先生」、「碗豆莢」、「肚子」、「他禿頭」等。要注意的是以介音/i/插入 CV 音節中是暫時穩固 C 的齒槽構音位置，之後需要加以退除，否則會有添加性的語音錯誤。

以上皆是屬於利用語音脈絡「趨吉」的方面，在「避凶」方面也需要注意。介入時利用語音脈絡可以幫助尚未學會的音產生同化，但是水能載舟，亦會覆舟，需要避免目標音受到語音脈絡的影響，尤其是當個案的語音動作尚未穩固時，例如：若個案有舌根化的現象，在介入初期就儘量避免使用「ㄉㄡ」、「ㄉㄨ」、「ㄊㄡ」等 CV 音節作為練習材料，需要等到介入一段時間齒槽構音位置穩固之後，再加入這些容易被舌根化的 CV 音節，作為挑戰練習。此外，也要注意到一些雙音節詞，如「粉紅」、「揮發」、「衣服」等詞，因受語音脈絡影響，也容易產生語音「同化」現象，造成語音替代性錯誤，在介入初期階段也應避免，在介入後期則可用這些詞語來挑戰或檢驗個案構音動作的穩定性。總之，介入者需要對於練習材料（如音節、詞語等）的音素組合有其敏感性，知道要趨吉避凶才行。

可刺激性介入法

何謂可刺激性？有關「可刺激性」在之前第 6 章語音的評估中已有一些說明和討論。簡單地說，可刺激性是對於具有可刺激性的音素，兒童具有學習的潛力，有可能自己可以自發性地發展出來，而不需要介入訓練

（Powell & Miccio, 1996）。一些研究者認為可刺激性與日後語言介入的成效有正向密切的關係（Bernthal et al., 2017; Miccio & Williams, 2010; Powell, Elbert, & Dinnsen, 1991），需加以重視，因為可刺激性可能是介入成敗的關鍵，可作為預後的指標（Rvachew, 2005）。

可刺激性介入法適用於 2 至 4 歲的幼兒，或是語音目錄十分有限且對許多語音產生的可刺激性不佳的個案（Miccio, 2015; Miccio & Williams, 2010），亦即年齡小或是語音異常程度較嚴重的個案。對於這樣的個案介入目標在於提升語音產生可刺激性，而非構音的正確性，介入時可同時介入可刺激和不可刺激的音素，一起教導，對於不可刺激的音素目標則是增加可刺激性。介入目標音選擇與判斷流程需針對個案在評估時錯誤音素的可刺激性，以便對可刺激性不佳的音素展開深入的評估與介入。

影響語音可刺激性的因素

一些研究者（Flint & Costello Ingham, 2005; Powell et al., 1991）發現，可刺激性和語音的類化有關，可刺激性高的音素，較容易產生類化，介入的成功率較高。可刺激性的測試可視為是一種簡單形式的非詞複誦作業，而語音材料變項對於語音的「可刺激性」有關鍵的效果，如音節出現率、音量大小、速度、語音脈絡（音境）等因素。Lof（1996）整理過去文獻認為與言語可刺激性相關的因素主要是兒童的構音能力、年齡、家庭社經地位和兒童的模仿能力，而其他相關變項，如聽知覺、障礙嚴重度、中耳炎病史、語言能力、語音產製的一致性、提供刺激的量、自我改正意願則似乎與可刺激性較無關。然而，鄭靜宜（2017）發現華語語音異常（SSD）兒童的非詞複誦能力顯著不如控制組，且非詞複誦正確率和構音正確率、語音聽知覺區辨、數字廣度（短期記憶）有中高度相關。

可刺激性是構音動作的可模仿性，至於是否和語音知覺或音韻概念有關？可刺激性的音素是否有表徵存在？答案可能是不一定，或許兩者是呈相互獨立狀態，因為會做出來行為，不一定具有表徵性。此涉及語音表徵的雙重性，兒童構音動作表徵和音韻類別概念表徵兩者不一定是處於相互契合的狀態。初期對於簡單形式的語音，兒童仿說的成功可能只是一種意外，不一定有表徵存在，但是當達到連續重複一定次數的成功仿說時，動作表徵的形成應該是逐漸呈現穩定的狀態，若再加以標籤化則可成為一種音韻表徵，可逐漸整合納入其音韻系統之中。因此，由非詞刺激漸漸誘導至具有相同音素的詞語刺激之過程是重要的，如此才能促進音韻系統的完整性，達到全面性的語音發展。

可刺激性介入法的策略

可刺激性介入法主要是以仿說的形式進行。當兒童嘗試仿說時，給予各種提示加以支持（Miccio, Elbert, & Forrest, 1999），提示的種類有視覺、聽覺、觸覺等形式，儘量鼓勵兒童發出聲音即可，通常不會勉強一定要模仿得很像才行。要求仿說的材料刺激，在初期時，通常是使用具有最簡單音節結構（CV）的非詞音節，即是將目標音和不同韻母拼音結合的音節（Miccio & Williams, 2010）。由具有可刺激的非詞音節開始練習，加以鞏固該子音的構音動作，再逐步擴展至其他近似的音節中，如由 /ti/→/te/→/tə/→/to/→/tu/。此種原則和語音脈絡法的操作很類似，即運用構音動作的相似性，逐步轉化至構音動作較困難的音節動作。

此法在介入時，對於音節中的韻母和音節結構的變化操弄十分細緻。在初期，亦可用類似 DDK 的重複音節的方式要求仿說，如/ta, ta, ta....../，或是重複的雙音節，如/tata/，之後再加以變化韻母，如/tati/或/tatu/等。當兒童嘗試仿說時，視兒童的反應控制提示的量，使其能獨立說出目標音。待兒童可獨立製造目標音節後，注意其整體音節構音動作的流暢性和自動化，藉由重複練習加強音節構音動作熟練性。待目標單音節動作穩固之後，再逐步進展到雙音節、多音節的詞語或短句等有意義的刺激材料。

Miccio 與 Elbert（1996）用可刺激性介入法訓練 SSD 兒童，為了增加英語音素的可刺激性，他特別設計了一套可刺激性字母卡（stimulability character cards），在兒童介入訓練時搭配使用。此套字母卡是 26 個以英文字母為首的雙詞組合刺激，如 baby bear、 dirty dog、silly snake 等，這些詞彙的兩個詞語皆有同樣的起始子音，被認為具有可刺激性。他在卡片上還配有生動活潑的圖像，大多為繪製精美的動物圖片。此外，他還設計了一套與這些雙詞詞彙相對應的手勢動作作為構音的提示。在介入這些音素時，除了讓兒童仿說，同時還要求做出這些手勢動作，以便讓這些連結的手勢動作對於音素的構音產生提示作用，增加動作的記憶連結。這些增加可刺激性的作法值得作為參考借鏡。

可刺激性介入法基本上是屬於語音動作取向的介入法（Powell & Miccio, 1996）。使用可刺激性非詞複誦的介入方式時，語言治療師可漸次加入語音種類和構音動作的複雜度，有助於控制構音動作的難度。可刺激性評估或訓練主要是在探測兒童對於某一音素動作（通常為子音）在最簡單並給予充足支持的情況下，是否有產生出來的可能性，因此可刺激性的訓練材料通常不會拘泥於實詞，也可以使用不具意義的非詞，尤其是簡單 CV 形式的音節。因為音節的形式愈簡單，構音動作愈為單純，愈容易引導產生出來。由於雙音節疊詞具有類似兒童語音早期喃語的特徵，也是用來評估「可刺激性」的最佳候選材料。在附錄二編列了一份非詞複誦和可刺激性介入法的非詞材料，依據華語兒童聲母音素習得的順序（鄭靜宜，2017）排列，評估或介入時可依據兒童的能力程度選擇起始訓練的非詞組，選擇其中一部分進行非詞複誦的評估或練習。此非詞組涵蓋華語所有的聲母，共有 56 組非詞，每一組非詞含有 4 組非詞，各為雙音節、三音節、四音節、四音節複雜非詞。在四音節部分特別納入一組構音較複雜的非詞，其主要目的是可考驗說話者構音受脈絡因素（如共構或同化）影響的程度，亦可用來測試／訓練兒童的音韻短期記憶。

事實上，對於語音異常兒童的介入，「非詞」的使用可能會比實詞收到更好的效果，因為重新建立起另一個連結可能會比直接去改變或修改舊連結來得容易。有些兒童對於一些常說的詞語有著固著的錯誤構音習慣，與錯誤的語音內在動作表徵連結有關，難以打破連結。「非詞」的使用可打破此牢不可破的連結關係，繞過錯誤的語意—動作連結，重新建立新的動作表徵，將舊連結以新連結取代即可，是一個繞路而行的另闢蹊徑作法。用「非詞複誦」的介入方式治療師也可以較純粹地檢視聽知覺和內在音韻類別的關係，此外也可訓練兒童音韻聽覺記憶的能力。

第四節　華語音素的構音動作介入策略

對於華語各音素的構音動作之介入，以下介紹一些在建立期階段各華語子音和母音可使用的引導介入策略或技巧。

華語母音的介入

有少數個案可能需要由母音開始訓練起，母音是指華語單母音，例如：ㄚ、ㄧ、ㄨ、ㄩ、ㄛ、ㄝ、ㄜ等音。一般而言，因為母音獲得的時間很早，約在2歲半之前，一般兒童是不太需要母音的介入訓練，而有需要介入訓練者通常是較嚴重的運動言語障礙兒童，如腦性麻痺、AOS或重度聽損者，因此這些需要介入的個案的言語障礙嚴重度通常十分嚴重，也需要較久的介入療程，要很有耐心地慢慢加以訓練。

單母音的介入可由個案通常可以發出ㄜ音或接近央元音的聲音開始，先教導連續發出長音，以學習口部開合、聲帶聲門與呼吸的控制。之後再學習變化口形、唇形與舌位，此時可先由角落母音/a/（ㄚ）、/i/（ㄧ）、/u/（ㄨ）開始訓練。介入時，引導兒童注意口形（唇形）、舌頭位置，可透過鏡子觀察自我的口形和舌位。治療師先以慢動作誇大的口形做示範，並加上提示，引導個案模仿，發音時要提示注意唇形、嘴形，例如：發/a/音時要張大嘴，ㄨ、ㄩ、ㄛ、ㄡ等音有圓唇的動作，ㄧ、ㄝ等音要展唇齊齒（露齒）。再加上提示舌位動作，例如：發/i/音時舌頭要前伸，舌頭前面抬高；發/u/音時，舌頭要後縮，舌頭後面抬高、舌頭放下等。ㄩ是華語單母音中構音相對較難的，因此對於ㄩ的指導時間稍晚於其他母音，可先指導個案發/i/音，再圓唇發出ㄩ音。捲舌母音ㄦ是華語單母音中構音最難的，個體需要會捲舌的動作，此音可等到子音介入完畢後再來訓練，介入前先以不捲舌的ㄜ音替代即可。

介入時可使用鏡子或是手機自拍錄影來提供即時的視覺回饋，注意唇形、口形和舌頭位置在各母音的差異。單音動作在建立完成後，為了穩固動作，可要求重複發出，如 DDK 的音節重複動作，如ㄚㄚㄚ……或ㄨㄨㄨ……等。待穩固後，可以將母音混合一起說出，如/a, i, a, i, a....../ ，連續發出 5 至 10 次。之後可由慢速到快速的連續輪替說出，變成如 /ai, ai, ai, .../，即可作為雙母音的構音動作訓練的基礎。

雙母音的訓練

當這些單母音訓練到一個段落後，在過渡到 CV 音節之前，亦即在進行較難的子音構音動作訓練之前，最好能先訓練一下雙母音或是含介音複韻母的構音動作，如一ㄚ（/ia/）、ㄨㄚ（/ua/）等音。可將此雙母音或複韻母練習階段當作為日後練習的 CV 音節的跳板或過渡，由於 CV 音節需要較快的構音動作，而單母音的動作通常較慢且較呈靜態，個案需要練習能讓母音連續發出，動態地變化口道形狀的構音動作，雙母音和結合韻的練習即可讓個案有機會練習較為動態的構音動作變化。介入時，一樣地需引導個案注意外在的嘴形（唇形）變化、內在的舌頭位置變化，還有下巴開合程度變化。華語雙母音有ㄞ、ㄠ、ㄟ、ㄡ等音，如「ㄞ」音口形由張嘴至齊齒，「ㄠ」音口形由張嘴至圓唇，「ㄟ」唇形由嘴半張至齊齒。一樣地也可使用鏡子提供即時的視覺回饋，並練習連續母音的 DDK 動作，以達到動作的自動化。

對於含介音之複韻母的構音指導，一樣地需引導個案注意唇形與舌位的變化，而且變化的方向則正好和其雙母音對比呈現相反的情形，例如：「一ㄚ」音口形由齊齒至張嘴，正好和雙母音「ㄞ」音相反。雙母音或複韻母練習階段結束後，即可開始練習簡單的 CV 音節，如唇音音節、鼻音音節或邊音音節等，如說出「巴巴巴……」、「媽媽媽……」、「拉拉拉……」等音節，可連續發出 5 至 10 次，以促進動作的自動化。

華語子音的構音介入

華語子音包括塞音、鼻音、摩擦音、塞擦音、捲舌音、邊音等。要先建立各音素的構音動作，待該子音的構音動作建立之後，再嘗試於一個音節的動作中做出來。將子音動作結合母音動作組成一個 CV 音節時，需控制構音速度由慢速逐漸加快，將兩個單音結合成一個音節動作，再將此音節賦予溝通相關的語意，使之具有功能性，用來溝通之用。華語的單音節雖然有同音字眾多的情況，但只要限定上下文脈絡，就具有語意，例如：有關/ti/（ㄉㄧ）音，可以做一個高、低對比的手勢，然後詢問兒童，這是「高」還是「低」？讓他回答出「低」音，其他例子可參考附錄五。在類化階段需將無意義的音節構音行為轉化為具有語意的語音表達行為，在此階段需大量練習與目標音有意義的詞語、片語或句子，附錄九和附錄十列有一些華語音素相關的詞語可加以參考利用。以下介紹一些華語子音之構音常使用的介入技巧或策略。

塞音

「不送氣化」是一般學前兒童較常見的構音錯誤。不送氣音與送氣音的介入順序，何者為先？對兒童而言，通常不送氣音的構音是比送氣音來的容易，因為不送氣音的構音動作與聲帶振動的發聲動作是同時的。送氣音則是需要調整構音動作和聲帶振動的時間差，需要掌握動作順序和動作時間，動作較為困難。

- /p/（ㄅ）音：要求個案閉唇、後吸一口氣，含在口中，鼓出雙頰，之後將氣放出，同時發出嗓音（振動聲帶），產生爆破有聲的/pa/音。可用手指協助將個案的雙唇閉住（或是提醒他嘴唇閉好），令其吸氣之後呼氣、呼氣的同時將雙唇鬆開。之後練習發出「ㄅㄚ」、「ㄅㄨ」、「ㄅㄧ」等音。
- /pʰ/（ㄆ）音：構音方式與部位與ㄅ同，唯一不同點在於氣衝出較多（送氣）後再發出母音（聲帶有振動）。可先讓個案練習發出無聲送氣的/pʰ/音，成功後再加入簡單的單韻母練習（帶有嗓音的聲音）。訓練之前先做一點吹氣的口腔訓練動作，或可收到一點遷移效果。

- /t/（ㄉ）音：令個案將舌尖伸出，再微微縮入搭在門齒之後，先吸氣、再呼氣的同時舌頭放開，發出/t/音彈舌聲，連續運用舌尖接觸上齒槽發出/t t t t ....../，注意保持下巴不動，而舌頭上下移動的姿勢。可先使用壓舌板、棉花棒（可沾一點果糖於門齒之後的牙齦處）等物指出齒槽的位置。若對 /t/（「ㄉ」）動作有困難者，可先嘗試練習「ㄉㄚ」音，因為「ㄉㄚ」音的舌頭由上（上牙齦）往下的移動動作較明顯，發出時要能看得到舌尖由齒槽往下移動。必要時可使用鏡子輔助，提供視覺回饋。因為是塞音動作，舌尖需接觸門牙齒槽再快速轉換到母音位置。若個案的/i/音正常（無鼻化現象）也可先練習「ㄉㄧ」音，因為聲母「ㄉ」與韻母「ㄧ」的構音部位較為接近。但要注意韻母「ㄧ」（/i/）的構音位置要先訓練好，需要的是較接近角落母音的/i/（緊元音），而非/ɪ/（鬆元音），也就是需要讓個案的舌頭儘量往前伸去發出/i/音，發出時最好能看到舌尖，可使用鏡子輔助。當/i/（緊元音）動作訓練好之後，再配上/t/音時，「ㄉㄧ」音就能「水到渠成」。一般而言，舌後縮的慣性動作是後置音化兒童最大的問題，需要讓個案發出較為前置的「ㄉㄧ」音，以抵抗住舌後縮的慣性動作。
- /tʰ/（ㄊ）音：構音方法與「ㄉ」同，不同點在於發ㄊ音時氣衝出較多（即送氣）後再發出母音（聲帶振動）。可先練習「ㄊㄧ」、「ㄊㄚ」等音。可用短節吸管（約 1 至 2 公分）置於齒槽和舌尖之間，然後送氣，於吐舌瞬間將吸管噴吐出，同時發出無聲的/tʰə/（ㄊㄜ）音出來。
- /k/（ㄍ）音：要求個案將舌回縮，舌根抬起，可使用壓舌板壓制舌前部，或要求做仰頭、漱口狀，仰頭姿勢可幫助舌後縮。要求先吸氣之後，在呼氣的同時舌根上頂，再瞬間放開，發出ㄍ、

ㄍ、ㄍ……的聲音。之後可練習「ㄍㄜ」、「ㄍㄨ」、「ㄍㄡ」等音節。

- /kʰ/（ㄎ）音：構音方法與「ㄍ」同，不同點在於氣衝出較多（送氣）後，再發出母音（聲帶振動），可練習「ㄎㄜ」、「ㄎㄨ」、「ㄎㄡ」等音。

鼻音

- /m/（ㄇ）音：此音是最簡單的子音，請個案閉嘴，雙唇閉攏，之後吸氣、呼氣，振動聲帶，讓氣流由鼻腔流出，發出連續延長的/m/音。可用手摸觸喉部甲狀軟骨處，感受聲帶的振動。之後可練習發出/ma/的聲音。
- /n/（ㄋ）音：以發ㄇ音的方式發ㄋ音，唯一不同在發音時將舌頭置於牙齒背後再振動聲帶，發出鼻音/n/音延長。

邊音

- /l/（ㄌ）音：此音是屬於較簡單、早期習得的語音，一般而言，比塞音/t/簡單。請兒童伸出舌頭，再把它放在牙齒後面，再將它放下來，像是以舌身上下拍擊口腔。舌身重複抬高、放下（前舌做連續拍打下方的動作，如用手向下打拍子），發出如ㄌㄚ、ㄌㄚ、ㄌㄚ……的聲音。之後再搭配不同的母音，如 /lilili....../、/lelele....../、/lololo....../、/lululu....../等，進行不同邊音音節動作的練習。

摩擦音

- /f/（ㄈ）音：用上面門牙輕輕地咬住下唇（如同兔子一樣），再輕輕地吹氣出來，在門牙的地方發出連續無聲噪音/f/的聲音。此外，亦可由ㄆ或ㄏ音漸進塑造成ㄈ音。
- /ɕ/（ㄒ）音：舌頭上抬，露齒，發出如無聲的「一」的音，舌面向上頂（硬顎），再輕輕持續的吹氣，使氣流通過上顎和舌頭的縫隙之間，發出噪音「ㄒ」。練習發出無聲的「ㄒㄩ」，注意嘴唇圓唇。若是個案無法發出正常的「ㄧ」音，例如：若有/i/鼻化現象者，可先練習發出圓唇無聲的「ㄒㄩ」（「噓」）噪音摩擦聲，再修改成展唇的「ㄒㄧ」（「西」）噪音摩擦聲，先用無聲的方式導引。

- /s/（ㄙ）音：請兒童把舌頭伸出，用上下門牙輕輕咬住，不要讓它縮回去，再輕輕地吹氣出來，發出如/θ/、ㄘ或ㄗ的噪音，再請他將舌頭稍微移後一點，放於門牙之後（上齒槽或下齒槽），再輕輕持續地吹氣（舌頭和門齒留一點縫隙讓氣流通過）發出持續無聲的摩擦噪音「ㄙ～ㄙ～ㄙ～」。/s/的構音需要藉助門牙，舌頭需要有中凹且舌兩側微高的形狀，舌頭前方需要形成如「導流凹槽」的形狀，放在門牙之後，再呼出強勁的氣流，引流衝撞門牙，產生高頻噪音。可以強調舌頭放在牙齒後面，從牙縫吹風出來。為了塑造舌前中線「導流凹槽」的中凹形狀，可使用短節吸管（約1至2公分）置於舌中線位置，再請個案用舌尖將吸管往上頂至上齒槽，然後呼氣（持續2至3秒）將氣流從吸管中吹出，此動作可訓練舌尖抬起的肌耐力以及舌頭動作與呼吸之間的協調能力。切忌不要讓兒童用牙齒將吸管咬住吹氣，因為主要訓練的是舌頭前方肌肉的耐力和穩定性。/s/音的產生舌頭前部需要一定的敏捷度和穩定的肌力，還需要協調呼吸的動作。/s/音產生時舌尖可以選擇放在上齒槽或下齒槽，但不管是放在上或下齒槽，只要舌前能形成中線「導流凹槽」將氣流引導衝擊到齒背，形成摩擦噪音即可。要注意的是摩擦音動作，而非塞音，舌尖或舌前不能大幅度地接觸到門牙齒槽區（輕觸是可以允許的）。舌頭前方需要至少能維持0.5秒的「導流凹槽」的形狀，再讓舌位快速轉換到音節母音的構音位置。兒童舌前抬起的肌耐力不足、無法形成中凹形狀、呼吸氣流不足， 這三個問題可能是導致兒童/s/音產生困難的原因。/s/音是華語子音中除了捲舌音外，動作較困難的語音。一般兒童習得ㄙ音素的時間較晚，約在 5 歲左右，我們預期 5 歲大的兒童能發出正確接近正常成人的/s/音，換句話說，也就是 5 歲前的兒童「ㄙ」音的音誤是一種正常而普遍的現象，那麼對於 5 歲前的兒童有「ㄙ」音的音誤，是否有必要去做介入呢？這就要看錯誤的類型是否嚴重，若只是輕微的扭曲，則不需積極介入，但若是有情形較嚴重的省略或代替（舌根化）現象就有必要去介入。

- /ʂ/（ㄕ）音：舌的前部翹起、捲舌，舌尖上捲「接近」齒槽後，以舌背（尖）和齒槽後上硬顎形成狹窄氣流的通道，吹氣後擠出氣流，發出摩擦噪音。可由ㄙ漸進塑造成ㄕ音，藉由壓舌板將舌推至後方，或是提供上顎觸覺或味覺線索，引導翹舌動作。一開始舌頭可略為接觸硬顎，待穩定後，再漸進修正成維持氣流狹窄通道的正統摩擦音的動作。

塞擦音

- /ts/（ㄗ）音：要求個案把舌頭伸出，用上下門牙輕輕咬住，再將舌頭稍微縮一點於門牙之後，再輕輕地吹氣出來，發出短短如ㄗ的無聲噪音（舌頭和門齒留一點縫隙讓氣流通過）。可練習做「ㄗ、ㄙ、ㄗ、ㄙ……」輪替動作強調長短音之間的對比。
- /tsh/（ㄘ）音：與ㄗ音動作相近，只是需多一個送氣的動作，亦即吹多一點氣出來。
- /tɕ/（ㄐ）音：通常圓唇ㄐㄩ音較易引出，先發出ㄩ音，以ㄩ圓唇噘嘴姿勢，再加上舌頭前伸，發出短暫無聲摩擦音/tɕ/、/tɕ/……。
- /tɕh/（ㄑ）音：就如同ㄐ音，但需要加上送氣的動作，使氣流間歇式地通過上顎和舌頭的縫隙之間，發出短暫無聲摩擦音/tɕh/、/tɕh/……。
- /tʂ/（ㄓ）音：捲舌音通常放在介入的最後階段教。ㄓ音與ㄗ構音動作相近，只是需多一個舌前翹舌的動作，其餘與ㄗ音同為齒槽塞音加上摩擦音的動作。

- /tʂh/（ㄔ）音：與ㄘ音動作相同，只是多了一個舌前翹舌的動作。

聲隨韻母

由於帶有聲隨韻母的音節，其結構較複雜，通常介入的順序是放在不捲舌摩擦音與塞擦音之後。/an/（ㄢ）、/ən/（ㄣ）、/aŋ/（ㄤ）、/əŋ/（ㄥ）音的介入訓練要先強調鼻音的製造動作，是聲帶振動加上由鼻子出氣的鼻腔共鳴方式。在吸氣、呼氣後，嘴閉、喉聲帶振動，讓氣流由鼻孔流出，發出/m～/音，之後將嘴張開，發出帶鼻音的/a/音，接著將舌尖置於齒槽，發出母音/a/加上鼻音/n/的ㄢ（/an/）音，之後練習鼻化的齒槽音ㄉㄢ音節或ㄋㄢ音節，連續發出 5 至 10 次。

在ㄤ、ㄥ的構音訓練時，應注意舌根鼻音和齒槽鼻音的舌位差別，會混淆ㄢ、ㄤ者可先施予知覺區辨訓練，注意構音位置的差異（舌根音 vs. 齒槽音）。ㄥ音構音時應注意保持鼻氣流的暢通並振動聲帶，再以舌根上抬的方式成阻，氣流由鼻通道出。之後再訓練加上聲母的 CVN 或 CVVN 結構的音節練習，如/pan/（ㄅㄢ）、/p^hian/（ㄆㄧㄢ）等音。

自動化構音動作的建立

以上所述，乃是構音治療中建立期的一些介入技巧或策略，在語音的建立期完成之後就來到了語音的類化期。就動作取向介入法而言，加強構音動作的類化是十分必要的。在建立正確的新語音動作之後就需要有充分的動作練習，以促進動作的自動化與熟練性，讓構音習慣和音韻表徵、語意表徵的連結更加穩固，需要練習到「想到就可以毫不猶豫地說出來」的地步。欲達到構音動作的自動化和穩固構音動作，連續的輸出練習是必要，例如：在介入程序中，為了加強構音動作的程序自動化，可以要求兒童說出目標音節之後，再重複說出幾次（如 5 次）。為了避免枯燥的練習形式，可藉由一些增強策略或小遊戲來達成增加練習次數的目的。由於有關增強和類化在第 8 章介入原則中已有說明，於此不再贅述。在此補充一個加強音節產生的類化介入活動，是使用目標音節來哼唱歌曲曲調，即是將歌曲的歌詞以目標音節置換來唱歌，例如：使用/ta/音節來哼唱「布穀鳥」的童謠歌曲，將歌曲中的歌詞皆改成以目標音節來哼唱，以達到練習齒槽音節的產生。宜選擇個案已經會的歌曲來練習，待熟練後可變化速度或目標音節的母音。

類化練習可由單音節開始，再擴展到雙音節、多音節等。構音動作的練習由無語意音節類化到有語意的詞語。目標音位置的所在也需注意，如在第一的音節首或第二個音節首，通常先將目標音置於第一音節，等到穩定後再嘗試放在第二或第三音節，因為置於第一音節的目標音較簡單，構音動作受協同構音的影響較小。有時可能會遇到個案偶爾出錯或又退回原來的錯誤之情形，這時應加強提示的使用，例如：可使用比喻法來提示構音動作，「還記得嗎？像是蛇的聲音（ㄙ～）、像是青蛙的聲音（ㄍㄨㄚ、ㄍㄨㄚ）」，或是給予「不要忘了是草莓果醬的位置」的口語提示。

第五節　口腔動作運動

口腔動作運動（oral motor exercise, OME 或 nonspeech oral motor exercise, NSOME）即是之前所提的口腔動作活動，藉由一些需要口腔運動的小活動或小遊戲，來增進個案對口腔肌肉的控制或是對於口腔構音子的意識覺知。事實上，單純的口腔動作運動不能算是一種語音介入法，因為單純的口腔的動作運動不涉及語音，屬於非語音（nonspeech）活動，因此又稱為 NSOME（Forrest & Iuzzini, 2008），口腔動作運動可用來作為語音介入的前導或暖身活動。

早在 1960 年代，一些語言治療師認為可以用非語音活動來增強口腔構音子的動作，如顎咽機制，並強化對說話動作的意識控制，這些口腔活動包括吹氣、吸、口哨和吞嚥動作。然而，這個風潮在 1970 年代之後逐漸消聲匿跡，因為並未獲得實證研究的支持，一些研究發現（Clark, 2010; Lof & Watson, 2008; McCauley, Strand, Lof, Schooling, & Frymark, 2009）單純的 OME 訓練並未能對顎咽功能、言語動作和言語清晰度有所改善。儘管現今多數的語言治療師已經知道純粹的口腔動作運動對語音產生的肌肉活動並無強化效果，但仍有一些治療師繼續提倡，並且向個案兒童的父母推薦這些活動相關的商業產品，這種訴諸商業利益的作法是為人所詬病的。畢竟，語音動作技能的改善最終還是得透過傳統的構音或音韻介入的活動（詞語動作練習）才行，而口腔動作運動終究只是一種準備度訓練的角色，不適合用來當作是語音治療的主要活動，或是作為長期的例行程序使用，畢竟 NSOME 就如同小菜一樣，是無法讓人吃飽的。

然而，口腔動作練習可能適用於一些口語動作困難或無口語者等較嚴重程度較重的個案。治療師可藉由 NSOME 去刺激個案引發出和目標語音相似的口腔動作出來。一旦在成功引發出來之時，須即時將該口腔動作遷移、轉化為某語音的構音相關動作。此程序是十分必要的，否則該口腔動作練習並不能對語音的構音動作有所助益。因此，語言治療師需要小心地掌握動作遷移的時機和動勢（momentum），才能讓口腔動作運動成為言語動作的基礎肥料，否則 NSOME 就只是一個好玩的遊戲或比賽而已，並無實質的作用，反而減損了語言介入的時間；簡言之，即浪費時間之舉。以下說明幾種常見的口腔動作活動，如吹氣遊戲、擬聲遊戲、口腔動作訓練、口腔動作劇、構音動作提示遊戲等幾類。

常見的口腔動作運動項目

口腔動作練習是如同口腔健身操，可以活動活動口腔中一些構音子的筋骨，表 10-1 列出一些常見的口腔動作運動的項目。活動流程通常是先讓個案先學會做出簡單的口腔動作，如舌頭左右搖擺，通常是治療師先示範這些動作之後，再要求個案模仿。個案能成功模仿該動作之後，可要求重複做 3 至 5 次，以增加動作的流暢、敏捷性和自動性，並加強本體感覺以及意識上動作的控制。這些和說話最有關的動作以舌頭動作最為重要，因為說話口道的壓縮或塑形主要是靠舌頭的動作，其次是唇部的動作，再來是下顎的動作，軟顎的動作在外表並不是顯而易見，可藉由吹氣動作來練習。舌頭動作中以舌頭前伸並上抬動作的練習，可能對語音的產生有幫助，如齒槽位置的語音。

表 10-1　常見的口腔動作運動項目

舌頭	動作
1	舌頭交替地伸入伸出
2	把舌頭伸出外面再往上翹（舔到上唇）
3	舌頭左右搖擺（向左右嘴角移動）
4	舌頭在口內左右交替地推抵兩頰內側
5	用舌尖交替地抵上、下唇
6	捲舌做馬蹄聲（如ㄉㄚ、ㄉㄚ聲）
7	舌頭順著唇邊轉動一圈
嘴唇	
1	嘟唇、展唇交互輪替
2	嘟起嘴唇作口哨狀說「嗚」
3	拉開嘴唇說「依」
4	不停交換說「伊—嗚—伊—嗚—伊—嗚」
5	閉嘴，然後露出上下牙齒，放鬆重複地做 5 次
6	兩頰內縮、嘟嘴作聲
7	上下唇內縮後用力發「ㄅㄛ」或「吧」聲
8	上下唇含住管狀物品，用手往外拉
9	吸半吸管的水，以舌唇抵住，使水滴不往下掉
下顎	
1	下巴向下、向上，交互輪替動作
2	上下牙相碰出聲
3	作大嘴嚼狀或嚼餅乾或口香糖
4	儘量張開嘴後，嘟起嘴說「啊—嗚—啊—嗚」
5	說「啊—伊—啊—伊」
6	說「啊—嗚—伊—啊—嗚—伊」
7	說/ㄚ ㄨㄟ/、/ㄚ ㄨㄟ/
呼吸／口內壓	
1	慢慢哈氣愈長愈好（/ha/～或是/hu/～）
2	做無聲呼氣動作，呼～呼～呼～
3	鼓脹兩頰，持續時間愈長愈好
4	鼓脹兩頰然後突然釋放出爆裂聲(ㄆㄚ)
5	鼓起雙頰做漱口狀
6	做出安靜的信號，「噓～噓～」
7	舌頭置於上下齒之間慢慢吹氣

口腔動作遊戲

口腔動作遊戲的目的是訓練口腔動作靈活度，即訓練口腔各構音器官的動作，如舌頭、雙唇、下顎等，增加構音器官意識上的控制，使構音器官移動範圍增大，移動更靈活，協調性更好。遊戲進行時加強兒童意識上對構音器官的命名與控制。主要對象為構音動作控制較差者以及無口語兒童，遊戲形式的活動通常會涉及競賽、規則和獎品，適用於團體治療的模式，為維持或增加參與動機需設定好遊戲規則和獎勵。進行時需注意衛生、安全，必要時準備一些面紙、紙巾、濕紙巾等清潔用品。以下有一些相關的口腔相關的遊戲例子可供參考：

1. 小狗（或羊等動物）取物：用下顎與唇叼啣物體（食物、筆等）由甲地運送至乙地，在團體治療時，可用比賽的方式進行。
2. 食蟻獸：以嘴撿拾散落於桌面的葡萄乾，桌面上需先消毒，並鋪好紙。
3. 吃葡萄：盤中盛水與葡萄，比賽用嘴將葡萄由盤中運出至另一盤中。
4. 水果積木：比賽將水果切塊用嘴堆高，禁止用手拿取。
5. 小狗吃東西：學小狗用舌頭舔食食物（布丁、飲料等）。
6. 口部拔河：運用長形條物（如麵條）訓練唇部閉合力道。
7. 口紅唇印卡片：加強唇部觸覺刺激。
8. 貪食舌：伸出舌頭舔嘴角的果醬或巧克力等食物。
9. 舌頭推進器：當舌在口內抵頰時，抵擋外界推動的抗力。
10. 用吸管吸：使用吸管吸起或吹物體（如吸起面紙等），或將吸管剪成小段置於個案舌尖上，要求舌尖往上抵住，吸管置於舌尖與上齒齦尖，由吸管中吹氣出來（與ㄙ音訓練有關）或是藉由彈舌動作（舌尖與上齒齦）將吸管吐出口外（與ㄊ音的訓練有關），可比賽誰吐的最遠。
11. 彈舌運動：發出ㄉ、ㄉ、ㄉ……的聲音，比賽誰可以說的最快。

12. 看誰發的最久：發出無聲「ㄙ」（/s/）（或「ㄒ」）音延長，比賽可持續的時長，或是最大聲（以音量計或手機測音量 APP 計算）。

口腔動作劇

口腔動作劇是一些用到口腔結構發聲的假裝遊戲，類似啞劇。由治療師先示範，再要求個案模仿，表演出口腔的動作。治療師示範時可使用較戲劇化的表情與誇大的動作，並可有故事性與簡單的情節性。口腔動作劇的目的在藉由觀察模仿嘴巴的動作來練習舌頭、雙唇、下顎的動作，加強構音器官意識上的覺知與動作控制。常用的例子有：刷牙漱口劇、學開車、感冒劇、喜怒哀樂表情劇、我吃了一顆球、蒼蠅（蟲子）飛、數牙齒、學貓舔爪、學魚游水（具口部的開合動作）。

擬聲遊戲

模仿為靈長類動物的天賦之一，人類語音的源頭之一乃模仿大自然的聲音，並將這些聲音作為溝通之用。擬聲遊戲是藉由模仿動物或物體的聲音，引發出聲行為，或者做簡單構音的練習（如各種聲母與韻母構音的導引刺激與練習），例如：學鴨子叫「呱呱呱」，學小貓叫「喵喵喵」。表 10-2 提供一些可用的擬聲例子，可使用於一些角色扮演的擬聲活動中。在活動時鼓勵兒童儘量模仿，並注意到擬聲中的一些類似摩擦音、塞擦音、送氣音成分，觀察兒童在模仿這些音時的製造情況，例如是否有類似構音的扭曲或替代的情形，或是根本無法做出或產生出摩擦噪音的聲音。

擬聲遊戲適用對象為無口語兒童或有構音異常者，尤其是對於無口語兒童，可用此遊戲加以鼓勵、刺激其發出聲音的行為。進行時介入者需注意各種聲音所用到的構音「部位」與「方式」，在與孩子遊戲時自然地刺激他發出這些聲音。可在一些假裝遊戲（如扮家家酒）或說故事的場景中提供擬聲刺激，如廚師炒菜/ʧ/的聲音，或是打鼓的「咚咚咚」聲，或是門鈴「叮咚」的聲音，趁機要求兒童模仿這些聲音，或甚至進行所發出之擬聲的音量等比賽活動，以便提升兒童聲音製造的多樣性，建立製造多種語音類別的口腔構音技能。

表 10-2　與華語音素相關的擬聲例子

相關音素	擬聲事件	聲音
ㄅ	汽車喇叭聲	ㄅㄨ—ㄅㄨ
	恐龍走路聲	ㄅㄥ—ㄅㄥ—ㄅㄥ
	金魚呼吸聲	ㄅㄡ—ㄅㄡ
	電子鬧鐘聲	ㄅㄧ—ㄅㄧ—ㄅㄧ—ㄅㄧ
ㄆ	槍砲聲	ㄆㄥ—ㄆㄥ—ㄆㄥ
	拍手聲	ㄆㄚ—ㄆㄚ
ㄇ	羊叫聲	ㄇㄟ—ㄇㄟ
	貓叫聲	ㄇㄧㄠ—ㄇㄧㄠ
	牛叫聲	ㄇㄡ—ㄇㄡ
ㄉ	機關槍聲	ㄉㄚ—ㄉㄚ—ㄉㄚ—ㄉㄚ
	門鈴聲	ㄉㄧㄥ—ㄉㄨㄥ—ㄉㄧㄥ—ㄉㄨㄥ
	打鼓聲	ㄉㄨㄥ—ㄉㄨㄥ
	時鐘聲	ㄉㄧ—ㄉㄚ—ㄉㄧ—ㄉㄚ
ㄌ	電話聲	ㄌㄧㄥ—ㄌㄧㄥ
ㄍ	公雞叫聲	ㄍㄨ—ㄍㄨ—ㄍㄨ
	鴨子叫聲	ㄍㄨㄚ—ㄍㄨㄚ
ㄎ	咳嗽聲	ㄎㄜ—ㄎㄜ
	馬蹄聲	ㄎㄨㄛ—ㄉㄡ—ㄎㄨㄛ—ㄉㄡ
	碗盤打破聲	ㄎㄧㄥ—ㄎㄧㄥ—ㄎㄤ—ㄎㄤ
	豬叫聲	ㄎㄡ—ㄎㄡ（ㄡㄧ—ㄡㄧ）
ㄏ	風聲	ㄏㄨ—ㄏㄨ
	老虎吼叫	ㄏㄡ—ㄏㄡ
	噴嚏聲	ㄏㄚ—ㄑㄧㄡ
	爆炸聲	ㄏㄨㄥ—ㄏㄨㄥ
	生氣聲	ㄏㄥ—ㄏㄥ
ㄐ	小鳥叫聲	ㄐㄧ—ㄐㄧ
ㄑ	火車聲	ㄑㄧ—ㄑㄧ—ㄨ—ㄨ

表 10-2　與華語音素相關的擬聲例子（續）

相關音素	擬聲事件	聲音
ㄒ	請小聲	ㄒㄩ—ㄒㄩ
ㄗ	猴子叫聲	ㄗ—ㄗ—ㄗ
ㄙ	蛇聲	ㄙ—ㄙ—ㄙ—
韻母	驢叫聲	ㄧㄡ—ㄧㄡ
	貓頭鷹叫聲	ㄨ—ㄨ、ㄨ—ㄨ
	狗叫聲	ㄨㄤ—ㄨㄤ
	印地安人歡呼聲	ㄨ—ㄨ（並間斷地以手嗚嘴）
	哭聲	ㄨㄚ—ㄨㄚ
	蜜蜂聲音	ㄨㄥ—ㄨㄥ
	用力排便聲	ㄅㄥ—ㄅㄥ

吹氣遊戲

吹氣遊戲是語言治療臨床上最常見的一種 OME，以吹氣的方式移動較輕的物體（如紙片、風車等）。因為華語語音中有送氣音對比，如「ㄆ vs.ㄅ」，一些送氣的語音需要有送氣的動作，因此讓吹氣遊戲成為語言治療使用頻率很高的一種 OME。吹氣遊戲可增加個案的肺活量、訓練控制呼氣動作，例如：學習控制呼氣氣流的大小和方向。最重要的是需要訓練呼氣動作要能與發送氣音送氣的提示相連結，將吹氣和送氣音的動作產生連結，讓「吹氣」動作能用於「送氣音」產生的動作之時。一開始使用純粹吹氣遊戲進行吹氣動作訓練，之後需要將此吹氣動作遷移至「送氣音」產生的動作。若兒童對送氣音與非送氣音有混淆時，可使用毽子等對氣流較敏感的物體，讓其區辨送氣音與非送氣音，如蘋果的「ㄆㄧㄥˊ」與「ㄅㄧㄥˊ」的區辨、螃蟹的「ㄆㄤˊ」與「ㄅㄤˊ」的區辨。若有使用詞語為練習材料的吹氣遊戲，此時吹氣遊戲已經不再是純粹的 OME（非言語），而是屬於言語的介入。

吹氣活動的適用對象為一些呼吸和構音動作協調不佳的個案，如 SSD 兒童、唇顎裂兒童或腦性麻痺兒童。若說話時呼吸支持功能不良，容易出現不送氣音化歷程，可使用吹氣活動來訓練呼氣氣流的產生、引導與控制，之後再將此動作類化到相關的語音構音動作。吹氣遊戲可使用之物有毽子、羽毛、乒乓球（球跑道）、風車、棉花絮、衛生紙、蠟燭、肥皂泡泡、紙、紙船、紙青蛙、風鈴、口笛糖、哨子、笛子、瓶中的水（以吸管吹）、鏡子等。進行吹氣遊戲需注意東西的質量（要輕），考量個案的年齡與安全，像是吹火柴或蠟燭時可能會燙到；且因為吹氣之前通常要先吸氣，因此也要小心個案誤吸要吹之物而嗆到。此外，有些認知較弱的個案，可能會將吸氣和呼氣搞錯，例如：用吸管吹水，個案可能變成用吸管吸水而誤喝，因此需要拿可食用的開水為宜。

第六節　華語聲調的介入

華語的聲調與聲調異常

華語的聲調，在生理層面雖是屬於喉部的發聲音高的變化調整，但因具有語意區分功能，亦屬於語音學範疇。聲調屬於超音段線索，無法自己獨立存在，必須依附於音段之上。聲調所依附的音段為有聲音段，如華語的有聲聲母（如ㄇ、ㄋ、ㄌ、ㄖ）和韻母（如單母音、雙母音、聲隨韻母）等音段，主要是在韻母音段上，和聲母關係較弱，因此聲調的介入可以結合韻母的介入一起進行。

一般而言，聲調介入的需求不高，因為對於一般以華語為母語的說話者而言，聲調並不困難，因為聲調的變化類別不多，華語聲調只有四種類別變化，學習起來並不困難。聲調的聽知覺發展的很早，1 歲左右的嬰兒即具有聲調知覺。一般功能性語音異常兒童在聲調方面的錯誤極少，聲調異常的情形則多見於較嚴重的器質性語音異常者，如聽覺損失、腦性麻痺、發展性言語失用症的兒童，或是多語學習的兒童。對於這些聲調表現異常的個案則需進行聲調構音的評估與介入。

聲調評估或練習的材料單位可使用單音節、雙音節、三音節、四音節、句子等。使用多音節的材料需注意個別音節的聲調和整體詞語或句子的語調要相配合，注意聲調的共構、變調和輕聲等問題。介入時可採用聲調最小對比詞語為材料，較容易凸顯聲調變化對語意的改變。華語四個聲調的單音節材料眾多，如「媽、痲、馬、罵」，「歡、環、緩、換」，「西、席、喜、系」等，然而華語同音異義的單音節過多，單音節的語意較不確定，需要加上下文才能凸顯出語意。多音節的聲調最小對比詞數量較少，如「公雞 vs.供給」、「睡覺 vs.水餃」等，在附錄三中編列了一些最小聲調對比的雙音節詞語，可供聲調評估或介入時的參考。

聲調的評估

聲調的評估包括聲調的製造和聽知覺兩方面。在聽知覺評估方面，一般而言，華語單音節聲調之中以三聲和二聲之間的區分較難，一、四聲之間最簡單。聽知覺評估可進行四個華語聲調單音節的聽知覺區辨和辨識的評估，方法和一般語音的聲母評估一樣，可採用最小聲調對比的單音節或雙音節詞語為材料，進行如AB形式的聽知覺區辨作業或是ABX、XAB等形式的聽知覺辨識作業。聲調的製造亦以最小聲調對比的單音節或雙音節詞語為材料，以仿說或是詞語命名的方式進行語音產出的作業，蒐集語料後進行聲調正確性的分析。同時，可利用聲學基頻分析輔助來偵測聲調產出的錯誤，聲調產出的錯誤一般較多發生在三聲的音高不夠低，二聲末尾沒有上揚，因而導致三聲和二聲混淆的情形，CP 語音異常兒童的聲調產出多數有此問題（鄭靜宜，2003；Jeng, Weismer, & Kent, 2006）。有關聲調的聲學分析方法可參考鄭靜宜（2011）的《語音聲學：說話聲音的科學》一書的第 12 章。

聲調的介入

在聲調介入方面，通常由聲調的辨識和音韻覺知訓練開始，再來進行聲調的產生訓練。因為華語聲調只有四種類別，並不難學，介入者分別解說四種聲調的變化，可使用一些如聲調符號的圖示，增加視覺提示。再來是進行聲調調型的聽辨訓練和辨識訓練，先訓練個案判斷音調的高、低、變化與適當性，尤其需要加強有錯誤的聲調部分。聲調聽知覺訓練可促進日後對自我產出聲調時的自我回饋與監控能力。

在聲調的產生方面，由於華語聲調具有聲調輪廓（contour tone）的性質，四種聲調皆具有特別的音高變化的形式。進行各個聲調的音高輪廓變化練習之前，可先練習嗓音音高的變化，再配合各種聲調不同的音高型態的變化練習。練習嗓音音高的變化是練習發聲音調上升與下滑的技巧，例如：利用發出「ㄚ～」音音調逐漸往上升，再練習發出「ㄚ～」音，使音高逐漸下滑。之後練習四個聲調的音高變化，例如：第一聲為平調聲調，音高持平，延長發聲；第二聲是升調，開始時音高稍低，約一半後開始上升，至末尾音高上揚；第三聲是降低調，一開始音高就要低低的，之後緩降到最低；第四聲是高降調，由最高的音高很快急遽地下降到最低，且音量要最大。在三聲部分教導「半上」即可，不要教「全上」，以免和二聲相混淆，三聲一定要強調是低音調，可和一聲（高音）作對比。此外，不要忘記還有一種輕聲調，短而輕，需要在雙音節詞中練習，因其調型是隨著前一個音節而異，並無固定型態。練習時，除了使用提示或回饋技巧之外，使用聲學分析軟體提供即時的基頻（音高）訊息也可促進對聲調音高變化的控制，張小芬（2007）發現此策略對於聽覺障礙者尤為有效。

單音節練習之後必須擴展到多音節和句子的聲調練習，聲調練習的材料單位循序漸進地使用單音節、雙音節、三音節、四音節、句子等來練習。雙音節的練習需注意到聲調的共構效果（鄭靜宜，2012）和變調性質（如三聲加上三聲的詞語）。在最後階段，可加入「聲調」結合「語調」的練習，語句中的聲調加上語調會有交互作用，為了強調聲調的對比性，可使用無意義音節的置換，將構音簡化為一無意義音節，保留語句的語調（與停頓）型態，並加以練習，例如：以「ㄅㄚㄅㄚ～ㄅㄚㄅㄚ～ㄅㄚㄅㄚㄅㄚ～」取代「昨天～我去～動物園」、以「ㄅㄚㄅㄚㄅㄚㄅㄚㄅㄚ」取代「我好喜歡你」、「我好討厭你」、「我不喜歡你」、「我好害怕你」，也可使用如同哼歌的鼻音/m/的音高變化來產生上述聲調語調的變化。

除了練習聲調和語調的抑揚頓挫之外，若有餘裕，還可練習語氣的傳達（情緒、感覺）或練習不同句型的語調，如直述句、疑問句、驚嘆句、否定句等。練習時，可使用相同的句子，練習不同的語調或語氣，如「這是我的筆」、「我要去那裡」等句子，可各用不同的語氣，說出時變化音高、音長或音量，傳達出喜、怒、哀、樂、害怕、無聊、厭惡、懷疑等情緒或感覺，以增進溝通時表達情緒的能力。

參考文獻

中文部分

張小芬（2007）。聲調視覺回饋教學對聽障兒童唸讀與聽辨語詞聲調之學習效果。**特殊教育研究學刊，32**（4），47-64。

童寶娟（2016）。**華語構音與音韻障礙學**。台北市：華騰。

鄭靜宜（2003）。腦性麻痺說話者的國語聲調基本頻率（F0）型態與特性。**特殊教育與復健學報，11**，29-54。

鄭靜宜（2009）。學齡前兒童聲母構音在不同韻母音境的不一致性。**台灣聽力語言學會雜誌，24**，59-78。

鄭靜宜（2011）。**語音聲學：說話聲音的科學**。台北市：心理。

鄭靜宜（2012）。華語雙音節詞基頻的聲調共構效果。**台灣聽力語言學會雜誌，28**，27-48。

鄭靜宜（2017）。影響語音異常兒童非詞複誦表現因素之探討。**特殊教育學報，106**，1-30。

英文部分

Bernthal, J. E., Bankson, N. W., & Flipsen, P. (2017). *Articulation and phonological disorders* (8th ed.). Boston, MA: Allyn & Bacon.

Clark, H. (2010). Nonspeech oral motor intervention. In A. L. Williams, S. McLeod, & R. J. McCauley (Eds.), *Interventions for speech sound disorders in children* (pp. 579-599). Baltimore, MD: Paul H. Brookes.

Flint, C. B., & Costello Ingham, J. (2005). Pretreatment stimulability and percentage of consonants correct as predictors of across-phoneme generalization. *Contemporary Issues in Communication Science and Disorders, 32*, 53-63.

Forrest K., & Iuzzini, J. (2008). A comparison of oral motor and production training for children with speech sound disorders. *Semin Speech Lang, 29*, 304-311.

Gibbon, F. E., & Wood, S. E. (2003). Using electropalatography (EPG) to diagnose and treat articulation disorders associated with mild cerebral palsy: A case study. *Clinical Linguistics & Phonetics, 17*(4-5), 365-374.

Gibbon, F. E., & Wood, S. E. (2010). Visual feedback therapy with electropalatography. In *In-*

terventions in speech sound disorders (pp. 509-536). Baltimore, MD: Paul H. Brookes.

Gibbon, F., Hardcastle, W. J., Crampin, L., Reynolds, B., Razzell, R., & Wilson, J. (2001). Visual feedback therapy using electropalatography (EPG) for articulation disorders associated with cleft palate. *Asia Pacific Journal of Speech, Language and Hearing, 6*(1), 53-58.

Hardcastle, W. J., Gibbon, F. E., & Jones, W. (1991). Visual display of tongue-palate contact: Electropalatography in the assessment and remediation of speech disorders. *International Journal of Language & Communication Disorders, 26*(1), 41-74.

Haywood, H. C., & Lidz, C. S. (2006). *Dynamic assessment in practice: Clinical and educational applications.* UK: Cambridge University Press.

Jeng, J. Y., Weismer, G., & Kent, R. D. (2006). Production and perception of mandarin tone in adults with cerebral palsy. *Clinical Linguistics & Phonetics, 20*(1), 67-87.

Lof, G. L. (1996). Factors associated with speech-sound stimulability. *Journal of Communication Disorders, 29*(4), 255-278.

Lof, G. L., & Watson, M. M. (2008). A nationwide survey of nonspeech oral motor exercise use: Implications for evidence-based practice. *Language, Speech, and Hearing Services in Schools, 29*(3), 392-407.

McCauley, R. J., Strand, E., Lof, G. L., Schooling, T., & Frymark, T. (2009). Evidence-based systematic review: Effects of nonspeech oral motor exercises on speech. *American Journal of Speech-Language Pathology, 18*(4), 343-360.

Miccio, A. W. (2015). First things first: Stimulability therapy for children with small phonetic repertoires. In C. Bowen (Ed.), *Children's speech sound disorders* (2nd ed.) (pp. 177-182). Oxford, UK: Wiley-Blackwell.

Miccio, A. W., & Elbert, M. (1996). Enhancing stimulability: A treatment program. *Journal of Communication Disorders, 29*, 335-351.

Miccio, A. W., & Williams, A. L. (2010). Stimulability treatment. In A. L. Williams, S. McLeod, & R. J. McCauley (Eds.), *Interventions for speech sound disorders in children* (pp. 179-200). Baltimore, MD: Paul H. Brookes.

Miccio, A. W., Elbert, M., & Forrest, K. (1999). The relationship between stimulability and phonological acquisition in children with normally developing and disordered phonologies. *American Journal of Speech-Language Pathology, 8*(4), 347-363.

Powell, T. W., & Miccio, A. W. (1996). Stimulability: A useful clinical tool. *Journal of Communication Disorders, 29*(4), 237-253.

Powell, T. W., Elbert, M., & Dinnsen, D. A. (1991). Stimulability as a factor in the phonological generalization of misarticulating preschool children. *Journal of Speech, Language, and Hearing Research, 34*(6), 1318-1328.

Powell, T. W., Elbert, M., Miccio, A. W., Strike-Roussos, C., & Brasseur, J. (1998). Facilitating [s] production in young children: An experimental evaluation of motoric and conceptual treatment approaches. *Clinical Linguistics & Phonetics, 12*(2), 127-146.

Rvachew, S. (2005). Stimulability and treatment success. *Topics in Language Disorders, 25*(3), 207-219.

Chapter 11

以語言為取向的語音介入

學習目標

讀者可以由本章學習到：

- 語言取向介入法的使用時機
- 全語言介入法的介入策略
- 情境教學法的介入策略
- 關鍵詞介入法的介入策略
- 自然語音清晰度介入法的介入策略

第一節　語言取向的語音介入法

語言取向的語音介入法是基於語言是一個整體溝通表達能力的理念，使用語音表達是其中之一，當提升兒童整體語言能力時，語音能力無形間也會得到促進。語言取向的語音介入法是以提升兒童整體的語言能力為目的，介入時並非單純只聚焦於語音，一些研究者（如Young, 1983）認為當整體語言能力獲得提升後，一些音韻歷程也會得到壓抑，兒童的音韻能力也會提升，語誤產生的情況自然會改善。語言取向的語音介入法通常適用於年齡較小的SSD兒童或是合併有語言異常（如語言發展遲緩）的SSD兒童，亦即語言能力較低落的個案。

語言取向的介入法很適合年幼的個案，如 4 歲以下的兒童，或是特殊需求兒童，如自閉症或唐氏症兒童。因為 4 歲以下的兒童正處於語言發展時期，使用語言取向的介入法可以整體性地促進兒童語言的發展，對於某些語言面向不會有所偏廢。再者，年幼的兒童通常較無法長時間安靜地坐在椅子上（如 30 分鐘以上），且還能乖乖聽治療師的指令做仿說的訓練，因此由遊戲中學習可能是較佳的介入方式。

合併有語言異常的SSD兒童因為其語言問題較複雜，在評估和介入方面與單純功能性語音異常兒童是有所不同的。語言取向的語音介入法即是適用於同時具有語音異常和語言發展遲緩的個案，而這樣的個案通常嚴重度較高，語音清晰度較低，需要較長的介入療程，如 6 個月或更久。由於兒童在內在高層次音韻表徵的限制，若介入只集中於構音動作，其實成效有限。通常對於這樣的混合性個案，若只偏重其中一種介入（構音）則對於另一個或其他方面（如音韻或語言）有所偏廢。為了同時兼顧語音和語言能力的提升，有些語言治療師採取療程時段單項選擇性著重的作法，有些則採用融入的方式。選擇性著重的作法是某一段時間做語音的介入，之後一段時間則聚焦於語言的介入（如語意、語法等），一段時間後又集中做語音的介入。

語言取向的語音介入法常使用融入式的介入方式，亦可在一個介入節次中，於語音和語言方面同時做一些訓練，介入目標較具多元性。通常會以一個主題為中心出發延伸，例如：使用繪本活動或問答、猜謎活動，針對兒童的應答，會注意或聚焦於一個或一群目標音加以訓練，並增加該目標音的輸出練習機會。同時，在自然的問答間，加強使用重鑄的技巧，改善語音輸入的質量，以發揮潛移默化的效果。

這些語言取向的介入法強調語言的自然學習取向，語言取向的介入法強調語言學習應發生於自然的日常生活互動情境中，並應在自然的日常生活情境中促進它。介入大多採用非結構化或低結構式的活動，在活動時強調以兒童為中心的作法，以兒童的興趣為出發，營造環境中的溝通需求，提升自發啟動對話的溝通動機與增加溝通互動的機會與頻率。

這些語言取向的介入法大多皆可以採用間接介入的模式進行。鼓勵家長參與介入，訓練家長一些簡單的促進語音發展的策略或技巧，讓家長在家庭中實施語言／語音的促進活動，例如：教導家長使用語言重鑄的技巧，有助於兒童日常語音的輸入，因此家長參與和合作在語言取向的介入法中十分重要。在一個介入節次時間中，需要放較多的時間在家長衛教和諮詢方面，其他的剩餘時間則將重點放在檢核兒童語音或語言能力的變化，確定兒童進步的情形，給予家長回饋，相互討論，視其需要調整介入目標與介入方式。

語言取向介入法的優點是可以促進兒童語言各面向能力的成長，缺點是整體介入時程會延續較久，需要耐心等待，且因為聚焦度較低，短期在語音方面的成效可能較不明顯。對於一些年齡較小的個案，一些語言治療師採用的策略是剛開始一段時間採用語言取向介入法，待兒童年齡較成熟時，就改用較為有效率的語音動作取向或音韻取向的介入法。以下介紹幾種常見的語言取向的語音介入法。

第二節　全語言教學法

全語言教學法（whole language approach）原來的出發點是為了促進兒童的識字能力，改進語文教學。反對把語言的學習切割為「聽」、「說」、「讀」、「寫」四個部分來教，而是應該將語言視為一個整體、一種綜合的整體能力。語言學習的重點在於人際互動、意義的傳達與溝通，語言的聽、說、讀、寫全是為了溝通的目的而存在。全語言教學法主張要讓兒童沉浸在具有豐富語言性刺激的環境中學習語言，以整體溝通的方式來學習語言，促進兒童語言各面向的學習，亦即不只在語音方面，在語法、語意、語用各方面也可獲得提升。曾有研究者（Hoffman, Norris, & Monjure, 1990）比較全語言教學法和音韻取向介入法，各對 2 名 4 歲的語音發展遲緩兒童進行 6 週的治療，結果發現 2 個兒童的語音表現都獲得改善，而以全語言教學法介入的兒童在語言表達方面有更多的提升。

全語言教學法主張善用環境布置，提供兒童豐富的語言性刺激，如使用視覺、聽覺刺激，讓環境中充滿語言刺激，啟發兒童對語言的興趣，例如：提供豐富的文字視覺刺激環境，促進兒童對文字字體的孰悉和認識。全語言教學法十分重視閱讀活動，教學者通常偏好並擅長使用繪本閱讀活動，在閱讀活動中促進語言意義的分享與討論，藉以提升兒童各面向的語言能力。語言治療師可透過幾種不同形式的重說故事，通過對話互動和故事情境進行治療，並結合提示，來指導兒童目標音韻型態。

由於兒童各語言面向能力有多方面的損傷，如語法、語意等，音韻錯誤或許並不為人所注意，因此語言治療師運用全語言教學法的語音治療之前，須訂好具體的介入目標，如某個（類）目標音或去除某個音韻歷程。更常見的語音治療目標是在提升某個（類）目標音的可刺激性。在和個案互動時，語言治療師使用重鑄的技巧，加強個案對目標音的感知。治療者在活動中將焦點集中於目標音的刺激或產生方面，在活動中引導兒童注意這些語言刺激，提升兒童的可刺激性，例如：可透過繪本閱讀活動，在與個案的互動之中，藉由主題討論問答、鷹架敘事（scaffolding narratives）、重鑄等技巧（Tyler, 2002），延伸對目標語音的聽知覺刺激或促進對目標語音的仿說能力，藉以提升兒童語句表達的語音清晰度。

全語言教學法適用於合併有語言表達障礙的中度至重度音韻異常的兒童（McCauley, 2009），特別是有著不一致性音韻錯誤的兒童。全語言教學法是一種豐富式的教學法，提供許多活潑、新鮮、多樣的刺激，但語言治療師使用全語言教學法需注意為了避免刺激過多，造成個案紛亂無法專心學習語音的困擾，出現治療成效不佳的情形，因此有必要加以限制與聚焦，例如：需設定教學目標範圍並限定教學目標音，以提升個案的目標語音音韻能力，如此才能期待兒童出現較明顯的治療成效。

第三節　自然情境教學法

自然情境教學法（milieu teaching）的基本模式是以兒童為中心的互動

對話，其主要策略有：溝通需求營造、示範、提示、延宕、隨機教學（incidental teaching）、時間延宕（time delay）、重鑄等。此外，在與兒童互動時要注意空間關係，成人最好保持與兒童同樣高度，以減少壓迫感。

使用自然情境教學法之前，需要仔細觀察兒童在情境中的行為，適時地營造出一些溝通需求，使用一些環境安排（environmental arrangement）策略以促進兒童啟動溝通的興趣，例如：提供個案有選擇某物品的機會，或是故意導致出現意料之外的情境或反應，像是讓兒童無法拿到需要的物品，而需要提出請求，與人溝通互動。在與兒童互動溝通時，對於兒童的口語反應，使用重鑄的技巧自然地回應互動，讓兒童在潛移默化中學會一些詞語或是句子的語音或語意等。總之，自然情境教學法的重點是語言促進者在自然情境中想辦法製造兒童溝通的需求以及互動溝通的機會，藉由對兒童言語反應的回應技巧或策略，漸漸提升兒童的語言能力。

強化式自然情境教學法（enhanced milieu teaching, EMT）是同時促進兒童詞彙學習和語音產生，適用於語言發展遲緩合併有語音異常的年幼兒童。EMT 和傳統的自然情境教學法類似，都是在介入前有使用環境安排以及其他一些教學策略等。在語音的習得、類化和維持的介入過程中，EMT 的教學介入策略也使用一般的教學技巧，如提示、增強、示範和塑造等。在教學環境的安排上也是盡力營造啟動溝通興趣的教學教具、材料。較為不同之處在於 EMT 介入時有目標詞彙的設定，這些目標詞彙的選取主要根據兒童的語言發展和語音錯誤，也考量目標詞彙的功能性，EMT 的介入目標是讓兒童同時性地習得詞彙和語音。Scherer 與 Kaiser（2010）提倡將改良式自然情境教學法應用於唇顎裂的幼兒個案，幫助他們在日常生活情境中習得詞彙語音和基本語法。在一個以唇顎裂幼兒為對象的研究（Kaiser, Scherer, Frey, & Roberts, 2017）中發現，強化式自然情境教學法不僅可增加唇顎裂兒童的接受性的詞彙量，並且避免了不良的代償式構音習慣（這常出現於一般唇顎裂兒童的言語中），有關唇顎裂兒童言語介入請參看第 15 章。

強化式自然情境教學法強調讓兒童在不同的自然情境與社會互動中學

習詞彙語音，特別是兒童與其主要照顧者之間的互動，因為父母（或主要照顧者）為兒童語言發展的促進者。為此，理想的 EMT 的介入實施是直接介入加上間接介入的混合模式。

治療師需對兒童的主要照顧者進行對兒童溝通行為的反應性（responsiveness）的訓練，如覺察意圖、即時反應、給提示、對話輪替、語句延伸擴展（expansion）、重鑄等互動技巧的訓練，並可混合行為主義的增強技巧。讓兒童的主要照顧者每天在與兒童的互動中促進兒童的口語溝通行為，也可使其密集地監控兒童語言的發展與改變。EMT 重視教導家長重鑄技巧的使用，以促進兒童在日常生活情境中自然地習得詞語的音韻形式。重鑄技巧為EMT主要的語音／音韻矯正機制，有關重鑄技巧在第8章有較詳盡的說明。語句的擴展與延伸是大人將兒童的回答加以修飾成較完整、成熟的答話加以回應，無形間可促進兒童的語句表達能力。

強化式自然情境教學法重視對於家長的訓練，使用口頭和文字的方式進行對家長的衛教與討論，並且藉由示範、觀看影片、角色扮演等的方式練習這些技巧，讓他們回家後能類化所學到的促進語言發展技巧，每日記錄或檢核兒童的反應，並定期討論兒童進步的情形。強化式自然情境教學法重視家長的訓練與參與，然而當家長在語言能力上有所限制時，如非母語、第二外語時，或是語言覺識技巧較低時，自然情境教學法在家庭中的實施上可能會遇到一些困難。

第四節　關鍵詞介入法

關鍵詞介入法（core vocabulary intervention）（Dodd, Holm, Crosbie, & McIntosh, 2006）是針對構音錯誤不一致的 SSD 個案發展出來的介入法，約有 10%的 SSD 兒童表現出語音錯誤的不一致。這種語音錯誤不一致的 SSD 個案往往是嚴重度較高的個案，通常介入的成效也較差。這種語音錯誤不一致的性質和 DAS 的錯誤不一致性質是不一樣的，也會有語音錯誤不一致現象，但深層原因是因構音動作的計畫、程序化問題所導致，語音的發語單位愈長或語音組合愈複雜時，錯誤就會愈多。而語誤不一致的SSD兒童的根源是在音韻表徵的層次，因為每次提取出來音韻表徵變異性過大，而導致錯誤的不一致。語言治療師應該仔細分辨兩者之間的差異，採用適合的介入方法或策略。對於這種語音錯誤不一致非 DAS 個案介入的目標即在於一致性的語音產出，這也是關鍵詞介入法的介入目的。

有嚴重不一致的SSD與DAS間需小心區分，有嚴重不一致的SSD並不會出現DAS的動作徵兆，如DDK緩慢、舌摸索等。由於兒童還在學習說話，說話語音產出的不一致在兒童言語中十分常見，但何謂較嚴重語音錯誤的不一致？標準為何？語音不一致的標準一般定在40%，若語音產出有 40%以上不一致則可認定有語音錯誤不一致（Holm, Crosbie, & Dodd, 2007）。語音不一致評估的方式為使用一組 25 個由常見詞彙組成的詞語刺激項，每個詞各重複評估 3 次，重複評估之間需有時間延宕，可穿插其他活動。之後計算產出的不一致次數，而非錯誤音。3 次產出兩兩相比較，若有不同者則計 1 分，是為不一致分數，將之加總後再除以 50，算得不一致百分比，若大於 40%則屬於有嚴重的不一致的音韻異常。

McIntosh 與 Dodd（2009）提倡對於有嚴重的不一致的 SSD 兒童使用關鍵詞介入法，可得到較好的介入成效，因為關鍵詞介入法的目標不在構音的正確性，而是語音產出的一致性。Crosbie、Holm 與 Dodd（2005）以 18 位嚴重 SSD 兒童為對象展開介入研究，結果發現，比起音素對比法，關鍵詞介入法對於錯誤不一致的SSD兒童有較好的成效。使用關鍵詞介入法在介入時會使用一組關鍵語詞，重複教導，讓個案反覆練習這組關鍵詞，讓它們具有一致性的產出。所謂的關鍵詞語為日常生活中發生率較高、較常被使用的詞彙，是具有功能性的詞彙，控制數量在約 70 個左右（Dodd, Holm, Crosbie, & McIntosh, 2010）。一開始先使用其中的一小組，如其中 10 個詞彙，加以訓練後，再視個案進步情況陸續加入新的詞彙。關鍵詞介入法的使用強調最好能邀請家長參與治療，讓家長在治療時觀摩治療師的介入示範，讓個案回家後也能在家長的促進下練習說這些詞彙，並加強這些詞彙於日常生活中的使用，語音有助於跨情境的類化。

第五節　基於語音清晰度與正確性的自然語音介入法

基於語音清晰度與正確性的自然介入法（naturalistic intervention for speed intelligibility and accuracy）（Camarata, 1993, 2010）主要是針對語音清晰度低的嚴重 SSD 個案或是年幼的 SSD 個案。介入的目標主要是提升整體的語音清晰度，語音產出的正確性則在其次。影響語音清晰度的因素除了基本的構音外，還有嗓音、語速、語調等調律因素，這裡所說的「語音清晰度」其實是指「語音的可理解度」，因為在日常生活中語音的辨識還包含一些情境、上下文因素等。進行此介入法之前的語音評估，除一般的構音評估外，還需評估語音清晰度（Yoder, Camarata, & Gardner, 2005）以確定治療成效。基於語音清晰度與正確性的自然介入法一般使用直接和間接混合的介入模式。間接介入的部分會邀請家長、學校教師參與。

自然介入法有介入目標音的設定，因此在介入環境安排和介入材料中必須含括有目標音的詞彙。在介入時，兒童的溝通啟動與成人的適當反應是此介入法的重要成分。對於清晰度不佳的個案，開放性語音輸出可能會使人無法理解其所說的話，而無法進行溝通或施以重鑄技巧，由於重鑄是溝通夥伴以更為正確的方式（如正確的語音或句型）重複兒童所說的話語，若成人無法理解兒童的語音輸出將無法進行重鑄。因此介入時有必要限制語音詞彙的範圍與主題，藉著上下文語境得知兒童要表達的真正目標詞語。在介入時，並不像語音取向的介入法強調仿說和練習，而是著重於在自然對話的情境下，兒童能自發性地嘗試說出詞語，儘管所發出的語音並不是很正確，但他的溝通夥伴成人能對其口語反應加以重鑄與增強，使兒童漸漸地提升語音清晰度。

自然介入法強調自然對話與清晰度，最大優勢是在語音學習類化方面，其適用對象很廣，除語音能力處於較初階的兒童外，對合併有語音異常的智能不足（Wilson, Abbeduto, Camarata, & Shriberg, 2019; Yoder et al., 2005）和自閉症（Smith & Camarata, 1999）個案也可獲得不錯療效。

參考文獻

Camarata, S. (1993). The application of naturalistic conversation training to speech production in children with speech disabilities. *Journal of Applied Behavior Analysis, 26*(2), 173-182.

Camarata, S. (2010). Naturalistic intervention for speech intelligibility and speech accuracy. In A. L. Williams, S. McLeod, & R. J. McCauley (Eds.), *Interventions for speech sound disorders in children* (pp. 381-406). Baltimore, MD: Paul H. Brookes.

Crosbie, S., Holm, A., & Dodd, B. (2005). Intervention for children with severe speech disorder: A comparison of two approaches. *International Journal of Language & Communication Disorders, 40*(4), 467-491.

Dodd, B., Holm, A., Crosbie, S., & McIntosh, B. (2006). A core vocabulary approach for management of in consistent speech disorder. *Advances in Speech Language Pathology, 8*(3), 220-230.

Dodd, B., Holm, A., Crosbie, S., & McIntosh, B. (2010). Core vocabulary intervention. In A. L. Williams, S. McLeod, & R. J. McCauley (Eds.), *Interventions for speech sound disorders in children* (pp. 117-136). Baltimore, MD: Paul H. Brookes.

Hoffman, P. R., Norris, J. A., & Monjure, J. (1990). Comparison of process targeting and whole language treatments for phonologically delayed preschool children. *Language, Speech, and Hearing Services in Schools, 21*(2), 102-109.

Holm, A., Crosbie, S., & Dodd, B. (2007). Differentiating normal variability from inconsistency in children's speech: Normative data. *International Journal of Language & Communication Disorders, 42*(4), 467-486.

Kaiser, A. P., Scherer, N. J., Frey, J. R., & Roberts, M. Y. (2017). The effects of enhanced milieu teaching with phonological emphasis on the speech and language skills of young children with cleft palate: A pilot study. *American Journal of Speech-Language Pathology, 26*(3), 806-818.

McCauley, R. (2009). Prioritising goals for children with speech and language disorders. In C. Bowen (Ed.), *Children's speech sound disorders* (pp. 82-84). Oxford, UK: Wiley-Blackwell.

McIntosh, B., & Dodd, B. (2009). Evaluation of core vocabulary intervention for treatment of inconsistent phonological disorder: Three treatment case studies. *Child Language Teach-*

ing and Therapy, 25(1), 9-29.

Scherer, N., & Kaiser, A. (2010). Enhanced milieu teaching/phonological emphasis: Application for children with cleft lip and palate. In L. Williams, R. McCauley, & S. McLeod (Eds.), *Speech sound disorders in children* (pp. 427-452). Baltimore, MA: Paul H. Brookes.

Smith, A. E., & Camarata, S. (1999). Using teacher-implemented instruction to increase language intelligibility of children with autism. *Journal of Positive Behavior Interventions, 1*(3), 141-151.

Tyler, A. A. (2002). Language-based intervention for phonological disorders. *Seminars in Speech and Language, 23*, 69-82.

Wilson, E. M., Abbeduto, L., Camarata, S. M., & Shriberg, L. D. (2019). Speech and motor speech disorders and intelligibility in adolescents with Down syndrome. *Clinical Linguistics & Phonetics, 33*(8), 790-814.

Yoder, P., Camarata, S., & Gardner, E. (2005). Treatment effects on speech intelligibility and length of utterance in children with specific language and intelligibility impairments. *Journal of Early Intervention, 28*(1), 34-49.

Young, E. C. (1983). A language approach to treatment of phonological process problems. *Language, Speech, and Hearing Services in Schools, 14*, 38-46.

Chapter 12

音韻覺識能力的評估與介入

學習目標

讀者可以由本章學習到：

- 音韻覺識的定義
- 音韻覺識能力的發展
- 音韻覺識能力的評估
- 音韻覺識能力的介入技巧

第一節　何謂音韻覺識

音韻覺識又稱為「聲韻覺識」，是指個體可以在意識上指認出語音信號中所含有的語言單位，如詞彙、音節或音素，而這些是組成連續語音的片段元件或成分（Bernthal, Bankson, & Flipsen, 2017），在這些成分中尤以對音素的覺識最被重視，乃屬於較為深度的覺識。音韻覺識的本質是屬於後設性語言（metalinguistic）能力，代表個體可以將語音當作是一個物件加以分析、操弄和置換的能力。一個自然的兒童語言學習過程（如圖12-1），是先從「聽」、再學會「說」、再學會「閱讀」、再學會「書寫」。一般認為音韻覺識是發展識字閱讀能力（literacy）的基礎。

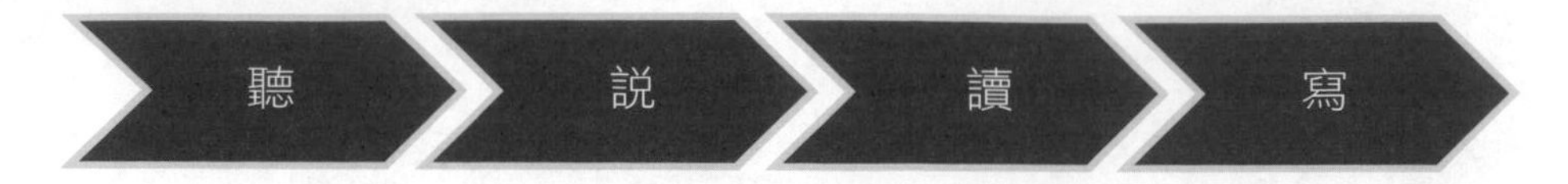

圖 12-1　兒童語言學習的自然歷程

音韻覺識和語音知覺有密切關係，音韻覺識根源於語音知覺，但是和語音知覺是不同層次的能力。相較於語言的聽知覺，音韻覺識對於語言的學習並非是必要條件，但對於整體語言能力有促進之效。語音區辨和音韻覺識到底有何不同呢？音韻覺識可說是以語音知覺做基礎往上延伸發展出來的高階能力；語音聽知覺是聽覺理解的底層（或可說是低階）的能力。語音區辨和語音辨識是屬於語音聽知覺能力，是內隱的基礎聽知覺能力，語音區辨是區別兩個音之間差別的能力，例如：「八」和「趴」的音聽起來是不一樣的。語音聽知覺能力是一般兒童在 1 歲時就開始發展的能力，一般兒童在學齡前階段語音知覺能力則在持續習得與精進的發展中（張顯達、許碧勳，2000；曹峰銘、劉惠美，2014；劉惠美、曹峰銘、張鑑如、徐儷玲，2013；鄭靜宜，2016）。音韻覺識能力的發展一般晚於語音聽知覺的發展，因為音韻覺識是較高層次的後設認知能力。音韻覺識是個體可在意識層次去對語音做切割或組合等心理運作或操弄，個體可分析而覺知到語音的內在成分，如音節中的音素或聲調覺知。

一般認為，音韻覺識能力是閱讀學習的基礎，音韻覺識能力約在 4、5 歲開始發展，一直到學齡期都會繼續成長。我們對於母語的語音通常有語音區辨能力，但缺乏音韻覺識能力，例如：我們在台灣的人，通常會講一些台語詞彙，也可判斷語音講得正不正確，但大多數人都無法覺知台語詞語中所含的音素，如子音、母音或是哪一種聲調。這種情形類似於我們可以哼出一些歌曲，但卻無法唱出該曲的音符名稱。語音的音韻覺識能力似乎需要被教導或訓練才能有所增長。

除了和語音知覺關係密切外，音韻覺識能力和語音製造能力之間也有著密切的關係，一些研究（Rvachew, 1994; Webster & Plante, 1992）發現，兒童的音韻覺識能力與語音清晰度和閱讀能力有顯著相關，而音韻覺識能力的提升有助於語音產生正確性的增加，因此音韻覺識的促進也是語音介入的一個方法。

音韻覺識和閱讀能力的關係

一般兒童語言的學習是由聽、說、讀、寫的順序依次發展而來。由嬰兒期開始即接收許多環境中的語音刺激，學習聆聽，到了約 6 個月大時會發出一些近似音節的語音，接著漸漸會說出單音節詞、雙音節詞、短語和句子，到了接近小學入學階段，開始正式學習閱讀和書寫。兒童在國小低年級時開始大量學習文字符號，展開學習閱讀的序曲。在這個時期，學習重點是認字，要學會語音符號和文字符號間的轉換，建立語音、語意與文字符號的連結，需將連續序列式的語音信號切割為片段，去和不連續的書寫符號做對應連結。在這個過程中，對於其語言系統語音的了解和分析是相當重要的。此時若對於語音的認識僅止於知道其意涵是不夠的，還必須能夠細緻地分析語音中的特徵性，區辨出各語音類別的差異性，並且辨認出語音中的音素成分。

文字閱讀是個複雜的歷程，主要包括識字（word recognition）和理解（comprehension）兩個成分，而識字是兒童學齡階段需發展的重要技能，在短短幾年之內，兒童需學會語言文字系統中上千個符號的形、音、義。對於使用拼音文字系統的兒童，在識字能力的發展過程中，學習語音和字母的對應關係是相當重要的，而對於非拼音文字系統的使用者而言，形音對應的學習也同樣地重要，甚至更是迫切，例如：在台灣，中文的學習在低年級階段需要學習注音符號，以注音符號系統作為過渡，先學習語音和注音符號之間的轉換，透過文字旁邊所附的注音符號將文字解碼，而語音在其中實扮演著重要的角色，透過語音觸接（access）語意，逐漸建立起字形和意義之間的連結，並學會語音和字形的轉換。此階段兒童需要在短時間之內，建立兩套書寫符號系統（注音符號、文字符號）、語音、語意之間四者的連結對應關係。在這個複雜的學習過程中，若個體對於語音類別的區辨與辨識能力存有缺陷，將會影響這些符號系統間轉換的學習，產生對文字符號解碼的困難，造成閱讀理解的困難。因此，在這個階段兒童對語音的解析可謂是個關鍵能力，而對於語音的解析涉及音韻處理和音韻覺識能力。

語言學習，如詞彙發展和拼音知識的增長，是影響兒童早期音韻覺識能力的重要音素（Burgess & Lonigan, 1998）。整體語言的學習（如說話、聽覺理解、詞彙、語法）牽涉的因素良多，除了基礎的感覺知覺能力之外，也需要高層次思考的能力，如詞義概念的比較、抽象推理和一些世界的知識。由於音韻能力是一種內化的潛在能力，音韻能力的發展建立於個體敏銳的語音區辨能力的基礎上，而音韻覺識能力則又建構於音韻能力之上。對於聲學語音信號首先要能做有效的區別和辨識，才能達到後續音韻知識的累積和運用，因此語言的學習是以語音聽知覺為起始點，「由下往上」階層性地發展出來。圖 12-2 呈現兒童語言由聽、說、讀、寫的順序發展，「由下而上」的語言學習內在階層關係模式。具有正常聽力的兒童，暴露於適當的語言環境中，並與他人互動接收詞語語音，學會區辨語音間對比的差異，在記憶中形成音韻表徵，隨著音韻表徵的增加，漸漸可對語音表徵加以分析比較，能覺知各語音表徵之間的差異，而這些音韻知識的覺知有助於學習文字符號時連結詞彙語音的記憶，藉以促進對文字符號的學習，因此，音韻覺識可說是兒童言語能力提升（或過渡）到閱讀能力的橋梁。

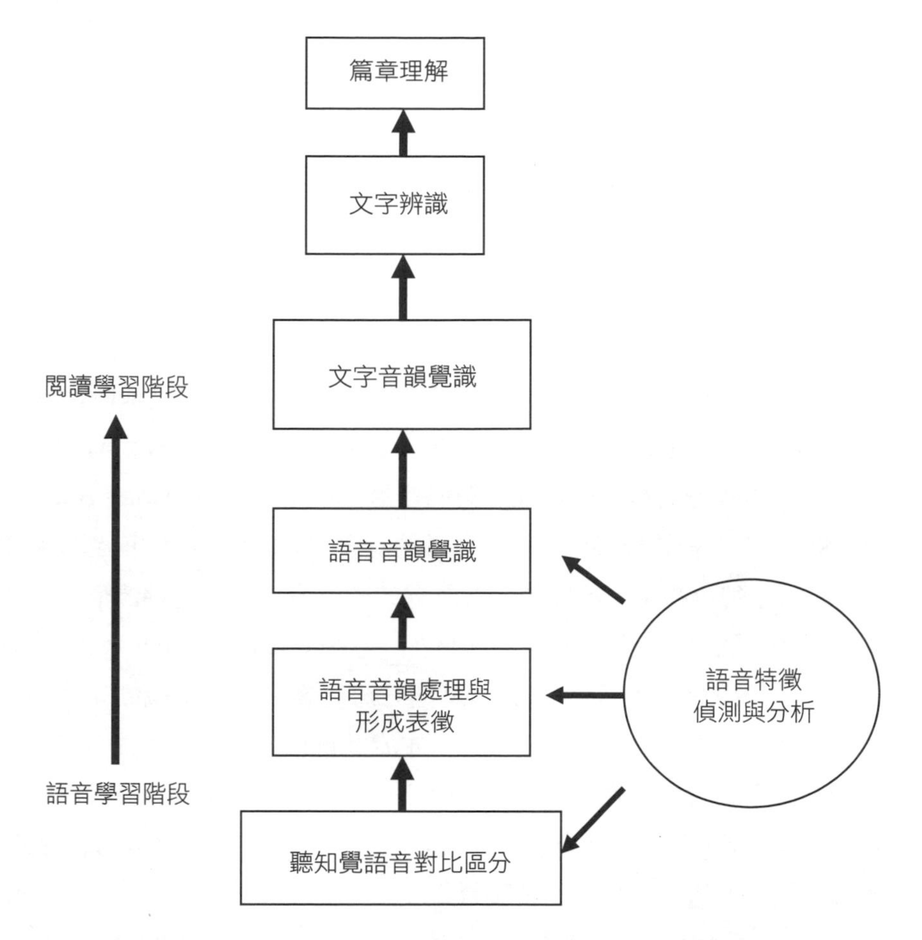

圖 12-2　兒童由語音學習到閱讀學習發展的內在階層模式

第二節　音韻覺識能力的發展

就一般正常兒童而言，若無訓練，音韻覺識能力的發展一般會較語音發展時間為晚。雖然學齡前的兒童就已經開始發展了一些淺層的音韻覺識能力，如音節覺識或韻母覺識，但多數的音韻覺識能力在學齡時期發展習得，尤其是當學齡兒童在學習文字時會對音素的覺識有不少的增進。由語言單位來看，音韻覺識能力的發展通常是由大單位到小單位，亦即對語音由較粗淺的覺識狀態到較深或較精緻的覺識狀態。對音節的覺識通常早於對音素的覺知（Treiman & Zukowski, 2013）。對於音節、韻母或聲母的覺識是屬於較淺層次的覺識，而對於語音之音韻組成架構分析（聲母、韻母）或其中音素的覺知是屬於較為深層的音韻覺識。

兒童約在 4 歲時開始發展出對音節的覺知，5 歲時有較成熟的音節覺識能力，研究發現兒童的數音節作業正確率達 90%（Moats, 2000）。對韻母（rhyme）覺知發展的時間約和音節覺知的時間相近（Schuele & Boudreau, 2008），兩者不相上下，約在 5 歲時達成熟（Bernthal et al., 2017）。頭韻覺識的發展則較晚於韻母覺識，Lonigan、Burgess、Anthony 與 Barker（1998）發現 5 歲兒童頭韻的覺識（alliteration）正確率未達 50%，尚未達習得標準。頭韻是西方詩歌或繞口令中的一種押韻形式，在一句話中的詞語具有相同起始子音，例如：「She sells seashells by the seashore.」。對於頭韻的覺識在華語即是指聲母覺識。音素覺識的先備條件是兒童需要有完整的的音素表徵系統，才能進行音素的切割與拼合，因此音素覺知的發展時間通常較晚，需要到 7 歲之後（Bernthal et al., 2017; Treiman & Zukowski, 2013），甚至有研究發現十二年級的兒童（18 歲）對於一些複雜需要音素層次操弄的音韻覺識作業，正確率也只達 60%（Calfee, Lindamood,& Lindamood, 1973）。總而言之，音韻覺識能力的發展由學前階段開始萌發，高層次的能力精熟於學齡期，發展通常從對較大單位的覺識（如詞彙、音節）開始到較小單位的覺識（如音素、特徵等），所跨越的時間比語音習得的時間還長久，兒童音韻覺識能力的發展同時和語音發展以及閱讀識字能力發展有關。

兒童語音知覺和音韻覺識的關係密切，語音知覺可說是音韻覺識能力的知覺基礎。兒童能發展出音韻覺識的先備條件之一是具有敏銳的語音知覺能力，而語音知覺中對於語音的區辨和類別辨識是主要的能力。若兒童在接收、處理、理解和提取語音訊息的過程中出現困難，將影響到他們的音韻處理、音韻覺識，並對閱讀能力的發展產生不利的影響。一些研究

（Rvachew, Nowak, & Cloutier, 2004; Winitz, 1985）指出，對於兒童的語音知覺區辨訓練有助於音韻覺識和語音對比概念的建立。雖然聽知覺訓練不見得對於誘發語音的產生有直接的效果，但可在語言治療的初期幫助兒童建立語音對比概念和音韻覺識能力。語音區辨能力為語音覺識的先備條件之一，因此兒童音韻覺識的能力和語音聽知覺能力實有著密切的關係。

另一方面，進入小學之後，兒童對於文字符號的學習也會加強其音韻覺識的能力，兩者具有相輔相成的關係。尤其是對於拼音文字的使用者而言，音韻覺識對於文字閱讀能力的發展有著關鍵的地位，因為文字本身具有強烈的表音特質，尤其是西方語言中許多詞彙中的字母和音素之間存有規則的對應關係，可由文字符號直接解碼轉換成音韻碼，再由音韻碼觸接語意與概念，進而了解文意。一些研究（Adlof, Catts, & Lee, 2010; Bryant, MacLean, Bradley, & Crossland, 1990; O'Connor & Jenkin, 1999）發現，兒童音韻覺識能力的高低和他們後續語言能力的發展有密切的關係，例如：Brady、Fowler 與 Stone（1994）的研究發現，說英語的學前兒童對頭韻的覺識技能和他們三年後的閱讀成就有高相關；O'Connor 與 Jenkin（1999）的研究也發現，在幼稚園時期所測得的音韻覺識測驗分數可以預測學童一年級期末的學習成就，並可區別出之後出現會閱讀障礙的學童。也有許多研究（Laing & Espeland, 2005; Stothers & Klein, 2010; Swan & Goswami, 1997）發現，音韻處理缺陷是閱讀障礙的主因，而音韻覺識訓練則是常見的介入、補救教學的措施。

由於音韻覺識能力的內涵異質性頗大，含括了許多不同層次的覺識，對於不同層次音韻覺識能力的測量各由不同音韻覺識作業來評估。各種的音韻評估作業各自測量不同層次或不同面向的音韻覺識能力，其間的難易度差異頗大。常見的音韻覺識作業有數音節數量、韻母的偵測、說出同韻母的音節、頭韻偵測、說出同聲母的音節、音節的切割、音素的拼合（blending）、聲韻互換拼音作業（spoonerism task）和刪除音節中音素等。有關這些音韻覺識的評估作業在後方段落中有進一步的說明。其中常見的頭韻偵測作業是由幾個詞中找出當中有哪些個是具有相同起始子音，或是找出哪一個詞有「與眾不同」的子音，例如：「不」、「度」、「大」中，說出哪兩個音的聲母是一樣的？或是找出哪一個的聲母是不同的？也有一種形式是判斷一組詞之中（如「山」、「書」），是否具有相同的起始子音。各研究中不同形式作業的使用可能會影響音韻能力發展時間的判斷，而造成各研究結果的不一致，因此對於音韻能力的發展，至今尚無較精確的發展進程。

華語的音韻覺識

絕大多數的音韻覺識研究參與對象為學齡兒童，研究焦點大多放在音韻覺識和中文文字特性的相關。因為西方語言以拼音文字為主，兒童可能因為音韻能力的缺陷導致音韻覺識能力低落，進而影響閱讀識字能力的發展；而中文並非拼音文字系統，在學習方面，語音是否對文字較不易產生影響呢？事實上，中文的文字和語音並非完全無關，中文字中含有大量的形聲字，形聲字含有語音的成分。多數的研究結果顯示，對於學習中文文字的兒童而言，音韻覺識能力依然是相當重要的，尤其是在閱讀能力發展初期—識字階段的學習（李俊仁，2010；宣崇慧、盧台華，2006；柯華葳、李俊仁，1996；曾世杰、簡淑真、張媛婷、周蘭芳、連芸伶，2005；黃秀霜，1997）。柯華葳、李俊仁（1996）使用縱貫法研究低年級學生聲韻覺識與認字能力的關係，發現兩者具有顯著相關，但隨著學生識字量逐漸增加，兩者的相關亦逐漸降低。曾世杰等人（2005）亦發現不同年級的學齡兒童聲韻處理能力與中文的認字及閱讀理解有顯著相關。

兒童能使用注音拼音其實就是一種音韻覺識能力的展現。由於台灣的小學生在小一上學期的前十週皆會接受注音符號的教學，注音符號的教學對於音韻覺識有直接的促進作用，甚至對於成人的音韻覺識也有影響。李俊仁、柯華葳（2009）的研究即發現讓台灣小學生和成人做刪音首的音韻覺識作業，受試者皆以注音符號為運作的形式，因而推論台灣學生的聲韻表徵運作單位是以注音符號所表徵的聲母與韻母為主。事實上，國內研究的一些音韻覺識測試的指導提示和要求作答的形式，許多皆是以注音符號為主，如「聲韻覺識測驗」（曾世杰，1999），而造成「音韻」概念與「注音符號」混淆的情形，甚至許多人誤認為聲韻覺識教學就是注音符號的教學。李俊仁（2010）指出音韻覺識測試必須以聽覺方式呈現，以降低文字符號（如注音符號）的作用，音韻覺識評估作業以聽覺語音的方式呈現刺激，並在後續訓練中需釐清音韻覺識與注音符號之間的關係。

林佳瑜、葉麗莉（2019）是少數以學前兒童為對象（120 位）的華語音韻覺識研究，探討音韻覺識與聲母構音能力關係。發現正常學前兒童隨著年齡增加，音韻覺識和聲母構音能力兩者同步增進，且發現音節覺識和韻母覺識表現顯著優於聲母覺識。而構音能力低落組在三項音韻覺識皆顯著低於正常組。華語的聲調覺識也是屬於音韻覺識能力的一種，宣崇慧、盧台華（2006）以 60 位國小一至二年級學童為對象，探討音韻覺識和識字閱讀的關係，研究發現一年級兒童的聲調覺識能力與字、詞閱讀表現有關，二年級的字詞閱讀表現主要受一年級識字量所影響，並指出聲調覺識能力在字、詞閱讀能力發展上的重要性高於其他音韻覺識能力，且其重要性會一直持續到二年級。

第三節　語言障礙者的音韻覺識

由於兒童語言的聽、說、讀、寫能力是建立於語音知覺的區辨能力之上，語音知覺可說是語言學習的基礎。一些研究（Corriveau, Goswami, & Thomson, 2010; Nijland, 2009; Tallal, 1980; Tallal, Miller, Jenkins, & Merzenich, 1997）指出，語音知覺能力缺陷常是造成語言發展遲緩和閱讀障礙的原因之一，而這些知覺異常兒童通常具有正常聽力，但在聽辨語音時卻有區辨的困難，例如：Ferreira、Rennberg、Gustafson 與 Wengelin（2007）的研究，他們調查了 12 位言語障礙兒童的文字知識、音韻覺知、語言技巧、數字廣度和聽知覺區辨，發現這些變項中，聽知覺區辨能力和語言技巧與兒童的識字能力有密切相關。若兒童對於語音無法區辨和辨識，會影響語音的構音和音韻概念的形成，進而可能影響更高層次語言的學習，例如：

語言的語意、語形、語法、語用等的學習。語音知覺能力不佳的兒童通常在國語文和外國語文的學習上會有相當大的困擾。另一方面，提升兒童語音知覺能力將可能有助於他們語言能力的增長。

許多研究指出，學習障礙兒童或閱讀障礙兒童存在著語音知覺的缺陷，許多研究發現學障者的語音知覺判斷不如年齡相近的控制組（Jerger & Martin, 1987; Pressman, Roche, Davey, & Firestone, 1986; Tallal, 1980; Tallal, Merzenich, Miller, & Jenkins, 1998; Troia, 2003; Waber, Weiler et al., 2001; Walker, Shinn et al., 2002），例如：Tallal（1980）指出，閱讀障礙兒童在聽覺上處理快速頻譜動態性的語音特徵方面有缺陷存在，以至於造成在音韻覺識和閱讀理解方面表現較不理想。快速頻譜動態性的語音特徵是指介於子音和母音間的共振峰轉折，通常共振峰轉折的時長短暫，此段音段同時攜帶著子音和母音的特徵訊息，對於辨識整個音節扮演重要的角色。由於一些閱讀障礙兒童無法掌握變化十分迅速、時長十分短暫（約 40 毫秒）的共振峰轉折帶，也無法整合語音聲學的線索，有聽覺處理的缺陷而導致語音知覺辨識的困難，進而影響後續語言讀寫的發展，因此若能將語音的共振峰轉折帶拉長或加強，則可能有助於語音辨識。共振峰轉折的改變對於華語語音是否有助辨識呢？此方面相關的研究相當稀少。

一些兒童在表面上沒有明顯語言表達的語音問題，但他們在處理關於語言和語音系統之間的訊息有其困難，形成較為特殊性（specific）的語言理解和表達方面的缺陷，後續更可能造成學業低成就和社會的適應困難。美國聽語學會（ASHA, 1996）將所有具有聽知覺處理方面之缺陷者統稱為中樞聽覺處理異常（CAPD），CAPD 可能存在於發展遲緩和中樞神經病變的群體中。CAPD 是指個體的周邊聽覺機制正常，但在中樞聽知覺處理過程中有一項或多項聽覺行為或功能有缺陷者。Jerger 與 Musiek（2000）指出，聽知覺處理異常（APD）是指聽覺管道所傳入的訊息在處理方面的缺失，和聽理解、語言發展及學習方面的困難有關。陳立芸、劉惠美（2010）以特定型語言障礙兒童為對象的研究發現，他們的聽知覺區辨表現較正常控制組為差，在頻率差異聽辨、語音聽辨及聲調聽辨作業上的表現都明顯低於一般兒童，當語音長度較長正確率會較高，並發現聲調聽辨及頻率差異聽辨表現與三項語言測驗的表現有中度的相關。

目前已經有許多研究結果支持對於語言障礙兒童實施早期音韻相關介入的效果（Pikulski, 1994; Torgesen, 2000; Togesen et al., 2001; Torgesen, Wagner, Rashotte, Herron, & Lindamood, 2010），例如：Koutsoftas、Harmon 與 Gary（2009）對於學前家庭低收入、低成就兒童進行 6 週的音韻覺識訓練，即發現顯著的正向成效，並支持早期介入的意涵。可見，對於語言能力低落的兒童，早期音韻覺識介入有其必要性，能及早評估、及早介入，即可避免其他續發性問題的產生。

第四節　音韻覺識能力的評估

音韻覺識能力的評估需使用音韻覺識作業，音韻覺識作業主要是在測試個體語音切割或組合的能力，例如：可以將多音節詞的語音切割成一個個分開的音節，此即對音節的覺知，或是將音節切割或解析分為聲母和韻母兩部分，或是將音節分解為一個個的音素的解析能力，又或是可操弄音素運用語言的聲韻組合規則將音素組合成音節。華語的音韻覺知和英語等西方語言不同之處在於多了對聲調的覺知。

常見的音韻覺識作業包括：有聲母覺識、韻母覺識、聲調覺識、音節覺識、聲韻互換拼音作業。其中聲母覺識（頭韻覺識）是覺知音節的起始子音，在華語中音節的起始子音即是聲母，因此頭韻覺識在華語即是聲母覺識。音韻覺識作業的刺激需以語音的方式呈現，以尋找和目標音節相同聲母、韻母或聲調的方式進行。音韻覺識作業中通常一個嘗試（題項）中會有多個語音的呈現，例如：先呈現目標音節「爸」，再呈現兩個選項「白」、「搭」，問受試者哪一個選項和目標音節「爸」的聲母相同？答案為「白」音。附錄四列有一些華語聲母覺識、韻母覺識、聲調覺識作業的刺激題項，可供參考。純粹的音韻覺識作業刺激是以語音的形式呈現，若純以視覺文字形式呈現則會涉及受試者的文字認讀能力，受試者可能因為無法對文字解碼而無法知道該詞的語音，而不能覺識其音韻成分。因此，對於文字詞彙的音韻覺識的歷程較語音的音韻覺識複雜，認知階層性也較高。

對於SSD兒童的音韻覺識介入目標與閱讀障礙或其他語言障礙兒童的介入目標可能有所不同。由於對於SSD兒童的介入目標是以其構音正確性為主，對於SSD兒童的音韻覺識評估與介入，應以其錯誤音或錯誤音對比為主。表 12-1 列出以對比分類的華語音韻覺識測試項目的類別。

表 12-1　以語音對比分類的音韻覺識測試之項目類別

聲母覺識	韻母覺識	聲調覺識	兩聲母互換拼音
送氣對比	單母音對比	單音節對比	無聲調
捲舌對比	雙母音對比	雙音節對比	有聲調
構音方式對比	複合韻對比（介音有／無）		
構音位置對比	聲隨韻母對比		

對於學前兒童的評估，一個音韻覺識作業中一個節次通常呈現約 20 至 30 個嘗試項次，不宜過多，以免造成疲勞。刺激雖然為聽知覺性質，但最好能輔助以視覺選項，例如：圖 12-3 呈現一個韻母覺識作業項目的介面，圖中詞語「熊」有實際的圖像輔助。圖 12-4 則為一個簡單的聲母覺識作業介面，在讓受試者判斷兩個音節是否具有相同的聲母，介面上左右各呈現有一隻動物，點按會出聲，此種介面最簡單的製作方式是可利用 Microsoft PowerPoint 來設計施測介面。

除了以上「和目標音配對（match）」的作業方式以外，音韻覺識作業也常常見用「異音偵測」（oddity）的方式進行。異聲母偵測作業通常是在一個嘗試項中呈現多個音節，再問哪一個和其他的不同，簡言之，就是找出「與眾不同」者，例如：「茄、敲、交」三個音，問哪一個和其他兩個的聲母不一樣，答案為「交」音，圖 12-5 呈現聲母覺識的異音偵測作業的介面。附錄四所列的項目也可改以「異音偵測」的方式進行。通常填

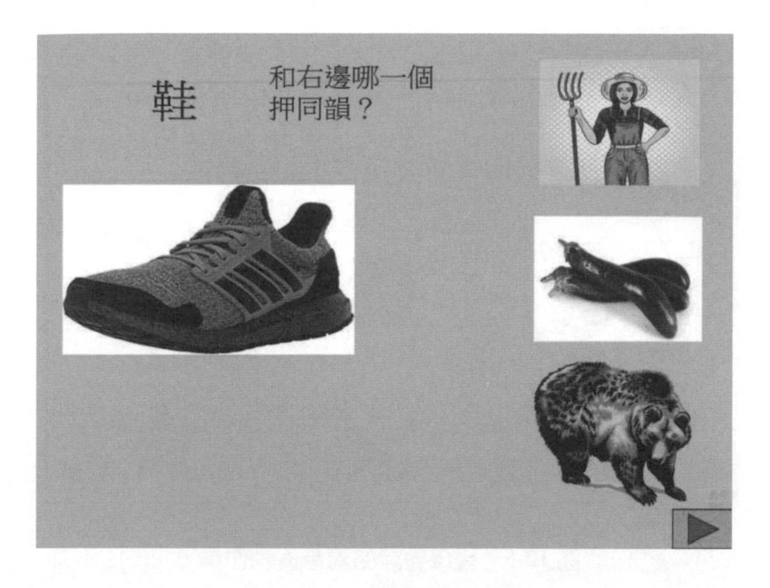

圖 12-3　韻母覺識作業

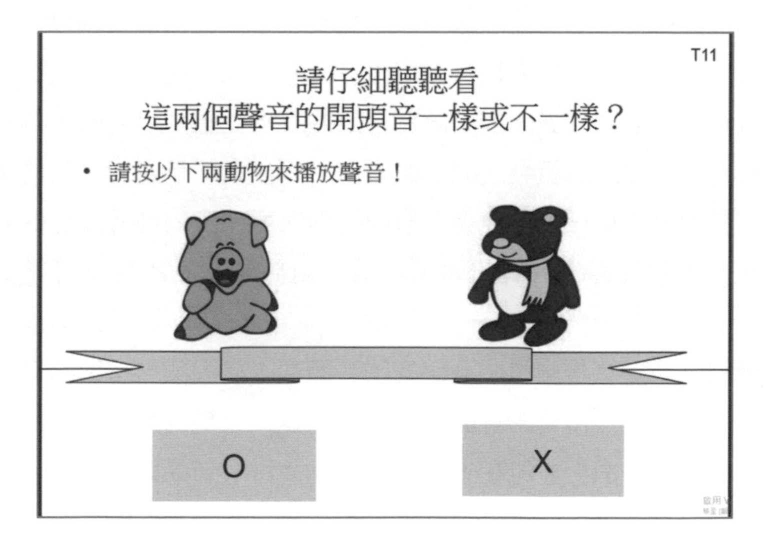

圖 12-4　聲母覺識作業

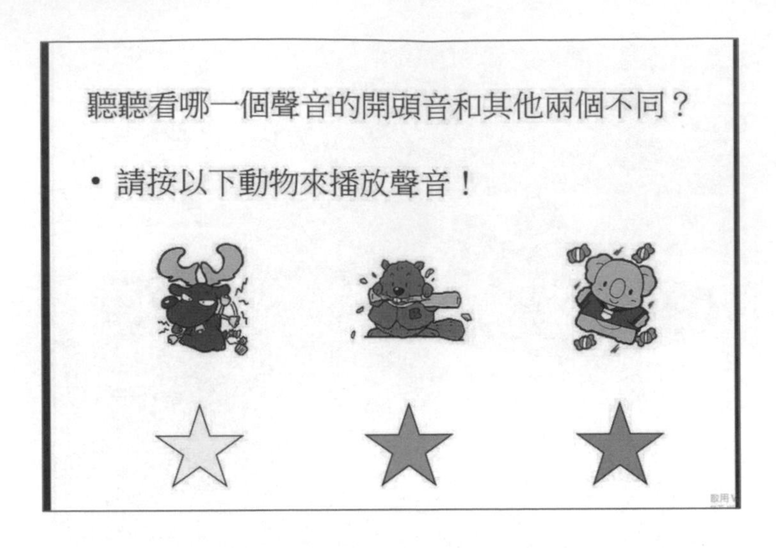

圖 12-5　聲母覺識的異音偵測作業

充混淆項目會使用和目標音成對的對比音，所組成的具有最小音素對比性質的音節，如ㄆㄚ（目標音）vs.ㄅㄚ（對比音）。韻母覺識則以偵測不同押韻的音節為主。聲調覺識也可以用異音偵測，以三選一的方式進行，判斷哪一個音節有不同的聲調。對於雙音節的聲調覺識則是判斷兩個雙音節詞是否具有同一種聲調組合，如「頭髮」、「牙齒」是否兩詞語的聲調形式相同。其中三聲加三聲的變調情形則特別考慮。由於純粹聽覺的異音偵測作業十分考驗注意力和聽覺短期記憶，對於較年幼的兒童可能會有困難。

兩聲母互換拼音作業是由兩個連續音節中，擷取第一音節的聲母和第二音節的韻母拼成一個新的音節。刺激呈現是以聽覺的形式為主，受試者需要分析音節的聲韻，並能在工作記憶中互換拼成新的兩個音節，例如：呈現「ㄍㄡ、ㄊㄢ」兩音節語音，受試者需要回答「ㄍㄢ、ㄊㄡ」兩音節，音節皆為一聲；又如：呈現「痲、本」兩音節語音，受試者需要回答「門、把」兩音節。此作業需加入原來的音節聲調變化，然而此類型的作業對於學前兒童恐過於困難，在預試之時，若正常的同年齡孩童答題情況不佳，則應考慮略過，或以更簡單的形式呈現，如以注音符號提示聲母。

「區辨錯誤音覺識作業」可根據兒童在聽知覺區辨作業的混淆錯誤語音，以這些音為刺激材料，進行深度的測試，將錯誤音（如為聲母）和不同韻母拼組成音節，進行對於兩個成對的語音的聲母區辨測試，或是更進階地進行聲母的覺識測試，例如：受試兒童在聽知覺上有「ㄑ」和「ㄐ」音的混淆，在此部分會有判斷「ㄐㄧ、ㄐㄩㄝ」兩個音的聲母是否相同，或是判斷「ㄑㄧㄤ、ㄐㄧㄥ」的聲母是否相同。

第五節　音韻覺識的介入

音韻覺識能力和語音聽知覺有密切的關係。音韻覺知的介入是藉由對語音知覺的意識覺知和對語音知識的增加，增進個體對語音的知覺（辨識）與產生製造（構音）的能力。音韻覺知的活動可增加學生對自然語音的認識，這些音韻知識進而可作為兒童語音動作或音韻知識的學習以及文字識讀的基礎。音韻覺識活動為意識上的音韻知識教導，有助於個體對語音音韻系統的認知學習，進而有助於個體語音錯誤的修正，例如：華語最困難的捲舌音對比，通常在小學一年級時注音符號教導詞語的捲舌音區別之後，在捲舌音製造方面就會健全許多。就閱讀學習的角度而言，音韻覺識可說是兒童由語音溝通進展到文字溝通的橋梁，文字識讀的教學通常由音韻覺識開始，例如：台灣小學低年級文字的教學，使用注音符號拼音讓語音和文字接軌，讓兒童開始學習閱讀，因此注音符號拼音的教學也可算是一種音韻覺識的訓練。然而，由於 SSD 兒童以學前 4 至 6 歲的兒童為主，有些兒童尚未學習注音符號，在音韻覺識介入時，應以語音呈現為主，語音的文字符號（注音符號）的提供，則視兒童的接受度而定，切勿本末倒置地把「音韻覺識介入」變成為注音符號的教學訓練，畢竟語言治療師並非是國語文教師，應掌握好語言治療師的角色分際。

音韻知識的覺識介入以按照音韻覺知的發展順序為宜，音韻覺知的單位由大而小，由明顯到細微，依序為對音節的覺知、對韻母的覺知、對聲母的覺知、對音素的覺知、音的融合與分解，其中對音節的覺知的教導應先於其他部分的覺知，之後教導對韻母的覺知。由於華語為聲調語言，對聲調覺識的介入，若有需要則可放在對韻母的覺知之後，因為聲調的表現主要是在韻母部分，而與聲母較無關，韻母和聲調的關係較為密切。

對音節的覺知

對音節覺知的促進首先是對音節的認知，可用舉例的方式讓學生知道什麼是音節，一個音節即是一個音，是一個最簡單的說話動作，也是一個字（書寫單位）。可使用數數音節數活動，促進對音節數目的覺知，例如：「有幾個聲音？」活動：先使用非語音聲音（鑰匙聲、叮噹聲、敲桌子、拍手、踏腳）或語音，教導對聲音數目的計數。「數音節」活動：以自然語音呈現，在一個句子、詞、片語中數一數共含有幾個音節，其間可伴隨拍手或打拍子。「對特定某音節的覺知」活動：讓兒童聽聽看哪些多音節語詞音中含有某一特定音節的音，如「白」音，可以將此音節置於詞首、詞中或詞尾加以變化，也可以將有意義的詞音改成無意義的音節組合。

詞語複誦也可促進對音節順序的覺知，可使用常用詞語或片語進行順誦與逆誦，或使用無意義音節或非語音刺激來訓練順序聽覺記憶。可讓個案蒙住眼睛，專心注意聽之後再回憶複誦出來。注意對於學前兒童，呈現的刺激的音節數目最好不要超過 3 個，以免增加記憶的負擔。

對韻母的覺知

對韻母的覺知能力通常發展的比聲母覺知為早，韻母覺知作業一般而言是比聲母覺知為簡單，因此韻母覺知介入順序宜安排的比聲母覺知為早。介入教學時，先教導對母音的認識，再來可將 CV 音節時長做延長，讓音節的母音或韻母凸顯出來，以便兒童容易辨識出 CV 音節中的母音（或韻母）成分。後續教導將音節分解成「聲母」和「韻母」兩部分，因此韻母覺知可為聲母覺知提供基礎。

介入時可使用一些韻母注意、分類或指認的活動，例如：「押韻覺知」活動：引入詩詞、歌詞朗誦教學中，讓學生猜一猜該首詩或韻文押的是什麼韻。「找不同韻母」活動：呈現三個圖片，找出與其他兩個圖所代表的詞語不同押韻的圖片或刺激。「圖片分類」活動：運用相關韻母的詞語的圖片，讓兒童找出含有某指定韻母的音。於初期開始介紹各圖片時，可以提供語音刺激，之後退除，讓兒童獨力分類，其間亦可嘗試產生詞語語音。或是一些簡單的活動，如讓兒童想一想有哪些含有某韻母（如含有ㄚ（/a/）音）的詞語或認識人的名字。

對聲母的覺知

和語言治療較為有關的音韻覺識莫屬於對聲母的覺知，因為聲母的錯誤率較韻母為高，聲母的覺知的教學可結合聲母語音製造的指導。然而，因為「對聲母的覺知」需要將音節做分解，至少需分解為「頭」、「尾」兩部分，亦即分成「聲母」和「韻母」兩部分。而對於韻母的覺知較簡單，可說是聲母的覺知的基礎，因此教學時不妨由韻母的覺知進展到聲母的覺知。

可運用的活動和韻母的覺知類似。介入活動進行時可運用有圖片的卡片，讓兒童找出含有某指定聲母的詞語卡，例如：讓兒童找出含有ㄅ音的詞語卡片。或是想出一些含有某聲母的詞語或認識人的名字。亦可使用類似評估時的「異音偵測作業」，亦即「找不同聲母」活動，呈現三張圖片，找出其中一張和其他圖片開頭的聲母不同者。找某聲母的詞語活動是先定好目標音素，如「ㄅ」，再呈現兩張以上的圖片，其中至少有一張是含有目標音的圖片，如白馬。也可進行造詞遊戲，造出一些含有某指定聲母的詞彙，例如：想一想一些含有ㄅ音的詞語。

音的融合與分解

「音的融合」屬於拼音法，是將聲母和韻母拼合起來；將兩個個別的音素融合成一個音節，變成一個音節構音的動作。介入活動時，先拼好韻母，再引入聲母，如此由簡而難地逐漸加入音素或聲調組成一個完整的音節， 之後可練習置換不同的聲母或韻母，例如：使用同一韻母與不同聲母相拼為一個音節，或使用同一聲母與不同的韻母相拼成一個音節。必要時可用視覺表徵符號（如注音符號或自創的鼻音符號）卡片加以排列解釋，以促進理解。

在音的融合上，使用上述先說韻母再加上聲母的方式時，如「ㄞ→ㄅ、ㄞ→ㄅㄞ」，或「ㄞ→ㄉ、ㄞ→ㄉㄞ」，應注意聲母到韻母構音部位的移動距離、方向的中間過渡（共構）部分。動作開始時速度較慢，之後逐漸變快。當構音動作逐漸加快時聲母與韻母就會自然融合成一個音節，即將兩個構音動作簡化，協同構音，成為一個音節的構音動作。因此聲母和韻母之間的構音動作協調很重要，拼音時，若無法融合成一個音，可將聲母發得短一點，韻母發得長一點，亦即減少當聲母以注音符號方式唸出時，其後添母音（ㄜ或ㄛ）的長度。音節聲母和韻母的拼音動作需勤加練習，以促進動作自動化。

「音節的分解」活動是讓兒童知道，一個音節是由什麼聲母與什麼韻母所組成的，教學時首先由治療師發出正確的語音，讓學生注意傾聽一些顯著的語音特徵，語音呈現時注意說的速度與音量，即音節構音的速度儘量放慢，並可使用擴音系統放大音量。可先教導韻母，包括母音的辨識與其他鼻音韻母，再進行聲母語音特徵的辨識，最後再進入單音節語音成分的辨識，認出音節中所包含的聲母與韻母，以及其中各個音素成分。「音節的分解」活動亦可使用視覺提示圖卡，加以解釋。

對音素或音素數目的覺知

對音素的覺知是對於音節中各個音素的覺察，由於音節中的音素成分通常較聲母或韻母細小或相等，因此音素覺知可能會較聲母或韻母的覺知困難或相當。對音素的覺知介入可指導兒童去注意某些音素的特徵，最初時可使用聽音辨音的作業加以訓練。何謂音素？是否等於注音符號？對音素的覺知涉及音素的觀念以及音的分解知識。事實上，此類活動可以併入注音符號教學，雖然音素數目和注音符號數目並不完全相同。此項作業對於年幼的兒童可能較困難。此外，對音節結構的覺知活動也可能有助於音素或音素數目的覺知，因為去數音素的數量之前，需要將音節分解為各個音素。華語音節的組合有子音＋母音（CV）、子音＋母音＋子音（鼻音）（CVN）或是子音＋母音＋母音（CVV）等幾種可能，拆解一個音節，首先需要先隔開聲母和韻母，而韻母若為鼻韻則還可以再拆成母音加上鼻音。對於華語鼻韻的教導可有助於覺知較特殊的 CVN 音節結構，以及鼻韻母中的音素。

對聲調的覺知

對聲調的覺知活動是對聲調種類的辨別與指認，可先由判斷音調的高低入手，即高低音的區分與辨識，之後再加入音高變化型態的辨識，認出（或區辨）音調的漸升或漸降。之後再加入對目標語言的語言聲調種類認識，例如：華語有一聲、二聲、三聲、四聲等四種聲調，各有其不同的音高變化型態。

「聲調異同辨別」活動是同時呈現兩個單音節語音，讓學生判斷是否具有相同的聲調，開始時可用具有同一聲母與韻母但聲調不同的音節，如「八」與「拔」，之後再進展成不同音段的音節。

「猜猜是哪一聲」活動是由治療師先教導國語的四個聲調，可畫出基頻的走勢圖，再呈現刺激單詞語音讓個案判斷是哪一種聲調。「物體聲調」活動是先呈現一些物體的圖片，讓學生先為其命名（naming），再判斷該名稱的語音是屬於何種聲調，如第一個音節為何調、第二個音節為何調。

參考文獻

中文部分

李俊仁（2010）。聲韻覺識與閱讀發展。載於柯華葳（主編），**中文閱讀障礙**（頁43-61）。台北市：心理。

李俊仁、柯華葳（2009）。台灣學生聲韻覺識作業之聲韻表徵運作單位。**教育心理學報，41**（1），111-124。

林佳瑜、葉麗莉（2019）。學前兒童音韻覺識與聲母發音能力之關聯性初探。**台灣聽力語言學會雜誌，40**，55-67。

宣崇慧、盧台華（2006）。聲韻覺識能力及口語詞彙知識與國小一至二年級學童字、詞閱讀發展之探究。**特殊教育研究學刊，31**，73-92 。

柯華葳、李俊仁（1996）。國小低年級學生語音覺識能力與認字能力的發展：一個縱貫的研究。**國立中正大學學報，7**（1），49-66。

張顯達、許碧勳（2000）。國語輔音聽辨與發音能力之發展研究。**中華民國聽力語言學會雜誌，15**，1-10。

曹峰銘、劉惠美（2014）。台灣地區兒童語音知覺發展研究之回顧。**應用心理研究，61**，113-151。

陳立芸、劉惠美（2010）。學齡期特定型語言障礙兒童聽知覺區辨能力初探。**特殊教育研究學刊，35**（1），1-18。

曾世杰（1999）。**聲韻覺識測驗**。台北市：國家科學委員會特殊教育小組。

曾世杰、簡淑真、張媛婷、周蘭芳、連芸伶（2005）。以早期唸名速度及聲韻覺識預測中文閱讀與認字：一個追蹤四年的相關研究。**特殊教育研究學刊，28**，123-144。

黃秀霜（1997）。兒童早期音韻覺識對其三年後中文認字能力關係之縱貫性研究。**台南師院學報，30**，263-288。

劉惠美、曹峰銘、張鑑如、徐儷玲（2013）。學前到學齡兒童的語音區辨能力發展及其與詞彙理解的關係。**教育心理學報，45**（2），221-240。

鄭靜宜（2016）。語音異常兒童的語音區辨及聲學調整對其聽知覺的影響。**特殊教育研究學刊，41**（3）, 35-66。

英文部分

Adlof, S. M., Catts, H. W., & Lee, J. (2010). Kindergarten predictors of second versus eighth grade reading comprehension impairments. *Journal of Learning Disabilities, 43*(4), 332-345.

American Speech-Language-Hearing Association. [ASHA] (1996). Central auditory processing: Current status of research and implications for clinical practice. *American Journal of Audiology, 5*(2), 41-54.

Bernthal, J. E., Bankson, N. W., & Flipsen, P. (2017). *Articulation and phonological disorders* (8th ed.). Boston, MA: Allyn & Bacon.

Brady, S., Fowler, A., & Stone, B. (1994). Training phonological awareness: A study with inner-city kindergarten children. *Annals of Dyslexia, 44*(1), 26-59.

Bryant, P. E., MacLean, M., Bradley, L. L., & Crossland, J. (1990). Rhyme and alliteration, phoneme detection, and learning to read. *Developmental Psychology, 26*, 429-438.

Burgess, S. R., & Lonigan, C. J. (1998). Bidirectional relations of phonological sensitivity and prereading abilities: Evidence from a preschool sample. *Journal of Experimental Child Psychology, 70*, 117-141.

Calfee, R. C., Lindamood, P., & Lindamood, C. (1973). Acoustic-phonetic skills and reading: Kindergarten through twelfth grade. *Journal of Educational Psychology, 64*(3), 293-298.

Corriveau, K. H., Goswami, U., & Thomson, J. M. (2010). Auditory processing and early literacy skills in a preschool and kindergarten population. *Journal of Learning Disabilities, 43*(4), 369-382.

Ferreira, J., Rennberg, J., Gustafson, S., & Wengelin, S. (2007). Reading, why not?: Literacy skills in children with motor and speech impairments. *Communication Disorders Quarterly, 28*(4), 236-251.

Jerger, J., & Musiek, F. (2000). Report of the consensus conference on the diagnosis of auditory processing disorders in school-aged children. *J Am Acad Audiol, 11*(9), 467-474.

Jerger, S. R., & Martin, C. (1987). Specific auditory perceptual dysfunction in a learning disabled child. *Ear And Hearing, 8*(2), 78-86.

Koutsoftas, A. D., Harmon, M. T., & Gary, S. (2009). The effect of tier 2 intervention for phonemic awareness in a response-to-intervention model in low-income preschool classrooms. *Language, Speech, and Hearing Services in School, 40*, 116-130.

Laing, S. P., & Espeland, W. (2005). Low intensity phonological awareness training in a preschool classroom for children with communication impairments. *Journal of Communica-*

tion Disorders, 38(1), 65-82.

Lonigan, C. J., Burgess, S. R., Anthony, J. L., & Barker, T. A. (1998). Development of phonological sensitivity in 2-to 5-year-old children. *Journal of Educational Psychology, 90*(2), 294-311.

Moats, L. (2000). *Speech to print.* Baltimore, MD: Paul H. Brookes.

Nijland, L. (2009). Speech perception in children with speech output disorders. *Clinical Linguistics & Phonetics, 23*(3), 222-239.

O'Connor, R. E., & Jenkin, J. R. (1999). Prediction of reading disabilities in kindergarten and first grade. *Scientific Studies of Reading, 3*, 159-197.

Pikulski, J. J. (1994). Preventing reading failure: A review of five effective program. *The Reading Teacher, 48*(1), 30-39.

Pressman, E., Roche, D., Davey, J., & Firestone, P. (1986). Patterns of auditory perception skills in children with learning disabilities: A computer-assisted approach. *Journal of Learning Disabilities, 19*(8), 485-488.

Rvachew, S. (1994). Speech perception training can facilitate sound production learning. *Journal of Speech Hear Res, 37*(2), 347-357.

Rvachew, S., Nowak, M., & Cloutier, G. (2004). Effect of phonemic perception training on the speech production and phonological awareness skills of children with expressive phonological delay. *American Journal of Speech-Language Pathology, 13*, 250-263.

Schuele, C. M., & Boudreau, D. (2008). Phonological awareness intervention: Beyond the basics. Language. *Speech, and Hearing Services in School, 39*, 3-20.

Stothers, M., & Klein, P. D. (2010). Perceptual organization, phonological awareness, and reading comprehension in adults with and without learning disabilities. *Annals of Dyslexia, 60*(2), 209-237.

Swan, D., & Goswami, U. (1997). Phonological awareness deficits in developmental dyslexia and the phonological representations hypothesis. *Journal of Experimental Child Psychology, 66*(1), 18-41.

Tallal, P. (1980). Auditory temporal perception, phonics, and reading disabilities in children. *Brain and Language, 9*, 182-198.

Tallal, P., Merzenich, M., Miller, S., & Jenkins, W. (1998). Language learning impairment: Integrating research and remediation. *Scandinavian Journal of Psychology, 39*(3), 197-199.

Tallal, P., Miller, S., Jenkins, B., & Merzenich, M., (1997). The role of temporal processing in developmental language-based learning disorders: Research and clinical implications. In

B. Blachman (Ed.), *Foundations of reading acquisition and dyslexia.* Mahwah, NJ: Lawrence Erlbaum Associates.

Torgesen, J. K. (2000). Individual differences in response to early interventions in reading: The lingering problem of treatment resisters. *Learning Disabilities Research and Practice, 15*, 55-64.

Torgesen, J. K., Alexander, A. W., Wagner, R. K., Rashotte, C. A., Voeller, K., Conway, T., & Rose, E. (2001). Intensive remedial instruction for children with severe reading disabilities: Immediate and long-term outcomes from two instructional approaches. *Journal of Learning Disabilities, 34*, 33-58.

Torgesen, J. K., Wagner, R. K., Rashotte, C. A., Herron, J., & Lindamood, P. (2010). Computer-assisted instruction to prevent early reading difficulties in students at risk for dyslexia: Outcomes from two instructional approaches. *Annals of Dyslexia, 60*(1), 40-56.

Treiman, R., & Zukowski, A. (2013). Levels of phonological awareness. In *Phonological processes in literacy* (pp. 95-112). New York, NY: Routledge.

Troia, G. A. (2003). Auditory perceptual impairments and learning disabilities: Theoretical and empirical considerations. *Learning Disabilities- A Contemporary Journal, 1*(1), 27.

Waber, D. P., Weiler, M. D., et al. (2001). Processing of rapid auditory stimuli in school-age children referred for evaluation of learning disorders. *Child Development, 72*(1), 37.

Walker, M. M., Shinn, J. B., et al. (2002). Auditory temporal processing performance of young adults with reading disorders. *Journal of Speech, Language & Hearing Research, 45*(3), 598-605.

Webster, P. E., & Plante, A. S. (1992). Effects of phonological impairment on word, syllable, and phoneme segmentation and reading. *Language, Speech, and Hearing Services in Schools, 23*(2), 176-182.

Winitz, H. (1985). Auditory considerations in articulation treatment. In P. W. Newman, N. A. Creaghead, & W. Secord (Eds.), *Assessment and remediation of articulatory and phonological disorders* (pp. 249-358). Columbus, OH: Charles E. Merril.

Chapter

13

特殊溝通障礙者的語音評估與介入：發展性言語失用症

學習目標

讀者可以由本章學習到：

- 發展性言語失用症的缺陷所在
- 發展性言語失用症的言語特徵
- 發展性言語失用症的評估方法
- 發展性言語失用症的介入方法
- PROMPT 的介入方法
- 發展性言語失用症其他相關的介入法

第一節　發展性言語失用症的問題

失用症（apraxia）是動作執行前的動作計畫（motor planning）和程序化（programing）的運動神經機制缺陷，患者對於自發性動作（voluntary movement）的排序（sequencing）有困難，動作協調不佳，無法做複雜的動作。言語失用症（apraxia of speech, AOS）是在言語動作上的計畫程序化缺陷，屬於一種運動性語言障礙（motor speech disorder）。成人的 AOS 為腦傷造成，如中風、腦創傷（TBI）等，有明顯的發病期。兒童患有言語失用症為發展性言語失用症（DAS），是一種先天性影響口部發出語音動作的運動神經障礙，多數致病原因不明。Duffy（2013）定義 DAS 為在語言發展期的兒童說話時，出現言語失用症的音素或音節動作的順序性困難（sequencing difficulties），出現多變不穩定的語誤，顯現言語動作計畫和程序化方面的異常發展。「發展性言語失用症」又稱為兒童言語失用症（CAS）或發展性口語失用症（developmental verbal dyspraxia, DVD）。

在生理方面，單純的 DAS 兒童在呼吸、構音、發聲的結構和功能上大致皆正常，也就是在這些言語的次系統上並無虛弱、無力或肌張力異常等現象。然而，有部分 DAS 兒童的確有先天性低張力（congenital hypotonia）的情形（Soblet et al., 2018）。DAS 兒童通常言語發展十分遲緩，可能到 2、3 歲仍無法說出一些簡單的詞彙，具有嚴重的語音製造問題。DAS 兒童若沒有接受長期的語言治療，說話不容易正常。嚴重的 DAS 兒童無法使用口語與人溝通，需藉助擴大輔助溝通系統（augmentative alternative communication, AAC）建立人際溝通管道（Cumley & Swanson, 1999）。

就言語神經機制的運作，言語製造的歷程可簡單分為上游、中游和下游機制等三個次歷程（如圖 13-1 所示），其中言語製造歷程中的中游機制之主要工作是言語動作的計畫和程序化。言語動作的計畫是將音韻表徵轉換為動作表徵，而言語動作程序化則是產生言語動作的細部程序。詞語的音韻表徵必須轉換為動作表徵才能執行。由於我們只有一張嘴，在一個時間點只能說出一個音，口語動作需要在時間軸上做順序排列、計畫。動作計畫的細部為程序的組合，一個構音動作程序包括有參與肌肉的收縮與放鬆的時序和參與強度（或多寡）等參數，以及它們相互之間的時序關聯性等訊息。一個動作程序是細節性有關某一音素或音節構音動作的肌肉、關節的動作時序和位置空間訊息，例如：說出/f/音的動作程序，包括提顎肌、上唇部分的口輪匝肌、相關呼氣肌肉的收縮。若是要說出/fa/音的動作程序，則是除了以上肌肉的收縮外，還需加上聲帶肌、聲門控制的喉內肌，以及發出/a/音相關的舌內肌和舌外肌的收縮。動作程序是程序化處理的產物，是動作學習的結果，是動作自動化的產物。

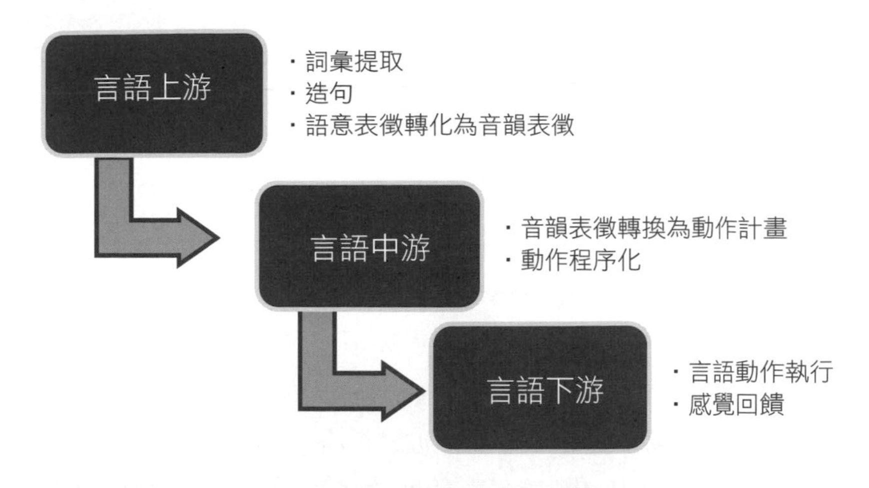

圖 13-1　言語產生歷程中的三個機制成分

多數 DAS 兒童並沒有明顯腦傷的證據，屬於先天性缺陷，他們在語音學習遇到極大的困難，尤其在口腔精細動作方面存在著嚴重的缺陷（Bradford & Dodd, 1996）。DAS 的診斷需排除言語運動的下游機制問題，亦即患者在口腔言語相關機制並無肌肉衰弱或肌張力問題。DAS 兒童的高層次語言能力方面，理論上應該是正常的，然實際上也有相當的群體異質性，因為嚴重口語動作缺陷伴隨著語言能力一起發展，語言能力的發展或多或少可能受到影響。甚至有些 DAS 兒童合併有語言發展遲緩的問題，亦即他們除了言語運動的中游機制問題以外，還可能摻有高層次語言／音韻發展的問題，亦即內在音素表徵、音韻系統知識發展的不成熟，他們不僅語言表達能力低落，語言理解能力也不佳。因此在 DAS 群體中，有些 DAS 的兒童表現如同是功能性語音異常，而有些則很像是語言發展遲緩，也有些像是有言語流暢問題（如口吃）。這些疑似有發展性言語失用症的兒童需經過仔細評估後，若顯現出言語動作計畫和程序化的問題才能確定診斷。總之，DAS 兒童群體的異質性相當高，個別差異性頗大，尤其容易和功能性語音異常相混淆，臨床上常有不易辨識的情況。然而，在言語特徵上 DAS 和一般典型的 SSD 的確存在著一些差異。

發展性言語失用症的言語特徵

在日常與人互動時，DAS 兒童通常理解表現尚可，但說話時的言語清晰度低，顯現出較嚴重的表達性言語障礙。在構音方面，DAS兒童常出現替代和扭曲性的語誤，也會出現較多省略型語誤。和成人 AOS 相較，DAS 兒童常有較多的省略型音誤。這些語音錯誤似乎和功能性 SSD 兒童相似，比較不同的是 DAS 的語音錯誤較不一致，尤其容易受語境的影響，當整段話語變長時，原來不會說錯的音也可能出現錯誤，這是因為語句愈長，所需要的動作計畫和程序化愈複雜，出錯的機率愈高。在子音方面，DAS 兒童在構音位置錯誤通常較構音方式錯誤為多。DAS 兒童母音錯誤的比例也較一般功能性 SSD 兒童為高。

DAS 兒童通常在調律方面表現較一般功能性 SSD 兒童為差，語流中常有不流暢、速度慢等問題，而語調型態可能呈現怪異或有不自然的現象。言語失用症是屬於感覺動作的缺陷，研究（Rosenbek, Wertz, & Darley, 1973）顯示言語失用症患者在口腔感覺上的失常，可能影響說話時的動作感覺回饋，造成言語在聲調、韻律方面的異常。說華語的 DAS 兒童則可能在協調聲調和語調方面遇到困難，出現聲調或語調的錯誤。

陳筱萍（2011）整理 12 篇有關學前言語失用症研究中的各項臨床特徵，結果顯示有 8 項臨床特徵符合共識標準，這些臨床特徵包括：「子母音庫有限」、「母音錯誤率高」、「不一致構音錯誤」、「維持音素或音節序列有困難」、「口部嘗試和摸索動作」、「調律異常」、「不適切重音型態」，以及「輪替速率下降」。其中，適用於華語個案的共識標準為：「子母音庫有限」、「母音錯誤率高」、「不一致構音錯誤」、「維持音素、音節序列有困難」、「口部嘗試和摸索動作」、「調律異常」，以及「輪替速率下降」等 7 項特徵。這些特徵除了「不適切重音型態」以外，其餘皆和英語的言語失用症特徵相同。

第二節　發展性言語失用症的評估

一些遲語兒或年紀小的兒童（如 4 歲以下）若出現嚴重的語音發展遲緩，如語音目錄極少、常省略聲母、錯誤不一致，甚至有時連母音產出也有問題，應懷疑是否有 DAS 成分的存在，需要做 DAS 的評估。DAS 兒童通常在一般精細動作表現上也較差，口腔動作不好，例如：在進食咀嚼時，舌頭在操控運送食團能力較弱，常有嗆咳情形，餵食不易，或是學不會吹氣或用吸管吸物。

表 13-1 列出一些常見的 DAS 言語特徵，這些特徵為多數 DAS 相關研究（如陳筱萍，2011；Davis, Jakielski, & Marquardt, 1998; Hall, Jordan, & Robin, 2007）所發現的言語特徵。表 13-1 設計為一個檢核表的型態，其中的嚴重度可使用簡單的四點量表來評斷，最後再根據出現特徵的數量和嚴重度判斷 DAS 存在可能性和整體的嚴重度。這些言語特徵的評估需要基於一些言語評估作業實施的結果做分析，亦即需先蒐集語料做分析。常用的評估作業包括有：普通的兒童構音測驗、口腔輪替運動（DDK）、逐增加長度詞語（increasing word length）仿說、含複雜語音成分的語句仿說、數數（如 1～30 順數，30～1 逆數）、自發性言語、肢體和口部失用症（limb apraxia and oral apraxia）測試等，其中自發性言語作業通常以看圖說話的方式測試。對於 DAS 兒童的評估應使用適合其年齡的刺激材料，並視需要加入語言發展方面的評估測試，如語言的理解或表達測驗。

DAS 的評估作業

口腔輪替運動（DDK）的評估通常是 DAS 評估不可或缺的一部分，評估重點在於觀察 AMR 和 SMR 的速度，以及比較 AMR 和 SMR 之間表現的差異。DAS 兒童的 DDK 速率可參照符合其年齡的速率常模（鄭靜宜，2020），觀察個案 DDK 速率是否有顯著較慢的情形，尤其是在 SMR 方面。因為 SMR 動作涉及的音節交替動作成分較複雜，失用症者通常在

表 13-1　發展性言語失用症（DAS）的言語特徵檢核表

DAS 的言語特徵	出現與否	嚴重度
1. 會說的子音種類少（子音錯誤多）		
2. 常有省略型語音錯誤		
3. 母音錯誤多，母音出現扭曲錯誤		
4. 對同一音素的構音錯誤不穩定，有時說對，有時說錯		
5. 語句愈長，錯誤愈多		
6. 省略鼻韻，只會使用簡單結構的音節（如 CV）		
7. 出現鼻音共鳴問題，如鼻音過重、鼻漏氣、鼻音不足		
8. 仿說有困難		
9. 有超音段性質問題		
10. 言語有些不流暢，出現斷斷續續或卡住的情況		
11. 出現舌頭摸索或是靜默的構音動作或姿勢		
12. 聲調、語調怪異		
13. 口腔輪替運動速度較慢，或是速度忽快忽慢		
14. 執行意志性的口腔動作（遵循口令）有困難（如假裝微笑）		
15. 語言理解優於表達		

SMR 部分表現明顯較 AMR 時的為差，而正常人通常在兩者的表現差距不大。事實上，SMR 除了典型的/pa, ta, ka/之外，還可以用不同的音節組成各種音節序列來施測，如/pa, tu, ki/、/so, ka, pa/等項目，觀察是否序列中的語音成分愈複雜，受測者的表現愈差。

DAS 言語方面的評估重點在於觀察兒童在各類作業中動作是否有困難？表現是否有不一致？動作是很順暢流利？還是很吃力緩慢？尤其需要觀察在各類測試之間的不一致性，例如：同樣的音在雙音節詞語時說出就很順暢，但若放在句子中就無法完成，或是同一個音在自動化語句中可以說出，但在非自動化語句中就無法說出來。

對於言語失用症常見的評估項目為「逐增加長度詞語或片語」仿說、含複雜語音成分的語句仿說、數數、自發性言語等。其中「逐增加長度詞語或片語」仿說是最常見的測試項目，例如：英語中的逐增加音節數目的仿說測試，常見項目如「please, pleasing, pleasingly」、「hope hopeful, hopefully」類似的詞語音節數量變化。評估或練習時可將音節由一至多，以逐漸增加音節數目的方式要求個案仿說。附錄七列有一些作者自編的華語逐增加長度語句作業項目，可參考利用。此項作業的主要目的在於評估言語句長效果（utterance length effect），觀察個案的語音錯誤是否會隨著語句長度的增加而增多。言語失用症的患者依照其嚴重度，嚴重者在語句音節數量增加時，由於動作的計畫、程序化的負荷也隨之增加，往往無法應付長句子的仿說作業。語句音節的長短可視個案的嚴重程度做調整，對於較嚴重者，語句之音節數可採「由少至多」地做測試。對於輕度的患者，語句之音節數則可採「由多至少」的方式做測試，以減少重複練習的效果對測試評估的干擾。仔細觀察個案的語誤所在處的一致性，並且觀察口腔舌頭是否有搜尋、摸索的動作。另外，還可觀察言語動作的啟動是否有較慢的情況，可以將個案仿說反應的延遲時間納入觀察要項。若延遲時間愈長，代表動作計畫程序化所需的時間愈久，暗示中游機制的損傷愈嚴重。施測者可在說出仿說目標音後，暗自默數計時，觀察反應時間的長短，一般正常兒童大約都會在1至2秒之內仿說出來，而DAS兒童則可能需要比較長的時間，或甚至需要多次重複題目。

對於 DAS 常見的測試通常包含複雜語音成分的片語或短句的複誦，因為多數中文詞語以雙音節數量為多，因此若需要兒童一次說出較多的音節數，需以片語或句子為材料，例如：可考慮用雙音節擴充為三、四個音節以上的片語或語句，也可善用一些四音節的成語或俗語等材料，如「盆栽、種盆栽、他種盆栽、他喜歡種盆栽」。檢驗短語句和長語句之間反應錯誤的不一致性。四音節成語材料的運用，可使用一些含有重複音節的成語仿說或造句，如「百戰百勝」、「不屈不撓」、「翩翩風采」、「庸庸碌碌」等成語。

一般 DAS 的評估，雖以仿說為主，但也不要忽略功能性的評估，如對自發性言語的評估與觀察。此部分可用看圖說話、獨白、對話等作業作為自發性言語評估項目，觀察個案在一些較長語句中是否會出現較多的語誤。要注意「不一致性」是 DAS 的典型特徵之一。一些錯誤題項亦可在測試告一段落後，或結束之前，再讓個案嘗試一次，觀察是否依舊有錯誤，或也可將語句簡化為短句，觀察個案的語誤情況是否有改善。

「數數」是常用的快速評估構音的自動性言語作業。一般人通常說出由1數到10的言語動作均已十分熟練，此動作是來自於自動化的言語動作程序，因此數數的評估可以探測個案自動化言語程序受損的程度。若患者連1數到10都無法完成，則暗示著言語失用症的嚴重度頗高。除了由1數到10之外，還可以測由高位數開始的數，如由70數到90，一般人對於後面高位數的數數動作會比較沒有那麼自動化，流暢度會稍弱一點，但也還堪稱流暢。觀察個案是否言語動作有比普通人更加不順的情形。此外，除了用順數外也可用逆著倒數的方式來施測，例如：同樣地可比較由10倒數至1和由90倒數至80，在這兩種狀況時個案的言語流暢度表現或說話速度方面是否有很大的差距。這些差異性皆可暗示言語動作的計畫與程序化的損傷程度。

由於一些言語失用症者合併有「口部失用症」，因此需要做「口部動作失用症」檢查。若有必要，甚至需做肢體失用症檢查，也就是患者經過口部動作失用症檢查後，若發現有口部失用症的存在，則需進一步檢查是否有範圍更大的肢體失用症。肢體失用症的測試是可讓個案做一些假裝的動作，如假裝倒茶、用剪刀、梳頭、打球等動作。「口部失用症」是無法聽口令做口面部的動作，測試是請個案做一些假裝的口面部動作，如假裝漱口、咀嚼、打呵欠等，或是聽指令做有關口面部的動作。事實上，這些口部失用症項目在施測時，除了語音指令外，還需有實際的動作展示讓受測者模仿，表13-2為一些常見的口部失用症檢查項目，可設計成檢核表形式，這方面測試項目還可參考第10章口腔運動練習的相關項目。

表 13-2　口部失用症的口腔動作檢查項目

唇、下顎相關項目	可達成打√	舌相關項目	可達成打√
1. 假裝微笑		1. 舌頭伸出	
2. 嘴巴打開		2. 舌頭伸出，左右搖擺	
3. 吹氣		3. 舌伸出，舔上唇	
4. 鼓起雙頰		4. 舌伸出，舔下唇	
5. 嘟唇或唇突出（親嘴狀）		5. 舌頭伸出，上下擺動	
6. 兩唇互抿		6. 舌伸出後，快速縮回躲起來	
7. 上齒咬下唇		7. 舌抵右口內頰	
8. 上下牙齒互咬（咬牙切齒）		8. 舌抵左口內頰	
9. 嘟唇、展唇交替做		9. 嘟唇、舌伸出口交替做	
10.上齒咬下唇、下齒咬上唇交替做		10.吹氣、舌伸出口交替做	

發展性言語失用症的評估工具

「發展性言語失用症篩選測驗」（Screening Test for Developmental Apraxia of Speech, 2nd ed., STDAS-2）（Blakeley, 2001）是個正式出版的英語發展性言語失用症的評估工具，此測驗是專為說英語兒童設計的言語失用症篩選測驗工具。STDAS-2 測驗是一標準化測驗，有一個 DAS 兒童樣本常模，年齡範圍為 4 至 12 歲，包括 38 個男童和 13 個女童，共 51 位 DAS 兒童，並有一個 49 位正常兒童的對照常模，年齡範圍為 4 至 12 歲，包括 27 個男童和 22 個女童。測試的項目簡單明瞭，言語測試主要有三部分：口語順序（verbal sequencing）、簡單句子仿說和子音構音測試。其中口語順序是類似口腔輪替運動的音節重複形式的複誦，簡單句子仿說主要是測試言語的語調節律，子音構音測試的材料為多音節的片語，在測兒童的構音表現。除此以外，此測驗的發展者還建議需評估個案的語言聽理解和表達之間能力的差距，可使用語言發展的評估工具，如「語言發展初階或初中階測驗」（Test of Language Development-Primary or Primary Intermediate, TOLD）（Newcomer & Hammill, 1997a, 1997b）加以測試。

在華語方面，對於 DAS 的評估目前尚未有正式出版的測驗工具。臨床上，除了可使用標準化構音測驗之外，也可使用一些自編的測驗工具。標準化的華語構音測驗如「華語兒童構音與音韻測驗」（鄭靜宜，2018），在此測驗工具中有構音一致性的檢核，可測試個案分別在詞語、句子和可刺激性非詞產生時的構音錯誤一致性，適合用來檢測言語失用症者構音不一致的特性。由於目前對於華語兒童言語失用症尚未有測驗工具出版，臨床上使用的測試工具多屬自編性質，常見的自編測驗內容包括口面部結構動作檢查、口腔失用檢查、逐增加字句複誦、短文朗讀或圖片敘述等作業。

DAS 評估作業的主要目的在於評估言語中游機制的缺陷，並排除其他言語異常的可能性，主要的觀察重點在於構音動作的複雜度是否影響個體語音的產生，以及是否構音動作所涉及結構成分愈複雜時，個案就愈不容易順利說出。陳筱萍（2011）的華語 DAS 研究中即使用「華語構音／音韻臨床測驗」、「自編語句增長測驗」和「自編兒童言語失用症口腔動作評估表」三種工具，以 5 位學前CAS兒童與 5 位重度音韻障礙兒童為對象，蒐集個案語料及進行言語特徵的分析比較。結果發現在「不一致構音錯誤」、「口部嘗試和摸索動作」與「調律異常」這三個特徵的比例上，學前 CAS 兒童顯著地高於重度音韻障礙兒童，因此臨床工作可特別對這三個言語特徵加以注意。

第三節　發展性言語失用症的言語介入

由於言語失用症是較嚴重的言語障礙，患有發展性言語失用症的兒童若沒有接受語言復健，言語能力不易回歸正常。發展性言語失用症的兒童應接受密集性的語言治療，依照 DAS 嚴重度的不同，有些可能需持續數年之久（Murray, McCabe, & Ballard, 2014）。對於程度較嚴重的 DAS 個案，介入初期階段可集中教導一組數量有限的簡單音節的核心詞彙，當然最好是具有功能性的簡單詞彙，以滿足基本的溝通需求；或可嘗試使用簡單詞彙加上一些手勢，來建立起基本的溝通管道。

早期介入重點應放在言語動作方面的練習或訓練，而非音韻規則的習得上。由於言語失用的成因是說話動作的計畫與程序化異常所致，而說話語音是由個別的說話動作串連而成，而流暢、正確的說話動作串接（或序列式）行為正是 DAS 介入主要目標。事實上，當我們說話時，每一個語句各有其專一的動作串接程序，包括動作參與的肌肉、移動方式、方向和肌力變化等參數。DAS即在於這些動作順序有缺陷，因此介入原則即在於訓練加強或重建這些言語動作的程序歷程，注意動作之間的串接關係。亦即一個動作和下一個動作之間的關係，下一個動作的啟動可能需要一些感覺回饋線索，若增加對這些感覺的刺激量或是對於這些感覺的覺知，或可提升動作與動作之間的串連性。動作需要感覺線索的引導，這些感覺回饋包括聽覺、本體感覺（如位置、肌張力）、觸覺等。對於 DAS 的介入可嘗試加強動作和感覺回饋之間的連結，調整言語動作的流暢度。

對 DAS 的言語介入應把握動作學習的原則，言語動作在複雜度方面大致掌握跨語言單位的類化原則（如第 8 章所述），逐步增加複雜度。然針對一些較嚴重的個案，介入初期在複雜度上可做更為細緻的控制，可由一個簡單的音素動作開始，或是一個更為初級的口腔動作開始，如舌頭伸出動作或舌尖放在牙齒後方再放下來。構音動作學習可透過模仿或其他引導，由一個個動作的意念轉換為連串動作的實行，再透過反覆多次的「過度」練習，將這些動作自動化，之後再類化到不同的情境之中，使之最終能保留於動作記憶中，並能在需要時隨心所欲演示出這些連續動作來。例如：先將舌尖放在牙齒後方再放下來，堅持 5 秒，再來是做 5 次，再來是發出無聲的/ta, ta....../，做 5 次，再來是發出有聲的/ta, ta....../，做 5 次，說出「大家」或「大力」等詞語，並重複做 5 次。最後是以問答對話的方式讓個案說出有含「大」音節的詞彙，例如：問這是「大」還是「小」？

「大」。此外，讓個案在發出語音之前，還可加入默唸（subvocal）程序，即對於目標音節先在心中默唸 5 次（想聲音），再以動作默唸 5 次（想動作），最後再發聲真正地說出來，唸 5 次。

介入時，治療師需小心地控制動作提示線索的質與量。介入者在最初時在個案動作嘗試時，可提供充分的視覺、聽覺等多感官線索，加以充分地支持。待其嘗試成功後，再漸漸地退除這些提示線索，讓個案漸能獨立運作。

針對 DAS 在動作計畫和程序化缺陷的克服，應遵循一般動作學習的原則，其中有一個是大量練習有助於動作自動化。DAS 兒童對於言語動作可能需要大量的練習次數才能達到熟練，一個新動作達到熟練的練習次數因人而異，對於個案的個別差異需要加以了解。大量練習除了有助於自動化程序的建立外，亦有助於提升構音動作的協調性，改善各個構音結構間在位置和時間上的串接的流暢性。

總之，進行 DAS 介入時無論是在詞語刺激選擇與練習順序安排上，皆應謹慎注意各個說話動作的複雜度，把握由易漸難的動作學習原則，小心地控制動作難易度和提示的量，以重建個案的言語動作程序。為了加強 DAS 兒童言語動作的自動化需要大量的練習。

此外，對於 DAS 合併有「口部失用症」的兒童，有必要加強口腔、顏面動作順序的記憶能力。口腔動作可運用表 13-2 所提供的口部失用症檢查項目，將兩到三個單項動作結合成一個連續動作，如「嘟唇」→「伸舌」→「鼓頰」。顏面動作可運用一些臉部情緒變化表情，如「假裝一個微笑的臉」、「假裝一個生氣的臉」、「假裝一個害怕的臉」、「假裝一個噁心的臉」等。在訓練時，動作順序記憶訓練之中，可使用一些與動作配合的視覺提示卡（如臉形動作卡或口形卡）來做順序提示，如「微笑」→「噁心」→「微笑」，之後當然也可將此視覺提示策略運用到語音動作的教導之時。此外，可將這些口腔、顏面動作順序訓練再擴充結合一些簡單的單音出聲動作，例如：小狗哈氣/h, h, h/、小狗叫「旺～旺」、貓頭鷹叫「咕～咕」等，組合成一些動作順序項目來練習。此類活動也可變化為一個視覺提示卡的翻卡遊戲，如類似「蟑螂沙拉」（Kakerlakensalat）等桌遊遊戲。

建立期階段

對於 DAS 的介入在語音的「建立期階段」，有下列幾個介入策略可供參考：

1. 一開始可用簡單母音發聲練習來啟動整個構音與發聲系統，如母音/a, i, u/等音的練習。一開始注意喉部發聲，注意有發聲時喉部的感覺，如何自主控制發聲、不發聲以及發聲的長短。之後將注意力轉移到口部，引導兒童多注意口形的變化（使用鏡子），增加意識上對口部構音動作的主動控制。
2. 依照個案的嚴重程度，小心控制語音的複雜度，一開始由簡單發聲練習開始，再逐漸增加語音成分的複雜度，增加語音種類變化或音節數目，例如：由單音節音到雙音節音，再來到多音節詞音或短句。練習詞語音節數目的控制十分重要，音節數目與構音的動作複雜度通常成正比，可逐漸慢慢增加。
3. 增加構音動作意識上的覺知與監控，給予提示（線索）與說明。在運用語音置位法的教導時，增加構音動作意識上的覺知，促進構音動作感覺的覺知（如用手觸摸喉部的感覺等）。逐漸發展個案自我監控的能力，尤其是聽覺自我監控，以引導構音動作，一旦出現錯誤，即可即時自我修正或調整。
4. 注意患者構音動作順序的學習。注意語音發音動作順序性的安排，如構音器官的接觸位置。可使用圖示，或是視覺提示，如卡片視覺提示。
5. 開始時使用較慢速的言語示範，並在一個音達口道最大收縮（或目標位置）時停留 2 至 4 秒，讓個案感受此時口部構音的狀況，以增加口部感覺回饋，再逐漸增加語音速度，也體驗口部各構音單位在構音時的感覺，如舌接觸上顎的感覺。

6. 由立即模仿漸進到延宕模仿，再進步為自發、功能性的言語回答。延宕模仿是讓個案在說一個音的當下暫停一下（如停 5 秒鐘），請患者記憶此動作的順序，使用內心演練（動作心像），思考語音動作的提示或此語音顯著的構音位置等線索，再將此音說出來。
7. 練習詞語的語音種類的變化時，需依據複雜度做安排，構音位置的變化可由同一位置到不同位置的順序混合，如「背不背」、「背背包」、「妹妹背」：雙唇音—雙唇音—雙唇音、「背一背」：雙唇音—無聲母—雙唇音、「背背看」：雙唇音—雙唇音—舌根音。
8. 練習各音素相關音節的構音口腔輪替運動（DDK）有助於音節動作的程序化與自動化，必要時可使用節拍器（或打拍子）塑造有節奏（長短差異）的構音輪替運動。

類化期階段

語音的類化練習對於語音動作的學習十分重要，唯有透過大量的相關音節練習和持續的多次練習才能形成各音節或詞語的動作記憶，並讓該構音動作自動化。過度的構音動作練習不僅對於言語動作的自動化有促進作用，並可促進構音動作的連貫性和流暢性。多次的練習會有助於動作記憶的穩固，促進（針對某語句）構音動作程序計畫的成形。動作計畫程序會因多次的練習而修正使之更加完善，並增進下一次動作計畫提取的易及性。臨床上對於發展性言語失用症兒童的介入常碰到的難題之一即在於如何多增加練習的次數和機會，練習對促進構音動作的自動化十分重要。語言治療師若能有技巧地使用快速性增強，才能有效地促進言語動作的自動化，此時需注意化解重複練習帶來的枯燥感，並能維持個案的參與動機。對於 DAS 的介入在「類化期階段」有下列幾項策略可供參考：

1. 練習的安排儘量符合動作學習原則，例如：分散練習較集中練習為佳，隨機演練較整批性重複演練效果較佳。短期之內次數較頻繁的密集式練習會比間隔時間久且時間長的練習，學習效果為佳。例如：同樣是總共三小時的練習，分散在三天，一天一小時，會比只有一天，一次練習三小時的學習效果為佳。

2. 加強說話速度的控制，一開始時可用慢速說話，待熟練後逐漸增加語速，並逐漸加入抑揚頓挫等不同調律成分以變化練習語句。
3. 為促進類化，多讓個案練習在不同時間、空間、對象或鄰語音環境中說出，增加練習情境的多樣性有助於學習行為的遷移。練習材料應選擇日常較常用的詞語、片語或短句來練習，可增加練習動機並有助類化。
4. 在類化期階段可加入語調練習，練習時可強調各種語句的語調對比性，例如：用相同或相近的詞語組成不同句型的語句（直述句、疑問句、感嘆句等）來練習不同的語調，亦可進一步使用對話或角色扮演以增加情境的多樣性。
5. 使用歌曲、韻文等韻律性作業引出言語動作，增加言語的自動化歷程。

第四節　口腔肌肉提示重建語音目標介入法（PROMPT）

口腔肌肉提示重建語音目標介入法（PROMPTS for Restructuring Oral Muscular Phonetic Targets, PROMPT）是專為DAS兒童設計的介入法，此介入法聚焦於個體動作控制與動作的程序化，強調各語音構音動作的位置，說話時使用臉部、下巴、頸部的觸覺線索來增進個案對語音構音部位與方式的覺知（Bose, Square, Schlosser, & van Lieshout, 2001; Chumpelik, 1984; Hayden, 2004, 2006; Rogers, Hayden, Hepburn, Smith, Hall, & Hayes, 2006; Square, Chumpelik, Morningstar, & Adams, 1986）。PROMT 強調動作學習的原則，重視語音動作的自動化。對於 PROMPT 用於兒童的介入，Hayden

與 Square（1994）提出了一個兒童言語動作發展的階層階段順序模式，以作為言語動作治療的順序引導，兒童言語動作發展的順序由先至後依序是呼吸、發聲、下顎、圓展唇、舌頭控制、序列動作、調律，如此有著由下而上的七階段發展模式。他們認為正常兒童言語動作的發展即是按照此順序，言語動作障礙兒童接受治療也應以此順序來逐步學習控制這些言語相關的機制面向。

PROMT 介入的七個階段

圖 13-2 呈現 PROMT 的七個階段的動作控制訓練重點，此七階段包括階段一：肌張力（tone）、階段二：嗓音發聲控制、階段三：下顎動作控制、階段四：唇部、顏面動作控制、階段五：舌頭動作控制、階段六：連續的動作序列控制、階段七：語調節律控制。由第一階段到第七個階段採用循序漸進的訓練方法，由低階漸往高階逐漸建立兒童的言語動作能力，其間提供不同性質、形式的提示輔助語音的學習。

PROMPT 語音動作訓練的目標音選擇順序是先由構音單一向度動作開始，逐步進展到音素動作著手訓練，然後是音節、單音節詞，之後為片語，逐漸增加整體構音動作的複雜度。PROMPT 對於每一個語音音素或音節皆設計有一組專門的動作提示（此即 PROMPT 一詞之意），這些動作提示是有關該語音各構音子的動作，如下顎開合度、嘴唇的張度、舌位的高低、氣流的方式（有聲／無聲）、音段長短、音節順序等的線索。這些提示可分為四類：參數型提示（parameter PROMPT）、表面型提示（surface PROMPT）、複雜型提示（complex PROMPT）、音節型提示（syllable PROMPT）。其中「參數型提示」是最基本款的提示，著重於單一向度的本體感提示，如下顎張開的幅度等級。「表面型提示」是有關單一構音器官的位置、時間和轉換動作。「複雜型提示」是不只是單一向度對單一音素的整體動作表徵。「音節性提示」是結合參數型提示和表面型提示的音節產生提示，包括子音結合母音的動作。這些不同型式的提示可結合使用或依據訓練重點在不同的介入階段中使用，而在訓練的後面階段再逐

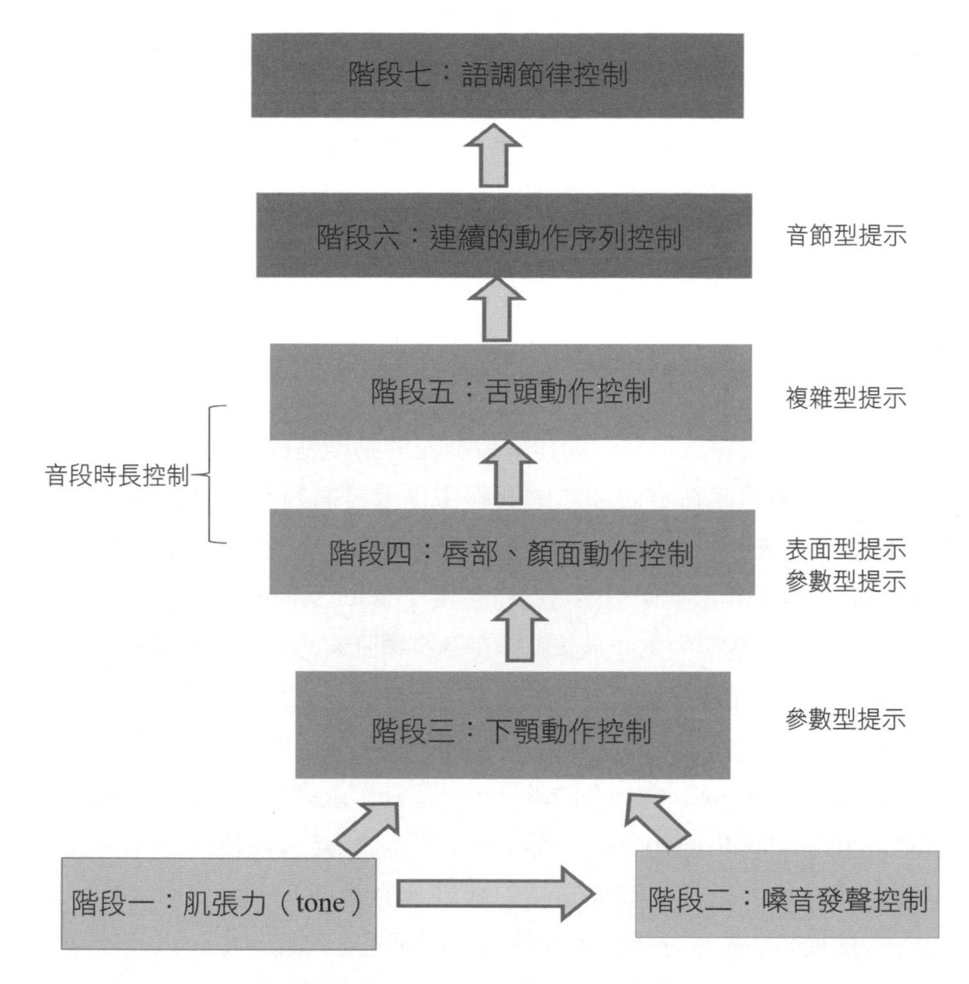

圖 13-2　PROMPT 的運動言語階層順序

資料來源：取自 Hayden 與 Square（1994）

漸退除這些提示，以減少兒童對於這些提示的依賴。

治療師在要求個案仿說去做和治療師相同的構音動作之時，治療師同時手指碰觸相關構音器官表面以提供觸覺線索提示，碰觸的位置主要分布於下半臉（如雙唇、下巴、鼻翼）和頸部，來提供構音時各個有關構音結構的位置訊息。PROMPT 藉由觸覺刺激以啟動構音動作，以使構音動作達到最大的生理支持。提供的觸覺刺激的形式具多元性，對於每個語音音素皆設計有其固定的獨特手指觸摸的位置、動作、施予的壓力、時長和觸碰順序形式。音節的產生則以連續性序列的方式提供觸覺刺激提示，是屬於最複雜的提示，PROMPT 欲藉由提供感覺刺激的順序，建立起 DAS 兒童音節層次以上的言語動作順序的程序，發展兒童的言語動作計畫程序化之能力。事實上，PROMPT屬於多感官刺激的治療法，除了觸覺提示之外，同時也提供聽覺和視覺的刺激。

PROMPT 的理論根據

PROMPT 的理論根據是動作學習理論的動作基模理論（schema theory），言語失用症在言語動作的過程中提取言語對應的動作程序有困難，DAS兒童先天在學習建立動作程序上有缺陷，導致言語動作的計畫和程序化的失常。其中動作程序是動作基模（motor schema）中重要的構成要素，一個動作基模中主要是該動作有關肢體肌肉的空間和時間動作行為的參數。一個動作基模包括成套的動作指令參數，以及連續系動作與感覺回饋關係，也包括了動作時肢體肌肉結構的起點狀況與動作結束後狀況的結果知識（knowledge of results, KR）。一個動作做完後就會有一個結果知識的時間間隔（KR intervals），而下一個動作會等到有結果知識產生後，才會繼續執行，此等待結果知識的延宕稱為後 KR 延宕（post-KR delay），此段時間主要在確認動作執行的結果是否符合目標，以及確認下一個動作的可起始狀態。當多個動作的連串執行多次後，會整合成一個複雜的連續動作，結果知識的確認次數時間會減少，表示該動作以達動作自動化程序，啟動會自動地演練直到整套結束為止。代表此套動作已經在動作程序中穩固成一個動作單元，之後個體只要意識上想做此套動作就會去啟動該動作基模單元，即可自動化演練出來。每一個動作在執行時動作與感覺回饋之間，都是身體部位上有一對一的緊密對應結合關係，亦即在做動作的同時感覺的回饋無時地不在產生中。這些感覺的回饋主要包括肌肉、張力位置的本體覺以及觸覺、壓覺等體感覺。言語動作還有一項重要的感覺回饋，即是聽覺。這些感覺回饋線索有助於動作順序的引導和排列。一個動作產生一個感覺後，此種感覺會觸發下一個動作的產生，提取下一個動作程序來執行。此感覺回饋也就是上一段中所提到的 KR。在連串動作的串接中這種感覺回饋是很重要的，對於說話動作也是一樣。說話的動作基模之中除了基本的動作元素外，還包括各個動作相關聯的感覺要素。

動作學習即在建立與穩固動作基模。動作基模的穩固是有關一個動作單元板模（templates of motor unit）的記憶儲存。發展性言語失用症者的困難即在於動作基模建立的困難，同時也可能在動作基模的儲存或提取出現問題，導致言語動作無法自動化執行。因此對其介入的目的即是在幫助其言語動作基模的建立、儲存與提取，可加強動作感覺的回饋以促進動作基模的建立與提取。

PROMPT 的應用範圍甚廣，臨床上多用於 DAS 兒童個案。PROMPT 除了應用於言語失用症者的介入之外，也曾應用於語音異常、自閉症、腦性麻痺兒童（Dodd & Bradford, 2000）和失語症患者（Bose et al., 2001）。Bose 等人（2001）探討將 PROMPT 應用於一位失語症合併 AOS 患者的介入療效，發現 PROMPT 在改善患者的構音準度和動作順序上有明顯效果。此外，對於兒童個案的介入應用，宜注意語音相關動作線索提供的數量，若過多會造成記憶的負擔問題，介入時語言治療師應依據個別差異，選擇個案最需要的動作線索，適時地協助構音動作的產生。

第五節　發展性言語失用症的其他特殊介入法

對於發展性言語失用症的介入，除了上述較著名的 PROMPT 介入法之外，還有其他多種具有特色的介入法，如 Nuffield 中心發展出來的兒童失用症的介入方案或是觸覺線索介入法等。

NUFFIELD 中心的失用症介入方案

Nuffield 中心的失用症介入方案（Nuffield Centre Dyspraxia Programme,

NPD）（Williams & Stephens, 2004）是一套已出版的方案教材，專用來介入 DAS 兒童和嚴重 SSD 兒童。NPD 是一套基於英語語音的評估與介入方案，包含一本手冊、評估表、練習卷（worksheets）和大量的圖卡介入材料，目前已出到第三版。NPD教材方案的設計是針對言語失用症的言語缺陷，以十分精細的結構化介入步驟，建立語音中各音素和各類音節的動作程序以及各語句的動作計畫之練習。

NDP 介入是透過密集而有系統的語音訓練方案，由最基礎的語音音素相關的口腔動作開始，以「由下往上」的形式，去建立各種語音單位的動作程序和計畫，由非言語動作開始往上到音素動作→CV 單音節動作→CVCV 雙音節動作→詞語→句子→自發性言語。Williams 把此階層比喻為砌一片磚牆的建構，DAS兒童的言語能力需要用磚塊由下往上地堆疊建構而成。

在介入初期階段先進行單音練習，由各音素相關的非言語的口腔動作開始練習，先讓個案嘗試模仿，再以連續重複的輪替動作（如 DDK）的方式練習，可能是一種無聲的純動作序列，如閉唇、開唇的交替動作。動作的速度由慢而快，目的在使動作達穩固並能自動化。之後再將之修飾為類似某音素的動作，例如：由簡單雙唇連續開合的動作，變成如/p, p, p, p ....../的動作。先以無聲的方式進行練習，注意調節呼吸的氣流，在 DDK 序列產生前先吸一口氣，使之有充足的氣流，由/p, p, p, p....../之後再過渡到/pa, pa, pa....../的塞音 CV 音節序列。

在音節產生階段，先練習 CV 音節的動作訓練，強調 CV 的子音和母音動作程序的共構串連，使其可形成一個完整的音節動作程序，如/pa/音節的動作。練習材料是該子音與各種韻母拼成的各種 CV 音節。之後進行該音素 CVCV 雙音節詞的練習，如 puppy。在最後介入階段則會結合有意義的詞語做一些簡單語法句型的片語或短句練習，如 SV、SVO 句型。在進行多音節、短句或音素相關的語句練習時，會加上節律、重音的變化，以訓練言語動作計畫的能力。在介入時，會使用圖卡作為提示，NDP的介入除了使用一般的彩色線條詞語圖卡之外，還發展了一套有關英語子音和母音的視覺符號圖卡，例如：/b/的圖像符號是一個球的黑白線條圖，/s/的符號是一條 S 形蛇的黑白線條圖。目的是讓圖像的音素表徵和動作產生連結，以作為介入練習時表達和記憶提示的媒介符號，使用在一些介入活動或練習卷上。

NDP 的介入方案以由簡至難、循序漸進的方式進行，以建構個案的各音素、各言語單位的程序，訓練其言語動作程序化和計畫的能力。除了聚焦於言語動作之外，NDP 也著眼於聽知覺和音韻部分，必要時會加入聽知覺區辨的訓練，而在音韻訓練方面，亦可加入語音對比的交替產生序列練習，如/ta,ka, ta, ka, ta, ka....../，以促進音韻對比表徵的分化。目前 NDP3 的介入方案教材於網路上有提供販售，提供英語語音介入者使用。

觸覺線索介入法

觸覺線索介入法（touch cue method, TCM）（Bashir, Graham-Jones, & Bostwick, 1984）是於語音產生時同時使用觸覺與聽覺的線索。提供觸覺回饋線索，對每一種子音、母音各有觸覺刺激的提供，個案學會子音與母音的自我觸覺刺激和語音構音動作的連結關係，藉由特定的某種（部位）觸覺刺激引發某特定語音的構音行為。

TCM 觸覺線索介入法的介入分為三個階段，階段一：以無意義音節的練習來教導觸覺線索，並改進構音動作的連續性與增進個案的自我監控。階段二：使用單音節與多音節字詞做練習。階段三：使用片語與句子於自發性言語中。觸覺線索介入法使用連結觸覺線索與構音動作的方法，在一開始時觸覺線索的教導可能會對兒童的記憶造成負荷，應限制觸覺線索的數量，並持之以恆地提供觸覺刺激，等到觸覺線索與該構音動作連結穩固之後再教導下一個連結關係。

動態時序和觸覺線索介入法

動態時序和觸覺線索介入法（Dynamic Temporal and Tactile Cueing, DTTC）（Rose, 2007; Strand, 2019; Strand & Skinder, 1999）是以兒童言語失

用症為對象的言語介入法。DTTC 特點是使用觸覺提示，並整合了多感官的刺激提示。DTTC 遵循動作學習的法則，以密集的介入手法發展 DAS 兒童的感覺運動計畫和程序化能力，以協助他們發展出言語動作技能，製造出正確的語音。事實上，DTTC 的介入程序和由 Rosenbek（1985）所提出用以治療成人言語失用症的八步驟連續介入法（eight-step continuum）很類似，可說是兒童版的八步驟連續介入法。介入者需依照個案的反應，系統性地調節提示線索或回饋。當一個步驟成功後再前進到下一步驟，如果沒有成功就必須加入額外足夠的提示線索，如觸覺線索，加以練習，等成功後再退除額外的提示線索。介入時，介入者必須仔細地調節刺激線索的量，注意並決定何時該加進刺激線索與何時該退除線索。有關八步驟連續介入法的說明，請參看鄭靜宜（2013）《話在心・口難言：運動性言語障礙的理論與實務》一書的第 15 章。

Rose（2007）以 4 位學前 DAS 兒童為對象，使用單一受試者設計探討 DTTC 介入法的成效，介入時運用觸覺和手勢提示，特別強調一個音節的起始構音動作，運用密集而大量的練習，一個詞語或句子需要練習 15 至 30 次。介入以密集治療的方式進行，療程共 6 週，每週 5 天，一天有兩個節次，一節次 30 分鐘。結果發現 4 位個案中有 3 位有明顯的進步，顯示 DTTC 具有不錯的介入成效。

目標音手勢治療法

目標音手勢治療法（signed target phoneme therapy）是 Shelton 與 Graves（1985）發展出來為了治療一位 5 歲的 DAS 兒童。是運用視覺手勢的提示引發兒童目標音之構音動作的回憶，幫助目標音的提取。由治療師先示範指拼手語與語音刺激的配對，指導個案發出語音，並不要求個案打出指拼手語，讓個案學習指拼手語和語音的連結配對，之後以指拼手勢誘發語音的產生。練習時治療師只需要打出目標音（通常是某一子音）的指拼手勢，並不需要打出所有的音素，而指拼手勢只是對於個案口語動作引發的策略性運用。Shelton 與 Graves 認為，指拼手勢可以幫助 DAS 兒童在音素動作的排序。在多模態的刺激下，DAS的兒童可以很快學會語音的動作。由於發展性言語失用症兒童通常可以很快地學會手語，此法或許也可提供一種替代性溝通的管道，但指拼手勢的學習可能會增加兒童記憶的負擔。由於指拼手勢可提供額外的一種動作表徵或線索，可幫助 DAS 兒童構音動作的記憶和引發。

參考文獻

中文部分

陳筱萍（2011）。**學前兒童言語失用症臨床特徵之研究**（未出版之碩士論文）。國立高雄師範大學，高雄市。

鄭靜宜（2013）。**話在心・口難言：運動性言語障礙的理論與實務**。台北市：心理。

鄭靜宜（2018）。**華語兒童構音與音韻測驗**。新北市：心理。

鄭靜宜（2020）。學前兒童至老年階段言語功能指標數值的變化。**教育心理學報，51**（4），613-637。。

英文部分

Bashir, A. S., Graham-Jones, F., & Bostwick, R. Y. (1984). A touch-cue method of therapy for developmental verbal apraxia. *Seminars in Speech and Language, 5*, 127-137.

Blakeley, R. (2001). *Screening Test for Developmental Apraxia of Speech* (2nd ed.) (STDAS-2). Austin, TX: Pro-ed.

Bose, A., Square, P. A., Schlosser, R., & van Lieshout, P. (2001). Effects of PROMPT therapy on speech motor function in a person with aphasia and apraxia of speech. *Aphasiology, 15* (8), 767-785.

Bradford, A., & Dodd, B. (1996). Do all speech-disordered children have motor deficits? *Clinical Linguistics & Phonetics, 10*(2), 77-101.

Chumpelik, D. (1984). The PROMPT system of therapy: Theoretical framework and applications for developmental apraxia of speech. *Seminars in Speech and Language, 5*(2), 139-155.

Cumley, G., & Swanson, S. (1999). Augmentative and alternative communication options for children with developmental apraxia of speech: Three case studies. *Augmentative and Alternative Communication, 15*(2), 110-125.

Davis, B., Jakielski, K., & Marquardt, T. (1998). Developmental apraxia of speech: Determiners of differential diagnosis. *Clinical Linguistics and Phonetics, 12*, 25-45.

Dodd, B., & Bradford, A. (2000). A comparison of three therapy methods for children with different types of developmental phonological disorder. *International Journal of Language and Communication Disorders, 35*, 189-209.

Duffy, J. R. (2013). *Motor speech disorders: Substrates, differential diagnosis, and management*. St. Louis, MO: Mosby.

Hall, P., Jordan, L., & Robin, D. (2007). *Developmental apraxia of speech: Theory and clinical practice* (2nd ed.). Austin, TX: Pro-ed.

Hayden, D. A. (2004). PROMPT: A tactually grounded treatment approach to speech production disorders. In I. Stockman (Ed.), *Movement and action in learning and development: Clinical implications for pervasive developmental disorders* (pp. 255-297). San Diego, CA: Elsevier-Academic Press.

Hayden, D. A. (2006). The PROMPT model: Use and application for children with mixed phonological-motor impairment. *Advances in Speech-Language Pathology, 8*(3), 265-281.

Hayden, D. A., & Square, P. A. (1994). Motor speech treatment hierarchy: A system approach. *Clinics in Communication Disorders, 4*, 151-161.

Murray, E., McCabe, P., & Ballard, K. J. (2014). A systematic review of treatment outcomes for children with childhood apraxia of speech. *American Journal of Speech-Language Pathology, 23*(3), 486-504.

Newcomer, P. L., & Hammill, D. D. (1997a). *The test of language development - Primary* (3rd ed.). Austin, TX: Pro-ed.

Newcomer, P. L., & Hammill, D. D. (1997b). *The test of language development - Primary intermediate* (3rd ed.). Austin, TX: Pro-ed.

Rogers, S. J., Hayden, D., Hepburn, S., Smith, R. C., Hall, T., & Hayes, A. (2006). A pilot study of the Denver Model and PROMPT Interventions. *Journal of Autism Developmental Disorder, 36*, 1007-1024.

Rose, M. L. (2007). Intensive dynamic temporal and tactile cueing appears effective for treating some children with severe childhood apraxia of speech. *Evidence-Based Communication Assessment and Intervention, 1*(3), 107-108.

Rosenbek, J. C. (1985). Treating apraxia of speech. In D. F. Johns (Ed.), *Clinical management of neurogenic communicative disorders*. Boston, MA: Little Brown Company.

Rosenbek, J. C., Wertz, R. T., & Darley, F. L. (1973). Oral sensation and perception in apraxia of speech and aphasia. *Journal of Speech and Hearing Research, 16*(1), 22-36.

Shelton, I. S., & Graves, M. (1985). Use of visual techniques in therapy for developmental apraxia of speech. *Language, Speech and Hearing Services in the Schools, 16*, 129-131.

Soblet, J., Dimov, I., Graf von Kalckreuth, C., Cano-Chervel, J., Baijot, S., Pelc, K., ...Deconinck, N. (2018). BCL11A frameshift mutation associated with dyspraxia and hypotonia affecting the fine, gross, oral, and speech motor systems. *American Journal of Medical Genetics, 176*(1), 201-208.

Square, P., Chumpelik, D., Morningstar, D., & Adams, S. (1986). Efficacy of the PROMPT system of therapy for the treatment of acquired apraxia of speech: A follow-up investigation. In R. H. Brookshire (Ed.), *Clinical aphasiology* (p. 221). MN: BRK.

Strand, E. A. (2019). Dynamic temporal and tactile cueing: A treatment strategy for childhood apraxia of speech. *American Journal of Speech-Language Pathology, 29*(1), 30-48.

Strand, E. A., & Skinder, A. (1999). Treatment of developmental apraxia of speech: Integral stimulation methods. In A. J. Caruso, & E. A. Strand (Eds.), *Clinical management of motor speech disorders in children*. New York, NY: Thieme.

Williams, P., & Stephens, H. (2004). *Nuffield Centre dyspraxia programme*. Windsor, UK: Miracle Factory.

Chapter

14

特殊溝通障礙者的語音評估與介入：脣顎裂

學習目標

讀者可以由本章學習到：

- 脣顎裂的特性與類型
- 顎咽閉鎖型態
- 顱顏症候群
- 脣顎裂的言語特徵
- 脣顎裂的言語評估方法
- 脣顎裂的言語介入方法

脣顎裂是先天性口道結構障礙，上顎結構是口腔與鼻腔的隔間，患者在上顎結構出現裂縫，此上顎結構包括上硬顎、軟顎、齒槽和上唇。脣顎裂最早可藉由產檢的超音波產前診斷出來，嬰兒在出生後可做顱顏手術矯正。脣顎裂患者手術的時間需要看脣顎裂的類型和大小決定，初期的脣顎修補手術都在嬰兒階段進行，而更進一步的手術和齒列矯正治療則會在兒童時期或青少年時期完成。大多數脣顎裂兒童在手術後能有適當的溝通能力，然而還是會有約 40%的個案仍有溝通技能上的問題。在台灣，由羅慧夫醫師創立的脣顎裂顱顏中心和羅慧夫顱顏基金會長期致力於脣顎裂兒童的治療與復健。

第一節　唇顎裂的特性

唇顎裂是常見的先天性畸形病症，在台灣每年約有 500 至 600 位新病人出世。唇顎裂的發生率因人種而有異，黃種人（如華人、日本人）有較高的發生率，約在 1/500 至 1/700 之間，白人發生率較低，約 1/1000，非洲裔則又更低，約 0.4/1000（Vanderas, 1987）。唇顎裂的形成在胚胎早期之時，因此我們需對於胚胎早期顏面結構的發育形成有所了解。

胚胎之顱骨上顎結構發展

胚胎早期的發育，上顎結構部分是由兩側組織漸漸往身體中線連結起來。如果在這連結的過程中出了一些差錯，不能照預定的進度連結時，就會產生各種不同程度或位置的裂縫，形成唇裂（cleft lip，兔唇）、顎裂或唇顎裂。原生顎（primary palate）是胚胎最初期發展出來的上顎結構，位於門齒孔（incisive foramen）前方的部位，之後會形成上唇及牙齦。原生顎由門齒孔往上連結，約在胚胎第七週完成兩側連結（Kummer, 2013）。唇裂即發生在此時，裂縫於原生顎，形成單側（unilateral）或雙側（bilateral）顏面上唇裂縫。圖 14-1 呈現單側唇裂發生於原生顎部位的樣子。

次生顎（secondary palate）是在門齒孔之後的硬顎、軟顎及懸雍垂的部位。此部分在第七週由門齒孔開始往後連結，約在胚胎第十至十二週完成兩側連結（Kummer, 2013），其進程如圖 14-2 所示。若在此時段因某些因素干擾了胚胎組織的連結融合過程，就會產生各種不同程度的裂縫（cleft），而造成顎裂的情形。由嚴重度最輕的「懸雍垂分岔」（bifid uvula）到整個上顎缺乏都有可能發生。

唇顎裂的類型

由以上可知唇與顎的結構是來自胚胎不同的發育源頭，其中唇裂（或稱為兔唇）是指裂縫發生於原生顎，形成原生顎裂（primary cleft pal-

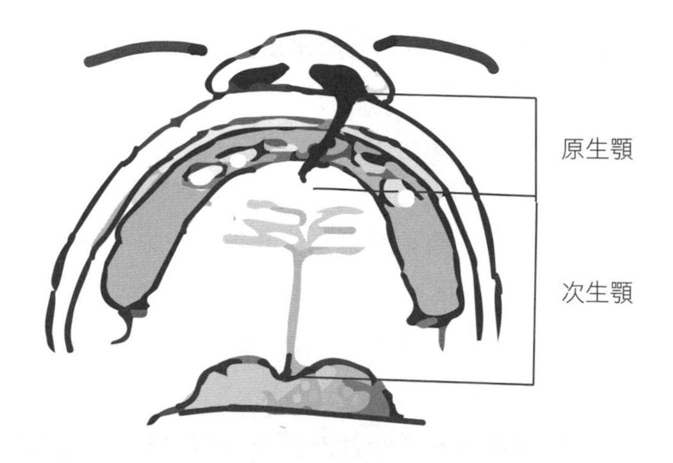

圖 14-1　上顎的結構部位與單側唇裂

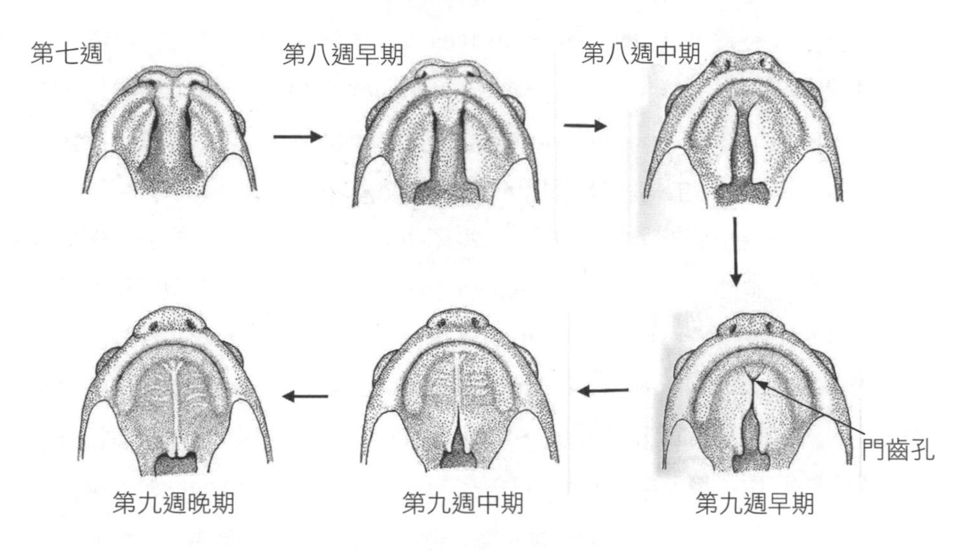

圖 14-2　胚胎次生顎發育的進程

ate），單純的唇裂發生率較低，若裂縫發生於次生顎，則形成顎裂，又稱為次生顎裂（secondary cleft palate），口腔內之上顎或軟顎裂開，無唇裂，外表正常。「唇顎裂」是指上唇的地方有裂縫且裂縫延伸至口內硬顎或更內部的軟顎部位。唇顎裂的類型可分為單純的唇裂（cleft lip alone）、單純的顎裂（cleft palate alone）、唇裂加顎裂（lip and palate cleft）。顎裂通常會對兒童言語發展有嚴重影響，而唇裂則通常不會造成言語問題。

唇或顎裂分布比例為唇顎裂 46%，顎裂 33%，唇裂 21%。唇裂通常以只裂於左側居多，唇裂分布比例在左側：右側：兩側分別是 6：3：1。唇顎裂患者男性多於女性。依據唇部或上顎的裂縫大小，可分為完全（complete）或不完全（imcomplete）裂。因此，唇顎裂的解剖分類可基於裂縫所在的位置（唇或顎）、完全性（不完全／完全）和裂縫延伸的範圍、單側或雙側等加以描述。

此外，唇顎裂的問題還包括一種外表不明顯的先天性顎咽閉鎖不全或顎咽不足（congenital palatal insufficiency），如隱性顎裂、軟顎之後的懸雍垂分岔、顎裂瘻孔（cleft palate fistulas）等較輕微形式的上顎異常，這些皆屬於顎咽不足（velopharyngeal insufficiency, VPI）的情況。隱性顎裂即為隱性粘膜下顎裂（occult submucous cleft palate），涉及軟顎肌肉走向的異常，會對顎咽功能產生程度不一的影響（Kaplan, 1975）。

由於唇顎裂型態的異質性很高，臨床上有許多不同的分類法，例如：佛氏唇顎裂分類法（Veau's Classification of Cleft Palate）、LAHSHAL 註記法表型描述（LAHSHAL notation of phenotypic description）等（Allori, Mulliken, & Meara, 2017; Smarius, Loozen, Manten, Bekker, Pistorius, & Breugem, 2017），其中的愛荷華分類系統（Iowa system）較為簡潔。此分類法是將唇顎裂分為五類：第一類（Group 1）是單純唇裂（cleft lip only），第二類（Group 2）是單純顎裂（cleft palate only, includes submucous），第三類（Group 3）是唇裂加上齒槽裂（cleft lip and alveolus），第四類（Group 4）是唇裂、齒槽裂加上顎裂（cleft lip, alveolus and palate），第五類（Group 5）則是其他。

在醫學診斷上，可諾漢唇顎裂分類法（Kernohan striped Y classification）（Kernahan, 1971）是較精細的分類法，以 Y 形條狀註記裂縫所在的位置。可諾漢唇顎裂分類法的分類標號是由 1 至 9 號，可標註記錄患者在上顎受裂縫所影響的區域情形，每個標記號碼區域代表著不同的解剖結構

（如圖 14-3 所示）。圖 14-4 呈現使用可諾漢唇顎裂分類法註記各類型唇顎裂類型。

之後有一些研究者修改這個分類法，如 Millard（1976）將之改為由 1 至 11 號，主要是加上兩個鼻孔底位置的標註，使之更精細、完整（如圖 14-5）。1：右鼻孔底、2：右唇、3：右齒槽、4：右上顎門齒孔前、5：左鼻孔底、6：左唇、7：左齒槽、8：左上顎門齒孔前、9：門齒孔後硬顎前部、10：門齒孔後硬顎後部、11：軟顎。Millard 修改的可諾漢唇顎裂分類法涵蓋了單側、雙側、完全、不完全的唇裂、顎裂或唇顎裂的型態，是說是一種較精確的分類方式。

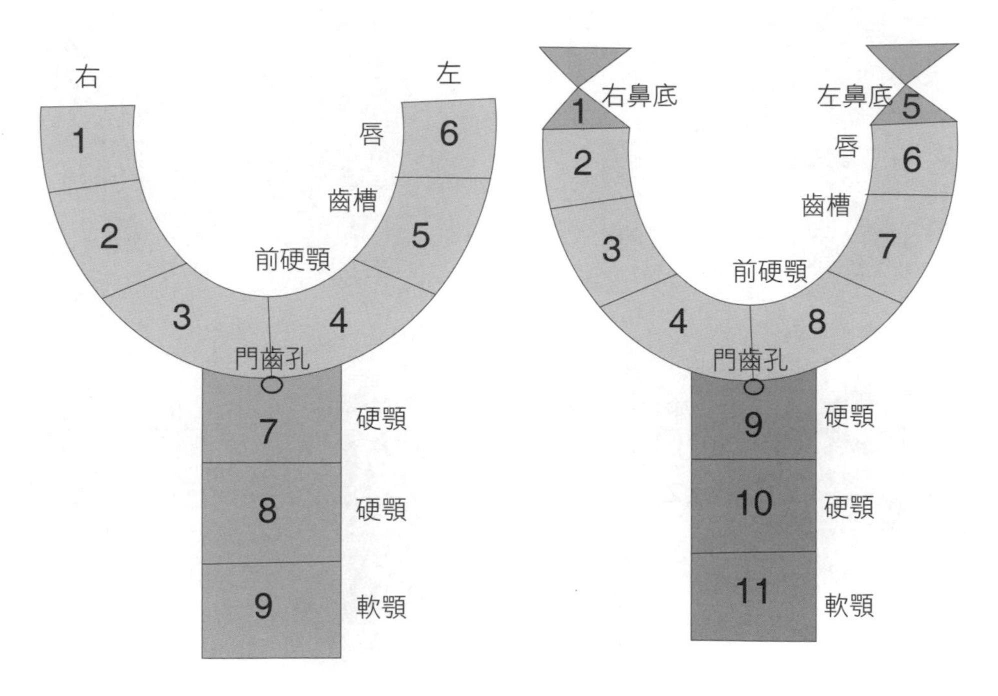

圖 14-3　可諾漢唇顎裂分類法

圖 14-5　Millard（1976）唇顎裂分類法

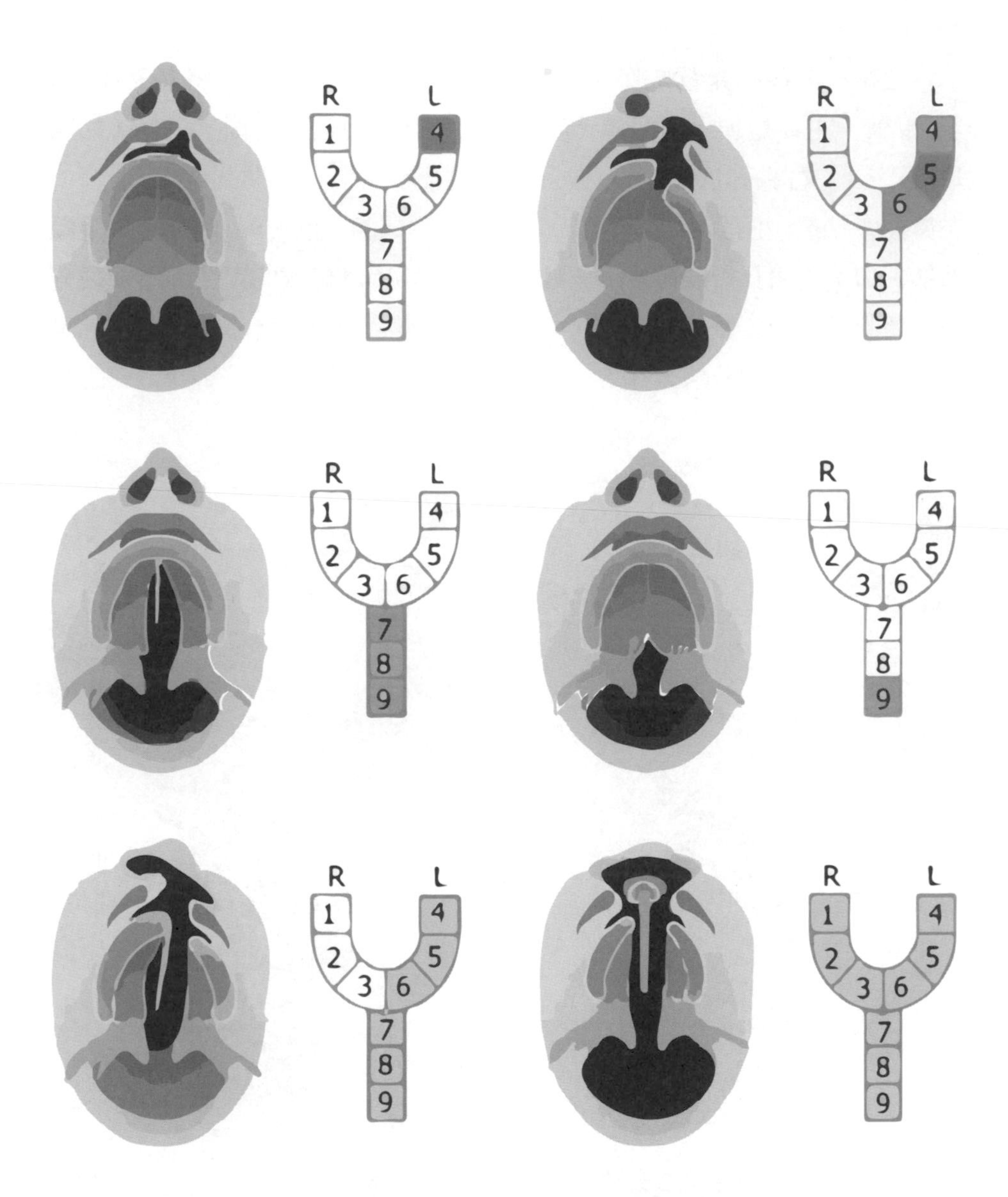

圖 14-4　以可諾漢唇顎裂分類法註記各種唇顎裂類型

第二節　顎咽的閉鎖功能

上顎是隔開鼻腔和口腔的結構，上顎主要由硬顎和軟顎所組成，軟顎是位於硬顎後方可移動的軟組織，由肌肉和黏膜所組成，運動時可往後上抬，具有一些伸縮和厚薄形狀變化功能，是主要關閉顎咽閥門的肌肉組織，對吞嚥和說話功能十分重要。

顎咽機制（velopharyngeal mechanism）可以控制顎咽通道的開通或閉合，顎咽閉合時可隔絕口腔和鼻腔—氣管，將氣流或食團鎖住於口腔中。顎咽閉鎖與多種生理功能有關，涉及不同的神經動作控制機制，主要可分為以下兩類動作類型：

1. 非氣動（nonpneumatic）：在吞嚥、引吐作嘔（gagging）、嘔吐時，軟顎位置移動得很高，且關閉緊密，主要是閉鎖隔絕鼻腔—氣管通道，防止反溢（Kummer, 2013）。這些主要為反射動作，無法為意識控制。
2. 氣動（pneumatic）：涉及呼吸氣流的進出，在吸、吹、語音產生等活動時，軟顎上抬移動位置較低（Kummer, 2013），軟顎移動可為意識控制。

顎咽的閉合型態

無論是說話或吞嚥皆需要顎咽閉合。唇顎裂患者會有顎咽功能不佳（velopharyngeal imcompetence）或顎咽不足（velopharyngeal insufficiency）的情形，此兩種情況的英文簡寫皆是 VPI。其中「顎咽功能不佳」是指顎咽結構正常，但閉鎖功能不佳，而「顎咽不足」則是結構缺陷導致顎咽無法閉合。「顎咽不足」可能是軟顎過短或肌肉走勢錯誤等結構問題造成，若個體軟顎過短，抬高過程中無法到達咽後壁，則無法達到顎咽閉鎖，是為顎咽閉合不足。「顎咽功能不佳」可能是由於運動神經疾患，造成軟顎肌肉無力或動作控制失常，而導致顎咽閉鎖功能受損。一些唇顎裂者經過外科手術修復後，仍有 VPI 的問題，導致在說話時仍有大量的空氣從鼻子中流出。這些顎咽閉合的問題可藉由鼻內視鏡的檢查診斷之。

要達成顎咽閉合需要有健全的顎咽結構和功能。顎咽的閉合動作需要靠前方的提顎肌抬起軟顎、後方的後咽壁向前，以及兩側的側咽壁向中移動，此即顎咽閥門的基本組成要件。顎咽閥門關閉的功能以動作協調的方式運作，而此動作有個別差異存在，至少有以下三種不同的關閉型態（如圖 14-6 所示）：

1. 冠狀閉合型態（coronal pattern）：此型態最常見，約占 68%（Witzel & Posnick, 1989），顎咽關閉主要是靠軟顎上抬後移，加上咽後壁向前移達成。
2. 環狀閉合型態：是次常見的關閉型態，約占 23%（Witzel & Posnick, 1989），關閉是類似於括約肌的環狀收縮動作，軟顎上抬後移，加上咽後壁向前以及咽側壁向中移。又有一些人是環狀模式再加上後咽壁上的帕撒文隆突（Passavant ridge）來達成顎咽關閉，約占 5%（Witzel & Posnick, 1989）。帕撒文隆突又稱為帕撒文墊（Passavant pad），是咽後部的一個橫向的小突起，由上咽縮肌的局部隆起形成，在吞嚥或說話時會出現，亦即需要顎咽閉合時出現，無動作時橫向隆起並不顯現，讓抬起的軟顎於後咽壁有個托靠之處。帕撒文隆突的存在有個別差異，有些人有，有些人則無此結構，或只在用力時出現。
3. 矢狀閉合型態：此型態最不常見，約只占 4%（Witzel & Posnick, 1989），顎咽關閉主要是靠兩側的咽側壁向中移，再加上一點軟顎上抬稍向後移形成顎咽關閉。

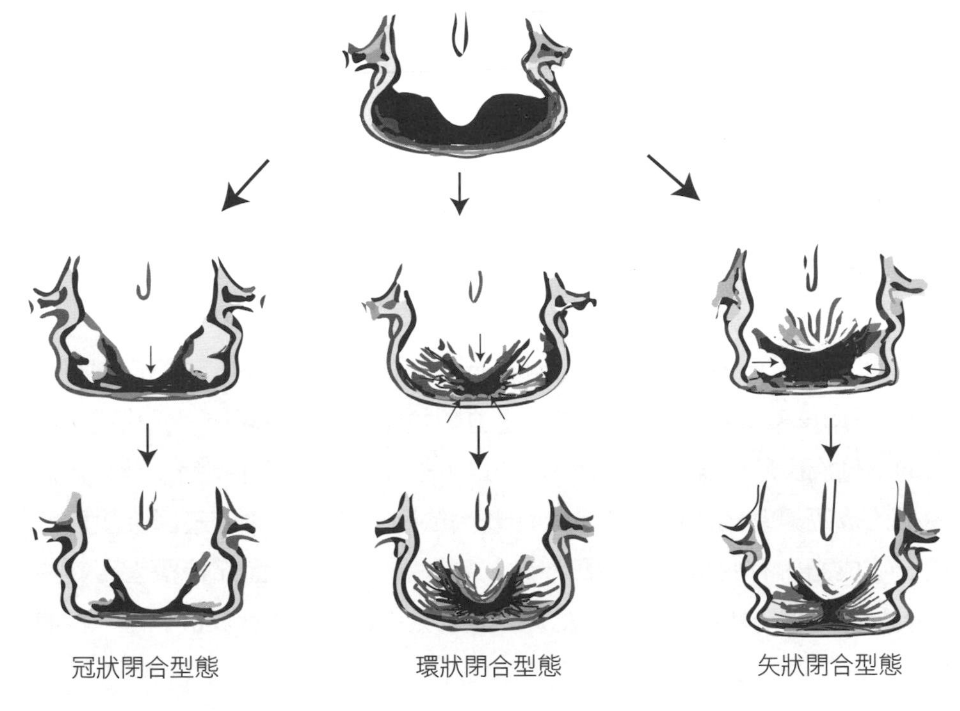

圖 14-6　三種顎咽閉合型態

唇顎裂的成因

造成唇顎裂可能的原因眾多，有基因遺傳、基因突變、環境因素，或是基因遺傳與環境因素交互作用的結果。唇顎裂遺傳因素可能為單一或多重基因或染色體缺陷干擾胚胎口腔發育之癒合過程。唇顎裂是一種典型的多因子遺傳疾病，難以預測發生率。若雙親都正常，生育一位唇顎裂子女的可能性為 1/600；若雙親中有一位唇顎裂患者，生育唇顎裂子女的可能性為 5%；若雙親皆是唇顎裂患者，生育一位唇顎裂子女的可能性為 25%。一些顱顏症候群則有確定的基因遺傳因素，根源於在某個染色體某一段基因的刪除或異常。

環境因素也可能是促成唇顎裂的原因，例如：懷孕時病毒感染（如德國麻疹）、孕期服用不當藥物（如類固醇、抗癲癇藥物、抗癌藥物）、孕婦受到放射線汙染（如 X 光線照射），或是孕期營養不均衡（如缺乏葉酸）等。

第三節　顱顏症候群

顱顏症候群屬於先天性顱顏骨發育不良症（craniofacial dysostosis），有多種不同的病症，其中一些常見的病症有唇顎裂或共鳴異常的情形，如顎心臉症候群（velocardiofacial syndrome, V-C-F syndrome）、皮爾羅賓症候群（Pierre Robin syndrome）等。這些顱顏症候群大多屬於罕見疾病。所謂的罕見疾病是指盛行率在萬分之一以下很少見的先天性疾病，罕見疾病主要的成因是基因缺陷所導致，而基因缺陷主要是遺傳或基因突變所造成，造成面貌有其特殊的特徵型態，欲進一步了解其面部特徵者可藉由 Google 圖片搜尋觀察之。以下就幾種較常見或較特別的症候群做進一步說明。

顎心臉症候群

顎心臉症候群（V-C-F syndrome），英文名稱中的 velo 是指 VPI、cardio 是指心臟問題（heart problems）、facial 是指可見的顏面畸形，又稱為 Shprintzen syndrome 或 DiGeorge syndrome，因為首次由 Shprintzen 醫師在 1978 年發現注意。顎—心—臉症候群是顱骨底（skull base）癒合異常引起的唇顎裂，主要的病因是染色體第 22 對的長臂在 11.2 節的地方有缺損造成，因此又稱為 22q11.2 刪除症候群（22q11.2 deletion syndrome），乃第 22 對染色體的長臂有一區段基因異常刪除所致。其實顎—心—臉症候群發生率較其他症候群為高，並非屬於罕見疾病，在唇顎裂患者中占大宗，約占唇顎裂患者的 8% 以上（McDonald-McGinn et al. 2015; Solot et al., 2019）。

顎—心—臉症候群的顏面特徵是鼻子長、眼瞼浮腫（puffy eyelids）、小耳朵、下顎後縮（retrognathia）、咽部較寬（wider pharynx）、突額頭（protruding forehead）。顎一心一臉症候群兒童大多有顎裂的情形，雖然有時顎裂不明顯，但可能會有隱性顎裂、VPI，或者是顎弓比較高等的共鳴問題（Shprintzen, 2000）。個案言語常出現聲門塞音（glottal stop）替代音的錯誤和嚴重的鼻音過重，並有很高機率存在著語言發展遲緩的問題，常有輕度語言障礙以及學習障礙（Solot et al., 2019）。因此，顎一心一臉症候群兒童應在 8 個月大時開始進行語言評估，並進行後續語言發展情況的追蹤。

皮爾羅賓症候群

皮爾羅賓症候群（Pierre Robin Syndrome）由法國 Pierre Robin 醫師於 1923 年所命名，形容一群合併下顎後縮或小下巴（retrognathia or micrognathia）、顎裂、舌後垂（glossoptosis）症狀的患者（如圖 14-7 所示）。在美盛行率約為 1/2,000 至 1/30,000。皮爾羅賓症候群的形成是胚胎在早期發育時，原本舌頭位置應由較高的位置往下降，但患有此症的胚胎由於舌

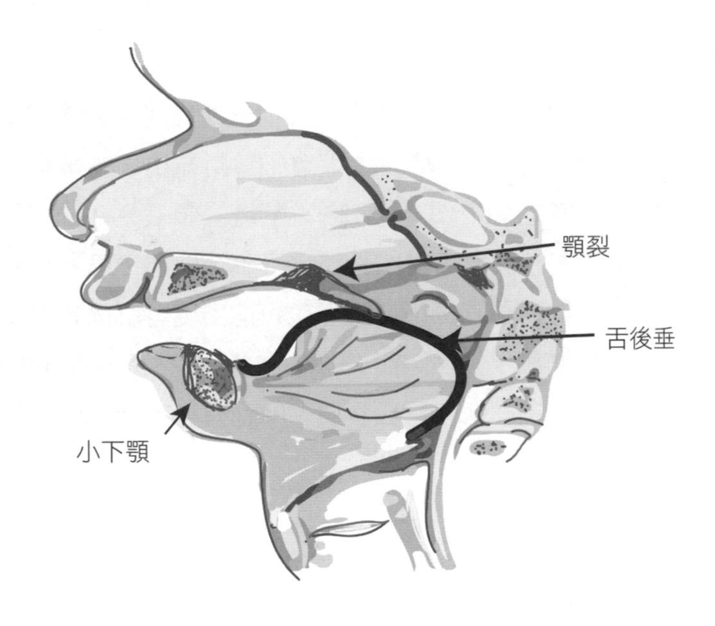

圖 14-7　皮爾羅賓症候群嬰兒的舌後垂現象

頭位置下降時間延宕，導致阻擋原本左右上顎的縫合的進行，引起上顎有殘留縫隙的存在。出生後，嬰兒因為舌根往後下垂，容易阻塞呼吸道，嬰兒需要藉由不斷的啼哭以維持呼吸道的暢通，而不斷啼哭的結果則是會導致體力過度消耗，以及無法好好進食等惡性連環結果，此時若無妥善的治療，易導致兒童精疲力竭、心臟衰竭，最終可能導致夭折。此惡性的連環結果或順序又被稱為皮爾羅賓順序（Pierre Robin sequence）。

罹患此症的嬰兒最大照護困難是呼吸道阻塞和餵食困難，嚴重時可能需要氣切或鼻胃管餵食。餵食困難的原因是下巴後縮造成舌頭位置也後退，舌頭動作無法適當地擠壓奶頭，另一個原因是無法協調吞嚥和呼吸動作。皮爾羅賓順序可能會單獨發生，也可能是一些症候群出現的其中症狀之一，如史笛克勒症候群（Stickler syndrome）、崔契爾柯林斯症候群（Treacher Collins syndrome, TCS）、顎心臉症候群、酒精性胎兒畸形（fetal alcohol syndrome）等，這些症候群的嬰兒也可能會出現皮爾羅賓順序。

史迪克勒症候群

史笛克勒症候群是一種體染色體顯性的遺傳性疾病，影響身體的結締組織。出生時很多患者（至少 1/3 以上）會被診斷為出現皮爾羅賓順序。史笛克勒症候群患者的特徵是扁平臉、塌鼻、顎裂、小下顎（micrognathia），這些皆是由於面部中段的骨骼發育不全引起。患者可能出現有感官異常，包括嚴重的近視和聽損。患者也可能出現有肌肉骨骼問題，包括關節鬆弛、脊柱側彎和早發性關節炎。語言發展除了可能受到聽損影響之外，則大多正常。構音則因為唇顎裂或 VPI 而有鼻音過重的問題。

崔契爾柯林斯症候群

此症在 1900 年由 Treacher Collins 醫師發表個案研究後被命名為崔契爾柯林斯症候群（Treacher Collins Syndrome, TCS），其最常見的症狀是下頜發育不全和顴骨發育不全，可能伴隨著舌頭後縮。下頜骨小會導致牙齒咬合不良，更嚴重的情況是導致呼吸困難或吞嚥困難。患者受到影響的程度可能從輕度到重度不等。

TCS 為體染色體顯性遺傳疾病，在第 5 對染色體上的 TCOF1 基因（5q31.3-33.3）發生突變引起的。患者臉部兩側的顴骨發育不全使臉頰凹陷，下眼瞼外側呈 V 字型缺陷或下垂，眼睛向兩側下垂是 TCS 患者顏面明顯的特徵，並可能伴隨有顎裂、呼吸、視力和聽力損失等問題。然而大部分患者其餘身體的生長發育和智力正常大多不受影響，唯聽力損失可能導致學習及溝通上的困難。由於 TCS 兒童常因顏面外貌不佳造成其自卑的心理，影響自我肯定與日常社交活動，因此心理的支持與肯定對於兒童相當重要。

奈格症候群

奈格症候群（Nager syndrome）又稱「軸前支端顏面發育不全症候群」（preaxial acrofacial dysostosis），是極為罕見的遺傳疾病，特徵是顱面及四肢骨骼的畸形。其實奈格症候群和 TCS 很類似，唯多了拇指發育不全或缺乏拇指的症狀，亦即比 TCS 多了肢體缺損，有些嚴重者出現雙臂前臂縮短，肘部動作不良的情形。奈格症候群是個體在胚胎時期於第一和第二腮弓（branchial arches）的發育問題引起的狀況。患者的顴骨和下頜骨區域發育不良，雙眼向下傾斜，缺少或沒有下睫毛，內耳和外耳發育不全，聽力損失，且中臉凹陷、小下巴，並可能伴隨有顎裂的情形。

歌舞伎症候群

歌舞伎症候群（kabuki syndrome）也是一種罕見病，是顱顏異常的一種，在 1981 年由 Niikawa 和 Kuroki 醫師首先提出，因此又稱為 Niikawa-Kuroki 症候群。患者具有特殊的臉部特徵、生長遲緩、智能障礙、骨骼發展異常及手掌發育異常。由於患者的臉孔特徵極似日本傳統歌舞劇之臉譜，故以此命名。患者具有眉毛長、眼睛細長、下外側眼瞼外翻、較長的眼裂、低扁鼻尖的臉部、耳廓異常（招風耳）、小頭（microcephaly），常合併有顎裂、肢體和心臟異常、中樞神經系統疾病、動作發展和語言發展遲緩等情形。患者認知功能不佳，很多具有輕度至中度智能障礙（Genetics Home Reference）。此病症涉及多重問題，多數與染色體異常有關，約有 55 至 80%患者是因第 12 對染色體 12q13.12 位置的 KMT2D 基因致病（財團法人罕見疾病基金會，無日期；Genetics Home Reference, n.d.）。

凡德伍帝症候群

凡德伍帝症候群（Van der Woude syndrome, VWS）又稱為唇窩症候群（lip pits syndrome），是在 1954 年 Van der Woude 醫師首先報告此症而得名。VWS 是體染色體顯性之遺傳疾病，是位於第 1 對染色體即 1q32.2 位置的 IRF6 基因發生突變所致（陳國鼎，2020）。VWS 患者特徵是於患者下嘴唇常可見到凹陷痕，下唇出現兩個如酒窩狀的瘺孔小點，且下唇鬆弛突出。有些患者有唇顎裂（唇裂加顎裂）、單純顎裂或懸雍垂裂開，而一些患者有缺牙或齒列畸形的問題。VWS 的發生率約在 1/10,000 至 1/40,000 之間，屬罕見疾病，而在所有唇顎裂個案中 VWS 約占 2%至 5%（陳國鼎，2020）。凡德伍帝症候群患者通常語言發展正常，但常見有傳導性聽力損失，可能有嗓音沙啞或音高過高（Shprintzen, 2000）的情形。

克魯松氏症候群

克魯松氏症候群（Crouzon syndrome）是顱顏發育不良的先天性罕見疾病。起因於胎兒的顱縫過早閉合（premature closure of cranial sutures），造成顱腔空間狹小，導致腦壓過高，限制腦部神經系統的發育，而導致不同程度的智能障礙，並可能出現語言發展遲緩的問題。克魯松氏症候群的發生率約為 1/25,000 至 1/60,000，屬於自體顯性遺傳，為一種體染色體顯性遺傳疾病，異常基因位於第 10 對染色體 10q25-q26 上，為基因突變引起，造成特定的骨骼和軟組織異常。患者的頭形呈寬形或塔形，特徵是中臉區發育不全（mid-face hypoplasia）及凹陷、第三型咬合不良（俗稱戽斗）以及明顯的突眼特徵。多數患者會因鼻咽腔過小而導致鼻音不足，但也有一些患者出現脣顎裂（Kummer, 2013）。有些克魯松氏症候群患者會出現語言發展遲緩，但也有些患者的語言發展是正常的。

亞伯氏症候群

亞伯氏症候群（Apert syndrome）也是顱顏發育不良的先天性罕見疾病。和克魯松氏症候群類似，也是自體顯性遺傳之顱顏發育不良症，患者具有狹小的顱腔，頭形呈尖錐狀，人字縫和冠狀縫過早閉合。和克魯松氏症候群主要的不同是，亞伯氏症候群患者有手指及腳趾連指症的肢體障礙，其姆指或姆趾較為寬大，指頭黏在一起，尤以第二指和第三指最易受到侵犯，手指黏合程度從皮膚、軟組織到骨頭都有可能發生。

亞伯氏症候群屬於罕見病，發生率在 1/16,000 至 1/20,000 之間。亞伯氏症候群為單一基因突變造成，是位於第 10 對染色體 10q25-q26 上的 FGFR2 基因。患者通常具有高顎弓（high arched palate）影響語音共鳴，外觀上，亞伯氏症候群患者的突眼情況較克魯松氏症候群患者來的輕微，但其鼻子較短小且額鼻交界處較凹陷，中臉區有後縮現象，有第三型咬合不良的情形。有些出現上呼吸道狹窄的問題，起因於中臉部凹陷而使鼻喉的空間減少，使得鼻呼吸道容易阻塞，患者常以口呼吸。多數患者存在著後鼻孔閉鎖或狹窄（choanal atresia or stenosis）問題，因此在共鳴方面，鼻音不足（hyponasality）的情況較常見， 但也有一些患者有脣顎裂，因此可能有「鼻音過重」和「鼻音不足」混合的情形。在聽力方面，亞伯氏症候群患者常見有輕度到中度的傳導性聽覺障礙，這可能和中耳炎有關。

第四節　脣顎裂患者的醫療處遇

團隊合作的治療介入

由於脣顎裂的問題較嚴重且複雜，對於脣顎裂患者的介入通常需要以多學科（multidisciplinary）的團隊合作方式進行（Shprintzen & Bardach,

1995），早期介入通常由醫院的唇顎裂治療團隊來主導醫療服務，需多類專業人員的參與治療，才能有效減少患者的障礙以及其後衍生的問題，並提升其生活品質，這些專業團隊的成員通常包括下列人員：

- 小兒科醫師：負責整合性的診斷，提供遺傳諮詢及唇顎裂兒童全身健康的檢查。
- 整形外科醫師：施行整形重建手術，分階段進行修補唇顎裂及其相關畸形的手術。
- 耳鼻喉科醫師：診斷與治療因唇顎裂而導致的中耳炎問題。
- 牙科醫師：處理從出生到成年間所有牙齒的發育畸形、蛀牙、齒裂不整、咬合及臉骨發育畸形等問題，並負責唇裂修補手術前裝置嬰兒顎板，以阻止裂縫繼續擴大。一般唇顎裂兒童出生後一週左右就須會診矯正牙科醫師。
- 語言治療師：語音異常的評估診斷與治療，包括鼻音過重及構音異常等，期間主要是 2 歲半至 5、6 歲之間，主要是手術前的評估與手術後的語音復健訓練。
- 護理師：由唇顎裂的程度決定護理措施，負責新生兒攝食問題的處理衛教及唇顎裂口的衛教，包括選擇特殊奶嘴、奶瓶以及正確的餵食方法等。
- 心理師和社會工作師：負責唇顎裂兒童和家長的心理支持及社會適應幫助，並對經濟困難的家庭尋求社會資源的協助。

外科手術治療

唇顎裂兒童由出生至長大，依據唇顎裂的嚴重程度，通常需要經過一些手術治療。通常嬰兒在 2 至 4 個月大時，只要體重和身體狀況允許即會先進行唇裂修補手術，在 9 個月大至 1 歲半間會進行顎裂修補、中耳引流手術，以清除中耳積水及置放中耳通氣管。在約 5 歲時進行鼻頭矯正手術，必要時進行咽瓣手術以改善鼻音過重。約在 6 至 11 歲間進行牙床裂修補及植骨手術。

唇裂修補及鼻部整形

嬰兒唇裂的修復，要看其身體狀況是否允許手術的進行，通常遵守 10 的準則（Rule of 10's）：體重滿 10 磅以上、血色素指數必須 10 以上、年齡 10 週以上、白血球在 10,000 以下。唇裂嬰兒多數約在 2 至 4 個月大左右接受唇裂修補手術。若裂隙太大，則手術可分二次完成。初次手術將唇部縫合一部分，幫助裂隙變窄，約 6 個月以後再做正式的唇修補手術，或是再配合牙科矯正。唇裂修補也可同時施行鼻部的重建。目前一般在唇部裂縫修補的醫療技術頗佳，通常嬰兒在術後上唇及鼻形都可獲得極大的改善。此外，唇顎裂兒童常需配合矯正牙科，將牙床做適當矯正，使顎裂變窄，以利手術執行，同時調整患側塌陷的鼻翼軟骨，使鼻部重建的效果更好。

顎裂修補手術

顎裂修補的時機約在 9 個月大至 1 歲半之間，以硬顎、軟顎一次修補為原則。約九成的患者在接受一次手術後可有良好的上顎功能。顎裂修補愈早對於語言的發展愈佳，但過早的修補有可能限制上顎骨的發育，造成中臉凹陷的臉型，易形成第三型的咬合不正（戽斗）。多數患者在此手術配合耳鼻喉科醫師的診斷，同時清除中耳積水及放置中耳通氣管，來改善中耳功能。在歷經顎裂修補手術之後，有些患者的上顎和耳咽管的功能還是有未盡如人意的情形，研究就發現修補手術之後，唇顎裂患者中仍有 40.5%的患者出現鼻音過重，有 28.5%出現代償性構音的情形，且有 69%出現輕度或中度聽力損失（Paliobei, Psifidis, & Anagnostopoulos, 2005），這些問題皆需要後續的手術或治療處理。

咽部成形手術

在顎裂修補手術之後，約有一成的患者仍有顎咽閉鎖功能不佳的問題，導致說話時有鼻音過重的問題。此時需在仔細的鼻咽內視鏡和語音評估或嘗試治療之後，決定是否進行咽部成形（palatoplasty）手術。此手術可約在 3 至 5 歲之間進行，是以手術調整軟顎的肌肉或咽瓣成形以加強顎咽閉鎖功能，改善說話時鼻音過重的問題。咽部成形手術可與唇鼻整修手術同時施行。

咽瓣成形手術是在後咽壁切出一片皮膜，將之固定縫於軟顎（或懸雍垂）上，如圖 14-8 為常見的一種基座在上的顎咽瓣（superiorly based pharyngeal flap）。另一種則是在後咽部左右各切出一片皮膜後，再將之相連、縫合製造出一個如環圈狀皮瓣，藉以堵住部分的顎咽開口，藉以阻擋部分氣流，減少說話時的鼻音過重。這些咽瓣都是固定縫死的，因為沒有肌肉與神經，無法移動，主要的目的為塞住部分的顎咽閥門空間，而咽瓣周圍都還是會留有氣流通道以便呼吸。咽瓣成形手術的成功與否主要和咽瓣的高度、寬度和長度有關，也會隨著兒童的成長而有所變化。一些研究（Dentino, Marrinan, Brustowicz, Mulliken, & Padwa, 2016; Gu, Huang, Xu, Chen, Jiang, & Li, 2019; Keuning, Wieneke, & Dejonckere, 1999）顯示，多數咽瓣成形手術大多可獲致減少鼻音、鼻噴氣，增加子音音量的效果。

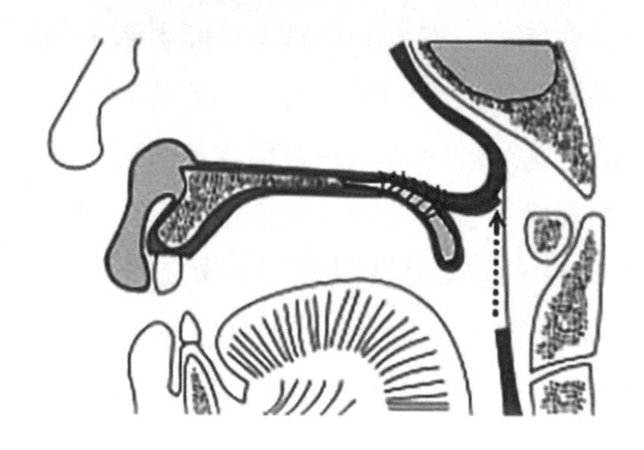

圖 14-8　基座在上的顎咽瓣手術

唇鼻修整手術

在初次唇鼻修補手術後，若患者在臉部外觀上仍有令人不滿意之處，如鼻頭塌陷，則可在 4 至 5 歲左右或 12 歲左右（牙床植骨後，上中學之前），亦或是 18 歲以後（顏面發育完成之後），接受唇部美容或鼻部整形手術。若患者為雙側唇裂，在唇裂修補後，鼻部往往需要再次整形，其時機一般是在 1 至 5 歲之間。這些整形手術由於主要是涉及美容方面的手術，一般需要自費。

牙床植骨

若有唇裂影響到齒槽骨的情況，即齒槽骨裂的情形，大部分需在 9 至 11 歲之間接受牙床的骨移植手術。此手術可以提供裂隙兩側牙齒的骨骼支持，幫助牙齒的矯正，改善患側鼻孔底部的塌陷及封閉牙床處殘餘的裂隙，在美觀及功能上皆極為重要。

顎顏手術

部分唇顎裂兒童會發生上頜骨及中顏面發育不佳，導致臉部中段（上顎）凹陷影響臉部外觀。這些顏面骨或咬合缺陷嚴重的患者可施行正顎手術，配合齒顎矯正，將中顏面的上頜骨向前移出，以達到美觀以及正常咬合功能的目的。在術後，臉部各部分的比例會有極大的改善。此種手術由口內做切口，臉上將不會留下疤痕。正顎手術的施行時機通常需待青春期之後完成，需等到下顎骨生長穩定後再實施。

上頜骨延長術

若唇顎裂兒童很早就發生上頜骨塌陷及咬合不正的情況時，可考慮實施上頜骨延長術。上頜骨延長術在上頜第一大臼齒（恒齒）萌發出之後的任何年齡均可施行。唇顎裂兒童通常需要配戴牽引器，約二至三個月後，再配合齒列矯正。此種處遇一般使用於嚴重顏面缺陷的患者。

上顎膺附物

當顎裂開口過大，嚴重度較大時，顎裂修補以及咽瓣成形手術都無法改善鼻音過重問題時，可考慮裝配人工顎蓋（palatal lift prosthesis）（如圖14-9 所示）、言語球（speech bub）或顎塞。這些人工膺附物有多種形式，皆需量身訂做。人工膺附物放置於口腔裡上顎部位，可擋住部分的顎咽缺口，讓患者說話時有較多的氣流可保留於口部，不致於都由鼻腔散逸出去。由於口部上顎和牙齒型態的個別差異性極大，顎蓋需由牙醫為個人造模訂做。人工顎蓋裝置戴上後，可形成穩定的顎咽閉合情形，改善說話時鼻音過重的問題，然而有可能會造成鼻音不足。此裝置通常以線圈固定於上排牙齒，常見是鉤住臼齒以提供顎蓋的固定。如同假牙一般，醒時需要說話時才需配戴，睡覺時則需取下清潔，個體最好能學會獨立卸下或配戴顎蓋裝置的能力。對於鼻音過重的患者，語音清晰度可獲得明顯的改善。有些配戴者在戴一段時間後，即使在沒有戴顎蓋的狀態，鼻音過重的情形也可能有所減緩。配戴顎蓋可配合語言治療的顎咽功能訓練，當顎咽閉鎖功能有改善時，可漸進式地調整顎蓋的大小，使之逐漸變小，一直到不需配戴的程度。

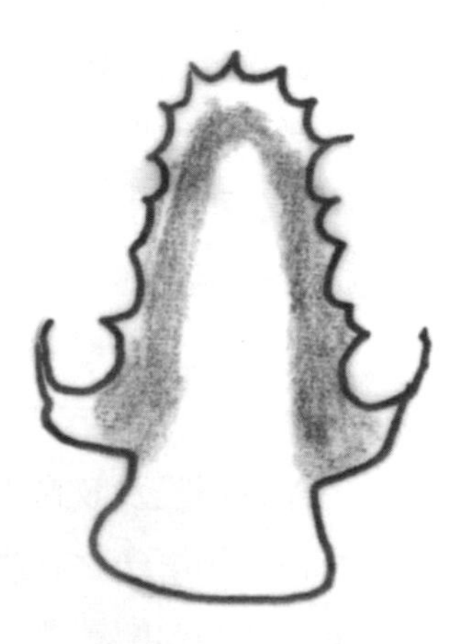

圖 14-9　人工顎蓋

第五節　唇顎裂兒童的語言／語音問題

學前唇顎裂兒童是否需要進行咽部成形手術，需要團隊會議決定，此時語言治療師的評估意見具有相當的參考價值。因此語言治療師對唇顎裂兒童語音問題和評估方式，必須有透徹的了解才行。

唇顎裂兒童的語音問題

大多數唇顎裂兒童（約 75%）在第一次顎裂修補後，會隨著年齡的增長發展出與一般小孩一樣的語言，但也約有 25%的兒童會有語言／語音的問題。根據 Chapman（1993）的唇顎裂學前兒童語音音韻歷程研究，他評估了 30 位唇顎裂學前兒童以及 30 位控制組兒童，發現和控制組相比 3 歲和 4 歲唇顎裂兒童出現較多的音韻歷程數量和類型，而 5 歲唇顎裂兒童的音韻歷程類型則和控制組兒童無顯著差異。可見年齡愈小的兒童，語音發展受到唇顎裂的影響愈大。

當唇顎裂合併有其他問題時，則可能使語音／語言的發展更為延宕，例如：合併有智能障礙時，往往造成兒童整體語言發展遲緩。唇顎裂患者因為顎咽結構異常，例如：控制歐氏管開口的顎帆張肌缺乏或功能不佳，造成中耳問題，產生中耳積水或中耳炎等傳導性聽覺障礙的情形，而導致語音音韻學習遲緩。若唇顎裂兒童的運動神經系統在出生前即發育不良，或在出生時、出生後受到損傷而影響到構音動作的協調或動作的神經控制，也會有語音異常的問題。有些較為敏感的唇顎裂兒童對於被糾正而感到自己講得不好，產生情緒困擾，可能導致排斥或拒絕使用語言與人溝通，如此長期缺乏語音動作練習的結果亦會讓語音發展遲滯不前。

唇顎裂者的語音特徵

鼻音過重是因唇顎裂或顎咽閉鎖不全，在說話時語音產生的鼻音共鳴過度，主要是因為顎咽閉鎖不全造成氣流多由鼻通道散逸而出的共鳴問題，連帶可能出現鼻漏氣或是微弱子音的現象，後續也可能形成不良的代償性構音習慣。一些所謂的「唇顎裂言語」（cleft palate speech）是生理構造限制所形成的必然現象，而其他的問題則是學習而來的衍生問題。鼻音過重並不是構音動作上的失誤，而是在發出非鼻音語音時，鼻腔參與了共鳴，鼻音過重與鼻漏氣不同。

唇顎裂的語音問題大致可分三類：發展性構音錯誤、必然性構音錯誤（obligatory error）、代償性構音錯誤（compensatory error）。發展性構音錯誤是一般兒童常出現的語音異常現象，例如：說華語年齡小的學前兒童常見的構音錯誤有塞音化、不送氣化、後置音化等類型，此類構音錯誤請見前面兒童語音異常章節的說明。此類的構音型態與器官結構功能無關，而與兒童的年齡有關。在生理發展的早期，某些語音的錯誤是正常的，語音錯誤的型態可能是替代、歪曲或省略，這些發展性構音錯誤與顎咽閉鎖不全無關，無法以手術治療來做矯正，其中一些為自然發展的語音錯誤，屆時自然會回復正常，但若問題較嚴重為語音異常者，則可接受語音介入治療。

必然性語音錯誤

必然的語音錯誤是因為生理結構上的限制造成語音的錯誤，進行語言治療是無法改善的，當起因改善後，錯誤的語音就會被修正。必然的錯誤有鼻音過重、鼻漏氣、形成鼻腔的擾流（nasal turbulence）等。還有一些唇顎裂患者在語音產生時，因口內壓力減少造成子音微弱，或是因咬合不正造成的構音問題都屬於必然性構音錯誤。對於生理限制造成的必然性構音錯誤，在患者尚未改善生理限制之前，對於語言治療的療效，應避免過度期待，否則對於兒童和語言治療師都將是一種無法避免的挫折。

說話時鼻音過重的情形是母音鼻化，非鼻子音聽起來像是鼻子音，而影響說話的清晰度。鼻音過重的程度會隨語音的種類而有差異，例如：在說高口內壓的非鼻音語音時，如/p, pʰ, t, tʰ, s, ɕ, tɕʰ, f/等音時會特別嚴重，而說/i/音時通常比說/a/音有較嚴重的鼻音。

「顎咽功能不佳」（velopharyngeal imcompetence）或「顎咽不足」（velopharyngeal insufficiency）皆是鼻音過重可能的原因，雖然兩者簡稱皆為 VPI，但實有差異，前者為患者軟顎上抬功能不佳，說話張口程度不足，聲音被悶住而由鼻孔逸出。而後者為唇顎裂患者在經過顎裂修補後，仍因為上顎縫隙過寬，依然留有一些空隙或瘻孔，為生理結構的不足。

此外，有些個案在咽扁桃腺（腺樣體）切除之後，也可能導致鼻音過重，因為兒童的顎咽閉鎖可能是靠軟顎上抬和後咽壁突出的咽扁桃來達成， 一旦切除之後會有暫時性的鼻音過重情形，屬於短暫過渡現象，後續經由代償或介入訓練多數可以克服。

鼻漏氣是指個體在說非鼻音的高口內壓子音時，有不適當的氣流從鼻子漏出（Baken & Orlikoff, 2000）。鼻漏氣可能是無聲或有聲的，嚴重時甚至可清楚聽到氣流在鼻腔內迴旋的聲音。鼻漏氣主要的原因是顎咽閉鎖不全所造成的必然現象。鼻漏氣大部分出現在說需要高壓力的子音時，在高壓力的子音發出時將鏡子放在鼻孔下，可觀察到無聲的鼻漏氣息（霧氣）（Kummer, 2006），而有聲的鼻漏氣會隨著語音有斷續或持續的氣流聲。

鼻腔的擾流或漩音是從鼻腔溢出的氣體，通過一段受阻的結構時產生的高頻噪音，有時甚至可清楚聽到氣流在鼻腔內迴旋的聲音，其主要的原因是顎咽閉鎖不全或軟硬顎上有空隙或有漏洞，常會伴隨著口部子音（塞音、塞擦音、摩擦音）一同出現。

唇顎裂患者產生的子音可能會過於微弱，由於子音的產生必須利用雙唇或是構音器官的緊閉成阻或壓縮，形成口內壓力，瞬時釋放以發出音來。當氣流流到其他部位（鼻部）而使得口部壓力減少時，一些塞音、塞擦音、摩擦音的音量就會變小。針對一些顎咽功能不佳的患者產生子音過於微弱的問題，可訓練患者使用代償式的顎咽閉鎖型態，如環狀式顎咽閉鎖的型態，來增加口內壓，或是在說這些語音時捏住鼻孔，以阻擋氣流由鼻孔逸出，或可讓子音增大音量。

有部分的唇顎裂患者有扁桃腺腫大的情形，造成悶塞共鳴，讓語音模糊不清，就如嘴巴含著東西在講話，對構音有明顯的影響。因為口腔內的空間被異常腫大的扁桃腺占據，使得舌頭有前置的現象，因此構音時會出現前置音化的錯誤，甚至在休息狀態時，舌頭也往前突出。若腫大的扁桃腺位置較偏後方，也會影響顎咽閉鎖功能，產生異常的鼻腔共鳴。

以上所述的必然語音錯誤問題若屬於結構性原因，則可靠手術來改善，而功能性原因則可透過語言治療介入來改善。此外，唇顎裂患者也常有咬合不正或缺牙等問題，也會影響語音的產生。若個案配戴上顎骨矯正器時，也會影響發出正確的摩擦音和齒槽附近的語音，語言治療可能必須延遲至移除矯正器後再開始進行。

代償性語音錯誤

代償性構音中的代償（compensation）是個體試著做出自己認為是接近真實狀態所表現出的構音行為，是一種代償性適應。代償性適應是患者嘗試使用受到限制的生理構造，想要儘量發出與正確語音相近的聲音，結果可能產生正確的語音，但也可能替代或扭曲語音，例如：唇齒音/f, v/正確的構音是上齒咬下唇，但嚴重的第三型異常咬合的個案，就會使用構音反轉（articulation inversion）的方式發出唇齒音，即用下齒咬上唇的方式說出唇齒音；或是當個案有受限的上唇和前凸的上顎而無法閉合雙唇時，可能會用唇齒的緊縮阻塞氣流來取代雙唇的閉合，以不同的構音器官來製造語音。又例如：因舌癌而切除舌頭的個案可能以雙唇、唇齒來取代其他構音位置的語音。代償性構音並非都是不好，一些代償性適應可能有助於語音製造來溝通表達，即語音聽起來還在可接受的正常範圍，但有些可能弄巧成拙，使語音發生扭曲或替代性錯誤，不利於溝通，是謂代償性構音錯誤。

唇顎裂兒童的代償性構音錯誤，主要以口道後方的收縮擠壓為主，如擠壓聲門或咽喉部位，出現如聲門塞音（或稱喉塞音）、咽摩擦音（pharyngeal fricative）和咽塞音（pharyngeal stop）等較不尋常的語音（在一般兒童很少出現）， 其中以聲門塞音最為常見。造成代償性構音錯誤的原因通常認為是由學習而來的，而非完全是因上顎結構條件不足所致。這類構音有可能在患童顎部未修補、牙牙學語期即開始形成，即使顎裂修補後，仍有不少的兒童持續這種代償性的構音行為。代償性構音錯誤可能是家長鼓勵的結果，因為明顯的代償性構音語音有時會掩蓋鼻音，而使得鼻音較不那麼明顯，然而卻會影響語音清晰度。此類構音行為的改變並不容易，需藉助語言治療來改善兒童錯誤、行之已久的構音習慣，有時需要花費較長的時間。

聲門塞音是指使用聲帶大力閉合敲擊，用來取代一些塞音，聽起來像是母音前夾帶著一個如咳嗽聲的聲音。喉擦音（laryngeal fricative）則較少見，是在喉部（聲門）產生摩擦音。咽摩擦音則是緊縮後聲道，或是以咽部和舌根相互壓縮摩擦成音，通常用來替代其他構音部位的摩擦音，如齒槽摩擦音或軟顎摩擦音。也有一種代償性構音錯誤是用硬顎（較後方）來產生的硬顎塞音（mid-dorsal palatal stop），這是在產生塞音時形成緊縮的位置不同的構音動作錯誤，會造成聽知覺有/t/和/k/的混淆。以上這些代償性構音是當口腔上方有縫隙缺口時，為了怕氣流由縫隙散溢，確保有足夠的口內壓產生語音，將舌頭放置在口道較後方的位置，因而造成語音位置的錯誤。後鼻擦音（posterior nasal fricative），又稱為顎咽摩擦音（velopharyngeal fricative），是軟顎靠近後咽壁做緊縮動作，但顎咽閥門沒有完全關閉，產生一種由鼻腔出來的摩擦音，聽起來如同鼾聲一般。

鼻吭聲（nasal snort）又稱為前鼻擦音（anterior nasal fricative），是說話時氣流不從口腔出去，而是從鼻腔出聲，通常用來取代一些摩擦音。Shprintzen與Bardach（1995）指出，鼻吭聲與鼻漏氣的不同，在捏住鼻腔發子音時鼻漏氣仍可發出正確的語音，而鼻吭聲則否，會無法發出語音或是產生怪異的顎音，而且鼻漏氣通常是脣顎裂患者說話時所產生的一種必然性錯誤，而鼻吭聲則否，鼻吭聲是屬於代償性構音錯誤。

除了語音異常之外，有些脣顎裂患者在說話時顏面部會出現扭曲或怪表情，亦屬於一種代償性行為。有些脣顎裂患者為了努力說出接近正確的語音，伴隨著語音動作的同時會出現鼻部或臉部肌肉的收縮反應，而造成怪異表情。然而，在溝通情境下此種行為常會引起他人注意，並影響語音的理解，因為看起來不像是產生正確語音的口形，也有可能令溝通對象不愉悅。這種說話時伴隨顏面部的扭曲行為，需在排除生理因素後，加以限制要求自我修正，此時可使用鏡子作為回饋線索，輔助自我監控。

嗓音異常

唇顎裂患者因為說話時部分的氣流／能量會逸出到鼻腔中，使其更用力說話發聲，而長期不當地用力發聲可能會造成音聲障礙（Shprintzen & Bardach, 1995）。因此，唇顎裂患者嗓音異常的出現屬於代償性問題，是因長期使用喉力而引起嗓音音質問題，如沙啞聲，嗓音聽起來較為乾澀。此外，有些患者說話的音量較小，可能是無法保留住足夠的口腔氣流，或為掩飾鼻音而出現此現象。

第六節　唇顎裂兒童的言語評估

一般唇顎裂兒童接受語言治療的時間為2歲半起至5、6歲左右。語言治療之前需要先接受語言／言語評估。言語評估的目的在判斷兒童語音的發展是否符合年齡水準、共鳴是否正常、推測顎咽閉鎖功能是否正常，以便評估是否需要接受語言治療，或是定期例行性的追蹤評估。言語評估包括醫療史調查、口腔功能檢查、構音能力評估、共鳴評估、嗓音評估、語音清晰度，若需要可涵蓋語言能力的評估。

唇顎裂兒童的言語評估和一般語音異常兒童的評估項目大致相似，唯需重視顎咽結構與功能以及言語共鳴方面的評估。顎咽結構與功能為口部結構與功能評估的重點。在口腔功能檢查時需要特別觀察上顎的結構，檢查結構是否健全、是否有瘻孔、顎弓幅度是否正常、上顎中線是否有暗黑色的紋線。若上顎中線出現暗黑色紋線則需要進一步檢測是否有隱性顎裂的存在，可在徵求個案的同意後，戴上檢診手套以中指或食指，輕觸摸上顎壁中線區域，檢查是否有不平整凹陷或裂縫存在。

軟顎功能測試的進行通常要求個案做出可上抬軟顎的動作，例如：要求發出/a/的延續音或做出長呼氣動作，觀察軟顎上抬動作的有無以及軟顎上抬動作是否對稱或有左右的偏移。再來是觀察軟顎是否有間歇輪替的上抬動作，例如：要求/a/音間歇發出時，觀察軟顎是否有間歇上抬動作。單側迷走神經咽分支的異常可能導致該側軟顎低垂，懸雍垂會歪向健側。若有需要，可進一步使用鼻咽內視鏡儀器評估顎咽的閉合功能，在置入鼻咽內視鏡後同樣地以上述的這些動作做測試，觀察顎咽閉鎖的型態。

再來是進行發聲的評估，通常用母音延長作業可以同時評估音質和共鳴。比較發不同母音時，鼻音共鳴的情況，通常發高母音時，鼻音會比較嚴重，例如：發/i/音時鼻音會比/a/音嚴重。在嗓音的評估方面，一些唇顎裂患者說話時，可能由於音量過小或整體清晰度不佳的關係，說話時會不自覺地放大音量，因長期性嗓音濫用的習慣，而導致音聲沙啞。可使用「GRBAS 量表」（Grade, Roughness, Breathiness, Asthenia and Strain Scale）做簡單的嗓音評估。

接著實施口腔輪替作業，重複說單音節的 AMR，如「趴、趴、趴……」、「他、他、他……」、「咖、咖、咖……」和SMR「趴他咖趴他咖……」，此外，可以加入一些鼻音、非鼻音間歇式的 DDK，如「嗶、咪、嗶、咪……」、「媽、八、媽、八……」或「哩、因、哩、因……」等觀察鼻音和非鼻音動作轉換的情形。之後分析 DDK 速率和共鳴音質，DDK 速率可對照常模（常模資料請參看第 6 章），檢驗是否有異常。

在評估時，應錄音蒐集個案的語言樣本，判斷各類語音構音的錯誤以及共鳴的問題。除了可使用自編的圖片命名測驗之外，學前兒童的構音評估最好能使用標準化的構音評估工具，以便對照常模，了解構音異常的嚴重度。詞語和語句皆需要施測，語句部分可仿說一些以單一或相近音素為主的短句，如「爸爸跑步」、「弟弟頭痛」、「哥哥喝可樂」、「謝謝姐姐」、「頭髮飛飛」、「媽媽買牛奶」等句子。附錄五列有以華語 21 個聲母音素的語句，可供評估仿說之用。在實際語句仿說時，若兒童短期聽覺記憶有限，無法仿說較長的句子，可以將句子改為較短的版本來使用，例如：「皮皮攀爬琵琶樹」可以改為「皮皮攀爬樹」。接著實施共鳴評估，需使用共鳴相關語句，在下一個段落中有較詳細的說明。若有時間還可針對一些在評估時發錯的單音節，進行可刺激性的測試（請參看第 6 章），測試個案是否能在多種提示下可以發出單音來，所獲得的訊息有助於接下來的語言治療計畫的擬定。

除了仿說、圖片命名作業之外，還應測試自發性表達。最簡單的自發性言語是數數，例如：從1數到10，此外還可以測華語由40開始的數數，例如：由 40 數到 80，主要可觀察華語「四」音中摩擦音/s/和「七」音中塞擦音/tɕʰ/的構音表現。此外，還可以問答的方式讓個案自我表達，例如：讓他說說最喜愛的卡通影片、遊戲或食物。進行評估時，應注意共鳴異常在各作業時表現的一致性，是否鼻音過重或鼻漏氣只有在發特定某些音或較長語句時才出現？是否改變舌頭位置或構音方式後，鼻音過重或鼻漏氣的情形會有改善？

對於構音評估的分析，可利用 IPA 符號或 IPA 語音異常延伸標記（extIPA for disordered speech）來標註扭曲的語音（如表 14-1 所示）。評估這些唇顎裂患者因錯誤學習造成的代償性語音錯誤。語音清晰度是整體性地評估言語功能，可使用語音辨識法（speech identification method）或量尺法（scaling method）。清晰度的評估者最好以陌生的聽者來評判較佳，因為熟悉的聽者通常對於唇顎裂個案的語音在聽知覺方面有系統性的轉換，通常對語音清晰度有高估的偏誤現象。

表 14-1　IPA 語音異常延伸標記（extIPA for disordered speech）

DIACRITICS

◌͍	labial spreading	s͍	◌͈	strong articulation	f͈	◌͊	denasal	m͊
◌͆	dentolabial	v͆	◌͉	weak articulation	v͉	◌͋	nasal escape	v͋
◌̪͆	interdental/bidental	n̪͆	\	reiterated articulation	p\p\p	◌͌	velopharyngeal friction	s͌
◌͇	alveolar	t͇	◌͎	whistled articulation	s͎	↓	ingressive airflow	p↓
◌̼	linguolabial	d̼	→	sliding articulation	θs͢	↑	egressive airflow	!↑

語言能力的評估目的在檢查個案語言發展的進程是否在正常範圍之內，應使用符合個案年齡的語言測驗來評估。此外，也需要注意個案是否有聽力和視知覺的問題。

共鳴異常的評估

共鳴的評估是脣顎裂言語一個重要的評估面向。所謂的「共鳴」是指嗓音在聲帶振動發出後，各在口腔、鼻腔相對地獲得共振增強的比值，亦即鼻腔共鳴與口腔共鳴的比例。「共鳴異常」主要包括「鼻音過重」和「鼻音不足」，而「鼻音過重」通常是較常見的共鳴異常的型態，是指鼻腔共鳴量高於口腔共鳴量，一般非鼻音子音構音時，應該是要以口腔共鳴為主，若是出現鼻音音質，代表有不同程度的鼻腔共鳴的存在，即為鼻音過重。鼻音過重的主因是由脣顎裂造成的「顎咽功能不佳」或「顎咽不足」，也可能是軟顎上抬的運動神經控制異常所導致，例如：因迷走神經功能損傷造成軟顎上抬功能不佳的鬆弛性吶吃運動神經疾患。此外，咽扁桃腺割除後，也可能出現過渡性的鼻音過重。

「鼻音不足」則可能因鼻腔狹小、通道後鼻孔閉鎖或狹窄等結構問題，或是因過敏鼻炎，鼻通道阻塞而造成。有時單一個案也可能同時出現「鼻音過重」和「鼻音不足」混合的共鳴異常情形，例如：之前所敘述的一些顱顏症候群的患者有先天鼻腔畸形或過小，或是脣裂修復手術造成鼻頭塌陷。患者有鼻音不足或死腔共鳴時，應注意是否有上呼吸道阻塞的問題。

言語的鼻音過重共鳴評估，通常以治療師的聽知覺評估為主。在評估鼻音過重時，使用不具有鼻音的詞語或句子做仿說測試，如「爸爸抱寶寶」或「姐姐喝汽水」等語句。附錄八列有一些華語的共鳴異常檢驗語句可供參考。也可使用詞語，可用不含鼻音聲母或鼻韻的詞語做仿說或簡單的問答，例如：問兒童「A或B，你比較喜歡哪一個？」A、B兩詞彙即可用非鼻音詞語來代入，如「跳跳虎和小豬，你喜歡哪一個？」或「巧虎和佩佩豬，你比較喜歡哪一個？」

語言治療師需仔細聽個案在產生言語時，是否出現鼻音過重，或是評估鼻音音質的多寡，通常使用點量表式的評估， 例如：可使用類似嗓音聽知覺評估 GRBAS 的四點量表，「0」代表無鼻音過重，「1」代表輕微鼻音過重，「2」代表中度鼻音過重，「3」代表重度鼻音過重。再者，可使用捏鼻法，比較捏鼻時和無捏鼻時發出的非鼻音語音在鼻音音質的差異，若出現鼻音的差異則可能有鼻音過重的情形。鼻音過重評估通常可用聽知覺量表，說不含鼻音的句子，如「爸爸跑步」，把鼻子捏住再重複一次，聽兩次聲音是否相同，若有不同則為鼻音過重。另外，可以發/i/音的延長，手指輕放鼻子上一捏一放，感覺鼻翼是否有輕微的振動或者聽到捏鼻和不捏鼻時有不同的音質，則為鼻音過重。

鼻音過重通常合併有鼻漏氣，需仔細注意個案是否出現鼻漏氣的聲音。若發出高口壓語音，如摩擦音、送氣塞擦音或送氣塞音時，察覺到氣有從鼻子漏出或聽到有漩音，則為鼻漏氣。鼻漏氣是否有鼻漩音的產生，可使用有這些高口壓的子音的詞語或句子（可參考附錄五）加以測試。鼻漏氣評估除了聽知覺量表外，還可用鏡子測試法，將鏡面放置於個案的鼻孔下方，請他發出如「ㄆㄚㄆㄚ～ㄆㄚㄆㄚ～ㄆㄚㄆㄚㄆㄚ」，檢查鏡面是否有霧氣，若有較多霧氣則為鼻漏氣的徵兆。此外，還可觀察說話時，是否鼻子周圍肌肉有不正常的顫動。

在評估鼻音不足時，應使用具有鼻音的語句，如「媽媽餵妹妹喝牛奶」或「貓咪喵喵叫」等句子，治療師仔細聽是否有鼻音變成非鼻音的情況，亦可做點量表式的評估。鼻音不足的評估通常也是用聽知覺量表，準備一些具有鼻音的音節、詞語或句子刺激材料，讓個案說出這些含有鼻音的語音，檢驗是否鼻音的產生有不足的情形，例如：說出的「ㄇㄚㄇㄚ～ㄇㄚㄇㄚ～ㄇㄚㄇㄚㄇㄚ」是否會變成「ㄅㄚㄅㄚ～ㄅㄚㄅㄚ～ㄅㄚㄅㄚㄅㄚ」。

此外，若有鼻音指數測定計（nasometer）的儀器設備，可用來檢查由鼻腔溢出的聲音強度和口部聲音強度的比值，此即鼻音指數（nasality score），可提供說話時鼻音多寡的視覺回饋與監控。氣體動力裝置也是可以檢查在說出非鼻音刺激時鼻氣流的流速多寡，可比較鼻音和非鼻音的氣流多寡的差異，來推論鼻音共鳴的嚴重性。

第七節　脣顎裂兒童的言語介入

通常手術一個月後即可開始做語言介入訓練。在做介入前的言語評估時，治療師必須區分脣顎裂兒童的音韻錯誤是由於生理構造限制造成的必然性語音錯誤，或是由構造限制衍生出的代償性錯誤，或是與生理構造限制無關的語音錯誤，如發展性語音錯誤。一個脣顎裂兒童的語音錯誤根源可能同時有必然性語音錯誤、代償性語音錯誤或是發展性語音錯誤。必然性語音問題，例如：鼻音過重，由於是結構問題，語言治療的效果是有限的（Kummer & Lee, 1996）。

基本上，與生理結構相關的語音錯誤，即必然的語音錯誤和代償性語音錯誤，治療策略採用語音學派取向的技巧為宜，訓練個案產生正確語音的構音動作，音韻學派取向的介入就不適用在此類個案，例如：當兒童的語音型態是以喉塞音替代子音時，即是有喉塞音化的音韻歷程，治療目標以達成正確的構音動作為主，如修正喉塞音的構音位置、方式或送氣方式。若是該語音錯誤是與生理構造限制無關的語音錯誤，如發展性語音錯誤，可使用音韻學派或整體語言取向的方式做介入，音韻取向中，常見以最小音素對比法做介入。

減少鼻音的技巧

為了增加口腔共鳴的程度，可教導個案儘量張大嘴巴說話（下顎張開），讓氣流儘量由口腔出去，減少由鼻孔出氣的量。為了引導個案構音時氣流儘量由口部出來，減少由鼻孔出來，可使用間歇式捏鼻法，讓個案感受氣流的流向。捏鼻法又稱為死腔法（cul-de-sac）（Peterson-Falzone, Hardin-Jones, & Karnell, 2001），即以手指（拇指和食指或中指）捏住兩側鼻翼，堵住鼻孔出口，讓鼻腔成為無出路的死腔。治療師在個案發口腔音

（非鼻音）時，以間歇式輕柔的方式捏住兒童鼻翼，檢驗所發出語音的共鳴差異，之後亦可訓練個案自己捏住自己的鼻子練習語音。若顎咽閉鎖能力佳，捏鼻時和不捏鼻時的語音聽起來應是沒有差異的；若個案顎咽閉鎖能力不良，則捏鼻時的發音會聽起來較正常，但鼻部可能會有不舒服的阻塞感，此時可要求個案嘴巴張大說話，儘量讓氣流由口腔出來，鼻腔儘量不要有氣流出來，亦可由口部吸氣進來。

在練習母音時，可要求個案深吸一口氣後，假裝打呵欠或做吞嚥動作，去感覺顎咽閥門出現的閉鎖動作，或是如乾吞或打呵欠動作之後立即送出一口氣，呼出一個延長的氣流，並稍擠壓咽喉部與舌根位置，發出一個長長的如無聲/h～/（ㄏ）的音，再將之轉成如無聲/a/音的延長。多次練習達穩定之後，再練習母音出聲，並變化不同母音的音節，如 /hh～e～/、/hh～i～/、/hh～u～/等音。先以無聲的方式由口出延長的氣息聲，之後再逐漸出聲，即小力振動聲帶，練習發出有聲的延長音節，練習時，以手置於口外，感受口腔氣流的流出。在各類母音練習時，可先做母音/a/的構音發聲練習，再做/e/，最後在再做/i/，口腔由大到漸小，但還是保持氣流由口道出來。由於口道的縮減發/i/音時，通常鼻子的氣流會較多，鼻音會較重，所以留到後面再練習。

在子音練習時，可先由練習口腔吹氣動作開始，先發出無聲的/hu～/（ㄏㄨ）或/pu～/（ㄆㄨ）等無聲噪音，之後再練習無聲的/f～/ 音延長，再來練習「ㄒ」、「ㄑ」等摩擦噪音的產生。在聽知覺和動作感覺上，導引摩擦氣流由唇齒縫隙中出氣，可藉由手的觸覺，將手置放於口外出氣處，以感受氣流的流出。吸氣後，儘量讓氣流由唇齒縫隙中流出，維持摩擦氣流的時間愈長愈好，藉以引導氣流由口腔通道出來，而非鼻腔。待無聲的噪音產生穩定後，再進一步練習有聲的音節延長，如發出ㄏㄨ、ㄆㄨ、ㄒㄧ、ㄑㄧ等音節練習。

唇顎裂的言語中常存在過多的喉塞音，不僅會降低語音清晰度和自然度，而且時間久了會傷害說話者的聲帶。有一個可消除聲門塞音的策略，是使用無聲子音的 CV 音節，刻意以悄聲（whisper）、過度送氣的方式發出，可保持聲門打開，防止聲門閉合，等到兒童可以用悄聲的方式發出該音節後，再漸漸發出母音的聲音（Peterson-Falzone, Trost-Cardamone, Karnell, & Hardin-Jones, 2006），在音節起始時應儘量以軟起聲方式，減少喉頭用力。

鼻音的自我回饋與監控

教導個案對自我鼻音程度的監控，除了教導個案以自我的聽知覺區分鼻音與非鼻音的不同，還可教導個案利用觸覺回饋檢查自己鼻翼的振動。可請個案發出語音時，手摸鼻翼兩側感覺是否有振動（Kummer & Lee, 1996），如有振動就是有鼻腔共鳴產生，振動程度愈大，鼻音愈明顯。此外，若有鼻音指數測定計，也可加以利用，於說話時監測鼻音指數的變化，藉由即時視覺回饋練習改變鼻音共鳴的情形。

增加對於口腔氣流的覺知

語言治療師為了提高兒童對口腔氣流的認識，可使用一些低阻力的簡單「吹氣玩具」展示口腔氣流的存在，如笛子、哨子等（Peterson-Falzone et al., 2001）。需在吹奏活動之後，進行語音製造相關的活動，如摩擦音延長、音節或詞語語音產生的練習。此類活動需謹慎使用，因為目前對於用吹氣活動來鍛鍊或增強軟顎肌肉，並無實證研究的支持。

此外，對於年幼的兒童，可使用可刺激性語音介入法或是結合一些語言取向的介入法，如強化式自然情境教學法（EMT），以增加詞彙量和音素目錄（音素廣度），並藉由新詞彙的學習，增加兒童新語音音素的學習機會，並應小心避免代償性語音錯誤的發生。

參考文獻

中文部分

財團法人罕見疾病基金會（無日期）。**罕見遺傳疾病一點通**。取自 https://reurl.cc/pdvkqQ

陳國鼎（2020）。Van der Woude Syndrome **凡德伍帝症候群（綜合症）**。取自 https://reurl.cc/20jnMr

英文部分

Allori, A. C., Mulliken, J. G., & Meara, J. G. (2017). Classification of cleft lip/palate: Then and now. *Cleft Palate-Craniofacial Journal, 54*(2), 175-188.

Baken, R. J., & Orlikoff, R. F. (2000). *Clinical measurement of speech and voice*. San Diego, CA: Singular, Thompson.

Chapman, K. L. (1993). Phonologic processes in children with cleft palate. *The Cleft Palate-Craniofacial Journal, 30*(1), 64-72.

Dentino, K. M., Marrinan, E. M., Brustowicz, K., Mulliken, J. B., & Padwa, B. L. (2016). Pharyngeal flap is effective treatment for post maxillary advancement velopharyngeal insufficiency in patients with repaired cleft lip and palate. *Journal of Oral and Maxillofacial Surgery, 74*(6), 1207-1214.

Genetics Home Reference. (n.d.). *Kabuki syndrome*. Retrieved from https://reurl.cc/L3lEj4

Gu, M., Huang, X., Xu, H., Chen, F., Jiang, Y., & Li, X. (2019). Modified two-flaps palatoplasty with lateral mucus relaxing incision in cleft repair: A STROBE-compliant retrospective study. *Medicine, 98*(47), e17958.

Kaplan, E. N. (1975). The occult submucous cleft palate. *The Cleft Palate Journal, 12*, 56-368.

Kernahan, D. A. (1971). The striped Y: A symbolic classification for cleft lip and palate. *Plast Reconstr Surg, 47*, 469-470.

Keuning, K. H., Wieneke, G. H., & Dejonckere, P. H. (1999). The intrajudge reliability of the perceptual rating of cleft palate speech before and after pharyngeal flap surgery: The effect of judges and speech samples. *The Cleft Palate-Craniofacial Journal, 36*(4), 328-333.

Kummer, A. W. (2006). Resonance disorders and nasal emission: Evaluation and treatment using "low tech" and "no tech" procedures. *The ASHA Leader, 11*(2), 4, 26.

Kummer, A. W. (2013). *Cleft palate & craniofacial anomalies: Effects on speech and resonance*. UK: Nelson Education.

Kummer, A., & Lee, L. (1996). Evaluation and treatment of resonance disorders. *Language, Speech, and Hearing Services in Schools, 27*, 271-281.

McDonald-McGinn, D. M., Sullivan, K. E., Marino, B., Philip, N., Swillen, A., Vorstman, J. A., ...Scambler, P. J. (2015). 22q11. 2 deletion syndrome. *Nature Reviews Disease Primers, 1*(1), 1-19.

Millard, R. D., Jr. (1976). *The naming and classifying of clefts*. Boston, MA: Little, Brown, and Co.

Paliobei, V., Psifidis, A., & Anagnostopoulos, D. (2005). Hearing and speech assessment of cleft palate patients after palatal closure: Long-term results. *International Journal of Pediatric Otorhinolaryngology, 69*(10), 1373-1381.

Peterson-Falzone, S. J., Hardin-Jones, M., & Karnell, M. (2001). *Cleft palate speech* (3rd ed.). St. Louis, MO: Mosby-Elsevier.

Peterson-Falzone, S. J., Trost-Cardamone, J. E., Karnell, M. P., & Hardin-Jones, M. A. (2006). *The clinician's guide to treating cleft palate speech.* St Louis, MO: Mosby Elsevier.

Shprintzen, R. J. (2000). *Syndrome identification for speech-language pathologists: An illustrated pocket guide.* US: Singular Publishing Group.

Shprintzen, R., & Bardach, J. (1995). *Cleft palate speech management: A multidisciplinary approach*. St. Louis, MO: Mosby.

Smarius, B., Loozen, C., Manten, W., Bekker, M., Pistorius, L., & Breugem, C. (2017). Accurate diagnosis of prenatal cleft lip/palate by understanding the embryology. *World Journal of Methodology, 7*, 93-100.

Solot, C. B., Sell, D., Mayne, A., Baylis, A. L., Persson, C., Jackson, O., & McDonald-McGinn, D. M. (2019). Speech-language disorders in 22q11. 2 deletion syndrome: Best practices for diagnosis and management. *American Journal of Speech-Language Pathology, 28*(3), 984-999.

Vanderas, A. P. (1987). Incidence of cleft lip, cleft palate, and cleft lip and palate among races: A review. *The Cleft Palate Journal, 24*(3), 216-225.

Witzel, M. A., & Posnick, J. C. (1989). Patterns and location of velopharyngeal valving problems: Atypical findings on video nasopharyngoscopy. *The Cleft Palate Journal, 26*(1), 63-67.

Chapter

15

特殊溝通障礙者的語音評估與介入：腦性麻痺

學習目標

讀者可以由本章學習到：

- 腦性麻痺的分類
- 腦性麻痺的言語特徵
- 腦性麻痺的言語評估方法
- 腦性麻痺的言語介入方法

腦性麻痺（CP）是中樞或周圍神經先天性的（congenital）受損造成，腦性麻痺的兒童由於受到不正常肌肉張力的影響，導致他們在口腔動作的執行及言語精細協調的構音／共鳴的技巧受到限制，常出現構音和吞嚥的問題。雖然腦性麻痺孩童亦可能伴隨語言發展遲緩（缺損）或智能不足等狀況，但大部分的 CP 兒童有正常的語言發展及認知學習能力，只是受限於肌肉不正常張力的干擾而有語音異常的情況，影響整體溝通效能和口語技巧的學習，阻礙人際社交活動。

腦性麻痺屬於發展性吶吃（developmental dysarthria），腦性麻痺是臨床上造成發展性吶吃的首因。語言發展尚未成熟前的運動神經受損導致發展性吶吃。語言發展的成熟時間，廣義的定義是指在成年之時，約 18

歲，狹義的定義則是指約在個體青春期之時。語言發展成熟是指個體在語言各方面的能力，如語音產生、語法、語意和語用能力，到達和一般成人相當的水準。

腦性麻痺者的言語障礙，屬於「吶吃」或「吶語」。吶吃是言語運動障礙，它是由於中樞神經系統或周圍神經系統受損，造成在言語表達的基本運動過程之中，言語產生機制的肌肉控制受到干擾，產生了言語的含混不清、音質沙啞、單調或其他異常的說話特徵（如說話速度緩慢、遲疑、斷續等）（Duffy, 2013）。吶吃是神經性運動語言失調，是個體執行語言說話動作的神經肌肉失常造成的溝通障礙，是語言行為的「下游機制」出了問題。CP 的言語障礙是屬於發展性吶吃或稱兒童吶吃（children with dysarthria）， 是處於語言發展階段的兒童因中樞或周圍神經的受損，無法控制言語動作的執行，產生語音不清的問題。

第一節　腦性麻痺的特徵

腦性麻痺的發生率為 2/1,000 至 5/1,000，在台灣估計約有一萬多位的患者。腦性麻痺是一種非進行性（nonprogressive）的腦神經肌肉控制障礙，大腦中樞神經系統在尚未發育成熟前，受到損傷或發生病變，而導致運動機能產生障礙（Mecham, 1996）。腦性麻痺通常發生在出生前、出生時或出生後不久，也就是還在發育中的大腦，其中某些控制動作的腦細胞受到傷害，例如：懷孕早期受到感染、早產或出生時難產造成缺氧，或是出生後腦部受到感染等。腦性麻痺者的腦部神經傷害通常並不會繼續惡化，並非是漸進性的，也不會遺傳或傳染給他人，但影響患者本身動作的執行。有時這些受到傷害的神經細胞會放出一些不正常的訊息，影響運動或動作控制。腦性麻痺主要是屬於運動神經系統的障礙，但有時也會影響動作以外的其他功能，且患者常合併有各種感覺障礙（如聽覺、視覺）、智能障礙或癲癇等，造成多重障礙的問題。約有 25%的腦性麻痺者有聽力障礙，尤其是徐動型的患者常伴有高頻失聽或中樞性失聽的情形，此外多數的腦性麻痺者有視覺問題，以斜視情形最常見。多數的中重度腦性麻痺者有言語表達問題，出現清晰度不佳的語音，影響人際溝通與學習。因為與說話有關的神經系統的發育，包括運動神經系統發展與大腦語言皮質區的語言發展，這兩部分的成長過程中常有交互作用或相輔相成。

腦性麻痺的類型

腦性麻痺依腦部受損的部位及其表現出來的動作特性，主要類型有痙攣型（spastic type）、徐動型（athetoid type）、運動失調型（ataxic type）及混合型（mixted type），其他尚有低張力型（hypotonic type）、僵直型（rigid type）、顫抖型（tremor type）等。痙攣型是腦性麻痺最常見的一個類型，約占 50%（McDonald, 1987; Mecham, 1996）。痙攣型受傷區域為大腦皮質，肌肉常處於高張力狀態，造成肌肉的僵硬或緊張，使得動作比較緩慢或笨拙。徐動型占 12 至 15%，屬於慢型的運動過度，受損的部位在錐體外系統，主要為基底神經核受損。病人肢體無法維持在固定位置，常出現不自主動作且臉部呈現怪異表情。運動失調型占 1%至 13%，受傷區域為小腦，病人的姿勢不穩、平衡控制很不好。以上三類型的發生比例、病灶、成因、症候等，詳見表 15-1。混合型則是很常見的類型，為廣泛性的腦傷造成，很多腦性麻痺患者會同時呈現上述幾種不同的症狀，譬如有些腦性麻痺患者同時會有痙攣加徐動的狀況，或運動失調加上痙攣的狀況。

痙攣型腦性麻痺根據身體癱瘓的部位，分為單肢麻痺（monoplegia）、下肢麻痺（paraplegia）、單邊麻痺（hemiplegia）、三肢麻痺（triplegia）、雙邊麻痺（diplegia）、四肢麻痺（quadriplegia）等。「四肢麻痺」是最嚴重的，在四肢和軀幹皆可能受到影響，其中上肢癱瘓情況較為嚴重，出現吶吃的比率也最高。「雙邊麻痺」是四肢皆受影響但下肢比上肢嚴重，無法坐、站立或走，通常手部動作尚可，一般與出生體重過低有關，一般而言，雙邊麻痺者較四肢麻痺者出現吶吃的比率較低。其餘的 CP 類型，如「單肢麻痺」或「雙邊麻痺」出現吶吃的比例則是又更低了。四肢麻痺者的整體動作功能皆受到波及，言語功能相關結構之運動功能也都受到影響，尤其是在舌頭動作方面，Živković 與 Golubović（2012）發現四肢麻痺者的舌頭運動功能較其他 CP 類型者來的弱。

表 15-1　腦性麻痺的分類

類型	痙攣型	徐動型	運動失調型
比例	50 至 75%	12 至 15%	1 至 13%
病灶	上運動神經元（大腦皮質）	錐體外系統（基底神經核）	小腦
成因	腦部出血、早產、腦部外傷	腦部缺氧、核黃疸	早產、小腦受損
徵狀	肌肉高張力	不對稱性、不自主性動作	張力低
	高反射（如拉扯反射）	臉部因不自主動作，呈怪異表情	手腳或軀幹協調不良
	易產生畸形	肢體不定時的扭動，無法維持固定姿勢	走路兩腿分開，身體搖晃不穩
	上肢呈內轉屈肌痙攣	通常屬四肢麻痺，上肢較下肢嚴重，並影響頭、頸、臉部運動	無法做快速、準確的協調動作
	下肢為伸肌痙攣的剪刀腳姿勢	幼年早期呈現低張力，之後肌張力不穩	
	呈跳躍狀足尖姿勢		

發展性吶吃與成人吶吃主要的不同在於，成人吶吃者的語言功能通常已經發展至一種成熟的程度，一般成人皆已具備相當成熟的語言能力，亦即具他們的音韻、語型、語彙、語義、語用等方面的能力都會在一般正常範圍內，因此這些吶吃成人的言語問題純粹是一種單純的「語在心，口卻不能言」的困境，他們語言功能是正常的，只是和口語相關的運動功能受損而無法講話。發展性吶吃者則不一定，他們在語言發展期就已伴隨著運動神經系統的損傷而無法言語，他們的語言學習由於言語運動的困難，可

能造成許多雪上加霜的不利影響，因而產生多面向的語言學習困難，如在語音、音韻、語彙、語法、語用等方面的學習遲緩。因此發展性吶吃常不只是單純吶吃的問題，患者的溝通問題可能同時包含了「言語問題」和「語言問題」的成分。

第二節 腦性麻痺的語音評估

根據世界衛生組織的評估架構（World Health Organization's Model of Assessment）對於障礙的評估採五個層次的角度進行：病理生理（pathophysiology）、損傷（impairment）、功能限制（functional limitation）、失能（disability）、社會限制（societal limitation）等層面，如圖 15-1 所示。在臨床上，「病理生理」層次的評估一般由醫師負責，而語言治療師則負責其他層次的評估。表 15-2 列出「損傷」、「功能限制」和「失能」等三層次可進行的相關評估項目，有關這三個層次的評估以及各言語次系統評估的詳細資訊可參考《話在心・口難言：運動性言語障礙的理論與實務》（鄭靜宜，2013）一書，在此書中有詳細的說明。

對於腦性麻痺的個案，在進行言語介入之前須先進行評估，通常會先進行損傷層次的評估，即各言語次系統方面評估。評估的原則及方式和一般吶吃大致相似，可先做口腔結構功能檢查（如舌、下顎、軟顎、唇等的動作功能），再做言語性的評估，構音測驗和言語清晰度評量則是言語評估不可或缺的部分。口腔結構功能的檢查可使用附錄一由作者所編的「口腔構音結構檢查表」，或是「華語兒童口腔動作檢核表」（Oral Motor Assessment for Mandarin Chinese speaking Children, OMAC）（黃瑞珍、蔣孝玉、羅羿翾、曾尹霆、陳嘉玲，2017）。OMAC 適用於 3 至 4 歲以上發展遲緩的兒童，除了口腔動作功能檢查還包括進食能力的評估。OMAC 檢核內容包含有頭、臉部和口腔構造與功能；進食能力；口腔動作控制等三個向度。

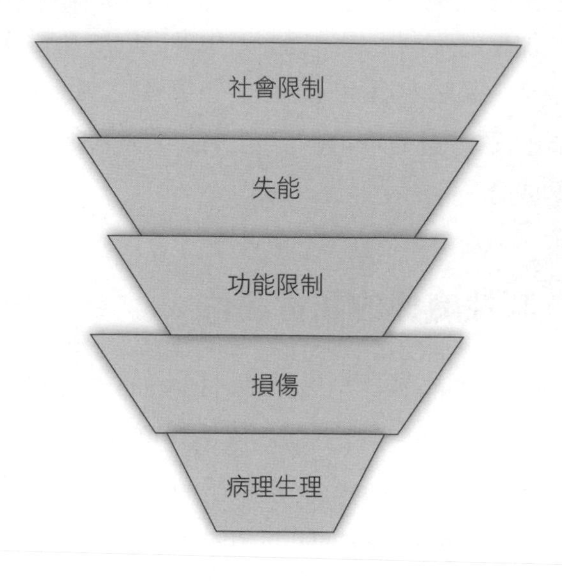

圖 15-1　WHO 障礙的評估五層次

表 15-2　「損傷」、「功能限制」、「失能」三層次的言語評估項目

損傷：言語次系統					功能限制	失能
呼吸	發聲	共鳴	構音	調律		
呼吸型態觀察	最長發聲時長測量	鼻音過重評估	口腔結構功能評估	語調評估	清晰度評估	言語可理解度評估
口內壓、肺活量	嗓音音質評估	鼻音指數測量	DDK 速率	聲調評估		
言語呼吸群	氣動學評估		構音測驗：詞語、句子、自發性言語	言語速度		

言語清晰度的評估

言語清晰度的評估主要有兩種方式，一種為語音辨識法，另一種為量尺法。語音辨識法是讓正常的聽者聽完一語音刺激之後寫下詞彙或句子，得出聽者能正確辨認的正確率，也可以用選擇題的方式算出正確率。量尺

法是聽者針對說者的語音清晰度給一個分數來代表清晰的程度，是屬於心理量的評估。量尺法最常用的是等距點量表法（equal-appearing interval scales），如四點量表、五點量表或七點量表等，例如：用一個五點量表來評估清晰度時，若覺得個案的語音很清楚就評為「1」，清楚但需稍微仔細聽則評為「2」，不太清楚則評為「3」，不清楚則評為「4」，非常不清楚無法辨識則評為「5」。另外，還可使用視覺化量尺（visual representation of scaling）和直接大小估計法（direct magnitude estimation）來評估清晰度。這些評估在《話在心・口難言：運動性言語障礙的理論與實務》（鄭靜宜，2013）一書中有詳細的說明。

對於語言正在發展的腦性麻痺兒童而言，除了言語能力的評估之外，還應將一部分評估的重點放在語言能力的評估上（如語言理解、語言表達、音韻覺知、識字程度）。 言語評估和語言評估皆須選擇適合兒童心智年齡的評估材料。此外，為了將來的介入所需，還需評估兒童的姿勢擺位、聽覺、視覺能力或是認知等相關功能。

對於無語言或是口語能力低落的 CP 個案，須進行廣泛溝通功能評估以及擴大輔助溝通系統的評估。進行擴大輔助溝通系統的評估時，個案的肢體動作（上肢精細動作、粗大動作）、識字閱讀、拼音能力也需要詳細地加以評估。

第三節　腦性麻痺的語音介入

言語介入不僅可維持住吶吃者的現有溝通功能，並能加強改進一些不良的溝通行為與溝通動機，學習新的溝通模式，促進人際之間的交流溝通，無形地個案的生活品質和心理健康也會有所提升。介入最大的目的無非是讓個案能對其生活有更好的適應，有更好的生活品質。對 CP 兒童言語介入的目的可簡單歸納為以下四點：

1. 增進或回復原有的言語功能：如肢體復健用以加強動作的幅度、準度和效度為目標，言語介入的主要目的是加強言語動作的速度、幅度、準確度與溝通效率，促進有效溝通行為的發展。

2. 促進發揮剩餘的功能：善用殘存的言語發聲功能，配合其他替代溝通的方式或輔具，以達到綜合溝通的目的。
3. 尋求替代或補償功能的方式，學習與適應新的溝通模式。
4. 減少對於失去功能的依賴，可藉由 AAC 輔具的使用滿足基本溝通需求。

在介入前需要先實施言語／語言功能的評估，再根據評估結果訂定介入目標與介入計畫，然後依據這些目標設計擬定介入訓練的活動項目。對於不同嚴重程度的個案有不同的言語介入目標，在此依照三種吶吃嚴重程度可訂定的言語介入大目標列之於下：

1. 對輕度吶吃者：主要介入目標是改善語音清晰度與自然度，調整說話的方式以增進溝通功能效率，積極促進人際之間的互動溝通行為。
2. 對中度吶吃者：改善言語可理解程度（comprehensibility），運用外在線索的提供，有效地讓外界了解個案的言語內容，增加人際互動機會。
3. 對重度吶吃者：教導使用輔助溝通系統，善用剩餘的溝通功能，建立代償式溝通的模式，以多管道的方式建立溝通管道，滿足溝通基本需求並促進人際參與。

發聲與呼吸控制的訓練

嗓音不佳會影響語音清晰度，對於嗓音不佳的 CP 兒童可以藉由調整呼吸方式，增加發聲時呼吸的支持以改善嗓音音質。以下列出幾種改善嗓音和呼吸支持的方法：

- 增加說話時的肺活量：調整身體的姿勢，身體的姿勢（站姿、坐姿、仰臥）會影響肺活量。何種姿勢較容易發聲？較佳的發聲姿勢是站姿和坐姿，坐姿要坐直，注意兒童的頭要讓他抬起來，不要垂下去。

- 腹式呼吸法：吸氣 3 秒鐘（吸入丹田中），憋氣 3 秒鐘，由嘴巴慢慢吐氣 6 秒鐘，同時收縮腹部肌肉，最後收縮腹部肌肉的部分最重要，是之所以稱腹式呼吸法的主因。
- 呼吸與發聲的協調配合：使用腹式呼吸法，練習控制呼氣、吸氣時間的控制，讓吸氣動作覺快速，而吐氣動作要慢而長，儘量延長呼氣的時間，呼氣在中後段時緊縮腹肌以維續呼氣氣流。以上的腹式呼吸法練習數次之後，再加入喉部發聲的動作，由嘴巴慢慢吐氣時，由小漸大地發出嗓音（如ㄏㄚ～音），發聲時間儘量維持 6 秒鐘以上。
- 對於發聲音量過小或氣息聲重等虛弱無力的個案，可使用推動法、拉引法或握拳法等方法增加聲帶的靠攏，有助於發出聲音。身體用力與發聲之間有關聯性，當身體用力時，兩側聲帶會自然向中靠攏，若有氣流通過就會振動而出聲。
- 放鬆練習：由於痙攣型 CP 兒童在喉部有高肌張力問題，造成嗓音音質粗澀沙啞，可使用放鬆訓練，讓頭、肩膀、臉部肌肉放鬆，並可同時藉由呼吸的調節達到全身的放鬆。其目的在消除喉部肌肉的緊張，改善發聲的嗓音音質。
- 最長發聲練習：在一次吸氣後，要求發出母音，如「ㄚ」、「ㄧ」、「ㄝ」、「ㄨ」、「ㄡ」等母音，儘量鼓勵發聲的時間愈長愈好，記錄發聲持續的時間。
- 軟起聲（soft onset phonation）練習：發聲開始的時間稍慢於開始呼氣的時間，在吸一口氣後，吐出一點氣後再發聲（即延宕開始發聲的時間約 1 至 2 秒），讓聲音隨著氣流自然流出，如此可避免喉頭的突擊（glottal attack），讓聲帶振動較平順，增加發聲的容易性。
- 呼吸與說話動作的配合：練習語句中的換氣動作，增加話語的呼吸支持與流暢性。

口腔動作的強化訓練

一些語言治療師對於 CP 兒童的言語介入常使用口腔動作運動（NSOME），然而 NSOME 的介入療效在研究上一直未獲支持（Lof & Watson, 2008; McCauley, Strand, Lof, Schooling, & Frymark, 2009），站在本於實證的介入實務（evidence-based practice, EBP）的立場以及使用一些過度商業導向的產品，一般學者並不鼓勵此種取向的介入。然而，對於 CP 兒童的語音介入，從古至今還是有許多語言治療師使用 NSOME，可見 NSOME 還是有其作用。事實上，口腔動作運動並非完全不能實施，但不應成為介入的重心，當作暖身活動或許還可以。介入者在實施口腔動作運動之後，應不要忘了將該項口腔動作運動所促進的功能儘量「遷移」至與其相關的言語行為作業中，即應以該言語行為作業為首要重點，而非做完口腔動作運動就結束。NSOME 的促發和相關言語動作練習兩者之間要把握時間相近的原則，才能讓 NSOME 發揮作用。

若是個案為無口語的嚴重吶吃者，則介入的重心應以替代式溝通的學習為主，若有時間則再視需要與情況增加一些簡單的口腔運動活動。個案若在口腔運動方面有了進步，則可在之後階段中漸漸導入言語發聲活動，使之成為口語和溝通替代（輔具）並用的有效溝通者。這些介入目標的設定要依照對個案詳盡的評估後的分析結果為依據，亦即考慮個案能力的實際狀況做介入方案的設計。對吶吃的介入活動選擇，雖需依照個案在言語各次系統（如呼吸、構音、發聲、共鳴、語調韻律）的不足之處做加強，但介入目標和介入活動的重心應以言語行為或溝通行為為主。

此外，應注意個案流口水問題並加以處理，可由訓練嘴唇緊閉動作開始，並配合吞嚥治療。於第 10 章中有一些嘴唇緊閉度訓練的口腔動作運動可善用之。另外，還需訓練個案定時自發或依提示吞口水的動作，可減少口水的流出。此外，也可由感覺訓練入手，加強兒童對於口角、唇部的潮濕感覺的覺知。若流口水情況嚴重時，可配戴特製吸水性良好的口罩，以避免社交互動時的禮儀困擾。

構音動作的訓練

CP 兒童的構音介入訓練需把握構音動作由簡單到複雜的原則，小心地安排目標音的介入順序。大致而言，語音介入訓練的實施可依照以下的順序進行，但實際介入時也要依據個別差異做小幅的調整。順序如下：

1. 母音發聲練習，角落母音的練習：/a/、/i/、/u/、/e/。
2. 練習雙母音和介音結合韻。
3. 練習唇塞音或鼻音 CV 音節。
4. 練習塞音單音節或疊字雙音節：如「八、八、八」。
5. 練習塞擦單音節。
6. 練習摩擦音音節。
7. 練習雙音節詞語。
8. 練習多音節詞語或片語。
9. 練習多音節語句。
10. 聲調、語調練習。

咬塊法

舌頭動作的靈活性通常有一個穩定的下顎動作做支撐基礎。兒童對於下顎運動的控制發展通常早於舌頭動作的發展，若是兒童的下顎動作控制的發展不良，可能會連累舌頭動作的發展，尤其是舌尖動作的發展，Green、Moore、Higashikawa 與 Steeve（2000）認為，受限的下顎動作控制是運動言語能力發展負面的預後因素，因此下顎的穩定很重要，咬塊法即是為了提供一個穩定的下顎動作而進行的介入方式。

最早Dworkin（1978）的研究提倡使用咬塊狀物的方式來介入CP兒童的語音，且在訓練一段時間之後使用咬塊法的語音介入通常可獲致一定的成效（Dworkin, 1978, 1996; Netsell, 1985）。Towne（1994）使用咬塊法比較語音異常兒童和正常兒童的舌頭的構音動作，發現構音異常兒童的 DDK 動作速率較為緩慢，15 位構音異常兒童中有 4 位兒童舌頭活動無法代償，出現言語運動能力發展遲緩的現象。事實上，言語運動能力發展遲緩在 CP 兒童更為常見。

由於 CP 兒童常出現構音時下顎過度張開的情形（Netsell, 1985），且他們下顎動作和舌頭動作常常是連動的，兩者動作未能分化各自獨立（Meyer, 2000），導致在舌尖上抬至齒槽的構音動作有困難，舌頭前部受到下巴往下動作的牽制，而無法接近齒槽區。咬塊法的原理是將下顎固定，可藉以訓練舌頭獨立動作，增加舌頭動作的自由度，讓舌的動作與下顎動作分化。

咬塊訓練的方法是將一塊狀物咬在左或右側的臼齒上，讓嘴打開一個縫隙，再練習讓舌前伸，讓舌尖接觸齒槽位置，可令其做出將舌往前伸展的動作，並固定舌尖上抬動作，維持約 3 至 5 秒的時間。之後可要求嘗試發出邊音，如/la,la, la....../（拉、拉、拉⋯⋯）的聲音，待動作穩定之後，移除塊狀物，訓練在無咬塊的情形下可發出/la,la, la....../（拉、拉、拉⋯⋯）的聲音。再以同樣的方式練習齒槽塞音（/ta, ta, ta....../），之後再進展到齒槽塞擦、摩擦音的音節練習。亦即每個語音在咬著塊狀物時練習，等到動作穩定時，再退除塊狀物做練習。練習時可使用鏡子，以提供視覺回饋。

介入時，準備所要咬之塊狀物，大小以能撐開兩齒列約一個手指的高度即可，以邊緣圓滑的長條形塊狀物為佳，避免刮傷口部或唇之黏膜，而使用長條形狀可避免誤吞，並易於置位。Dworkin（1996）提出塊狀物的高度，原則上以可讓下上顎張開幅度最大張開幅度的三分之一為佳，寬度也不宜太寬，以和齒列同寬的寬度為宜。因此，使用前需先測量上下顎最大的張開距離。塊狀物因顧及個人衛生關係應只專供個人專用為宜。除了購買坊間現成的咬塊產品使用外，亦可使用生活中一些便宜具有彈性材質的長條物體，如大小合適的去毛牙刷、嬰兒咬齒器、烹飪用的橡皮刮刀（需修剪）或運動牙套等物代替。由於使用咬塊練習語音時，很容易流口水出來，手邊需先準備衛生紙或手帕備用。

各類型 CP 的介入策略

對於腦性麻痺兒童的言語介入，和一般SSD兒童最大的不同是除了構音之外，還需兼顧呼吸、發聲和共鳴的問題處理，以提升言語清晰度為主要介入目標。表15-3 列出常用的各言語次系統之介入技巧或訓練，有關這些介入訓練的進行方法在鄭靜宜（2013）《話在心・口難言：運動性言語障礙的理論與實務》一書有較詳細的說明。對於在清晰度低於 60%以下的個案，還需提供輔助溝通（如 AAC）方面的介入，以照顧到個案的溝通需求。依據腦性麻痺類型的差異，語音介入訓練的進行有不同的策略，以下大致說明各 CP 類型的言語介入主要可運用的策略和重點：

1. 痙攣型：主要原則在於放鬆，儘量減少肌張力，練習以一種輕鬆和緩的方式說話，主要是在喉部嗓音結構的放鬆，練習軟起聲可改善粗澀、緊困的嗓音問題。可使用肌電圖（electromygram，EMG）生理回饋的方法，增加對肌張力自我覺知，促進回饋與放鬆。實現代償性（compensatory）的語音清晰度。
2. 徐動型：主要介入重點為減少不自主動作妨礙，說話時暫時抑制不自主動作，調整姿勢促進肌肉張力控制，增加感覺回饋，促進言語動作間的協調度。
3. 運動失調型：主要言語問題在於調律和構音的不準確。調律方面可使用聲調韻律介入作業，如不同速率控制的 DDK 作業，降低言語速度並做語句型態練習。構音方面應加強語音置位的訓練。
4. 低張力型：治療原則為運用肌力強化訓練（muscle strengthen training）於動作的型態、位置、速度、肌收縮的力道上加以訓練，重新組織運動肌群，建立神經適應性（neural adaptation），例如：肌肉抗阻訓練可增加神經的激發速率。此種強化訓練主要是針對較輕度到中度的患者，至於對於重度的吶吃者，因為當肌肉完全失去下運動神經元（lower motor neuron, LMN）系統的支配時，肌力強化訓練則是徒勞無功的，此時就須考慮用其他代償性的方法，

表 15-3　常用的各言語次系統之介入技巧或訓練

呼吸方面	嗓音方面	共鳴方面	構音方面	超語段方面
吹氣肺活量訓練	母音發聲練習	吹吸運動	口面部運動練習	調整速度或降低說話速度
腹式呼吸法	使用腹式呼吸法延長發聲	鼓頰運動	口腔感覺刺激	使用節拍器、節拍板
憋氣放氣練習	連續音高變化練習、間斷音高高低變化	鼻音聽覺自我監控	語音置位法	聲調、語調練習
呼氣流量控制	抗阻提供發聲	運用感覺回饋監控	漸進修正法	言語呼吸群調整
吸氣、呼氣時間控制	硬起聲、咳嗽延長發聲	擴大嘴形說話，增加口腔共鳴成分	面部振動按摩法	輕重音對比調律練習
吹氣活動	間斷發聲法	間歇式捏鼻法	咬塊法	加入適當的停頓，或將語句片語化
身體姿勢調整	軟起聲法（放鬆）	鼻音／非鼻音對比練習	面部觸覺提示法	以歌唱調整言語韻律
呼氣阻抗運動	喉部環狀按摩	儀器生理回饋法	口腔輪替運動練習	給予聲學基頻分析，呈現視覺的回饋
	姿勢調整、肌肉放鬆法			使用延遲聽覺回饋裝置
	呵欠法、咀嚼法（放鬆）			提高音量，以音量計回饋加以訓練

如人工顎蓋的配置。代償性介入主要是針對較重度的患者，而對於極重度的患者，可能開口說話已是一件不太可能的事，則需使用輔助溝通系統來協助日常溝通的進行。密集式（intensive）強度訓練，如 Lee-Silverman 訓練計畫，使用強化性活動來增強患者的發聲功能，如最大表現作業（最長發聲時間或最大發聲音量），

並配合手部的推移運動（push exercise）來訓練。

5. 混合型：因型內異質性高，介入針對主要的言語異常特徵加以改善。介入前須有正確的評估、分類，辨認出各種吶吃成分，再針對個案的混合吶吃成分，在其需要改善的方面，如呼吸、發聲、共鳴、構音與調律等做相關適合的介入服務。

溝通補償策略的教導與訓練

對於清晰度不佳的個案，除了教導降低語速和加強構音動作之外，還可在一些常見的溝通策略使用上加以訓練，以便運用於日常實際的溝通過程中，幫助溝通的進行。在治療室中，個案和家人或照顧者兩方面可先就一些常出現的溝通情境進行角色扮演方式的模擬，練習言語對話互動，之後再想辦法類化到實際的日常生活情境中。

對於清晰度不佳的個案，在介入時，可先教導他在說出整個語句之前或之後，先說出一、兩個關鍵主題詞語或片語，以利聽者理解，尤其是對於一些清晰度不佳語句。有一個實用的溝通技巧是訓練個案去訂定關鍵主題詞彙，由一個語句之中或一段話語的找出關鍵主題詞彙，在與他人溝通時，個案可以在每段話語的起頭處固定說出：「我要說的是有關××的事情……」這樣一句話。這樣主題線索的提供有助於聽者猜測其他相關語句的內容大意，必要時也可以加上手勢或表情輔助，或是相關的圖像或詞彙卡片等線索，來補償不清楚的語音訊息。

此外，由於清晰度和說話速度之間常存在著互為消長的關係，不妨嘗試調整 CP 兒童的說話速度，可能有提升其說話清晰度的效果。楊青燕、劉惠美（2007）曾使用前—後測的實驗設計探討痙攣型 CP 學生降低說話速度對清晰度的影響，共有 16 位痙攣型 CP 學生參與，訓練時間為 6 週，訓練 CP 學生放慢說話速度，觀察對說話清晰度的效果，結果發現放慢說話速度的確可提升其說話清晰度，並且有擴展母音構音空間及增加母音時長的效果。推論當 CP 說話者以較慢的語速說話時，可能有較充裕的時間完成構音，即可較準確地執行構音動作，因而提升言語清晰度。

除了放慢說話速度的策略之外，還可教導個案在說話時，在語句中適當之處加入一些停頓，一方面可避免疲累，一方面有助聽者斷句和理解。張曉涵、劉惠美（2012）的研究使用延長言語時長與刻意停頓的策略，對痙攣型 CP 兒童進行言語訓練，評估對言語清晰度的影響。該研究採用前一後測的研究設計，實驗組為 16 位痙攣型 CP 兒童，接受延長言語時長和刻意停頓訓練方案，另有一對照組為 14 位痙攣型 CP 兒童，接受互動式語文訓練方案。研究結果顯示，延長言語時長和刻意停頓訓練的介入可顯著提升 CP 兒童的言語清晰度，且提升效果顯著優於對照組，但言語自然度會受此策略的影響而有稍微降低的趨勢。

與 CP 說話者溝通時，有些聽者可能礙於禮貌，不好意思再次詢問而裝懂，最終可能會造成一些溝通上的誤解。為避免此問題，可教導 CP 兒童在說完一些語句後，要去確認聽者是否有聽得懂他說的句子，可要求對方重述其語句或大致的意思。若發現聽者有所誤解，可只就其誤解處再說一次，而不需要整句話再重複一次，以免降低溝通效率或加重疲累。若對方還是無法理解，可試圖以其他方式去傳達訊息，例如：改用另一種說法或語句，使用手勢、筆談、指物或是使用其他溝通輔具（如溝通板、溝通卡或溝通本）。如果想表達的部分真的很難令對方了解，且覺得疲累，不妨以手勢表示想休息的意願，如搖搖手，來結束對話，待日後有適當時機再嘗試進行溝通。

參考文獻

中文部分

張曉涵、劉惠美（2012）。延長言語時長與刻意停頓對痙攣型腦性麻痺兒童言語清晰度的影響。**特殊教育研究學刊，37**（1），27-51。

黃瑞珍、蔣孝玉、羅羿翾、曾尹霆、陳嘉玲（2017）。**華語兒童口腔動作檢核表**。新北市：心理。

楊青燕、劉惠美（2007）。調整說話速度訓練方案對痙攣型腦性麻痺者說話清晰度的影響。**特殊教育研究學刊，32**（4），65-83。

鄭靜宜（2013）。**話在心・口難言：運動性言語障礙的理論與實務**。台北市：心理。

英文部分

Duffy, J. R. (2013). *Motor speech disorders: Substrates, differential diagnosis, and management*. St. Louis, MO: Mosby.

Dworkin, J. P. (1978). A therapeutic technique for the improvement of lingua-alveolar valving abilities. *Journal of Language, Speech, and Hearing Services in Schools, 9*, 162-175.

Dworkin, J. P. (1996). Bite block therapy for oromandibular dystonia. *Journal of Medical Speech-Language Pathology, 4*, 47-56.

Green, J. R., Moore, C. A., Higashikawa, M., & Steeve, R. W. (2000). The physiologic development of speech motor control: Lip and jaw coordination. *Journal of Speech, Language, and Hearing Research, 43*, 239-255.

Lof, G. L., & Watson, M. M. (2008). A nationwide survey of nonspeech oral motor exercise use: Implications for evidence-based practice. *Language, Speech, and Hearing Services in Schools, 29*(3), 392-407.

McCauley, R. J., Strand, E., Lof, G. L., Schooling, T., & Frymark, T. (2009). Evidence-based systematic review: Effects of nonspeech oral motor exercises on speech. *American Journal of Speech-Language Pathology, 18*(4), 343-360.

McDonald, E. (1987). Speech production problems. In E. McDonald (Ed.), *Treating cerebral palsy for clinicians by clinicians*. Austin, TX: Pro-ed.

Mecham, M. (1996). *Cerebral palsy* (2nd ed.). Austin, TX: Pro-ed.

Meyer, P. G. (2000). Tongue lip and jaw differentiation and its relationship to orofacial myofunctional treatment. *Int J Orofacial Myology, 26*, 44-52.

Netsell, R. (1985). Construction and use of a bite-block for the evaluation and treatment of speech disorders. *Journal of Speech and Hearing Disorders, 50*(1), 103-106.

Towne, R. L. (1994). Effect of mandibular stabilization on the diadochokinetic performance of children with phonological disorder. *Journal of Phonetics, 22*(3), 317-332.

Živković, Z., & Golubović, S. (2012). Tongue mobility in patients with cerebral palsy. *Pokretljivost Jezika Kod Bolesnika sa Cerebralnom Paralizom, 69*(6), 488-491.

Chapter

16

特殊溝通障礙者的語音評估與介入：聽覺損失

學習目標

讀者可以由本章學習到：

- 聽覺損失的類型
- 聽覺損失者的言語特徵
- 影響聽損兒童語音產生的因素
- 聽覺損失的言語評估方法
- 聽覺損失的言語介入方法
- 讀唇溝通訓練的方法

聽覺損傷者在聽覺機制上有缺陷，視其嚴重度，在語言理解和表達方面皆可能會出現異常情形。聽損者在說話時，由於聽覺回饋機制異常，無法監聽自己發出的聲音，因而無法校正藉以修正自己發出的語音，導致在音質、音高、音量以及構音準確度上無法得到適當的調整，造成語音異常。

第一節　聽覺損失者的聽覺特徵

聽覺損失的嚴重度分類依據純音聽力檢查，聽力損失的程度以分貝（dB）為單位。輕度聽力損失的範圍為 21 至 40 dB，中度為 41 至 70 dB，重度為 71 至 90 dB，極重度是大於 90 dB 的聽損。如圖 16-1 所示，每隻耳朵的聽力損失程度可能相同或不同，以優耳為主。根據我國行政院衛生署訂立的標準，優耳聽力損失超過 55 分貝的人，即具有聽覺機能障礙，可申請領取身心障礙手冊，其中優耳聽力損失在 55 分貝至 69 分貝者，為輕度聽障，優耳聽力損失在 70 分貝至 89 分貝者，為中度聽障，優耳聽力損失在 90 分貝以上者，為重度聽障。孟珍怡、張斌（1992）探討台灣聽障兒童的聽力狀況，資料蒐集自 1990 至 1991 年台北榮總聽障門診的 222 個病例，發現平均，在兒童 1 歲 10 個月時父母懷疑有聽障問題，63.9%可完成兩耳的純音聽力檢查，有半數為兩側對稱性聽障（113 例），占 51%，有 79 例（35.6%）屬於有家族史的高危險族群。

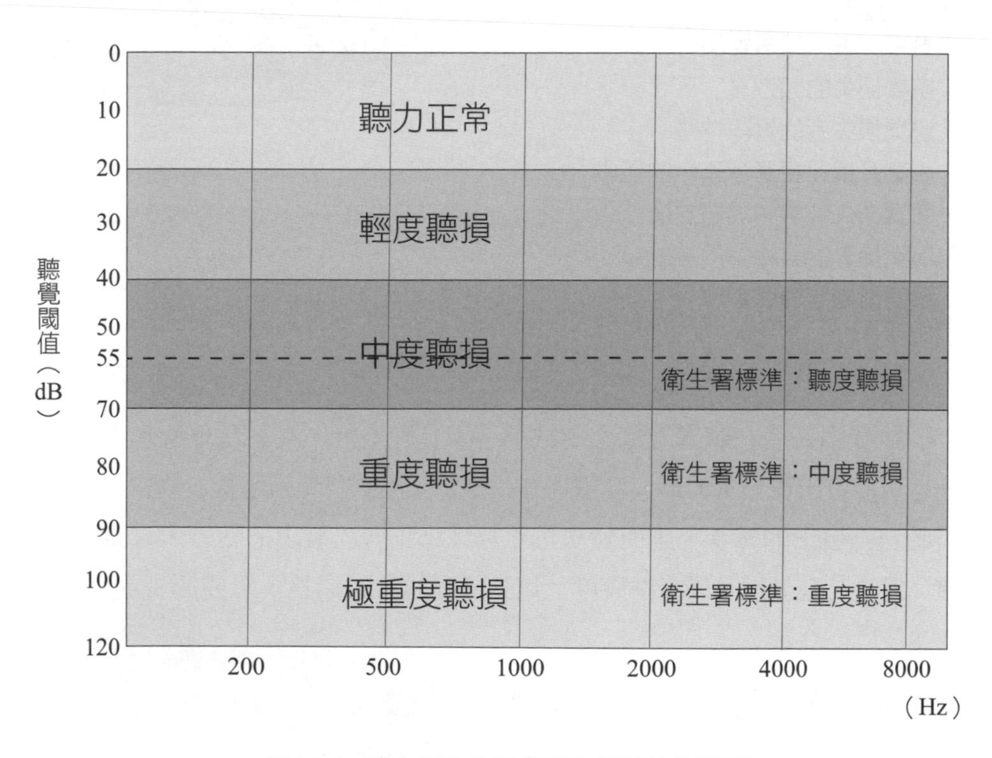

圖 16-1　聽力損失的程度與聽覺閾值的關係

患有輕度聽力損失的兒童對於較小聲、輕柔的語音，理解會有困難，對於在較遠距離的語音或是在有背景噪音時，語音理解會遇到困難。而中度聽力損失者即使在距離很近的情況下，也很難理解對話。聽損者可透過配戴助聽器或是進行人工電子耳的植入改善聽覺狀況。助聽器主要是對聲音進行放大。近年來，隨著助聽器技術的改進，可以通過放大，有些還可以使用其他數位化方式來處理，以提供最大的聽覺效益。對於助聽器反應不良者則可以考慮人工電子耳的植入。

聽覺損失的類型

聽覺損失依據聽覺機制損傷的位置，大致可分為兩類：傳導性聽力損失（conductive hearing loss）和神經感音性聽力損失（sensorineural hearing loss）。傳導性聽力損失是由外耳或中耳問題引起，而內耳則是健康正常的。可能原因有：耳朵受到不當的外力撞擊、鼓膜穿孔、中耳炎、耳硬化症（中耳骨固著）、聽骨鏈不連續，以及一些先天性異常症候群，造成耳道閉鎖或畸形等。一些傳導性聽力損失者可以透過醫學或外科手術治療，有些則否，患者需要配戴助聽器，通常因為傳導性聽力損失大多在中度以下的程度，助聽器的使用常可獲致不錯的效果。

神經感音性聽力損失為內耳（耳蝸）或聽神經的解剖結構的異常。我們在內耳耳蝸中含有對聲音能量接收的感受器——毛細胞，可能會因為遺傳、噪音暴露、老化、病毒或藥物毒害等原因，導致毛細胞受損。而這些毛細胞一旦受損或折斷，即無法修復，而產生聽力損失，尤其在高頻部分聽力損失會特別嚴重。由於助聽器的效果主要是擴大音量，嚴重神經感音性聽力損失者配戴助聽器的效果可能十分有限，因為感受高頻的毛細胞已經受損無法運作，即使擴大音量也無法接收。

聽損兒童的語言問題

每個正常且成熟的母語說話者，在語言充分發展之後，腦中皆有一套近似完整的母語語音／音韻／語意處理系統，但聽覺障礙兒童在此方面發展尚未成熟，導致他們在接收、處理、理解和提取語音的訊息有困難，而影響到語音產生輸出，出現明顯的說話構音或其他語言學習問題。由於聽損者在處理關於語音系統和語意的訊息有困難，造成人際間語言理解和表達方面的缺陷。他們因在接收語音的聽知覺系統不全或有異常的缺陷之故，而影響了語音聽知覺的區辨以及後續語音的處理。聽障者的語音表徵空間的缺陷可能包括有類別的缺乏（或分化不足）、範型選擇的錯誤，或是類別根據特徵認定錯誤，而導致知覺表徵不當的歸類，影響後續音韻／語意表徵的匹配或對應，而無法得到適當的語意線索。

在聽理解方面，依據聽損者的聽力或失聰程度，以及在各音頻上的損失情形，而有不同障礙的嚴重程度。正當語言發展階段的聽損兒童，語音輸入的缺陷不足會影響高層次語言概念的發展，因而導致在語言、認知方面的發展，常有一些遲緩落後的情形，例如：對事物的認知概念（如顏色、空間、數量、形狀、時間、順序等概念）、分類概念（如動物、植物、蔬菜、水果等概念）、屬性概念（形容詞類如冷、熱）等能力發展遲緩。在一些先備知識（prior knowledge）以及事件相關經驗等高層次認知方面，如基模（schema）、事件腳本（script）等概念亦較為不足。這些概念理解問題會影響與人的溝通與互動。

聽損的早期診斷和介入，對於兒童的語言發展和學習很重要。在早期就診斷出來的嬰幼兒，亦即在 6 個月或 6 個月大之前被確認患有聽力損失者，可盡早接受早期療育，和之後聽力下降被診斷有聽力損失的兒童相較，接受早療者詞彙量明顯提高，並且具有更好的接受性和表達性語言能力。

人工電子耳

近年來，國內兒童裝置人工電子耳的人數有日漸增多的趨勢。根據統計，目前在台灣接受人工電子耳植入者在 2002 年約 800 例，在 2008 年有 1,000 例，至 2012 年已超過 1,500 例，其中以先天性重度聽障的兒童居多（林玉霞，2014），目前推估已超過 2,000 多例。由於人工電子耳植入後，個體並無法即刻獲得如正常人的聽覺和說話能力，而是要經過一段漫長的學習過程，因此對於植入人工電子耳之後相關的介入訓練配套措施之需求也隨之增加。

「人工電子耳」又稱為耳蝸植入（cochlear implant, CI），是藉由微電流刺激耳蝸中殘存的聽神經纖維引起聽覺反應。適用於重度神經感音性聽障者，由於他們耳蝸中的毛細胞死亡，造成聲學信號無法傳導至聽神經，人工耳蝸可說是取代毛細胞或是模擬耳蝸頻率分析功能，發出微電流刺激相鄰的聽神經纖維，以每秒具有 500 至 1,000 次微電流脈衝（pulses）刺激聽神經，將聲學信號訊息傳送至聽神經。因為耳蝸的基底膜原先就具有解析頻率的頻率排佈（tonotopic）性質，在接近卵圓窗為最高頻，向內依序遞減至最內的頂端處為低頻感受區，下方的聽神經也是依此對應排列。人工耳蝸是將一排排的毛細胞置換成一排微電極，這些微電極為帶通濾波器，以目前常用的機型而言含 22 個頻道（頻帶），然而因為一些技術的限制，如電場（electrical fields）干擾，通常 CI 裝植者真正能使用的獨立頻道數約 10 個左右或更少（Goupell, 2015）。和正常的耳朵相比，頻率的解析度低了許多，且能接收的頻率範圍較狹窄，人工電子耳通常傳輸頻率範圍為 200 Hz 至 8,000Hz，而一般正常年輕人耳朵可接收到的頻率範圍為 20Hz 至 20,000Hz。實際人工耳蝸在低頻部分的表現還需視植入的長度而定，有時會保留患者原本的殘存聽力，植入體沒有深入至頂點區，或是聽損者以另一耳帶助聽器來代償。因為人工耳蝸聽覺訊號的轉換品質無法與正常耳朵相比，因此一個失聰者在安裝人工電子耳開頻之後，通常需要經過數月乃至數年的訓練和適應的過程，才能聽得懂日常的語音對話，之後或能發展出清晰的語音來。許多 CI 聽損兒童雖然在聽力上有獲得改善，但多數仍具有程度不一的聽損狀況。

目前在台灣裝植人工電子耳者大多是先天性失聰的聽損兒童（吳哲民、鄒詠婷，2015），他們有著不同於一般兒童的聽知覺和語言發展的過程。在臨床上，常見到一個失聰者在裝植人工電子耳開頻後，雖聽得到聲音，但經數年的適應期後卻還仍然不太能說出清晰的語音來。王南梅、郭于靚、黃國祐、劉樹玉、劉俊榮（2009）使用家長填答問卷，調查 229 位佩戴電子耳個案的現況，調查結果顯示，電子耳機型以澳洲 Cochlear 公司的機型最多（占 78.2%）。兒童在佩戴電子耳後有 64.6%仍有不同程度的聽覺困難。94.2%的 CI 兒童曾接受聽能訓練，聽能訓練時間為 3.05 年，其中由語言治療師執行占 74.7%。並發現 76.3%的 CI 兒童可以聽得懂熟人的話語，60.8%的 CI 兒童可以聽懂陌生人話語或使用電話交談。然而，在言語製造方面，CI 兒童多數語音清晰度不佳，僅有 40.2%的 CI 兒童之口語清晰度可讓大部分人聽懂。可見兒童接受耳蝸植入後，在後續的復健中亟需加強口語方面的訓練，以提升其溝通效能。

有關華語 CI 兒童的聽知覺和構音能力方面的研究，Jeng（2019）測量了 32 位 CI 兒童的語音聽知覺和詞語構音評估，使用 APTMC 的詞語分測驗（鄭靜宜，2018），結果發現 CI 組的詞語構音正確率普遍不佳，平均只有 49.31%，聽常對照組正確率有 89.68%，差距頗大。在聽知覺辨識正確率上，CI 組平均為 85.25%，聽常對照組為 94.06%。可知，在語音聽知覺能力方面，CI 兒童其實和聽常兒童已經相去不遠，然而在構音方面的能力卻遠不如聽常兒童，CI 兒童的語音存在著許多語音錯誤，語音清晰度普遍不佳。CI 兒童常見的構音錯誤主要在摩擦音、塞擦音和捲舌音，此三類語音錯誤，其實和一般聽障者及學前 SSD 兒童的常見錯誤語音類別相似。

第二節　聽損者的言語特徵

在言語表達方面，聽損者通常有語音異常的情況，尤其是中重度以上的聽損者。在所有的語音中，聽損者對於含高頻噪音的語音最感困難，即摩擦音、塞擦音類的語音，聲調錯誤和鼻音化歷程亦很常見。語音共鳴的調整主要是靠聽覺，由於缺乏聽覺回饋，重度聽損者更是常出現共鳴異常的情形（Baudonck, Van Lierde, D'haeseleer, & Dhooge, 2015; Fletcher & Higgins, 1980），如鼻音過重或鼻音不足或混合的情況。

聽損兒童伴隨語音障礙的情形十分常見。一般聽損兒童的語音錯誤型態為何？林寶貴（1985）評估 1,330 名國中和國小聽障兒童的語言障礙和構音能力，發現聽障兒童最容易構音的音素為：ㄨ、ㄚ、ㄧ、ㄛ、ㄡ、ㄠ、ㄅ、ㄈ；最常出現錯誤的音素為ㄘ、ㄙ、ㄗ、ㄔ、ㄖ、ㄎ、ㄑ等音。由此可知，聽障兒童容易構音的語音為母音和唇塞音，而摩擦音、塞擦音和捲舌音這三類構音最感困難，此型態其實和學前SSD兒童的情形相近。

劉潔心（1986）調查 66 名小一聽障生的華語構音能力，結果發現僅ㄅ、ㄉ、ㄏ三音素的構音正確率達 50%以上，而聽障兒童最感困難的發音依序為塞擦音、摩擦音、鼻音、塞音（送氣）、邊音、塞音（不送氣）。若以構音部位分析困難度排序為：舌面音與舌尖前音、舌尖音、唇齒音、舌根音、舌尖音、雙唇音。韻母方面最感困難的構音依序為捲舌韻母、聲隨韻母、單韻母、複韻母。李芃娟（1998）評估 16 名聽力損失達 60 分貝以上聽障生的塞擦音（ㄐ、ㄑ、ㄓ、ㄔ、ㄗ、ㄘ）清晰度後發現，其清晰度很低，平均只有 36.8%。就構音位置而言，舌面音（ㄐ、ㄑ）的清晰度最高（43.1%），其次為捲舌音（ㄓ、ㄔ）（36.1%），舌尖音（ㄗ、ㄘ）（32.9%）最低。不送氣音（ㄐ、ㄓ、ㄗ）清晰度（37.1%）則只有較送氣音（ㄑ、ㄔ、ㄘ）（36.4%）稍較高一點。張蓓莉（2000）針對 98 名中重度以上聽覺障礙生進行說話的清晰度的評估，發現聽障生的平均語詞清晰度為 30.74%，短句清晰度為 49.83%，舌面後音的構音正確率最高，舌尖音構音正確率最低。就構音方法來看，聽障生在邊音正確率最高，送氣塞擦音發音正確率最低。

由以上這些聽障兒童的華語語音表現的研究結果可知，聽障者言語在構音方式上對於塞擦音、摩擦音最感困難，在構音位置方面對捲舌音和齒槽部位的語音較感困難，在喉部發聲—呼吸調整方面，送氣音較不送氣困難。由以上這些一般聽損兒童的語音分析研究可知，一般聽障者常見的構音錯誤和 CI 兒童皆是以摩擦音、塞擦音和捲舌音為大宗。

對人工電子耳的植入者而言，多數在聽力的恢復上是顯著的，但在語音的產生方面卻不是那麼顯而易見，Tobey、Pancamo、Staller、Brimacombe 與 Beiter（1991）發現人工電子耳植入一年之後，塞音、摩擦音、滑音在兒童自發言語中的出現比例顯著增加，但是仍有語音不清晰的情況。

Chin 與 Kaiser（2000）的研究結果也發現，植入人工電子耳兒童說話的語音正確率顯著低於正常的同儕，且語音清晰度普遍不佳。在華語人工電子耳植入者的構音研究方面，錡寶香、魏筠家（2015）調查 CI 聽損兒童的華語聲母構音能力和聲母構音的錯誤類型，評估 30 位 6 至 11 歲的 CI 兒童，發現 CI 兒童的平均聲母正確率為 89.2%，最常出現的錯誤音是ㄋ、ㄖ、ㄕ、ㄙ、ㄘ，其中以摩擦音的構音最難，其次是塞擦音。相關分析的結果卻發現年齡、植入後聽閾、發現聽損年齡、植入的年齡、使用人工電子耳時間，以及接受療育時間等因素，與 CI 兒童聲母構音能力之間的相關皆不顯著，可見 CI 聽損兒童的語音產生能力個別差異頗大，影響語音產生的因素頗為複雜。

CI 兒童的語音產生錯誤究竟是出在哪些音韻歷程中呢？Jeng（2019）發現，CI 兒童語音錯誤型態的音韻歷程出現率由高至低依序為塞音化（如ㄗ→ㄉ、ㄔ→ㄍ）、唇音化（如ㄈ→ㄅ、ㄊ→ㄆ）、不捲舌化（如ㄓ→ㄗ）、音節結構歷程（省略音）、摩擦音化、邊音化、後置音化、顎音化、捲舌音化，這些皆是出現率超過 10%的音韻歷程，每個音韻歷程型態的認定皆是出現超過 2 次以上的語音錯誤才計入。

若和一般學前兒童語音錯誤的音韻歷程類別與出現率（鄭靜宜，2011）相較，學前兒童出現最多的音韻歷程依次為不捲舌化、後置音化、塞音化、塞擦音化和不送氣化，其中涉及構音部位轉移的後置音化，是華語和英語兒童常見音韻歷程中特別不同之處。圖 16-2 呈現兩組兒童音韻歷程出現率的比較，兩組間差距最大在唇音化、塞音化、音節結構歷程（省略音）。這些音韻歷程可能和 CI 兒童錯誤的構音習慣或是不足的音韻概念有關。由於健全的音韻概念奠基於完好的語音聽知覺，在此研究的分析中發現，兒童的詞語構音正確率和單音節辨識正確率相關達 .60（$p < .05$），和多音節詞辨識正確率相關達 .74（$p < .05$），可見雖然人工電子耳的植入對兒童聽知覺能力有提升，但這些知覺能力尚不足以支撐一個完整的音韻體系，一些語音類別仍有一些分化不足之處。此外，CI 兒童在詞語構音動作上，可能存在許多已自動化的錯誤動作習慣，由於已習以為常，故即使

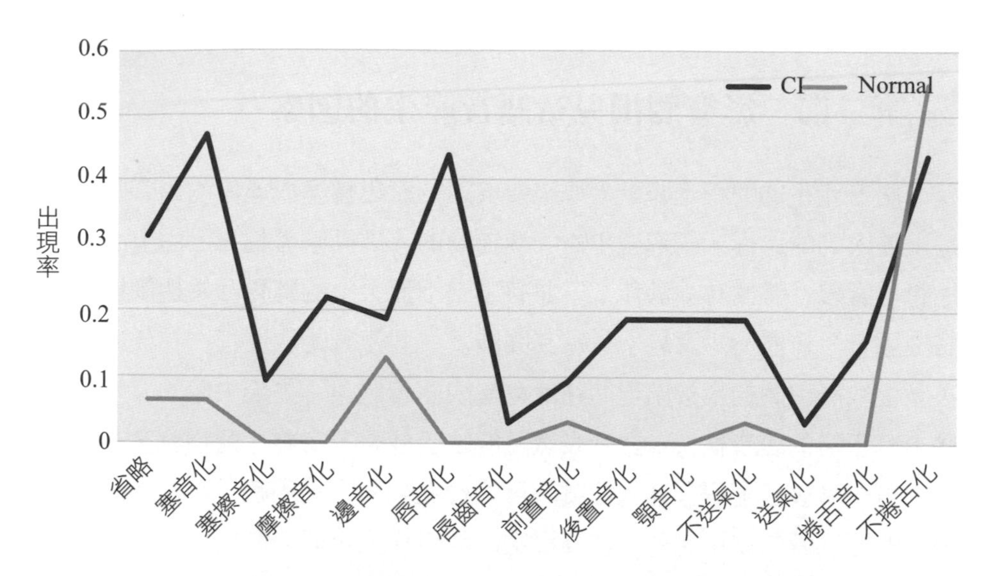

圖 16-2　CI 與聽常兒童語音錯誤之音韻歷程出現率比較

聽能恢復仍擺脫不了舊有的構音習慣，造成語音錯誤持續存在。

在發聲與調律方面，聽障者常出現說話時音調過高、尖銳或異常低沉、音調變化不適當的情況。華語為聲調語言，聽障者在聲調的表現方面通常也有別於聽常者，例如：張蓓莉（2000）發現聽障兒童聲調清晰度為53.92%，其中第一聲及第四聲正確率稍高，第二聲、第三聲則最差，有較多將第一聲誤發為第四聲，第二聲誤發為第一聲，第三聲誤發成第二聲，第四聲則誤發為第一聲的情形。張小芬、古鴻炎、吳俊欣（2004）在電腦聲調軌跡分析的研究中則發現，聽障者的第一聲及第四聲和正常人相近似，第二聲及第三聲的聲調曲線和正常人則有明顯的差異，聽障者的第二聲曲線尾部並沒有上揚反而有下降的現象，在第三聲聽障者音高下降的曲線則較耳聽者為緩慢，有下降不足的情形。陳廷宇、陳麗美、吳俊良、方岑（2011）探討學齡前聽障幼童聲調的學習以及聲調發音特質，發現一聲的錯誤率最低，四聲的出現率最高。一聲和四聲常互相取代，二聲和三聲也常互相取代。在聲學分析方面，也發現聽障幼童聲調時長過長、聲調曲線較為平緩。

第三節　影響聽損兒童語音產生的因素

語音產生的歷程是將說者原來要表達的意思轉換成連串的構音動作，是一種入碼的過程。語音產生是一種主動的入碼動態歷程，「由上而下」地將「意義」轉換為「動作」，並有「由下而上」的聽覺回饋機制檢核，將「語音」轉換為「意義」。這其間涉及一些複雜的次歷程，在任何一個次歷程或歷程間的銜接出現問題就會造成語音錯誤。先天失聰的兒童因為從未有正常的語音輸入，語音表徵可能缺乏或是不完整。聽損兒童在植入人工電子耳後匹配語音輸入信號時可能會遇到極大的困難，因為在最底層語音的類別感知就不完整，在高層次的語音序列可能多數為表徵缺乏的狀態，造成由語音至語意提取的困難。尤其先天失聰者多半口語能力不佳，而說話動作和語音知覺辨識之間有著平行系統的密切關係，因兩者皆為序列式語音訊息，可能共享同一套表徵，聽和說能力兩者間相輔相成。聽知覺因素所涉及的比例估計在30%至50%之間，音韻知識的形成、音韻短期記憶的維持，以及自我回饋皆和聽知覺有關。

儘管聽損兒童有人工電子耳蝸的植入，聽力已獲得改善，但學會說話對於 CI 兒童來說仍是件困難的任務，CI 兒童說話的語音不清晰仍是常見的現象。追究造成 CI 兒童語音表現不佳的深層原因，推測有三方面：個體音韻體系知識不足、錯誤的構音動作習慣、缺乏自我感覺回饋，如圖 16-3 所示。其中音韻體系知識不足與聽知覺錯誤直接和錯誤的語音表徵相關。一些 CI 兒童即使聽覺能力恢復了，但由於已經自動化的錯誤構音習慣未能加以修正，導致在構音方面仍然出現錯誤而無法導正。自我聽覺回饋是語音產生自我感覺回饋最重要的一部分，若缺乏感覺回饋則語音錯誤產生時無法即時得到修正，容易一錯再錯。Jeng（2019）發現，CI 兒童構音能力與聽知覺能力的相關約在 .60 左右，聽知覺能力和知覺回饋以及音韻表徵的形成皆有關聯性。綜而言之，如圖 16-3 所示，影響 CI 兒童語音表現的可能因素，有高層次音韻認知、構音動作和感覺回饋等三方面的因

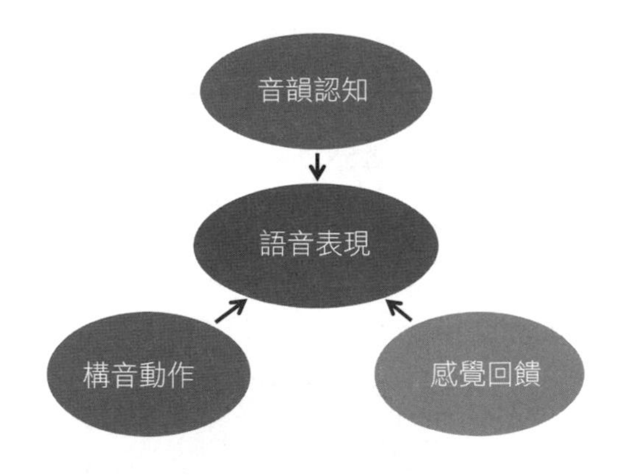

圖 16-3　影響聽損者語音表現的三方面因素

素，亦是造成聽損者語音錯誤的可能原因。

植入人工電子耳兒童的語音正確率低於正常兒童，且語音清晰度普遍不佳。影響 CI 聽損兒童語音產生的因素眾多，主要的因素有人工電子耳植入年齡、使用人工電子耳的時間、語音聽知覺能力、非語文智商、性別、人工電子耳的語音編碼策略（speech-coding strategies）、復健訓練的模式等（Cleary, Pisoni, & Kirk, 2000; Connor, Craig, Raudenbush, Heavner, & Zwolan, 2006; Dillon, Cleary, Pisoni, & Carter, 2004; Goupell, 2015; Mishra & Boddupally, 2018; Pisoni & Geers, 2000; Pisoni, Kronenberger, Roman, & Geers, 2011; Tobey, Geers, Brenner, Altuna, & Gabbert, 2003），例如：Connor 等人（2006）調查 100 位 CI 兒童，發現在 2 歲半之前接受植入的兒童，在子音發展和詞彙表達上皆較晚植入者為佳，超過 7 歲後植入者則在語音發展上喪失優勢。Habib、Waltzman、Tajudeen 與 Svirsky（2010）調查 40 位 CI 兒童發現，所有 2 歲前接受植入的兒童，到了 5 歲半後語音清晰度均可達到 80%或更高，而在 2 至 3 歲植入者只有約一半可達此水準，更晚一點接受植入者則只有少數人可以達此水準，其他人清晰度表現都沒有那麼好。而 2 歲前植入的優勢發現和 Geers（2004）的研究結論是相近似的。可見，兒童接受植入的年齡愈早，愈有可能有較正常的語音表現。

Mondain 等人（1997）調查 64 位法語 CI 兒童的語音知覺和語音產生

能力的關係，發現語音知覺和產生兩者間的相關並不顯著，反而是植入之後的學習時間和語音清晰度有較強的關聯性，語音清晰度在植入一年後為4.2%，兩年後為30.7%，三年後為55.2%，四年後為74.2%。雖然語音知覺能力也會隨著植入時間而增加，例如：3歲半時平均為67.9%，在4歲時平均為80%，但語音的產生似乎是需要一段比聽知覺較長的時間來學習才能達到較好的程度。Tomblin、Peng、Spencer與Lu（2008）認為，CI兒童語音學習在植入6年後進步趨緩，約在8年後會到達一個學習高原期。

第四節　聽損兒童的語音評估

由於做任何的介入訓練前皆必須先經過評估，根據評估才能精準地了解構音／音韻的缺陷所在，設定務實的介入目標。語音的評估與分析重點如圖16-4所示，使用語音錯誤之音韻歷程為主軸，串接起「評估」與「介入」兩階段，使兩者無縫接軌，亦即評估分析輸出以音韻歷程為主，對於聽損兒童個案的語音介入，即可把這些音韻歷程的去除作為介入目標的設定，而一一擊破，讓聽損兒童的語音回歸如聽常兒童的語音發展趨勢。此外，對於聽損兒童當前聽力狀況的訊息是不可或缺的，此部分必須和聽力師專業合作，轉介兒童去做詳細的聽力方面評估，以掌握其確實的聽力方面的資訊。

對於聽損兒童的語音評估項目和流程，其實大致和SSD兒童很類似，所不同在於需要在聽力、語音聽知覺、聽理解、聲調的產生和辨識、共鳴等方面需要做較仔細的評估，尤其需了解兒童聽覺方面的能力、殘存聽力可運用的多寡，因為個案的感官能力涉及介入時治療師對其訊息的輸入。在聽力方面可轉介請聽力師進行較詳細的評估以及聽覺輔具的調整，必要時可調閱個案的聽力圖，以確實了解其聽力的真實情況，以便釐清或排除聽力問題， 亦即需確認矯正後的聽力並非是造成個案該語音構音錯誤的根源。

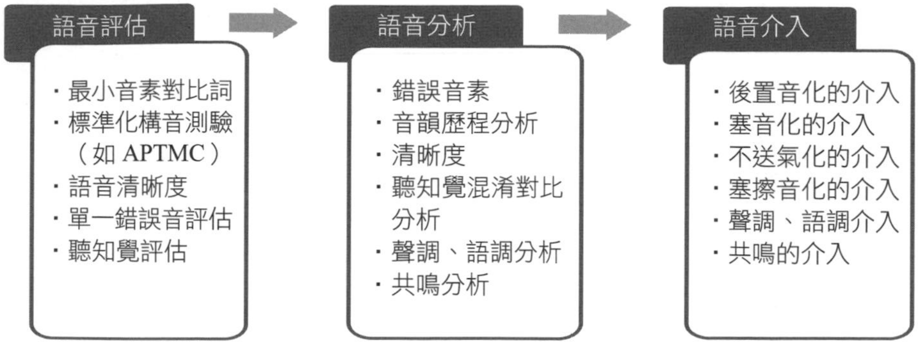

語音評估	語音分析	語音介入
·最小音素對比詞 ·標準化構音測驗（如 APTMC） ·語音清晰度 ·單一錯誤音評估 ·聽知覺評估	·錯誤音素 ·音韻歷程分析 ·清晰度 ·聽知覺混淆對比分析 ·聲調、語調分析 ·共鳴分析	·後置音化的介入 ·塞音化的介入 ·不送氣化的介入 ·塞擦音化的介入 ·聲調、語調介入 ·共鳴的介入

圖 16-4　聽損兒童構音評估與介入進行的項目和步驟流程

除了純音聽力的情況了解，還要需進行語音聽知覺的評估。較詳細的語音聽知覺的評估可以使用如第 6 章中的語音區辨、辨識等作業。林氏六音測試（Ling's six sound test）是對於聽損者簡單的聽知覺篩檢作業（Ling, 1976），包括有/m/、/u/、/ɑ/、/i/、/ʃ/、/s/等六個音，主要是/a, i, u/三個角落母音，一個鼻音，兩個摩擦音。這六個音的頻率範圍介於 250 Hz 至 8500 Hz 之間（Agung, Purdy, & Kitamura, 2005），其中/m/、/u/為低頻音，/ɑ/、/i/為中頻音，/ʃ/、/s/為高頻音。由於華語沒有/ʃ/音素，可用ㄒ（/ɕ/）音代替。一般使用偵測作業（detection task）（或稱覺察作業）來進行聽知覺的檢測，指導受測者若有聽到音時，做出一個約定好的反應，如舉手或出聲表示。施測時應避免視覺線索的提示，呈現順序可亂數排列，或由低頻音開始，在漸次轉到高頻音。若個案對單音的偵測有困難時，可將這些音素組成音節（搭配母音或子音）來施測。音節的聲調則儘量使用一聲或四聲，因為二、三聲會較困難。除了上述的偵測作業形式之外，亦可使用區辨或辨識的形式來測試。

構音和音韻能力的評估應儘量使用視覺刺激來誘發語音反應（如詞語命名）。避免只使用「仿說」作業來評量，因為聽損個體的聽覺接收有問題，若用仿說，個案產生的語音錯誤無法歸因於是「聽錯」或是「說錯」。因此若只單純使用仿說作業會讓評估者陷入複雜的迷團窘境中，對於仿說的錯誤需進一步釐清到底是聽覺、聽知覺、音韻或是構音動作限制所導致的問題。

連續語句的評估和自發性言語刺激材料宜使用個案孰悉的事物，以避免因認知因素干擾語句中詞語的命名，而混淆了語音錯誤的根源因素。在連續語句的評估時，尤其要注意調律方面的異常，檢查是否有聲調、語調的錯誤。錯誤的鼻音共鳴也是聽障者常見的語音問題，產生鼻音化或鼻音過重的問題。由於聲調和共鳴的學習都十分倚重聽覺資訊的獲得，聽障者的聲調和共鳴的問題常是因缺乏充足的聽覺輸入與回饋的結果。

第五節　聽損兒童的語音介入

對於聽障者的語音介入法，首先可由改變聽覺接收特性入手，例如：配戴品質較好的助聽器、使用 FM 無線調頻系統，或利用語調聽覺法、聽輔儀、移頻濾波等方法改變聽覺輸入。語調聽覺法是運用聽輔儀進行聲音信號輸入頻率的改變，林寶貴、李麗紅（1995）曾探討語調聽覺法對學前聽障兒童口語教學效果，他們對 8 位聽損兒童進行口語教學，分成實驗組與控制組，控制組使用 FM 無線調頻助聽器，實驗組使用聽輔儀與振動體，並輔以身體動作來矯正語音構音。介入教學分四階段進行，共 495 小時。結果發現在聽覺能力方面，實驗組在「畢保德圖畫詞彙測驗」、環境音聽辨、童謠聽辨、字詞辨識、句子理解與控制組無顯著差異。兩組學生語言理解與語言發展能力之前後測得分均有顯著進步。在說話清晰度方面，實驗組與控制組在構音、聲音、聲調、語暢的後測得分無顯著差異，但兩組學生在構音、聲音、聲調三部分的前後測都有顯著進步。在語言發展能力方面，兩組學生在語言理解、口語表達與語言發展能力的後測分數均無顯著差異。實驗組學生在口語表達部分前後測分數有顯著進步，控制組學生則無。可見語調聽覺法和配戴 FM 無線調頻助聽器對於兒童的語言理解、語言發展皆可獲得相當的成效，而聽覺口語法在口語表達部分有較佳的成效。

黃佩芬、黃桂君、王小川、劉惠美（2006）曾利用一個語音聽力檢測系統（SpchAUD）進行對聽障兒童的構音訓練。他們對 3 位聽障兒童進行語音聽辨與發音教學，探討語音清晰度及聽辨能力的改變情形。他們以不同的濾波器組設定功能，進行濾波測試，探討在不同頻帶的設定下兒童聽音仿說能力的提升效果，並使用 PRAAT 軟體進行聲學分析，以評定系統運用在發音教學上之成效。結果顯示，此儀器可作為教師教學與檢核教學成效的工具，SpchAUD 系統上的濾波器組設定功能，有助於提升個案部分語音之仿說表現。學生在語音接受閾檢測和配合濾波器組口語教學課程前後測上都有進步的表現。此研究結果支持對於聽力特性進行細緻的調整有助於聽障兒童的仿說，亦即改善聽損者的聽知覺有助於其語音的產出。

簡子欣、陳淑瑜（2007）也是以 3 名聽覺障礙兒童為研究對象，使用發聲練習和聲調覺識為主的音樂訓練，來探討對聽障兒童口語的聲調清晰度提升效果。共進行 10 次介入，以聽知覺量尺法評分並使用 PRAAT 軟體進行語音聲學分析。結果發現發聲練習和聲調覺識為主的音樂訓練，對聽障兒童口語聲調清晰度的表現有提升效果，聲學分析顯示 3 位兒童在音樂訓練後，國語聲調音長、基頻音高及曲線模式皆有顯著的改善。在介入結束後的持續追蹤期，3 位聽覺障礙兒童之國語聲調清晰度的表現也有顯著的保留效果。

由以上的研究可知，對於聽損兒童的語音介入，首先需要注意個案的聽覺條件，由變化聽覺條件、改變聽覺輸入開始，此舉除了可改善語音的理解，對於口語的輸出亦有促進效果。

聽損者的語音介入策略

優先進行「語音聽知覺訓練」是對於聽損者的語音介入常用的策略，預期語音聽知覺的改善能帶動構音與音韻能力的提升。由於聽損兒童對於詞語的語音聽得不是很真切，大多只是為一個模糊的印象，因此說出時只能產生出六、七分相似的語音，語音自然會有不準確的問題，而出現語音的錯誤。語音聽知覺訓練可校正語音聽知覺，對於後續語音的產生的訓練可有事半功倍之效。對於語音知覺的訓練可遵循 Erber（1982）兒童聽覺發展四個階段（在第 4 章有說明），先進行「覺察作業」，再來是「區辨作業」，再來是「辨識作業」，最後是「理解作業」。這些作業刺激可以包括語音和非語音。Jarollahi、Kashani、Keyhani 與 Kamalvand（2018）使用上述 Erber 提倡的訓練流程，對 13 位 3 至 4 歲聽障兒童進行 6 個月的聽覺訓練，發現有正向的介入效果，兒童的聽覺技能有大幅的提高。此外，一般聽損者對於高頻語音（如/s, ɕ, ts, tsʰ/）的接收有困難，可局部加強這些語音噪音音段的聲學性質（如時長或音強），或是可擴大語音的聲學信號對比性，例如：加大/s, ts/噪音段長短的對比，亦可能有助於聽損者的聽覺接收或語音特徵的覺察。

對於聽損者的語音介入和一般的語音介入原則相似，亦即在語音的介入實施之前應探追究個案語音錯誤的深層原因（評估），再選擇適當的介入法，如屬於構音動作的問題就應使用動作取向的介入法，若是屬於音韻問題就應使用音韻取向的介入法，若是合併有語言發展遲緩則可採用語言取向的介入法。聽損兒童在構音動作和音韻概念兩方面可能都有程度不等的缺陷存在。一般聽損者由於缺乏聽覺回饋，錯誤的構音動作無法自我校正，在構音動作的技巧能力較差。聽損者對於摩擦音、塞擦音的高頻率成分接收不良，自我回饋不足，對於這些語音的動作學習有困難。聽損兒童的高層次音韻系統可能有概念不完整的問題，或是語意和語音之間的連結有誤而造成語音的錯誤，例如：就華語捲舌音錯誤而言，許多聽損兒童對於做出捲舌音的動作有困難，捲舌音變成不捲舌音，這即是屬於構音的問題。如若聽損兒童可做出捲舌音的動作，但語音表現卻還是有不捲舌音化的錯誤，則可能是因不知某些詞語需要使用捲舌的動作而說錯；不知哪些詞語需要用捲舌音，哪些詞語需要用不捲舌音，此為音韻層次的問題。對於音韻問題所衍生的語音錯誤，可由語音的聽知覺區辨或辨識而偵測出來，評估時檢驗說話者是否能辨認出正確的詞語語音，或是能否分辨出正確和錯誤的詞語語音之差別，即可知道個體是否有音韻的問題。而多數聽損兒童可能構音、音韻這兩種問題兼具。

臨床上，對於兒童語音介入計畫之擬定可根據音韻歷程分析的結果（Abraham, 1989; Brumbaugh & Smit, 2013; Hodson & Paden, 1983; Stoel-Gammon, Stone-Goldman, & Glaspey, 2002），亦即根據音韻歷程分析資料，再合併音素目錄、音節結構、語誤類型、語音對比的使用等資料，語言治療師為個案設計合適的介入方案。由語誤的音韻歷程分析，分析混淆音的對比特徵，在介入中特別針對這些音素，建立介入的目標音組的優先順序。於介入過程中建立個案對語音的正確認識，如建立語音對比的認識以及語音類別的認識，抑制不當音韻歷程的出現。音韻歷程的分析主要在勘察個體語音錯誤的類型和改變規則，檢查是否出現系統性的語音錯誤。出現系統性的語音錯誤則暗示著兒童內在音韻能力的缺陷，如音韻系統結構的侷限或不全，或是在其內在音素庫中缺乏某群語音。

事實上，聽障者語音的介入以音韻介入取向和動作介入取向雙管齊下，兩者相輔相成進行介入治療是最佳的模式。以聽障者最容易出現的塞音化為例，圖 16-5 呈現兩種取向介入法的主要要項。構音動作介入是針對個別聲母目標音素實施各項構音動作相關詞語的介入。音韻介入則主要以詞語對比為單位，可實施的音韻介入項目包括：最小音素對比聽知覺、最小音素對比製造、語音單位擴展等。表 16-1 呈現以塞音化歷程為例的最小音素對比詞語介入材料，可用以實施最小對比詞語的聽知覺辨識和詞語對比的製造訓練。

對於每個語音於開始介入之時應建立基準線的測量，以描述起點行為。在單一受試設計研究中，對於基準線的觀察至少要有兩個時間點（或是更多，以得到穩定的趨勢為準）。再為個案設定介入有效標準（criterion），例如：對於某一音節的構音正確率達 90%。在每次介入後評估每節的介入成效（如正確率變化）。介入之後計算前測與後測的差距值以衡量整體介入目標的達成與否，並據以為後續介入計畫的考量或修正的基礎。

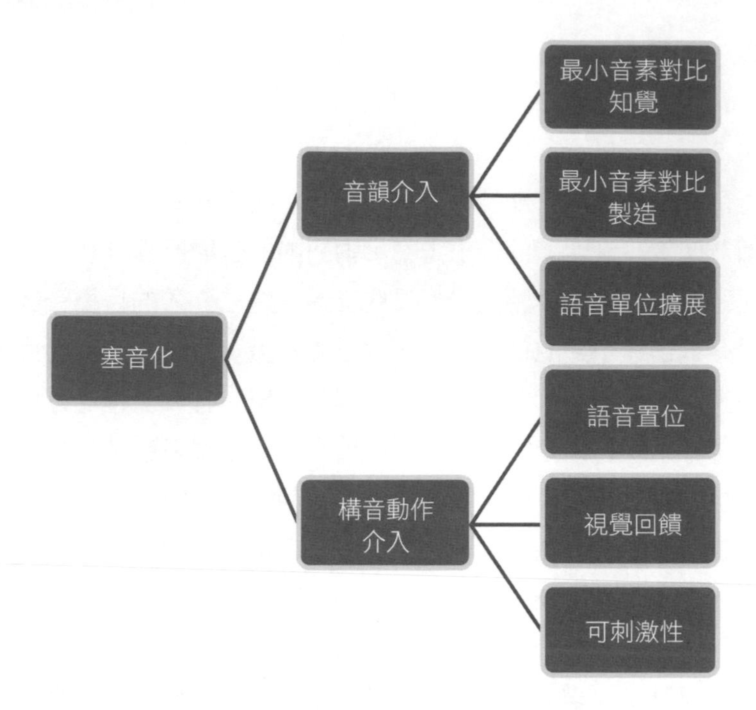

圖 16-5　以塞音化歷程為例的語音介入項目

表 16-1　以塞音化歷程為例的最小音素對比詞語介入材料

塞音化歷程	目標音	錯誤音	最小音素對比詞語	對比類別
ㄐ→ㄉ	ㄐ	ㄉ	界線／電線	塞擦音／塞音
ㄑ→ㄉ	ㄑ	ㄉ	旗子／笛子	塞擦音／塞音
ㄗ→ㄉ	ㄗ	ㄉ	走一走／抖一抖	塞擦音／塞音
ㄗ→ㄍ	ㄗ	ㄍ	很糟／很高	塞擦音／塞音
ㄘ→ㄉ	ㄘ	ㄉ	草莓／倒楣	塞擦音／塞音
ㄘ→ㄊ	ㄘ	ㄊ	菜頭／抬頭	塞擦音／塞音
ㄘ→ㄍ	ㄘ	ㄍ	操心／高興	塞擦音／塞音
ㄘ→ㄎ	ㄘ	ㄎ	參加／看家	塞擦音／塞音
ㄓ→ㄍ	ㄓ	ㄍ	桌子／果子	塞擦音／塞音
ㄔ→ㄍ	ㄔ	ㄍ	小丑／小狗	塞擦音／塞音
ㄈ→ㄅ	ㄈ	ㄅ	飛走／背走	摩擦音／塞音
ㄒ→ㄊ	ㄒ	ㄊ	吸管／踢館	摩擦音／塞音
ㄕ→ㄍ	ㄕ	ㄍ	小手／小狗	摩擦音／塞音
ㄙ→ㄉ	ㄙ	ㄉ	灑水／打水	摩擦音／塞音
ㄙ→ㄍ	ㄙ	ㄍ	塞子／蓋子	摩擦音／塞音

語音置位技巧

語音置位法也是對聽障者常用的語音介入技巧。介入時可多使用視覺訊息，如音素構音動作的動畫示範，再加上介入者的示範、視覺、聽覺提示。語音介入訓練由最簡單的音素動作開始到 CV 單音節構音，再到詞語，音素的訓練。介入時遵循一般語音介入的原則，由簡單到複雜，由單音節、雙音節到多音節，例如：構音動作取向介入的構音動作的訓練把握由簡單到複雜，介入實施的順序如一般語言單位的的擴展順序由母音、雙母音、介音結合韻、塞音單音節、塞擦音單音節、摩擦音音節、雙音節詞語、多音節詞語或片語、聲調、語調練習。在介入時，善用觸覺回饋線索，給予即時的回饋，訓練者可根據回饋的情形或所得的分數給予增強。

若有鼻音過重的情形，介入時應使用無鼻音的詞語或句子，並配合使用間歇式的捏鼻法，幫助鼻音共鳴的去除，引導氣流至口道出口。再用母音或塞音音節序列，之後進行鼻音與非鼻音對比的練習，或是鼻音相關的最小音素對比詞語或句子的練習。

增加言語動作的回饋線索

對聽障者進行語音介入時，可增加一些動作自我回饋線索作為動作的「結果知識」（knowledge of results, KR），如視覺、聽覺，以加強內在構音回饋迴路（loops），有助於對構音動作的修正控制。由於聽覺 KR 回饋可幫助說話者自我校正，可訓練個案聆聽自己的語音，訓練判斷錯誤音與正確音，區分其間的不同，了解正確的構音語音與不正確構音語音聽起來的差別。加強其自我判斷與指引，穩固內在構音動作與聽覺效果的連結關係。必要時可使用麥克風擴音系統或無線調頻系統，無線調頻系統是由發射器與接收器組成。說話者使用麥克風並配戴發射器，聽障者配戴接收器，透過無線調頻方式，讓聽障學生能排除環境噪音的干擾，並可放大音量，接收其所要的語音訊息，例如：FM 無線調頻系統、無線講解器、無線導覽機皆屬之。

語音介入時可使用錄音儀器（如錄音機、手機）錄音，再播放給個案聽，加強自我的聽覺回饋。對於聽損兒童的言語介入除了改變聽覺接收特性之外，由於缺乏聽覺回饋，加強視覺線索可提供額外動作的視覺線索，例如：使用鏡子或是手機自拍錄影，讓個案自己觀察自己構音時的口形或唇形或是舌頭的動作。使用鏡子是提供動作回饋，藉由對構音動作的觀察增進構音動作的正確性，促進構音動作的模仿，例如：練習發出齒槽塞音時，於鏡中必須要能看到舌尖於兩齒間或上門牙後方，同時為增進構音動作的觀察，可輔以提供口語解說、圖解、照片等材料，並加上介入者的動作示範，這些都是臨床常使用的介入策略。

在練習說話動作時，可使用語音置位法進行構音動作的訓練，由於聽損者缺乏聽覺回饋，無法依賴聽覺來更正錯誤的構音動作，需要使用其他的替代性回饋工具幫助構音學習時動作的修正或導引。視覺線索的提供可使用鏡子觀察構音時的口形、唇形。使用鏡子可以藉由對構音動作的觀察、介入者示範、增進構音動作的正確性，促進構音動作的模仿。在儀器方面，可使用電顎圖儀（EPG）提供語音製造時構音位置的回饋線索，或是使用鼻音指數測定計，在螢幕上提供即時的語音鼻音量指數的線索。此外，一些電腦構音治療軟體亦提供視覺回饋線索，如提供音量、音高的視覺回饋。

近年來由於手機、平板的使用十分普及，臨床上，許多語言治療師或特教老師會使用一些聲學分析軟體（如 PRAAT、TF32）或是具有提供構音相關動作的視覺回饋線索功能的APP應用軟體，在介入構音時使用，提供個案即時的回饋，例如：運用一些如模擬吹熄蠟燭或吹泡泡、吹氣球的手機 APP，在發出送氣音時提供音量大小的視覺回饋，或是利用一些聲控遊戲程式，如「八分音符」、「咆哮兔」，使用發聲音量或音高來操控虛擬動物。這些APP程式是運用聲學分析，將語音的一些聲學特徵變項，如音量、音高以動態視覺方式即時呈現，可提供語音即時的視覺回饋。

早在 1994 年，Rooney 等人（1994）曾發展一個稱為 HARP 的程式，運用聲學分析回饋幫助聽損者進行言語訓練，HARP 系統有音高、音量、子音和母音四個模組，每個模組各有 1 至 4 個小遊戲，例如：「狗與骨頭」（dog and bone）的小遊戲，呈現一根骨頭在狗前面，骨頭會隨著發聲音量成比例的放大；「音高飛機」（pitch airplane）的小遊戲則是使用嗓音的音高控制飛機的飛行軌跡，音高升高飛機就會飛高，音高降低飛機就會下降。母音模組則只有一個母音 F1F2 聲學空間的著色遊戲，說出不同類別的母音會在該聲學空間中留下繪點痕跡。子音模組也是只有一個遊戲，是/s/、/ʃ/構音動作的感應模擬，當說話者發出/s/或/ʃ/時，2D的口腔圖示會隨著發出的語音類別而變化，例如：可以看到動畫中舌頭會移動到齒槽（發出/s/時）或是接近上硬顎（發出/ʃ/時）。這些遊戲在當時算是十分有創意的語言介入方式，但可能受限於當時的軟、硬體條件和技術，HARP 程式在分析執行速度或識別效果似乎不如預期，導致執行時出現一些延遲（lag）問題，而沒有繼續發展。然而，使用語音視覺回饋的小遊戲增進 CI 兒童的構音動作視覺回饋的構想，後續也有些研究者努力實現，如 McAllister Byun 與 Campbell（2016）以及 Tan、Johnston、Bluff、Ferguson 與 Ballard（2014），在其研究中運用聲學視覺回饋（visual-acoustic biofeedback）來增加言語動作的回饋訊息並提升個案的練習動機，皆有獲得一定的療效。聲學視覺回饋軟體可在語音製造時，以動態視覺的方式呈現，幫助說話者即時量化和校正構音或發聲的動作行為，亦可增進言語動作的練習動機。可利用一些簡單的聲學視覺回饋遊戲程式或 APP，這些程式抓取語音中的母音共振峰、VOT、鼻音低頻能量比值、摩擦噪音頻譜動差（spectral moment）能量、音量、基頻等數值作為動畫呈現的參數，增加視覺回饋線索，促進聽損者兒童構音動作的自我修正。

語音可刺激性的加強

為提升聽損者的構音可刺激性，可使用簡單 CV 音節形式的非詞複誦作業以增進音素語音的可刺激性。由於仿說作業需要一定程度的聽知覺條件，進行時需要個案配戴好助聽器或是以 FM 系統傳輸語音。根據介入目標音使用具可刺激性的雙音節、三音節和四音節項（可參考附錄二），之後再使用複雜的四音節訓練，觀察語境脈絡效果對構音動作的影響。此外，亦可使用兒童已經習得的語音，如ㄅ、ㄇ、ㄋ、ㄏ等音素的四音節複雜非詞組進行複誦練習，若出現錯誤或困難則可推論短期音韻記憶的影響，可排除構音動作困難的因素。

聲調的介入

由於缺乏聽覺回饋，聽障兒童在聲調方面的表現一般較聽常兒童為弱，有需要在聲調方面加以訓練。張小芬（2007）探討聲調視覺回饋對聽障兒童唸讀與聽辨語詞聲調是否有提升效果，參與者為 2 名中度聽障兒童（平均 86 分貝），與 5 名重度聽障兒童（平均 106 分貝），平均年齡為 9.6 歲。以一對一的教學，每週 2 至 3 次，每次 30 至 40 分鐘，共 15 至 18 次。發現聽障兒童經聲調視覺回饋教學後，四個聲調的唸讀正確次數有比前測為多，顯示視覺回饋有增加聽障兒童語詞聲調唸讀能力。 在聽辨部分，四個聲調的聽辨答對次數也有比前測增加，顯示視覺回饋教學也可增加聽障兒童聲調聽辨能力。

視覺回饋線索的提供對聽障者的言語動作有促進效果，而額外回饋線索的提供對於聽障者可能不失為一個有效的語音介入策略。因此在華語四種聲調的教學訓練方面，即可藉助即時的視覺回饋呈現增加語音動作的回饋線索，例如：訓練時可使用即時基頻音高分析的聲學軟體（如 TF32 或 Sing & See）或是能捕捉音高的 APP 應用程式輔助聲調音高變化的教學。可先用頭部動作或手勢輔助，使兒童了解華語四種聲調音高曲線的變化形式。對於三聲低降調的教學可使用觸覺，或以手於喉部以稍下拉喉頭的提示方式，強調三聲低降頻率的特性。

促進類化

語音學習過程中，「類化」是重要的課題，可設計構音回家作業，鼓勵和家人一起完成，如此可促進家人漸進式地接受與支持，引導個案構音行為的遷移與類化，並適應個案新溝通模式的形成。回家作業可使用檢核表的方式進行，可設計一些檢核式表格，讓個案能按時記錄，於下次介入時檢核，以促進構音練習類化和自我改進。

聽覺口語法

聽覺口語法（auditory-verbal）是由盛行於 1970 年代的單一感官教學法（unisensory system，或稱 acoupedic）發展而來的。特點是在教學過程中訓練者蓋著口部，避免讓聽障兒童從說話者的面部得到視覺線索，如唇型、口部姿勢。強調聽障兒童應儘量運用自己的殘餘聽力來區辨語音。提倡者認為 90%以上的聽障者仍有殘餘聽力，而殘餘聽力需加以訓練以善加利用，只要最主要的語言接受區（頻率範圍約為 0 Hz 至 2000 Hz）至少具有 45 dB 的閾限，就可考慮接受聽覺口語法訓練，因為只要助聽器（或人工電子耳）調整得宜，加以訓練後，聽障者就可察覺語音頻譜圖上大部分的語音。藉由助聽器的擴音系統把聲音放大，或以植入人工電子耳的方式，幫助無任何剩餘聽力的孩童重新獲得部分的聽覺。對於聽障者的介入則是依照兒童語言自然發展的程序，在自然且有意義的情境中，透過會話式的互動，提升其聽覺、語言、認知的能力，加強傾聽、說話及語言能力的訓練。國內有「雅文文教基金會」長久以此法推行對聽障生的聽能復健與口語訓練。有興趣者可上其網站（http://www.chao-shun.org.tw/foundation.htm）多加了解。聽覺口語法有以下幾個特點：

1. 注重殘存聽覺的運用與口語的表達能力，強調以傾聽來學習語言。認為強化聽覺對 語言的發展將產生良好的循環效應；即當聽的能力增強時，語言的能力會隨之增強， 而其他相關的認知能力也會隨著進步。
2. 重視聽語訓練，植入人工電子耳或是藉助擴音系統把聲音放大，將殘餘聽力加以訓練，增強聽的能力，不放棄由聽覺管道來學習。聽覺管道是認知發展的最有效途徑，在合適的助聽器或人工電子耳的幫助下，聽障兒童會得到以聽覺管道正常發展語言的機會，而不必依賴視覺的學習。

3. 採「一對一」教學，即一個教學者對一位聽障生進行教學。
4. 強調家長必須參與孩子的學習，扮演主動參與的角色，提供孩子高品質的聽覺與學習環境。聽障兒童父母與老師在日常生活與遊戲中，隨時隨地幫孩子做語音輸入的工作。
5. 在有意義的情境中透過會話方式的互動，讓聽障兒童學習傾聽、說話及語言，透過每日的遊戲與活動參與，讓孩子在自然的情境下，發展與人溝通的能力。
6. 把握「早期發現，早期治療」的原則，強調聽障的早期發現和早期配置助聽系統以免錯過語言學習的最佳期。實施新生兒聽力篩檢可提早發現。

需要注意的是，聽覺口語法對於溝通時口部唇型等視覺訊息的剝奪（如遮口）是一種暫時過渡性的處置，猶如對於弱視者將其視力較佳的一眼遮住，強迫使用較弱的眼來觀看，以提升弱眼的視知覺，然此遮眼處置時間通常不久，否則反會傷害其優眼的視知覺。聽覺口語法的遮口原理也是一樣的，是為了訓練殘存聽力的一種暫時過渡性的處置。由於溝通為一個整體雙向的訊息流通的過程，在正常的溝通行動中，肢體語言、表情動作、口部姿勢無不攜帶著豐富的溝通訊息，有助於理解對方的言語意圖。對於聽障者的介入，對於溝通對象的觀察也是一個重要的訓練項目，其中讀唇（speech reading）即為一種常見的訓練。

第六節　讀唇溝通訓練

讀唇其實是屬於語言理解的範疇，而非語言表達，但由於溝通訊息是雙向流動的，讀唇可促進聽損者的溝通效能。讀唇是聽者藉由視覺觀察說話者口形與唇形的變化，達到口語理解的目的。由於我們說話時外表顯而易見的特徵即是雙唇的變化，唇形會有大小圓展的變化，聽者可藉由觀察嘴形的變化猜測其中部分語意。然而，事實上單只以讀唇的訊息是無法達到完全的言語理解，但讀唇可作為輔助聽覺言語理解的線索。藉由視覺的輸入，提供聽覺障礙者額外一些有關言語理解的線索。如要達到完全的言語理解的目的，除了殘餘聽力及讀唇線索以外，尚需借助其他情境線索，如說話者的面部表情、手勢、言語的脈絡情境或主題等，一起綜合研判來達到言語理解的目的。一般在日常生活中，言語理解的歷程中訊息重複性其實很高，而語意得取的途徑通常不只一種，因此成功的讀唇常是結合其他情境脈絡線索統整判斷的結果。

讀唇的指導

對於聽損者的讀唇教導方法大致分為兩類：「由下而上」和「由上而下」。「由下而上」是教導判斷音段的嘴形和語音音素的關係，聚焦於局部的嘴形動作；「由上而下」則是藉由連續的嘴形動作順序判斷常說語句的意思，是以理解整體語意為目的，而非其中個別音素的口形，例如：專門訓練高頻率（常出現）語句的讀唇理解，加強觀察整句話語的嘴形動作，注意口形變化的順序關係，聚焦於整體的嘴形動作與語句意義之間的連結。當然，最好的教學策略是兩者皆能涵蓋，先由局部到整體，「由下而上」， 再「由上而下」。以下列出讀唇教學訓練時，應把握的一些基本原則或訓練策略：

1. 首先，教學者需注意光線要充足，以利讀唇者的唇形觀察，說話者切勿站在門口、窗戶邊等背光處。此外，雙方距離不宜太遠。
2. 一開始教學者說話速度放慢，使用較誇張的嘴形，以利觀察各語音的唇形特徵，之後逐漸回歸自然的言語速度和嘴形大小。
3. 教導學生需仔細觀察說話者的嘴唇形狀變化以及連續位移、速度快慢和語音音素之間的關係。
4. 音韻覺識的教導可幫助語音的分解，以便對應唇形。尤其要提醒注意一個音節收尾的韻母嘴唇的形狀。
5. 教導時循序漸進，練習由有限的選擇開始，鼓勵大膽猜測。一開始由較小的、有限的選擇項開始以增加猜對成功的機率，如先由母音ㄚ、ㄧ、ㄨ、ㄩ（開口呼、齊齒呼、合口呼、撮口呼）來教導。

6. 通常由母音部分開始練習。母音（注意嘴唇形狀的圓展大小變化）：ㄚ、ㄛ、ㄨ、 ㄝ、ㄧ、ㄩ、ㄜ；雙母音：ㄞ、ㄟ、ㄠ、ㄡ；子音通常較難，因為持續時間通常較短，且唇形較不明顯；雙唇音：ㄅ、ㄆ、ㄇ最明顯，ㄈ亦明顯。
7. 構音的部位愈後面嘴形愈不明顯，尤其以塞音中的舌根音最不明顯，只能由上下文脈絡猜測。
8. 先由句子數目的掌握開始，再加強分辨句中的詞或片語的數目，之後再進展到音節數目的掌握。注意停頓時間的線索，通常句子間的停頓會大於句子當中的停頓。
9. 音節數目的掌握。音節數目＝開口的次數；音節＝子音＋母音，或音節＝子音＋母音＋鼻音。
10. 單只靠讀唇是不夠的，需合併殘餘聽力（如聲調訊息）以及情境線索、上下文脈絡關係等多重線索來「猜測」。
11. 加強一些常用語句的唇形辨識與記憶。一些日常生活中常出現的高頻詞語或語句的唇形順序需整體地加以熟記，如一些問候語、常用問句、連接詞等。
12. 注意雙唇音於一個句子中出現的位置，列出一些具有雙唇音的可能的詞語。
13. 在表情辨識方面，嘴部、眉、眼睛等臉部重要部分的觀察亦有助於語意的掌握。
14. 讀唇與聽覺技巧的同步訓練，可使用鏡子練習，在鏡前觀察自己語句產生時的口部動作，可合併殘餘聽力的運用進行自我言語動作的訓練。
15. 先以單一說話者為對象練習讀唇，將讀唇類化到不同的說話者，掌握各語音唇型的大同小異，能注意說話者說話時唇形變化的個別差異，事實上說話時每個人唇形、張口的程度可能不甚相同，但有著大同小異的變化。

16. 不斷的練習與猜測是成功讀唇的不二法門，愈早開始訓練愈好。

讀唇練習活動

判斷說話者說的是下列哪一個詞？注意觀察說者的口形與音節數目。家人稱謂，如爸爸、媽媽、哥哥、姐姐、弟弟、妹妹、爺爺、奶奶，或是數字、動物名稱、蔬果名稱。一些常用語句，如「小心」、「你」、「我」、「他」、「這是什麼」、「這是球」、「這是狗」、「這是書」、「多少錢」、「你怎麼了」、「為什麼」、「怎麼這樣」、「對不起」、「不要」、「謝謝」、「沒關係」、「媽媽告訴她」、「我放學回家」、「我們要去○○」。讀唇可以判斷「老師」和「老鼠」、「睡覺」和「水餃」的不同嗎？

讀唇的限制

因為沒有外在的視覺識別線索，一些語音區辨是無法單靠讀唇來區分的，如送氣／不送氣的區分、鼻音／非鼻音的區分、捲舌音／非捲舌音的區分、聲調和語調的區分等。聲調的區分如華語四聲的變化是喉部聲帶的張力調整，因此無法由外表觀察得知，例如：讀唇就無法區分「睡覺」和「水餃」的差別，只能藉由上下文去推斷。

參考文獻

中文部分

王南梅、郭于靚、黃國祐、劉樹玉、劉俊榮（2009）。台灣電子耳兒童現況調查研究：電子耳使用、聽覺能力、口語溝通能力表現。**台灣聽力語言學會雜誌，22**，55-85。

吳哲民、鄒詠婷（2015）。人工電子耳綜論。**台灣耳鼻喉頭頸外科雜誌，50**（4），197-210。

李芃娟（1998）。**聽覺障礙學童國語塞擦音清晰度研究**（未出版之碩士論文）。國立彰化師範大學，彰化市。

孟珍怡、張斌（1992）。台灣聽障兒童的評估。**中華民國耳鼻喉科醫學會雜誌，27**（3），202-207。

林玉霞（2014）。人工電子耳科技在聽覺障礙兒童早期療育之成效。**雲嘉特教期刊，19**，6-13。

林寶貴（1985）。聽覺障礙兒童語言障礙與構音能力之研究。**特殊教育研究學刊，1**，144-160。

林寶貴、李麗紅（1995）。語調聽覺法對聽障學生口語教學效果之研究。**聽語會刊，11**，43-56。

張小芬（2007）。聲調視覺回饋教學對聽障兒童唸讀與聽辨語詞聲調之學習效果。**特殊教育研究學刊，32**（4），47-64。

張小芬、古鴻炎、吳俊欣（2004）。聽障學生國語語詞聲調人耳評分與電腦分析之初探。**特殊教育研究學刊，26**，221-245。

張蓓莉（2000）。聽覺障礙學生說話清晰度知覺分析研究。**特殊教育研究學刊，18**，53-78。

陳廷宇、陳麗美、吳俊良、方岑（2011）。學齡前聽障幼童國語聲調發音。**永達學報，11**（2），28-36。

黃佩芬、黃桂君、王小川、劉惠美（2006）。以語音聽力檢測系統輔助聽障兒童發音教學實驗。**特殊教育研究學刊，31**，115-137。

劉潔心（1986）。台北市國民小學一年級聽覺障礙學生國語音素構音能力及其相關因素之探討。**特殊教育研究學刊，2**，127-162。

鄭靜宜（2011）。學前兒童華語聲母之音韻歷程分析。**特殊教育學報，34**，133-168。

鄭靜宜（2018）。**華語兒童構音與音韻測驗**。新北市：心理。

錡寶香、魏筠家（2015）。植入人工電子耳聽損兒童的聲母構音能力。**特教論壇，18**，32-46。

簡子欣、陳淑瑜（2007）。以發聲練習和聲調覺識為主的音樂訓練對聽覺障礙兒童國語聲調清晰度之成效研究。**特殊教育研究學刊，32**（2），93-114。

英文部分

Abraham, S. (1989). Using a phonological framework to describe speech errors of orally trained, hearing-impaired school-agers. *Journal of Speech and Hearing Disorders, 54*(4), 600-609.

Agung, K. B., Purdy, S. C., & Kitamura, C. (2005). The Ling sound test revisited. *Australian and New Zealand Journal of Audiology, 27*(1), 33-41.

Baudonck, N., Van Lierde, K., D'haeseleer, E., & Dhooge, I. (2015). Nasalance and nasality in children with cochlear implants and children with hearing aids. *International Journal of Pediatric Otorhinolaryngology, 79*(4), 541-545.

Brumbaugh, K. M., & Smit, A. B. (2013). Treating children ages 3-6 who have speech sound disorder: A survey. *Language, Speech, and Hearing Services in Schools, 44*(3), 306-319.

Chin, S. B., & Kaiser, C. L. (2000). Measurement of articulation in pediatric users of cochlear implants. *Volta Review, 102*(4), 145-157.

Cleary, M., Pisoni, D. B., & Kirk, K. I. (2000). Working memory spans as predictors of spoken word recognition and receptive vocabulary in children with cochlear implants. *The Volta Review, 102*(4), 259.

Connor, C. M., Craig, H. K., Raudenbush, S. W., Heavner, K., & Zwolan, T. A. (2006). The age at which young deaf children receive cochlear implants and their vocabulary and speech-production growth: Is there an added value for early implantation? *Ear and Hearing, 27*(6), 628-644.

Dillon, C. M., Cleary, M., Pisoni, D. B., & Carter, A. K. (2004). Imitation of nonwords by hearing-impaired children with cochlear implants: Segmental analyses. *Clinical Linguistics & Phonetics, 18*(1), 39-55.

Erber, N. P. (1982). *Auditory training.* Washington, DC: Alexander Graham Bell Association for the Deaf.

Fletcher, S. G., & Higgins, J. M. (1980). Performance of children with severe to profound auditory impairment in instrumentally guided reduction of nasal resonance. *Journal of Speech and Hearing Disorders, 45*(2), 181-194.

Geers, A. E. (2004). Speech, language, and reading skills after early cochlear implantation. *Archives of Otolaryngology-Head & Neck Surgery, 130*(5), 634-638.

Goupell, M. J. (2015). Pushing the envelope of auditory research with cochlear implants. *Acoustics Today, 11*, 26-33.

Habib, M. G., Waltzman, S. B., Tajudeen, B., & Svirsky, M. A. (2010). Speech production intelligibility of early implanted pediatric cochlear implant users. *International Journal of Pediatric Otorhinolaryngology, 74*(8), 855-859.

Hodson, B. W., & Paden, E. P. (1983). *Targeting intelligible speech: A phonological approach to remediation.* Boston, MA: College-Hill Press.

Jarollahi, F., Kashani, A., Keyhani, M., & Kamalvand, A. (2018). The effects of auditory training by Erber method on improvement of the auditory skills in 3-4 year-old hearing-impaired children. *Function and Disability Journal, 1*(4), 36-44.

Jeng, J.-Y. (2019). *The assessment of speech perception for children with cochlear implants.* 12th Asia Pacific Symposium on Cochlear Implants and Related Sciences (APSCI2019), Tokyo, Japan.

Ling, D. (1976). *Speech and the hearing-impaired child: Theory and practice.* Washington, DC: Alexander Graham Bell Association for the Deaf.

McAllister Byun, T., & Campbell, H. (2016). Differential effects of visual-acoustic biofeedback intervention for residual speech errors. *Frontiers in Human Neuroscience, 10*, 567.

Mishra, S. K., & Boddupally, S. P. (2018). Auditory cognitive training for pediatric cochlear implant recipients. *Ear and Hearing, 39*(1), 48-59.

Mondain, M., Sillon, M., Vieu, A., Lanvin, M., Reuillard-Artieres, F., Tobey, E., & Uziel, A. (1997). Speech perception skills and speech production intelligibility in French children with prelingual deafness and cochlear implants. *Archives of Otolaryngology-Head & Neck Surgery, 123*(2), 181-184.

Pisoni, D. D., & Geers, A. E. (2000). Working memory in deaf children with cochlear implants: Correlations between digit span and measures of spoken language processing. *Annals of Otology, Rhinology & Laryngology. Supplement, 185*, 92.

Pisoni, D., Kronenberger, W., Roman, A., & Geers, A. (2011). Measures of digit span and verbal rehearsal speed in deaf children following more than 10 years of cochlear implantation. *Ear and Hearing, 32*(1), 60-74.

Rooney, E., Carraro, F., Dempsey, W., Robertson, K., Vaughan, R., Jack, M. A., & Murray, J. (1994). *HARP: An autonomous speech rehabilitation system for hearing-impaired people*. In Third International Conference on Spoken Language Processing.

Stoel-Gammon, C., Stone-Goldman, J., & Glaspey, A. (2002). Pattern-based approaches to phonological therapy. *Seminars in Speech and Language, 23*(1), 3-14.

Tan, C. T., Johnston, A., Bluff, A., Ferguson, S., & Ballard, K. J. (2014). *Retrogaming as visual feedback for speech therapy*. In Siggraph Asia 2014 Mobile Graphics and Interactive Applications (p. 4).

Tobey, E. A., Geers, A. E., Brenner, C., Altuna, D., & Gabbert, G. (2003). Factors associated with development of speech production skills in children implanted by age five. *Ear and Hearing, 24*(1), 36S-45S.

Tobey, E. A., Pancamo, S., Staller, S. J., Brimacombe, J. A., & Beiter, A. L. (1991). Consonant production in children receiving a multichannel cochlear implant. *Ear and Hearing, 12* (1), 23-31.

Tomblin, J. B., Peng, S. C., Spencer, L. J., & Lu, N. (2008). Long-term trajectories of the development of speech sound production in pediatric cochlear implant recipients. *Journal of Speech, Language, and Hearing Research, 51*(5), 1353-1368.

Chapter

17

本於實證的 SSD 介入與介入成效評估

學習目標

讀者可以由本章學習到：

- 臨床實務本於實證的重要性與作法
- 研究證據的等級制
- 言語異常的 ICF 編碼
- 介入成效的測量
- 單一受試者設計

第一節　本於實證的臨床實務

本於實證的介入實務（Evidence-Based Practice, EBP）是目前醫療體系遵循的重要準則，也是臨床專業倫理的一環（Yorkston et al., 2001）。所謂「EBP」是指臨床工作者所做的介入決定需要根據最新、最適當的研究證據，去評估或治療他們的患者。所根據的研究證據則需要經過詳盡地辨認、評估，亦即治療者做介入時，在意識上與行為上應該使用當前最新的科學研究證據，使用最受支持的治療法去為個案做介入或處遇（management），來幫助他們的患者。治療者的治療決定是出自於目前具有最強證據支持的方法，同時也考量患者的最大利益（Sackett, Straus, Richardson,

Rosenberg, & Haynes, 2000）。EBP 要如何納入臨床決定之中呢？臨床實務者在做主要的臨床決定時，除了考量本身的臨床專業訓練和患者的喜好與價值觀之外，最重要的是需根據目前醫學研究出的最新、最好的研究證據，如圖 17-1 所示。鄭靜宜（2011）指出，EBP的重要性在於希望臨床介入的處遇決定都要能有憑有據，而且要憑藉的是當前最好的研究證據，是經過科學研究驗證過的事實證據。

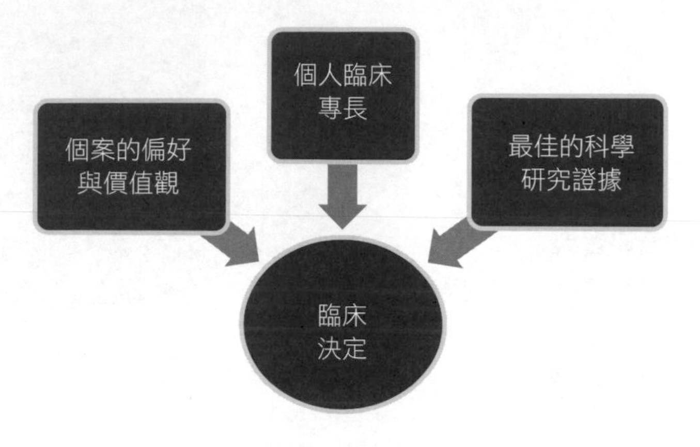

圖 17-1　EBP 如何納入臨床決定中

語言治療師對於個案的評估和介入處遇需要根據當前最好的研究證據去進行（American Speech-Language-Hearing Association, 2001），然而要如何得知目前最好的研究證據呢？這就需要定期地去搜尋期刊資料庫，閱讀文獻資料，更新專業的一般性的普通知識。當治療師遇到比較特殊的個案（如某種罕見疾病個案）時，普通的專業知識可能無法應付，就必須額外再去找相關的研究了解目前最佳的研究證據，經由論文期刊資料庫的搜尋與相關文獻的閱讀，評估各種可能介入方案研究證據的支持程度，並使用最適當、最好的證據來做介入決定的依據，為個案訂定出一個最佳的評估和介入方案。之後依照方案進行介入，介入之後審慎客觀地評估介入的結果。在介入時，若能使用單一受試者設計的方式，客觀地蒐集相關反應資料，儘量控制無關變項，使該介入成為最佳的成效支持的證據，整理書寫，經由投稿使之成為新的研究證據。

圖 17-2 呈現一位臨床工作者實施 EBP 的簡單步驟。實行 EBP 的步驟首先是先決定要問的問題，即是以個案為中心形成臨床問題。之後根據問題搜尋相關研究證據，可使用關鍵詞搜尋各大期刊資料庫。再來是研讀所搜尋出來的研究論文證據。根據證據做判斷，整理可用的資訊並主動、有系統地利用證據知識。之後根據研究證據做治療法的決定，擬定個案的介入計畫，之後執行介入計畫。在介入告一個段落之後評估介入成效，由個案的表現評估介入的效果。最後是撰寫報告或可寫成一個完整的個案研究發表，分享自己在介入過程的發現與心得，而此篇研究若獲得期刊收錄，就可進入期刊資料庫中，提供其他臨床工作者參考，形成新的研究證據。語言治療師平日最好能養成定期閱讀一些常處理個案領域相關的期刊論文，了解最新研究結果，或是閱讀一些已經整理好的專業主題研究的回顧性文章或書籍，掌握目前相關領域中最新的治療趨勢或是研究的發展。

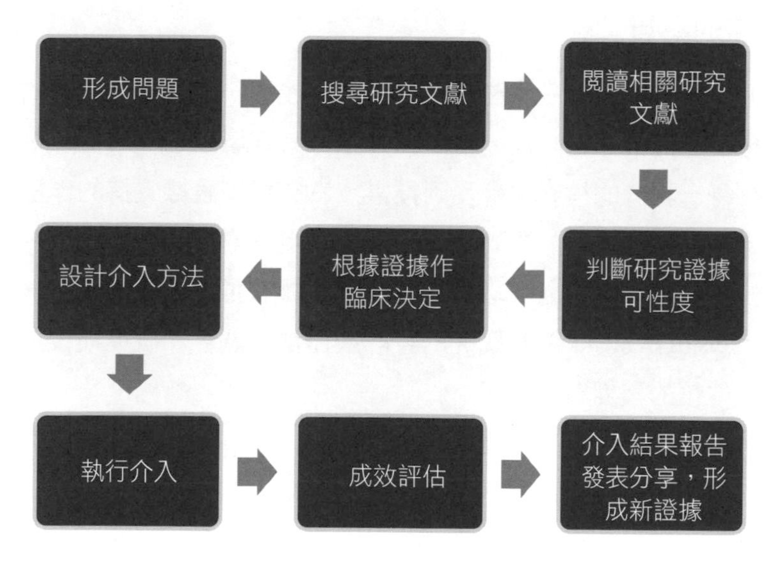

圖 17-2　語言治療師實施 EBP 的步驟

語言治療師要實施EBP需具備哪些能力，才不會心有餘而力不足呢？首先要具備的是蒐集研究證據的能力，心中先要對目前個案的臨床決定形成一個問題，再去搜尋相關的研究，進行關鍵詞彙搜尋；其次需要有期刊論文的閱讀能力，許多語言治療的研究是以英語寫成的，因此需要有基本的英語篇章閱讀能力；第三要具備研究數據的解讀能力，例如要看得懂統計數據，了解一些常見的研究設計；第四要具有研究法方面的知識，才能判斷研究結果推論的合理性；第五要具有判斷證據良莠的能力；最後，還要有自己臨床的專業素養、成效評估的能力、製造好證據的能力、團隊合作的能力等。Zipoli Jr.與Kennedy（2005）調查240位美國語言治療師有關EBP的實施態度和作法，發現他們普遍對EBP抱持著正向的態度，但是在實施方面，則有心有餘而力不足的情形，他們的臨床決定主要是根據之前自己的臨床經驗和同事的意見，而比較沒有去參考實證研究或臨床實務指南（clinical practice guidelines），實行EBP最大的阻礙是沒有時間去閱讀專業領域的研究文獻資料。

研究證據的品質

根據EBP，臨床介入者需要根據目前最佳的研究證據、個案的偏好和自身的專長選擇最好的介入。科學研究證據有好壞之分，不能照單全收，只有具有科學證據的措施才會受到推崇，沒有科學證據支持的作法則不受到支持。如何區分出好品質的研究證據呢？這就需要有評鑑標準，評鑑標準可根據EBP的研究推薦等級。科學研究證據有推薦分級制，證據的推薦等級（levels of evidence）和研究的設計或作法有關，和研究最後所產生的結果被人信賴的程度息息相關。

圖17-3呈現研究證據推薦等級的金字塔，排列在愈頂端的研究證據，推薦等級愈高；反之，愈在下層的研究或證據，受推薦的等級愈低，也就是可信度愈低。其中位於金字塔頂端的是系統性回顧（systematic reviews, SR）研究或後設分析（meta-analysis）。系統性回顧研究是聚焦於某一個問題，對目前現有的代表性研究證據進行評論回顧，有其一套嚴謹的判斷

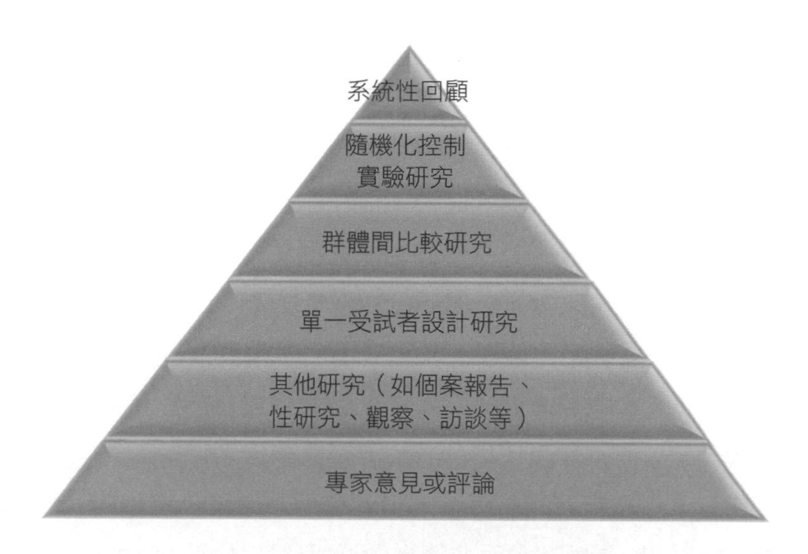

圖 17-3　研究證據推薦等級金字塔

準則和步驟方法，可減少人為或系統的偏見，批判式地消化整理各研究結果，比較並整合各研究的數據資料。經由此種嚴格研究方法所得到結果或結論具有高參考價值，因此證據推薦等級最高。後設分析是整合相關主題的研究結果，運用專門的統計方法，檢驗各研究結果的一致性，如效果量（effect size）的量化數據考驗。後設分析和 SR 研究皆是整合各研究的結果，得到一個如共識性的結論，有助專業領域知識的累積與進步。此種研究是站在巨人的肩膀上，因此等級最高，但要進行此種研究有個重要的前提，即是要有足夠的研究可以提供檢視、考驗與分析，而且這些研究最好都是屬於隨機化控制實驗（randomized controlled trials, RCT）的研究，才能使用一致性的標準做後設統計考驗，因此一開始就需訂定篩選研究的標準，並遵守數據處理的規範，才能得到令人信任的結果。

除了 SR 和後設分析之外，其他研究的證據推薦等級區分主是在看研究設計，是否有隨機取樣和是否有控制變項。最理想的研究是 RCT 研究。在 RCT 研究中有足夠的受試者，採隨機化分組雙盲設計，如此得到的結果較為人所信賴。以是否接受某治療為實驗變項，受試者被隨機分派到實驗組（或治療組）或是控制組（或安慰劑組），且在介入者不知道受試者的組別情況下進行介入實驗，比較實驗組或控制組之間成效的差異，如果出現顯著差異則可歸因是操弄變項（施予治療）所帶來的效果，可支持對實驗組所採用的某介入法的成效。RCT研究可說是具有最少的偏誤和最大的歸因力的研究設計，是其他研究設計無法相比的。其次是無法隨機分派的群體間比較研究（cohort studies）或準實驗設計研究（quasi-experimental studies）。群體間比較研究常用於特殊障礙群體與控制組的特性比較，例如：要研究SSD兒童是否有較差的聽知覺或音韻記憶能力，因分組無法隨機操弄，故要將測量所得的差異性結果歸因於原分組特性的信心就不能過於充足，因為有可能有隱藏的中介變項之影響。理想的 RCT 研究證據推薦等級以 Ib 為最高，而非隨機的群組研究（group studies），其屬於非隨機化準實驗設計研究，證據推薦等級為 IIb。單一受試者設計（single subject design）研究是個案控制研究（case-control studies），研究的證據推薦等級為III，是以個案自身為控制變項，觀察介入變項的有無對其行為的影響。其他如個案研究（case studies）、個案報告或問卷調查等研究，由於沒有變項的控制或操弄，只是一些描述性資料，推薦等級又較單一受試者設計研究為低（等級為 IV）。

研究證據推薦等級的分級制在不同的應用面向（如評估、預後或治療）或不同醫療專業領域會略有差異。語言治療的療效評估之研究證據等級可根據 ASHA（2004）所發布、修改自英國 Scottish Intercollegiate Guideline 的證據分級制（Mullen, 2007），如表 17-1 所列的臨床治療的研究證據分級。臨床介入者除了要了解研究證據等級的分級制之外，還需注意研究證據等級並不完全等同於研究的品質。由以上研究證據等級的分級制來看，似乎研究的設計就已經決定了一個研究的等級位階，然而事實上，一個研究的可信度或研究的品質並不完全決定於該研究的研究設計或種類。對於研究證據的考查，還需要注意到研究證據的品質，而證據品質會受到研究本身的設計、研究執行的嚴謹程度以及研究結果的適用性等要素的影響。因此，對於研究證據的採用或信賴還需要注意到一些偏誤風險（risk of bias）（如 Schultz, Chalmers, Hayes, & Altman, 1995）以及研究之間的一致性，才不會陷入盲從的陷阱。

表 17-1 臨床治療研究的證據推薦等級

研究證據等級	研究種類
等級 Ia	系統性回顧或隨機化控制實驗（RCT）的後設分析研究
等級 Ib	隨機化控制實驗（RCT）研究
等級 IIa	效果量較弱的 RCT 研究或群體間比較研究
等級 IIb	非隨機化準實驗設計研究
等級 III	個案控制研究、相關性研究
等級 IV	個案報告、專家臨床經驗、專家會議報告、同行群體意見或共識

兒童語音異常相關的實證研究

有關兒童語音異常的研究中，位於金字塔頂端的系統性回顧（SR）研究數量並不多，數量屈指可數，如 Lee 與 Gibbon（2015）的 NSOM 回顧研究；Murray、McCabe 與 Ballard（2014）的兒童言語失用症的介入成效系統性回顧研究；Baker 與 McLeod（2011）的 SSD 介入實證研究回顧；Nelson、Nygren、Walker 與 Panoscha（2006）的美國學前語言／語音遲緩兒童介入療效研究回顧；Bessell 等人（2013）的唇顎裂語言治療成效研究回顧。SR 研究數量少的原因是 SSD 介入相關的研究數量本就不多，且多數為單一受試者設計研究。

Baker 與 McLeod（2011）搜尋 1979 至 2009 年正式出版的有關 SSD 介入的實證研究，共找到 134 篇，其中大多數研究證據推薦等級為 IIb 級（非隨機化準實驗設計研究），占 41.5%，其次是證據推薦等級 III 級（單一受試者設計研究），占 29.6%。單一受試者設計研究是臨床上最常使用的研究設計。這些研究共含括了 46 種不同的 SSD 介入法和 7 種目標音設定法。語言治療師通常以一對一的形式進行介入，每週 2 至 3 次，每次 30 至 60 分鐘。從評估到結案，整體介入時長從 3 至 46 個月不等。Nelson 等人

（2006）針對美國學前語言／語音遲緩兒童的語言治療療效研究回顧，此研究年代稍較為久遠，是搜尋從資料庫有收錄開始到 2004 年 11 月之前的介入相關文獻，淘汰了一些不合標準的研究，結果找到 25 篇 RCT 的研究，其中 1 篇研究被評為「優良」，13 篇研究被評為「中等」，11 篇研究被評為「劣等」。這其中參與者為 3 到 5 歲兒童的研究有 7 篇，皆屬於中等品質的研究，其中 5 篇研究的結果發現，實驗組和對照組相較，實驗組的兒童有顯著差異的改善，有 2 篇研究發現兩組無差異，並發現不管是個別介入或團體介入均可改善兒童的語言表達和理解能力。要注意的是，此研究的焦點是以語言方面的介入成效為主，而非語音方面的介入。

Bessell 等人（2013）的唇顎裂語言治療成效的系統性回顧研究，是搜尋從資料庫有收錄開始至 2011 年的所有相關文獻，找到 17 篇研究，有 6 篇是 RCT 研究，有隨機分派實驗組和對照組，另外 11 篇則屬於觀察性研究。這些研究中，有 10 篇研究是以動作取向的介入為主，另外 7 篇則是使用音韻取向的介入，分析結果很難確定哪種介入法對於唇顎裂兒童更為有效。

Murray 等人（2014）的系統性回顧研究是有關兒童言語失用症的介入成效，他們搜尋 1970 年至 2012 年之間的 DAS 相關實證研究，總共找到 42 個研究，其中 23 篇為單一受試者設計研究（證據推薦等級為 III 級），而個案報告或描述有 19 篇（證據推薦等級為 IV 級）。主要使用的介入法是言語動作取向介入（6 篇），其次為音韻取向介入（5 篇），有 2 篇為替代式溝通治介入。由於兒童言語失用症患者數量本就稀少，因此介入研究的設計以單一受試者設計為主，因為不可能找到數量充足的參與者（如三、四十位 DAS 兒童）參與，去進行隨機分組並介入，因此在此情況下，要產生證據推薦等級 II 的研究，機率非常小。Pennington、Parker、Kelly 與 Miller（2016）嘗試由各大期刊資料庫尋找有關先天吶吃（如腦性麻痺）兒童語言治療療效的實證研究，他們搜尋了各大電子期刊資料庫由 1980 至 2015 年的研究，找到有全文的研究有 48 篇，剔除不合標準的之後剩下 20 篇，然而最後卻發現連一篇證據推薦等級為 II 級以上的研究（如 RCT

或非隨機的群組研究）都沒有，都是單一受試者設計研究或觀察式的報告。可見進行證據推薦等級 II 的語言治療成效的實證研究有其困難存在，尤其是當以發生率不高的障礙者為參與者時，具有較強證據推薦等級的語言治療成效相關研究數量確實不多，且研究的效果量通常也有限。

多數介入成效研究是以進行某一種介入法成效考驗為目的，研究設計一般會分成兩組來做比較，一組是實驗組，另一組為對照組。實驗組是以想探討的介入取向做治療，而對照組通常也會做介入，可能是以另一種取向的介入法做對比。這樣兩組都有獲得介入，然而多數這樣設計的研究，得到結果大多不顯著，亦即兩組之間介入效果差異未達顯著，雖然兩組都呈現有改善或進步的介入成效，例如：林佳儒、張顯達、鍾玉梅（2013）探討學前語音異常兒童使用音韻治療訓練（實驗組）和動作技巧為主的構音訓練（對照組）之間的差異。實驗組 15 位兒童，對照組 14 位兒童。治療結果顯示，兩組於治療後，聲母正確百分比及音素正確百分比都有顯著增加，但兩組之間進步程度無顯著差異。

有關華語 SSD 兒童語言治療成效的研究不多，楊百嘉、賴湘君、廖文玲（1984）調查 4 歲以上接受治療的構音異常兒童接受語言治療的次數，共 107 位 SSD 兒童，其中男性 70 位，女性 37 位，約為 2：1 的比例。每次 30 分鐘的治療，兒童所需之治癒次數由 6 至 105 次不等，平均 29 次，女性較男性所需之平均治療次數少。錯誤音的個數由 2 至 25 個，平均為 12.5 個音。

王煜男、鄭美麗、李雅雯、張筱君（2010）統計過去四年間至其醫院接受語言治療的 55 個構音障礙兒童，男女比例為 2.4 比 1，其中 44%的個案合併有語言發展遲緩、智能障礙、唇顎裂、腦性麻痺及聽力障礙等障礙，單純語音異常者的人數僅有 13 位。這些個案成功治療所需的次數平均是 29 次，一次的治療時間為 30 分鐘，單純 SSD 個案則平均接受 17 次治療。合併有其他障礙之個案所需之治療次數較單純構音障礙者為多，構音障礙嚴重者所需之治療次數亦較多。

陳舒貝（2011）統計台灣中部一家醫學中心五年內接受語言治療的個

案資料，共99位SSD兒童，其中男性62位，女性37位，皆是純粹的SSD個案，平均聲母錯誤率為46.22%。輕度SSD兒童29名（占所有個案人數的29.3%），中度SSD兒童52名（占所有個案人數的52.5%），重度SSD兒童18名（占所有個案人數的18.2%）。兒童年齡由2歲7個月至10歲7個月，多數集中在4至6歲，平均5歲。這些SSD兒童至結案所需治療次數平均17次，平均療程時長約4.7個月，治療是以一個星期1次的頻率，並發現個案的語音異常嚴重度愈重，以及有出現不送氣化歷程者，需治療次數會較多，輕度 SSD 兒童的治療次數平均為11.3次，中度平均為18.4次，重度平均為24.7次。而性別對治療次數沒有影響，其他變項如個案的年齡、治療者的專業差異（是否為實習生）等變項，也不影響的治療需要的次數。

從以上這三個研究的結果來看，大體而言對於SSD兒童的言語介入是有效的，接受語言介入之後，大多數個案皆可習得正確的語音，只是療程時間長短不同，而嚴重度高者，需要比較多次的治療。這些治療成效相關的研究結果差異原因可能來自收案的語音障礙的嚴重度差異、是否有合併其他障礙、一個介入節次時間的長短、結案標準不同等變項的差異。以華語SSD兒童為對象的研究數量不多，多為說話者言語或相關特性的評估研究，在治療成效方面研究數量十分稀少。在語言治療專業領域朝向EBP這條路上，還有很長的路途需要努力。

第二節　兒童語音異常的ICF編碼

「國際疾病與相關健康問題統計分類」（ICD）是國際臨床上常用來做疾病診斷分類的系統，現已修訂至 ICD-10。《精神疾病診斷與統計手冊》（DSM）（American Psychiatric Association, 2013）則是用來診斷精神疾病的指導手冊，是由美國精神醫學學會出版。DSM 以及 ICD 系統只重視疾病的描述和診斷準則，缺乏對個體實際的整體功能和適應的描述。為了彌補這個缺陷，「國際損傷、功能及障礙分類系統」（International

Classification of Impairments, Disabilities and Handicaps, ICIDH）診斷系統應運而生。

2002 年，「國際健康功能與身心障礙分類系統」（ICF）會議於澳洲召開，邀請各衛生、社工、心理等相關專業人員進行編制，發展了一標準化的國際性健康損傷障礙編碼的分類編碼系統，用來對疾病產生的功能失調和障礙進行分類。在 2006 年，WHO 又通過一個 ICF 的兒童版為 ICF-CY，是以發展期間的兒童與青少年為對象，在原有 ICF 的編碼系統下加上適合的編碼數字以利評估兒童與青少年的身心障礙狀態，是以在本章中將 ICF 和 ICF-CY 同視為一體，不再予以區分。ICF 重新看待「身心障礙」的定義，不將身心障礙侷限於個人的疾病或損傷狀態，而是有納入環境因素的影響，以使後續的服務提供者更能貼近個別障礙者的需求（World Health Organization, 2011）。

ICF 的編碼主要有兩個主成分：第一個主成分是身體功能（body functioning）和失能（disability），第二個主成分是情境因素（contextual factors），每個主成分各有兩要素。第一個主成分（身體功能和失能）包括「身體功能與結構」以及「活動與參與」二個要素。此兩個要素的編目是按照生理身體系統的損傷或異常問題或心智障礙來編排。情境因素則包含環境因素和個人因素。身體功能（body function）包括心智功能、感官功能、聲音和言語功能以及其他生理系統或器官的功能；活動與參與包括日常生活活動、自我照顧、人際互動交流等活動。環境因素則包括物理環境、輔具的獲得、周圍人的支持、所抱持的態度、社會福利制度，對個人而言可能是阻礙或是助益。表 17-2 列出 ICF 成分以及和語言治療個案相關的 ICF 編碼。原來在 ICD-9 的編碼系統中「語音異常」是使用 315.3 或是 315.39 來描述，315.3 是代表發展性言語或語言異常（developmental speech or language disorder），此定義範圍相當廣泛，並沒有區分言語和語言。在 ICF 則有區分言語和語言，可使用編碼 b320 構音功能來描述構音異常，而用編碼 b167 來描述語言功能異常。

ICF 和原來的 ICD 碼不同，是在於有加入「情境狀況」來考量一個患

表 17-2　ICF 成分以及和語音或語言異常相關的 ICF 編碼

	第一部分：身體功能和失能		第二部分：情境因素	
成分	身體功能（b）、結構（s）	活動與參與（d）	環境因素（e）外在影響	個人因素內在影響
和語言治療相關編碼	b3：言語、發聲功能以及流暢度和節奏 b320：構音功能 b230-b249：聽力和前庭功能 b2304：語音區辨功能 b279：其他感覺功能 b110-b139：主要心智功能 b167：語言心智功能 b16700：口語理解 b16701：文字理解 b16710：口語表達 b16711：文字表達 b176：複雜動作的排序功能 s1：神經統結構（包括大腦） s2：眼、耳等相關結構 s3：嗓音和說話所涉及的結構（包括鼻、嘴、咽和喉等結構） s430：呼吸系統的結構	d3：溝通，包括接收或製造訊息、對話或使用溝通輔助 d330：說話 d140：閱讀學習 d350：對話交談 d6：居家生活 d7：人際互動和關係（包括家庭關係） d8：主要活動領域（包括教育場所） d9： 社區生活	e1：產品與科技 e3：擁有的支持和關係（包括家人、朋友和醫療人員） e4：態度（包括社會態度、社會規範、實踐和意識型態） e5：服務、系統和政策（包括溝通、健康和教育方面）	因人而異

者的情況，並且有不同嚴重度區分的編碼。嚴重度分級是使用小數點之後的數值來表示量表向度的嚴重度等級或是某一種程度，而小數點前的數字代表哪一個方面的病症或功能問題，例如：b320.2 是指構音功能有中度的損傷；b167.4 是指語言功能完全異常，完全無語言功能；d330.1 是指口語訊息的製造有輕微的困難；d350.3 代表個案日常會話嚴重困難。對於以 b 為開頭碼的身體功能部分，小數點後面的數字愈大代表愈嚴重。

基本上，b 開頭碼的小數點後數字代表評估損傷的程度，「.0」代表無損傷；「.1」代表輕度損傷，是指在三十天之內，問題出現的頻率低於25%的時間，且該程度是當事者能忍受的情況；「.2」代表中度損傷，是指在三十天之內，問題出現的頻率低於 50%的時間，且該程度偶爾干擾當事者的日常生活；「.3」代表重度損傷，是指在三十天之內，問題出現的頻率高於 50%的時間，且該程度經常干擾當事者的日常生活；「.4」代表完全損傷，是指在三十天之內，問題出現的頻率高於 95%的時間，且該程度完全干擾當事者的日常生活；「.8」代表不特定，是指沒有足夠資訊可具體說明損傷的程度。

d 開頭碼的小數點後數字代表評估活動或參與的困難程度，由 0 至 4 分別代表無困難、輕度、中度、重度、完全困難等程度。e 開頭碼的小數點後數字代表環境因素的阻礙程度，由 0 至 4 分別代表無阻礙、輕度、中度、重度、完全阻礙等程度。小數點後面的數字不一定都是指負面的情況，在以 e 開頭碼（環境因素）即是使用加號（＋）代表環境因素的促進程度，由 0 至 4 分別代表無促進、輕度、中度、強烈、完全促進等程度，屬於正向方面的評估。

ICF 本身是具有階層性的編碼架構系統，對於疾病的影響有更為廣泛關照和整體的考量。雖然目前臨床上對於疾病的分類還是以 ICD（如 ICD-9 或 ICD-10）系統為主，但 ICF 已漸漸廣為人接受與推薦，像是最新版的 DSM-5 即是參考 ICF 架構來編制的。台灣則是第一個開始使用 ICF 進行精神疾患以及其他生理疾病需求評估的國家。

目前台灣身心障礙鑑定及需求評估新制即是以 ICF 作為評估方式，將身心障礙分類由原來的 16 類，改為新制的 8 類身心障礙類別，分別是：第一類為神經系統構造及精神、心智功能；第二類是眼、耳及相關構造與感官功能及疼痛；第三類是涉及聲音與言語構造及其功能；第四類為循環、造血、免疫與呼吸系統構造及其功能；第五類為消化、新陳代謝與內分泌系統相關構造及其功能；第六類為泌尿與生殖系統相關構造及其功能；第七類為神經、肌肉、骨骼之移動相關構造及其功能；第八類是皮膚與相關構造及其功能。其中，和語言治療相關的主要是第三類（涉及聲音與言語構造及其功能）和第一類（神經系統構造及精神、心智功能）。第一類和語言（language）功能較為相關，第三類則和言語（speech）功能較為相關。

總之，ICF 系統使用一組編碼來定義個人各方面的失能狀況和環境、個人因素，可使用來評估或描述個體各方面障礙的情形，並可根據此訂定以個案為中心的介入目標，以此分級編碼系統來顯示介入成效（McLeod & McCormack, 2007），例如：針對一個 SSD 兒童的介入目標之訂定可以根據 ICF 的身體功能和失能架構分兩成分：(1)基於功能的目標，這些目標涉及提高兒童各言語次系統的能力，如提升某音素的構音正確率至某一程度；(2)基於活動與參與的目標，增加兒童參與機會並減少活動的限制，使兒童能在家庭、學校和社區中進行有效溝通的技能，例如：個案有多少百分比的言語可被陌生人理解，又有多少百分比的言語可被熟悉者理解，此即為功能性目標（functional goals）的訂定。

第三節　介入成效的測量

在介入行動之後，科學化的介入成效（treatment outcome）評估也是 EBP 重要的一環（Dollaghan, 2004）。成效是指介入後個案發生的正向改變，亦即醫療介入後的結果。成效測量（outcome measure）研究可以為臨床介入者提供許多可參考的意見以及支持其介入理念。EBP 的成效測量是以科學的方法系統地測量介入成效，並提供臨床介入者一個可信賴的回饋機制，使介入的成效成為其他介入者可參考的證據。

所謂的「治療效果」（treatment effectiveness）則是指一位治療者對其患者介入的有效性，是某介入者在對某個案介入後的成效評估。治療師對某一個案使用某一治療法有效，此效果通常會限定在一個真實的情境和某段時間當中，亦即治療有其時空背景因素，對於效果的推論也侷限於該治療者、個案、情境和時間。由於真實的情境中有許多不可控因素會降低因果推論的效力，因此治療效果的評估只能使用相關或估計的陳述，無法做因果式的推論。因為，該位治療者以該種方法治好了某一位患者，並不保證其他治療者使用該治療法也會有效，或是用在其他患者身上也同樣有效。在真實的情境下，除了治療者對個案的介入因素外，事實上還有許多因素會影響介入的成效，包括治療者本身和個案本身這兩方面的因素，個案本身的因素，如個案的年齡、嚴重程度、動機、情緒、社經情況、家人支持度等。

所謂的「治療法功效」（treatment efficacy）是指整體來說某一種治療或介入法的成效，此種證據的取得需要系統性的廣泛評估，並經過科學性的研究假設考驗，研究設計妥善控制無關變項，進行抽離情境條件的推論，必要時還需和其他介入法做對照或比較去顯現其功效的差異。治療法功效的評估需要回答的是廣泛性的問題，需要採較大型的控制研究設計，如隨機化實驗設計。通常研究的進行需在控制的情境中以避免一些無關變項的干擾，以保障治療功效的因果推論的正確性。治療法功效的研究是多數介入者賴以決定的重要證據。

語言治療師通常不需要回答「治療法功效」的問題，但需要回答對於自家個案的「治療效果」問題，因為這是屬於個人的職責，介入者有義務對所介入的個案或個案的家屬披露這個問題的答案，並提出相關的證據來說明它，這也是語言治療師的專業倫理之一。

語言治療師對 SSD 個案介入成效的評估，主要在「損傷」（impairment）、「功能限制」、「失能」（disability）和「障礙」（handicap）三層面上做評估。在「損傷」層面上是評估個體在身心方面的能力缺陷。在「失能」層面上是評估溝通功能的限制或是適應行為的增加。在「障礙」層面上是評估個體生活方面的品質與社會參與的限制。在「損傷」層面上的評估需要用一些客觀的指標，如分析個案的詞語正確率、聲母正確率、PCC 等語音障礙指標。比較個案兒童在各個語音音素的錯誤率和各類音韻歷程的出現率。依據個別個案的表現，可使用前、後測差距以及多基線的目標達成率作成效的計算。語音清晰度的評估屬於「功能限制」的評估，對於語音清晰度可使用聽寫法或點量表的方式評估。

由於身心方面的損傷常會導致日常生活的失能，造成日常活動上的一些限制，失能的評估則屬於個體功能層次上問題，是來自於身心的損傷使得個體無法行使某些日常活動，如無法穿衣、無法行走、無法與人溝通等問題。語音可理解度的測量為「失能」方面的評估，測量個體在日常生活中言語無法被理解的程度，可使用如「語境說話清晰度量表」（Intelligibility in Context Scale, ICS）（McLeod, Harrison, & McCormack, 2012），由父母親填寫，回答七題有關兒童可被不同聽者理解的程度，例如：「孩子的老師能明白他的說話嗎？」採五點量表（總是、通常、有時候、很少、從不），此量表有中文版本。

在測量兒童適應行為的綜合性評估工具中，有些會提供溝通部分的功能性評估，例如：「文蘭適應行為量表」（Vineland Adaptive Behavior Scales）（Sparrow, Balla, & Cicchetti, 1984；中文版修訂者：吳武典、張正芬、盧台華、邱紹春，2004）或「適應行為評量系統」（第二版）（Adaptive Behavior Assessment System, 2nd ed., ABAS-2）（Harrison & Oakland, 2003；中文版修訂者：盧台華、陳心怡，2008）其中適應行為評量系統含有溝通分量表，由主要照顧者或老師填寫。

第四節　單一受試者設計

單一受試者設計是目前在語言治療或特教領域研究介入成效最常使用的研究設計，因為臨床語言治療介入時，多以一對一的形式介入個案，因此療效研究以單一受試者設計較常被採用。單一受試者設計有多種形式，如 ABA、倒返設計（reversal, ABAB）、多基線跨行為（multiple baseline across behaviors）、多基線跨情境（multiple baseline across situations）。單一受試者設計不像 RCT 研究需要尋找大量具有同質性的受試者，進行起來可能相對地較為容易。單一受試者設計研究的個案自身也是控制組，介入效果只在單一個案身上比較，是在不同的時間點上做比較。但也由於只有單一受試者而沒有控制組，無法與他組做比較。由於只有單一個案，在樣本數最少，無關混淆變項多的情況下，單一受試者設計研究的內在效度和外在效度出現較多的缺陷，也較容易被質疑。內在效度是指，研究變項的效果是否可以脫離其他相關混淆變項的糾纏，而成為單獨可以解釋依變項的唯一原因。而所謂的相關混淆變項，例如：取樣的偏誤、測量的偏誤、程序的偏誤等。外在效度是指，研究中的變項效果可以推論到研究外的其他情境或個人或群體身上，由於完全隨機取樣以及實驗樣本數多，群體研究的外在效度通常可受到保障或信任，這是單一受試者設計無法達到的，因為單一受試者設計樣本數少，常無法釐清其他混淆變項的影響和得到明確因果關係的推論或成效歸因。然而因為語言治療成效方面的研究常因為受試者數量少，且較難控制組內或組間受試者的同質性，隨機化控制實驗往往很難進行，單一受試者設計常是不得已的研究選擇，而單一受試者研究中的多基線設計是最受青睞的研究設計。

多基線跨行為設計適合用在不允許倒返的不可逆反應或學習行為上，例如：構音介入成效的評估研究，以個案多個錯誤音為行為單位觀察介入時（後）的改變，適合使用此實驗設計。圖 17-4 呈現多基線跨行為的單一受試者設計的例子，可見到三個目標行為的改變曲線圖，而這三個目標行為可能是三種音素或音節的構音，測量變項為構音的正確率。多基線跨行為設計是一開始同時觀察多種行為建立基線，是為基線期，至少要有三點觀測值，基線最好是平穩波動不大的曲線。之後再陸續處理每個行為（目標），並持續記錄尚未介入的行為，各個處理期和基線期時長最好保持一致，階段期的嘗試次數最好也要一致；但有時個別行為習得的速率不太一致，可設定一個標準，到達一定水準之後即可進行下一個目標行為的處理。為去除行為處理的次序效果，在第二個類似的受試者可使用順序對抗平衡的方式處理，即用相反的順序進行各行為的處理。McReynolds 與 Kearns（1983）指出，單一受試者設計研究的結果非常需要再加以重複施行在不同的個案身上，以證明獨變項的實際效果。

除了多基線設計，倒返設計也是常見的單一受試者設計，倒返設計的

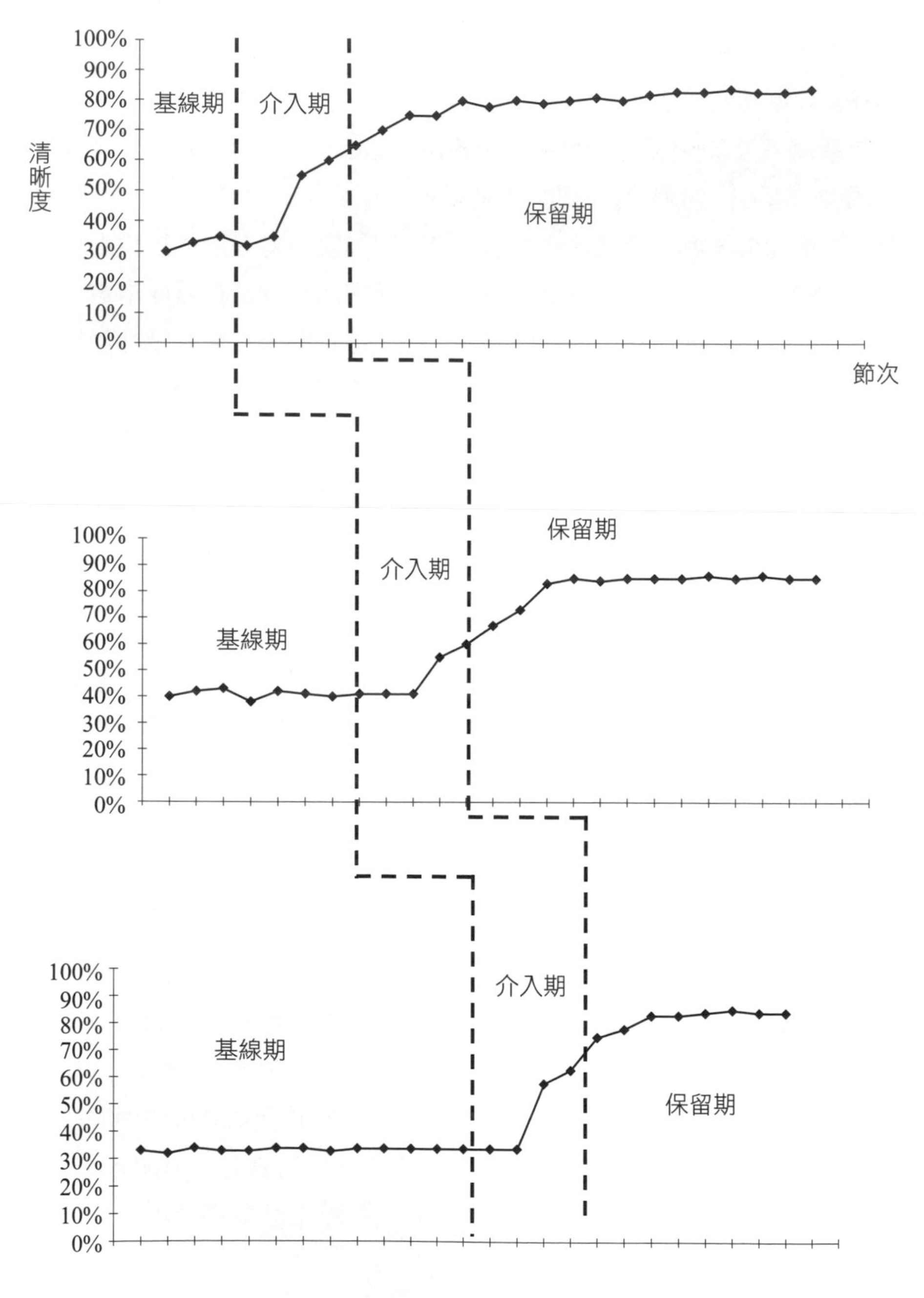

圖 17-4　一個多基線跨行為研究設計的例子

程序為 ABAB，其中 A 為基線測量，B 為介入程序，第二個的 A 為回返基線，最後為重複介入程序（B）。如此個案重複經過實驗和非實驗階段，比較在這些階段中的改變量，則較可將這些改變歸因於實驗介入因素。

語音的介入成效評估有利於使用單一受試者設計的多基線設計，訂定介入目標即是可量化的效標，如構音的正確率（或錯誤率）、音韻歷程數量或種類、正確語音出現的頻率、語音清晰度等。對於較嚴謹的研究，基線期至少要有三點，亦即三個時間點的資料蒐集。使用單個受試者的跨行為多個基線設計進行實驗控制，可在多個個案中重複實驗，可得到一個跨個案、跨行為的重複操弄實驗變項的結果。雖然不如 RCT 研究的證據效果，但由於單一受試者設計有變項的控制，可支持變項之間的因果關係之論述，提供一些臨床治療或介入法成效的證據。

參考文獻

中文部分

王煜男、鄭美麗、李雅雯、張筱君（2010）。構音障礙兒童接受低密集性語言治療之結果。**台灣復健醫學雜誌，38**（1），27-34。

吳武典、張正芬、盧台華、邱紹春（2004）。**文蘭適應行為量表**（中文編譯版）。台北市：心理。

林佳儒、張顯達、鍾玉梅（2013）。語音異常兒童的語音聽辨與聲韻覺識能力與不同治療方式的關係。**台灣聽力語言學會雜誌，30**，1-19。

陳舒貝（2011）。**語音異常兒童語言治療相關因素之探討**（未出版之碩士論文）。國立高雄師範大學，高雄市。

楊百嘉、賴湘君、廖文玲（1984）。構音異常語言治療的結果。**中華民國復健醫學會雜誌，12**，31-34。

鄭靜宜（2011）實證本位的語言治療介入與成效評估實務。**台灣聽力語言學會雜誌，25**，57-78。

盧台華、陳心怡（2008）。**適應行為評量系統（第二版中文版）：幼兒版指導手冊**。台北市：中國行為科學社。

英文部分

American Psychiatric Association. [APA] (2013). *Diagnostic and statistical manual of mental disorders* (5th ed.) (DSM-5). VA: Author.

American Speech-Language-Hearing Association. [ASHA] (2001). *Scope of practice in speech-language pathology.* Rockville, MD: Author.

American Speech-Language-Hearing Association. [ASHA] (2004). *Evidence-based practice in communication disorders: An introduction*. Retrieved from https://reurl.cc/R4epj6

Baker, E., & McLeod, S. (2011). Evidence-based practice for children with speech sound disorders: Part 1 narrative review. *Language, Speech, and Hearing Services in Schools, 42* (2), 102-139.

Bessell, A., Sell, D., Whiting, P., Roulstone, S., Albery, L., Persson, M., ...Ness, A. R. (2013). Speech and language therapy interventions for children with cleft palate: A systematic review. *The Cleft Palate-Craniofacial Journal, 50*(1), 1-17.

Dollaghan, C. A. (2004). Evidence-based practice in communication disorders: What do we know, and when do we know it? *Journal of Communication Disorders, 37*(5), 391-400.

Harrison, P. L., & Oakland, T. (2003). *Adaptive behavior assessment system manual* (2nd ed.). Los Angeles, CA: Western Psychological Services.

Lee, A. S. Y., & Gibbon, F. E. (2015). Non-speech oral motor treatment for children with developmental speech sound disorders. *Cochrane Database of Systematic Reviews, 3*. Retrieved from https://reurl.cc/Aq2QKY

McLeod, S., & McCormack, J. (2007). Application of the ICF and ICF-children and youth in children with speech impairment. *Seminars in Speech and Language, 28*(4), 254-264.

McLeod, S., Harrison, L. J., & McCormack, J. (2012). *Intelligibility in Context Scale*. Bathurst, NSW, Australia: Charles Sturt University. Retrieved from https://reurl.cc/Kklmpn

McReynolds, L. V., & Kearns, K. P. (1983). *Single subject experimental designs in communicative disorders.* Baltimore, MD: University Park Press.

Mullen, R. (2007). The state of the evidence: ASHA develops levels of evidence for communication sciences and disorders. *ASHA Leader, 8-9*, 24-25.

Murray, E., McCabe, P., & Ballard, K. J. (2014). A systematic review of treatment outcomes for children with childhood apraxia of speech. *American Journal of Speech-Language Pathology, 23*(3), 486-504.

Nelson, H. D., Nygren, P., Walker, M., & Panoscha, R. (2006). Screening for speech and language delay in preschool children: Systematic evidence review for the US Preventive Services Task Force. *Pediatrics, 117*(2), 298-319.

Pennington, L., Parker, N. K., Kelly, H., & Miller, N. (2016). Speech therapy for children with dysarthria acquired before three years of age. *Cochrane Database of Systematic Reviews, 7*, 1-34.

Sackett, D. L., Straus, S. E., Richardson, W. S., Rosenberg, W., & Haynes, R. B. (2000). *Evidence-based medicine: How to practice and teach EBM.* Edinburgh, UK: Churchill Livingstone.

Schultz, K. F., Chalmers, I., Hayes, R. J., & Altman, D. G. (1995). Empirical evidence of bias: Dimensions of methodological quality associated with estimates of treatment effects in controlled trials. *Journal of the American Medical Association, 273*, 408-412.

Sparrow, S. S., Balla, D. A., & Cicchett, D. V. (1984). *Vineland Adaptive Behavior Scales.* Circle Pines, MN: American Guidance Service.

World Health Organization. [WHO] (2011). *International classification of functioning, disabil-*

ity and health. Geneva, Switzerland: Author.

Yorkston, K. M., Spencer, K., Duffy, J., Beukelman, D., Golper, L. A., Miller, R.,... Sullivan, M. (2001). Evidence-based medicine and practice guidelines: Application to the field of speech-language pathology. *Journal of Medical Speech-Language Pathology, 4*, 243-256.

Zipoli Jr., R. P., & Kennedy, M. (2005). Evidence-based practice among speech-language pathologists. *American Journal of Speech-Language Pathology, 14*(3), 208-220.

Appendix

附錄

附錄一　口腔構音結構檢查表

附錄二　非詞複誦和可刺激性介入法的非詞材料

附錄三　華語最小音素對比詞語組

附錄四　各類音韻覺識測試題項

附錄五　華語子音語句練習材料

附錄六　華語音素目標音相關語句

附錄七　華語逐增加長度語句作業項目

附錄八　共鳴異常評估／介入語句項目

附錄九　華語音素相關雙音節詞語列表

附錄十　華語常介入子音之詞語列表
（雙音節詞、三音節詞、四音節詞）

附錄十一　國際音標（IPA）符號

附錄十二　國際音標標記異常語音的延伸符號

附錄一 口腔構音結構檢查表

姓名：＿＿＿＿＿年齡：＿＿＿＿＿日期：　年　月　日 紀錄者：＿＿＿＿＿

部位	狀態	項目（打√）	正常	左側異常（減弱）	右側異常（減弱）	備註
唇	靜止時	外觀（色澤、緊閉性）				
		對稱性				
	運動時	嘟嘴突出（對稱性）				
		唇雙側縮回（如微笑狀）				
		唇單側縮回（左或右側的唇往上歪斜）				
		圓唇、展唇交替動作				
		抿唇				
	力道	發「ㄆㄚ」時雙唇的緊閉度				
舌	靜止	外觀（有無萎縮、肌束抽動）				
		對稱性				
	運動	舌伸直出嘴外（直伸能力、對稱性）				
		舌左、右側伸				
		舌伸出嘴外，並向左右搖擺				
		舌尖抬起（下頷需往下）				
		捲舌（舌前翹抬上捲，接近上顎）				
		舌身反覆伸出與縮回				
		舌尖碰觸上下牙齦（反覆上下）				
		拍彈舌身（或發出如/la, la……/聲）				
		舌根反覆抬起（發出如/ka, ka……/聲）				
		兩構音部位輪替運動（發出如/ta/,/ka/……）				
	力道	當伸舌抵擋外界推回的抗力				
		當伸舌抵擋外界推舌側彎的抗力				
		當舌在口內抵頰時，抵擋外界推動的抗力				
軟顎	靜止時	外觀的完整性、對稱性				
		位置高低				
	運動時	發「ㄚ」音時的提起				
		重複發「ㄚ」時的間歇提起				
		可遵循指令做提起或下降的動作				
下顎	靜止時	位置高低				
		對稱性				
	運動時	左右側推				
		重複開合（觀察最大下張幅度）				
	力道	當上下齒咬合時，抗拒被扳開的力量				
		當張嘴時，抗拒下顎被合上的力量				
		當閉嘴時，抗拒下顎被扳開的力量				
牙齒	缺齒	數量：　顆，位置：				
	咬合	□第一型（正常）（開咬）　□第二型（上齒凸）　□第三型（下齒凸）				
其他異常						
整體評論：						

附錄二　非詞複誦和可刺激性介入法的非詞材料

音素習得年齡	目標音	雙音節	三音節	四音節	四音節複雜非詞
3 歲前	ㄅ	巴巴	巴巴媽	巴巴媽媽	巴媽ㄋㄚ哈
	ㄅ	杯杯	杯杯ㄋㄚ	杯杯ㄋㄚ	杯ㄇㄟㄋㄚ拉
	ㄅ	ㄅㄨㄅㄨ	ㄅㄨㄅㄨㄇㄨ	ㄅㄨㄇㄨㄅㄨㄇㄨ	ㄅㄨㄋㄨㄅㄚㄇㄨ
	ㄇ	媽媽	媽媽八	媽媽八ㄇㄨ	媽拉ㄇㄨ八
	ㄇ	ㄇㄨㄇㄨ	ㄇㄨㄇㄨ杯	ㄇㄨㄇㄨ杯黑	ㄇㄨ嗨揑掰
	ㄋ	ㄋㄚㄋㄚ	ㄋㄚㄋㄚ壓	ㄋㄚㄋㄚ壓ㄇㄨ	ㄋㄚ媽ㄅㄨㄇㄟ
	ㄋ	ㄋㄨㄋㄨ	ㄋㄨㄋㄨㄅㄚ	ㄋㄨㄋㄨㄅㄚ杯	ㄋㄨㄅㄨ剝ㄇㄟ
	ㄋ	ㄋㄡㄋㄡ	ㄋㄡㄋㄡ媽	ㄋㄡㄋㄡ媽ㄋㄚ	ㄋㄡㄏㄨㄛㄇㄛ咧
	ㄏ	哈哈	哈哈媽	哈哈媽拉	哈媽ㄅㄧ拉
	ㄏ	ㄏㄡㄏㄡ	ㄏㄡㄏㄡ巴	ㄏㄡㄏㄡ巴哈	ㄏㄡ巴ㄋㄡ哈
	ㄏ	ㄏㄠㄏㄠ	ㄏㄠㄏㄠ包	ㄏㄠㄏㄠ包嘞	ㄏㄠㄇㄧㄝ撈ㄋㄨ
3 歲	ㄌ	拉拉	拉拉媽	拉拉媽哈	拉ㄇㄨㄅㄛㄋㄧ
	ㄌ	勒勒	勒勒哈	勒勒哈嘞	勒哈呼杯
	ㄌ	嚕嚕	嚕嚕督	嚕嚕督督	嚕督ㄇㄟ拉
	ㄌ	ㄌㄟㄌㄟ	ㄌㄟㄌㄟㄌㄟ	ㄌㄟㄌㄟㄌㄟㄇㄟ	ㄌㄟ督ㄍㄟㄌㄟ
	ㄌ	低低	低低ㄌㄟ	低低ㄌㄟ搭	低ㄌㄟ搭溝
	ㄌ	嘟嘟	嘟嘟低	嘟嘟低搭	嘟菇低郭
	ㄌ	兜兜	兜兜ㄌㄟ	兜兜ㄌㄟ低	兜規督溝
	ㄍ	哥哥	哥哥菇	哥哥菇家	哥菇多鍋
	ㄍ	ㄍㄟㄍㄟ	ㄍㄟㄍㄟ爹	ㄍㄟㄍㄟ爹嘎	ㄍㄟㄍㄡ嘎ㄏㄡ
	ㄐ	家家	家家嘎	家家嘎搭	家機他嘎
	ㄐ	居居	居居七	居居七擦	居七擦揪
4 歲	ㄆ	潑潑	潑潑剝	潑潑剝趴	潑剝掰趴
	ㄆ	撲撲	撲撲低	撲撲低噴	撲督脫菇
	ㄊ	踢踢	踢踢低	踢踢低ㄊㄟ	踢溝ㄊㄟ摳
	ㄊ	他他	他他踢	他他踢	他ㄎㄡㄍㄚ哭

音素習得年齡	目標音	雙音節	三音節	四音節	四音節複雜非詞
	ㄊ	偷偷	偷偷摳	偷偷摳禿	偷ㄎㄟ勒ㄇㄨ
	ㄎ	哭哭	哭哭菇	哭哭菇溝	哭禿咖踢
	ㄎ	ㄎㄧㄎㄧ	ㄎㄧㄎㄧ哭	ㄎㄧㄎㄧ哭摳	ㄎㄧ低嘟禿
	ㄑ	七七	七七趴	七七趴八	七街潑爹
	ㄑ	掐掐	掐掐匝	掐掐匝租	掐匝租溝
	ㄑ	秋秋	秋秋揪	秋秋揪噘	秋揪噘修
	ㄒ	西西	西西區	西西區蝦	西區家缺
	ㄒ	修修	修修糾	修糾修糾	修切盔堆
5 歲	ㄈ	發發	發發八	發發夫八	八發夫哈
	ㄈ	飛飛	飛飛發	飛飛發蝦	飛發擦渣
	ㄈ	夫夫	夫夫乎	夫夫乎發	夫夫乎方
	ㄗ	吱吱	吱吱ㄗㄟ	吱吱ㄗㄟ杯	吱偷吱貼
	ㄗ	ㄗㄟㄗㄟ	ㄗㄟㄗㄟㄉㄟ	ㄗㄟㄗㄟㄉㄟ呆	ㄗㄟ機ㄗ金
	ㄗ	匝匝	匝匝搭	匝匝搭ㄗㄟ	匝兜搭鄒
	ㄗ	租租	租租低	租租低ㄉㄟ	租勾估督
	ㄘ	ㄘㄘ	ㄘㄘ他	ㄘㄘ他資	ㄘ郭搓桌
	ㄘ	擦擦	擦擦他	擦擦他紮	擦搓紮鄒
	ㄘ	粗粗	粗粗ㄊㄞ	粗粗ㄊㄞ沙	粗搜蘇催
	ㄙ	絲絲	絲絲資	絲絲資資	絲資蒐溝
	ㄙ	撒撒	撒撒ㄉㄟ	撒撒ㄉㄟ蘇	撒撒家揪
	ㄙ	蘇蘇	蘇蘇ㄊㄟ	蘇蘇ㄊㄟ撒	蘇區蒐邱
	ㄙ	蒐蒐	蒐蒐ㄉㄟ	蒐蒐ㄉㄟㄗㄟ	蒐溝乖摸
6 歲後	ㄓ	知知	知知ㄓㄚ	知知ㄓㄚ遮	知姑歌溝
	ㄓ	桌桌	桌桌搓	桌桌搓郭	桌搓郭朱
	ㄔ	吃吃	吃吃吱	吃吃吱粗	吃吱督粗
	ㄔ	出出	出出吃	出出吃八	出出朱皆
	ㄕ	師師	師師匝	師師匝沙	師ㄍㄚ咕朱
	ㄕ	書書	書書ㄖㄨ	書書ㄖㄨㄖㄨㄟ	書ㄖㄨㄖㄨㄟ肉
	ㄖ	ㄖㄖ	ㄖㄖ繞	ㄖㄖ繞路	ㄖ路繞若
	ㄖ	若若	若若沙	若若沙蝦	若沙讓蝦

附錄三　華語最小音素對比詞語組

一、聲母送氣與否對比

最小音素對比類別	A 詞語	B 詞語	A 目標音	B 目標音
塞音：送氣／不送氣	皮毛	鼻毛	ㄆ	ㄅ
塞音：送氣／不送氣	胖子	棒子	ㄆ	ㄅ
塞音：送氣／不送氣	氣泡	氣爆	ㄆ	ㄅ
塞音：送氣／不送氣	婆婆	伯伯	ㄆ	ㄅ
塞音：送氣／不送氣	鋪子	簿子	ㄆ	ㄅ
塞音：送氣／不送氣	大吐	大肚	ㄊ	ㄉ
塞音：送氣／不送氣	兔子	肚子	ㄊ	ㄉ
塞音：送氣／不送氣	推土	堆土	ㄊ	ㄉ
塞音：送氣／不送氣	樓梯	樓低	ㄊ	ㄉ
塞音：送氣／不送氣	踏地	大地	ㄊ	ㄉ
塞音：送氣／不送氣	踏步	大步	ㄊ	ㄉ
塞音：送氣／不送氣	踢水	滴水	ㄊ	ㄉ
塞音：送氣／不送氣	空城	工程	ㄎ	ㄍ
塞音：送氣／不送氣	客人	個人	ㄎ	ㄍ
塞音：送氣／不送氣	苦力	鼓勵	ㄎ	ㄍ
塞音：送氣／不送氣	哭哭	姑姑	ㄎ	ㄍ
塞音：送氣／不送氣	期刊	旗桿	ㄎ	ㄍ
塞音：送氣／不送氣	磕頭	割頭	ㄎ	ㄍ
塞音：送氣／不送氣	寬度	關渡	ㄎ	ㄍ
塞擦音：送氣／不送氣	切到	街道	ㄑ	ㄐ
塞擦音：送氣／不送氣	其他	吉他	ㄑ	ㄐ
塞擦音：送氣／不送氣	秋蟬	糾纏	ㄑ	ㄐ
塞擦音：送氣／不送氣	球友	酒友	ㄑ	ㄐ
塞擦音：送氣／不送氣	詐欺	炸雞	ㄑ	ㄐ
塞擦音：送氣／不送氣	黑漆	黑雞	ㄑ	ㄐ
塞擦音：送氣／不送氣	旗子	橘子	ㄑ	ㄐ
塞擦音：送氣／不送氣	漆彈	雞蛋	ㄑ	ㄐ
塞擦音：送氣／不送氣	白尺	白紙	ㄔ	ㄓ

最小音素對比類別	A 詞語	B 詞語	A 目標音	B 目標音
塞擦音：送氣／不送氣	吃豬	蜘蛛	ㄔ	ㄓ
塞擦音：送氣／不送氣	車廠	車掌	ㄔ	ㄓ
塞擦音：送氣／不送氣	拆掉	摘掉	ㄔ	ㄓ
塞擦音：送氣／不送氣	超車	招車	ㄔ	ㄓ
塞擦音：送氣／不送氣	水草	水蚤	ㄘ	ㄗ
塞擦音：送氣／不送氣	刺殺	自殺	ㄘ	ㄗ
塞擦音：送氣／不送氣	青草	清早	ㄘ	ㄗ
塞擦音：送氣／不送氣	倉庫	贓庫	ㄘ	ㄗ
塞擦音：送氣／不送氣	翠綠	最綠	ㄘ	ㄗ
塞擦音：送氣／不送氣	錯事	做事	ㄘ	ㄗ
塞擦音：送氣／不送氣	錯愕	作惡	ㄘ	ㄗ
塞擦音：送氣／不送氣	錯亂	作亂	ㄘ	ㄗ

二、聲母構音位置對比組

最小音素對比類別	A 詞語	B 詞語	A 目標音	B 目標音
塞音部位：齒槽／雙唇	長笛	長鼻	ㄉ	ㄅ
塞音部位：齒槽／雙唇	菜刀	菜包	ㄉ	ㄅ
塞音部位：軟顎／齒槽	玫瑰	煤堆	ㄍ	ㄉ
塞音部位：軟顎／齒槽	雪糕	穴道	ㄍ	ㄉ
塞音部位：軟顎／齒槽	罐頭	斷頭	ㄍ	ㄉ
塞音部位：軟顎／齒槽	蒸鍋	掙脫	ㄍ	ㄊ
塞音部位：軟顎／齒槽	鐵軌	鐵腿	ㄍ	ㄊ
塞音部位：軟顎／齒槽	孔子	童子	ㄎ	ㄊ
塞音部位：齒槽／軟顎	刀塔	高塔	ㄉ	ㄍ
塞音部位：齒槽／軟顎	刀鋒	高峰	ㄉ	ㄍ
塞音部位：齒槽／軟顎	冬斯	公司	ㄉ	ㄍ
塞音部位：齒槽／軟顎	抖頭	狗頭	ㄉ	ㄍ
塞音部位：齒槽／軟顎	肚子	穀子	ㄉ	ㄍ
塞音部位：齒槽／軟顎	豆子	勾子	ㄉ	ㄍ
塞音部位：齒槽／軟顎	豆腐	功夫	ㄉ	ㄍ
塞音部位：齒槽／軟顎	袋子	蓋子	ㄉ	ㄍ
塞音部位：齒槽／軟顎	對子	櫃子	ㄉ	ㄍ

最小音素對比類別	A 詞語	B 詞語	A 目標音	B 目標音
塞音部位：齒槽／軟顎	對於	鮭魚	ㄉ	ㄍ
塞音部位：齒槽／軟顎	端茶	觀察	ㄉ	ㄍ
塞音部位：齒槽／軟顎	檔案	港岸	ㄉ	ㄍ
塞音部位：齒槽／軟顎	膽子	桿子	ㄉ	ㄍ
塞音部位：齒槽／軟顎	天平	公平	ㄊ	ㄍ
塞音部位：齒槽／軟顎	拖把	鍋把	ㄊ	ㄍ
塞音部位：齒槽／軟顎	特別	個別	ㄊ	ㄍ
塞音部位：齒槽／軟顎	退下	跪下	ㄊ	ㄍ
塞音部位：齒槽／軟顎	退步	跪步	ㄊ	ㄍ
塞音部位：齒槽／軟顎	毯子	桿子	ㄊ	ㄍ
塞音部位：齒槽／軟顎	圖利	鼓勵	ㄊ	ㄍ
塞音部位：齒槽／軟顎	腿排	鬼牌	ㄊ	ㄍ
塞音部位：齒槽／軟顎	橢圓	果園	ㄊ	ㄍ
塞音部位：齒槽／軟顎	攤子	竿子	ㄊ	ㄍ
塞音部位：齒槽／軟顎	打破	卡破	ㄉ	ㄎ
塞音部位：齒槽／軟顎	肚子	褲子	ㄉ	ㄎ
塞音部位：齒槽／軟顎	豆子	釦子	ㄉ	ㄎ
塞音部位：齒槽／軟顎	豆芽	扣押	ㄉ	ㄎ
塞音部位：齒槽／軟顎	淡菜	看菜	ㄉ	ㄎ
塞音部位：齒槽／軟顎	蛋餅	看餅	ㄉ	ㄎ
塞音部位：齒槽／軟顎	彈珠	看豬	ㄉ	ㄎ
塞音部位：齒槽／軟顎	手套	手銬	ㄊ	ㄎ
塞音部位：齒槽／軟顎	禿子	褲子	ㄊ	ㄎ
塞音部位：齒槽／軟顎	兔子	褲子	ㄊ	ㄎ
塞音部位：齒槽／軟顎	胎盤	開盤	ㄊ	ㄎ
塞音部位：齒槽／軟顎	探病	看病	ㄊ	ㄎ
塞音部位：齒槽／軟顎	探望	看望	ㄊ	ㄎ
塞音部位：齒槽／軟顎	桶子	孔子	ㄊ	ㄎ
塞音部位：齒槽／軟顎	筆筒	鼻孔	ㄊ	ㄎ
塞音部位：齒槽／軟顎	銅板	孔版	ㄊ	ㄎ
塞音部位：齒槽／雙唇	兔子	簿子	ㄊ	ㄅ
塞音部位：齒槽／雙唇	抬馬	白馬	ㄊ	ㄅ

最小音素對比類別	A 詞語	B 詞語	A 目標音	B 目標音
塞音部位：齒槽／雙唇	蛋塔	彈靶	ㄊ	ㄅ
塞音部位：齒槽／雙唇	毯子	板子	ㄊ	ㄅ
塞音部位：齒槽／雙唇	花藤	花棚	ㄊ	ㄆ
塞音部位：齒槽／雙唇	亭子	瓶子	ㄊ	ㄆ
塞音部位：齒槽／雙唇	跳箱	票箱	ㄊ	ㄆ
塞音部位：齒槽／雙唇	大道	大砲	ㄉ	ㄆ
塞音部位：齒槽／雙唇	倒湯	泡湯	ㄉ	ㄆ
摩擦音：唇齒／軟顎	打翻	打鼾	ㄈ	ㄏ
摩擦音：唇齒／軟顎	犯人	漢人	ㄈ	ㄏ
摩擦音：唇齒／軟顎	斧頭	虎頭	ㄈ	ㄏ
摩擦音：唇齒／軟顎	飛人	黑人	ㄈ	ㄏ
摩擦音：唇齒／軟顎	飛狗	黑狗	ㄈ	ㄏ
摩擦音：唇齒／軟顎	飛馬	黑馬	ㄈ	ㄏ
摩擦音：唇齒／軟顎	飛機	黑雞	ㄈ	ㄏ
摩擦音：唇齒／軟顎	符水	湖水	ㄈ	ㄏ
摩擦音：唇齒／軟顎	縫線	紅線	ㄈ	ㄏ
鼻音：齒槽／雙唇	泥人	迷人	ㄋ	ㄇ
鼻音：雙唇／齒槽	咩咩	捏捏	ㄇ	ㄋ
鼻音：雙唇／齒槽	迷路	泥路	ㄇ	ㄋ
鼻音：雙唇／齒槽	麻花	拿花	ㄇ	ㄋ
鼻音：雙唇／齒槽	買牛	奶牛	ㄇ	ㄋ
鼻音：雙唇／齒槽	買茶	奶茶	ㄇ	ㄋ
鼻音：雙唇／齒槽	蜜水	溺水	ㄇ	ㄋ
鼻音：雙唇／齒槽	蜜蜂	逆風	ㄇ	ㄋ
鼻音：雙唇／齒槽	碼表	拿錶	ㄇ	ㄋ
捲舌／非捲舌音	竹球	足球	ㄓ	ㄗ
捲舌／非捲舌音	豬車	租車	ㄓ	ㄗ
捲舌／非捲舌音	穿洞	鑽洞	ㄔ	ㄗ
捲舌／非捲舌音	茶道	砸到	ㄔ	ㄗ
捲舌／非捲舌音	廚子	卒子	ㄔ	ㄗ
捲舌／非捲舌音	扎手	擦手	ㄓ	ㄘ
捲舌／非捲舌音	桌球	搓球	ㄓ	ㄘ

最小音素對比類別	A 詞語	B 詞語	A 目標音	B 目標音
捲舌／非捲舌音	豬手	粗手	ㄓ	ㄘ
捲舌／非捲舌音	鐘頭	蔥頭	ㄓ	ㄘ
捲舌／非捲舌音	長針	藏針	ㄔ	ㄘ
捲舌／非捲舌音	插頭	擦頭	ㄔ	ㄘ
捲舌／非捲舌音	超車	擦車	ㄔ	ㄘ
捲舌／非捲舌音	支票	撕票	ㄓ	ㄙ
捲舌／非捲舌音	種花	送花	ㄓ	ㄙ
捲舌／非捲舌音	山腳	三角	ㄕ	ㄙ
捲舌／非捲舌音	汽水	七歲	ㄕ	ㄙ
捲舌／非捲舌音	樹膠	塑膠	ㄕ	ㄙ

三、聲母構音方式對比組

最小音素對比類別	A 詞語	B 詞語	A 目標音	B 目標音
塞擦音／塞音	再見	拜見	ㄗ	ㄅ
塞擦音／塞音	雜草	白草	ㄗ	ㄅ
塞擦音／塞音	髒碗	傍晚	ㄗ	ㄅ
塞擦音／塞音	彩色	白色	ㄘ	ㄅ
塞擦音／塞音	裁紙	白紙	ㄘ	ㄅ
塞擦音／塞音	藏起	綁起	ㄘ	ㄅ
塞擦音／塞音	旗子	笛子	ㄑ	ㄉ
塞擦音／塞音	早上	島上	ㄗ	ㄉ
塞擦音／塞音	走一走	抖一抖	ㄗ	ㄉ
塞擦音／塞音	小草	小島	ㄘ	ㄉ
塞擦音／塞音	草地	倒地	ㄘ	ㄉ
塞擦音／塞音	草莓	倒楣	ㄘ	ㄉ
塞擦音／塞音	餐具	單據	ㄘ	ㄉ
塞擦音／塞音	擦車	搭車	ㄘ	ㄉ
塞擦音／塞音	菜頭	抬頭	ㄘ	ㄊ
塞擦音／塞音	主人	古人	ㄓ	ㄍ
塞擦音／塞音	香豬	香菇	ㄓ	ㄍ
塞擦音／塞音	桌子	果子	ㄓ	ㄍ

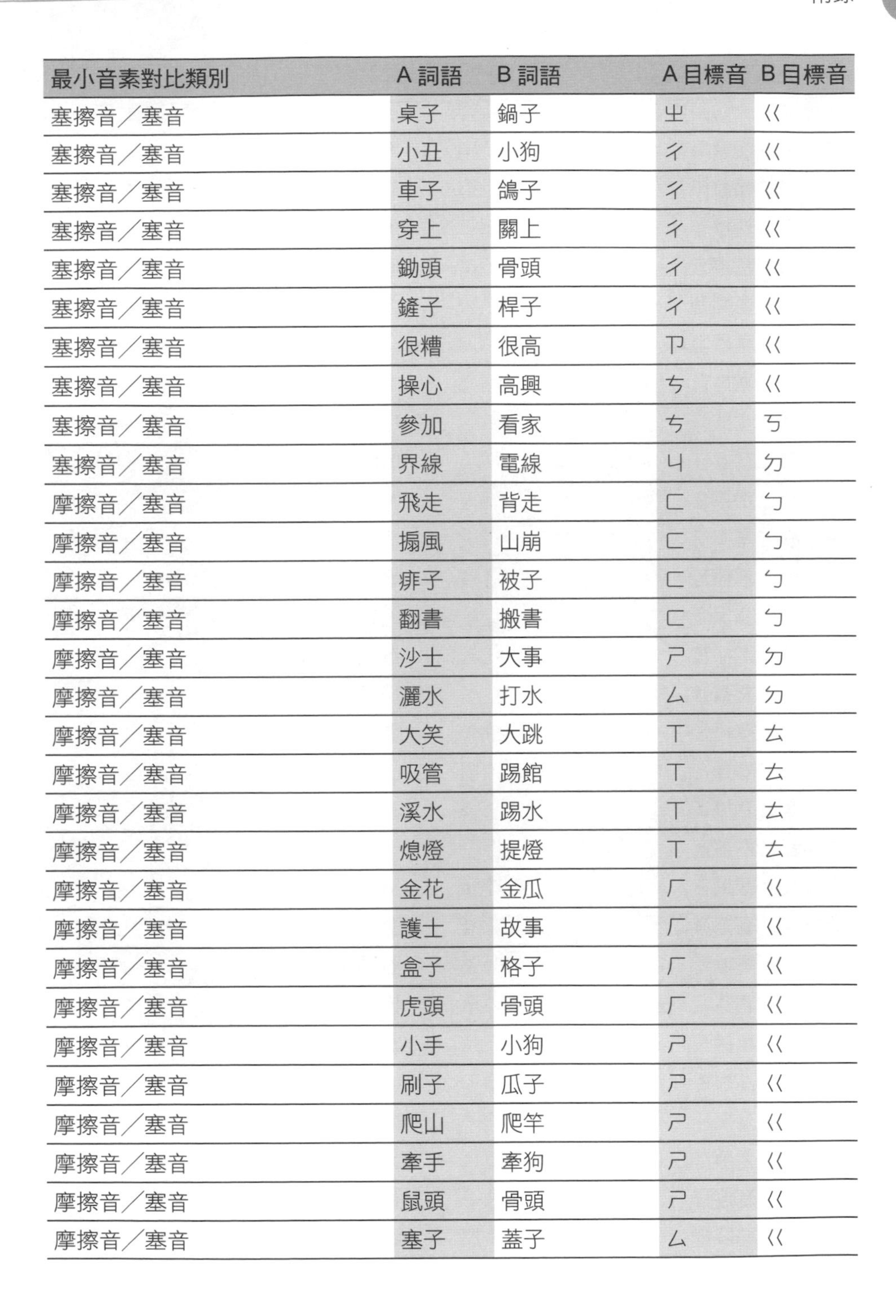

最小音素對比類別	A 詞語	B 詞語	A 目標音	B 目標音
塞擦音／塞音	桌子	鍋子	ㄓ	ㄍ
塞擦音／塞音	小丑	小狗	ㄔ	ㄍ
塞擦音／塞音	車子	鴿子	ㄔ	ㄍ
塞擦音／塞音	穿上	關上	ㄔ	ㄍ
塞擦音／塞音	鋤頭	骨頭	ㄔ	ㄍ
塞擦音／塞音	鏟子	桿子	ㄔ	ㄍ
塞擦音／塞音	很糟	很高	ㄗ	ㄍ
塞擦音／塞音	操心	高興	ㄘ	ㄍ
塞擦音／塞音	參加	看家	ㄘ	ㄎ
塞擦音／塞音	界線	電線	ㄐ	ㄉ
摩擦音／塞音	飛走	背走	ㄈ	ㄅ
摩擦音／塞音	搧風	山崩	ㄈ	ㄅ
摩擦音／塞音	痱子	被子	ㄈ	ㄅ
摩擦音／塞音	翻書	搬書	ㄈ	ㄅ
摩擦音／塞音	沙士	大事	ㄕ	ㄉ
摩擦音／塞音	灑水	打水	ㄙ	ㄉ
摩擦音／塞音	大笑	大跳	ㄒ	ㄊ
摩擦音／塞音	吸管	踢館	ㄒ	ㄊ
摩擦音／塞音	溪水	踢水	ㄒ	ㄊ
摩擦音／塞音	熄燈	提燈	ㄒ	ㄊ
摩擦音／塞音	金花	金瓜	ㄏ	ㄍ
摩擦音／塞音	護士	故事	ㄏ	ㄍ
摩擦音／塞音	盒子	格子	ㄏ	ㄍ
摩擦音／塞音	虎頭	骨頭	ㄏ	ㄍ
摩擦音／塞音	小手	小狗	ㄕ	ㄍ
摩擦音／塞音	刷子	瓜子	ㄕ	ㄍ
摩擦音／塞音	爬山	爬竿	ㄕ	ㄍ
摩擦音／塞音	牽手	牽狗	ㄕ	ㄍ
摩擦音／塞音	鼠頭	骨頭	ㄕ	ㄍ
摩擦音／塞音	塞子	蓋子	ㄙ	ㄍ

最小音素對比類別	A 詞語	B 詞語	A 目標音	B 目標音
塞擦音／軟顎摩擦音	彩帶	海帶	ㄘ	ㄏ
塞音／軟顎摩擦音	大狗	大吼	ㄍ	ㄏ
塞音／軟顎摩擦音	車道	車號	ㄉ	ㄏ
摩擦音／塞擦音	下車	駕車	ㄒ	ㄐ
摩擦音／塞擦音	下棋	假期	ㄒ	ㄐ
摩擦音／塞擦音	大笑	大叫	ㄒ	ㄐ
摩擦音／塞擦音	小溪	小雞	ㄒ	ㄐ
摩擦音／塞擦音	細心	寄信	ㄒ	ㄐ
摩擦音／塞擦音	蝦仁	家人	ㄒ	ㄐ
摩擦音／塞擦音	憲兵	煎餅	ㄒ	ㄐ
摩擦音／塞擦音	嚇人	嫁人	ㄒ	ㄐ
摩擦音／塞擦音	行人	情人	ㄒ	ㄑ
摩擦音／塞擦音	巷道	嗆到	ㄒ	ㄑ
摩擦音／塞擦音	星星	輕輕	ㄒ	ㄑ
摩擦音／塞擦音	新年	青年	ㄒ	ㄑ
摩擦音／塞擦音	鞋子	茄子	ㄒ	ㄑ
摩擦音／塞擦音	學校	雪橇	ㄒ	ㄑ
摩擦音／塞擦音	口哨	口罩	ㄕ	ㄓ
摩擦音／塞擦音	看書	看豬	ㄕ	ㄓ
摩擦音／塞擦音	梳子	珠子	ㄕ	ㄓ
摩擦音／塞擦音	梳頭	豬頭	ㄕ	ㄓ
摩擦音／塞擦音	算錢	賺錢	ㄙ	ㄓ
摩擦音／塞擦音	殺頭	插頭	ㄕ	ㄔ
摩擦音／塞擦音	燒車	超車	ㄕ	ㄔ
摩擦音／塞擦音	輸家	出家	ㄕ	ㄔ
摩擦音／塞擦音	瘦人	揍人	ㄕ	ㄗ
摩擦音／塞擦音	嫂子	棗子	ㄙ	ㄗ
摩擦音／塞擦音	賽馬	載馬	ㄙ	ㄗ
摩擦音／塞擦音	沙子	擦子	ㄕ	ㄘ
摩擦音／塞擦音	殺掉	擦掉	ㄕ	ㄘ

最小音素對比類別	A 詞語	B 詞語	A 目標音	B 目標音
摩擦音／塞擦音	三點	餐點	ㄙ	ㄘ
摩擦音／塞擦音	孫子	村子	ㄙ	ㄘ
摩擦音／塞擦音	掃地	草地	ㄙ	ㄘ
摩擦音／塞擦音	清掃	青草	ㄙ	ㄘ
摩擦音／塞擦音	縮小	搓小	ㄙ	ㄘ
摩擦音／塞擦音	縮著	搓著	ㄙ	ㄘ
塞音／鼻音	布偶	木偶	ㄅ	ㄇ
塞音／鼻音	布棒	木棒	ㄅ	ㄇ
塞音／鼻音	紅包	紅貓	ㄅ	ㄇ
塞音／鼻音	黑筆	黑米	ㄅ	ㄇ
塞擦音／鼻音	牛仔	牛奶	ㄗ	ㄋ
塞擦音／鼻音	砸到	拿到	ㄗ	ㄋ
塞擦音／鼻音	棗子	腦子	ㄗ	ㄋ
齒槽塞音／邊音	大肚	大陸	ㄉ	ㄌ
齒槽塞音／邊音	笛子	梨子	ㄉ	ㄌ
齒槽塞音／邊音	搭車	拉車	ㄉ	ㄌ
邊音／塞音	梨子	鼻子	ㄌ	ㄅ
邊音／塞音	籃子	盤子	ㄌ	ㄆ
邊音／鼻音	牢囚	毛球	ㄌ	ㄇ
邊音／鼻音	烈火	滅火	ㄌ	ㄇ
邊音／鼻音	狼人	盲人	ㄌ	ㄇ
邊音／鼻音	陸地	墓地	ㄌ	ㄇ
邊音／鼻音	蓮花	棉花	ㄌ	ㄇ
邊音／鼻音	溪流	犀牛	ㄌ	ㄋ
邊音／鼻音	大陸	大怒	ㄌ	ㄋ
邊音／鼻音	旅人	女人	ㄌ	ㄋ
邊音／鼻音	驢子	女子	ㄌ	ㄋ
邊音／鼻音	籃子	男子	ㄌ	ㄋ

四、韻母最小音素對比組

韻母對比類別	A 詞語	B 詞語	A 目標音	B 目標音
母音前／後	金瓜	金鍋	ㄚ	ㄛ
母音前／後	馬步	抹布	ㄚ	ㄛ
母音前／後	杯子	脖子	ㄟ	ㄛ
母音前／後	蜜水	墨水	ㄧ	ㄛ
母音前／後	迷你	模擬	ㄧ	ㄛ
母音前／後	踢頭	禿頭	ㄧ	ㄨ
母音前／後	閉幕	布幕	ㄧ	ㄨ
母音前／後	銀子	蚊子	ㄧ	ㄨ
母音前／後	弟子	肚子	ㄧ	ㄨ
母音前／後	大地	大肚	ㄧ	ㄨ
母音高／低	堂妹	糖蜜	ㄟ	ㄧ
母音高／低	鼻毛	拔毛	ㄧ	ㄚ
母音高／低	踢水	踏水	ㄧ	ㄚ
母音高／低	賭氣	打氣	ㄨ	ㄚ
母音高／低	吐水	踏水	ㄨ	ㄚ
母音高／低	鹿角	辣椒	ㄨ	ㄚ
母音高／低	捕手	把手	ㄨ	ㄚ
母音高／低	看書	看沙	ㄨ	ㄚ
母音高／低	禿地	塌地	ㄨ	ㄚ
單母音／結合韻	偷鞋	拖鞋	ㄡ	ㄨㄛ
圓唇／非圓唇高母音	驢子	梨子	ㄩ	ㄧ
圓唇／非圓唇高母音	十元	食鹽	ㄩ	ㄧ
圓唇／非圓唇高母音	雄壯	形狀	ㄩ	ㄧ
圓唇／非圓唇高母音	白雲	白銀	ㄩ	ㄧ
圓唇／非圓唇高母音	院子	燕子	ㄩ	ㄧ
圓唇／非圓唇高母音	軍人	金人	ㄩ	ㄧ
圓唇／非圓唇高母音	公寓	公益	ㄩ	ㄧ
圓唇／非圓唇高母音	隕石	飲食	ㄩ	ㄧ
圓唇／非圓唇高母音	閱讀	夜讀	ㄩ	ㄧ
齒槽鼻韻／軟顎鼻韻	船上	床上	ㄢ	ㄤ
齒槽鼻韻／軟顎鼻韻	晚上	往上	ㄢ	ㄤ

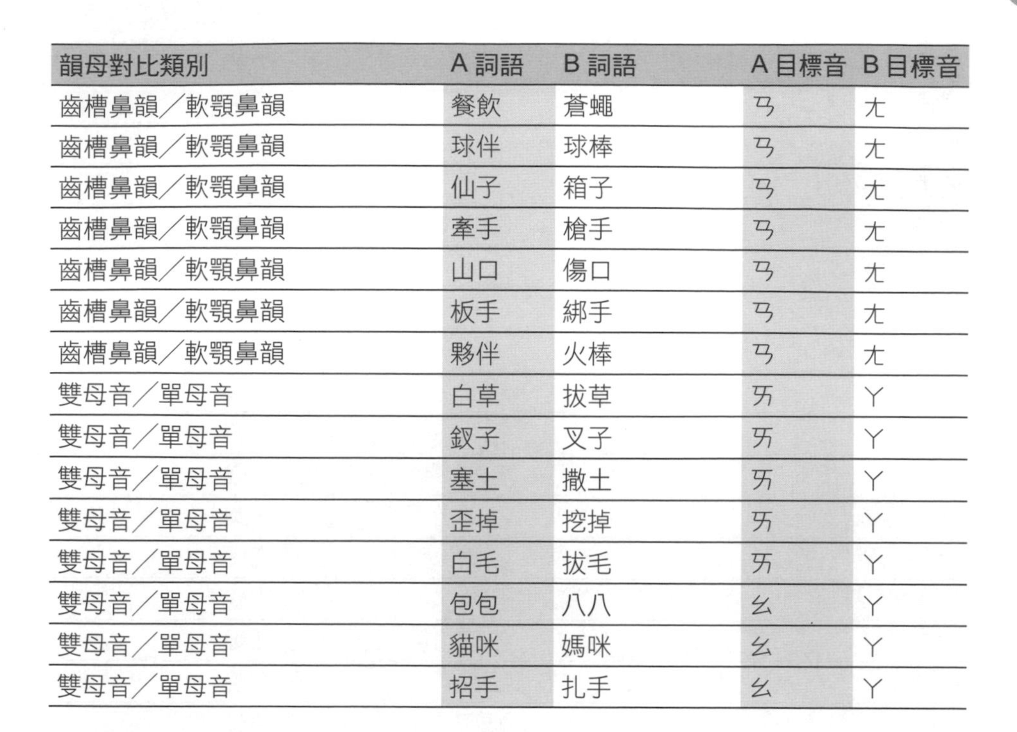

韻母對比類別	A 詞語	B 詞語	A 目標音	B 目標音
齒槽鼻韻／軟顎鼻韻	餐飲	蒼蠅	ㄢ	ㄤ
齒槽鼻韻／軟顎鼻韻	球伴	球棒	ㄢ	ㄤ
齒槽鼻韻／軟顎鼻韻	仙子	箱子	ㄢ	ㄤ
齒槽鼻韻／軟顎鼻韻	牽手	槍手	ㄢ	ㄤ
齒槽鼻韻／軟顎鼻韻	山口	傷口	ㄢ	ㄤ
齒槽鼻韻／軟顎鼻韻	板手	綁手	ㄢ	ㄤ
齒槽鼻韻／軟顎鼻韻	夥伴	火棒	ㄢ	ㄤ
雙母音／單母音	白草	拔草	ㄞ	ㄚ
雙母音／單母音	釵子	叉子	ㄞ	ㄚ
雙母音／單母音	塞土	撒土	ㄞ	ㄚ
雙母音／單母音	歪掉	挖掉	ㄞ	ㄚ
雙母音／單母音	白毛	拔毛	ㄞ	ㄚ
雙母音／單母音	包包	八八	ㄠ	ㄚ
雙母音／單母音	貓咪	媽咪	ㄠ	ㄚ
雙母音／單母音	招手	扎手	ㄠ	ㄚ

五、聲調對比組

A 詞語	B 詞語	A 聲調	B 聲調
鴿子	格子	一聲	二聲
獅子	十字	一聲	二聲
參觀	餐館	一聲	三聲
教師	教室	一聲	四聲
杯子	被子	一聲	四聲
獅子	柿子	一聲	四聲
溪水	戲水	一聲	四聲
塞車	賽車	一聲	四聲
呆子	袋子	一聲	四聲
花架	畫架	一聲	四聲
鞋子	蠍子	二聲	一聲
梨子	李子	二聲	三聲
狗食	狗屎	二聲	三聲
卒子	阻止	二聲＋輕聲	二聲＋三聲

A 詞語	B 詞語	A 聲調	B 聲調
銀子	影子	二聲	三聲
騎車	汽車	二聲	四聲
橘子	鋸子	二聲	四聲
勺子	哨子	二聲	四聲
滑石	化石	二聲	四聲
台子	太子	二聲＋輕聲	四聲＋三聲
笛子	弟子	二聲＋輕聲	四聲＋三聲
遲到	赤道	二聲	四聲
舉起	舉旗	三聲	一聲
所以	蓑衣	三聲	一聲
死人	私人	三聲	一聲
枕頭	陣頭	三聲	四聲
松鼠	松樹	三聲	四聲
雪道	穴道	三聲	四聲
打賭	大肚	三聲	四聲
打鼓	大鼓	三聲	四聲
鉛筆	錢幣	一聲＋三聲	二聲＋四聲

附錄四　各類音韻覺識測試題項

一、聲母覺識測試題項

編號	音素對比	目標音節	選項 A	選項 B	答案
1	ㄅ／ㄆ	爸	白	趴	白
2	ㄉ／ㄊ	踏	帶	兔	兔
3	ㄕ／ㄙ	受	殺	少	殺
4	ㄑ／ㄊ	清	敲	通	敲
5	ㄊ／ㄆ	脱	拼	聽	聽
6	ㄅ／ㄆ	必	不	怕	不
7	ㄉ／ㄊ	地	踏	肚	肚
8	ㄎ／ㄍ	空	寬	龜	寬
9	ㄘ／ㄗ	倉	擦	租	擦
10	ㄓ／ㄔ	追	穿	鐘	鐘
11	ㄐ／ㄑ	交	經	切	經
12	ㄗ／ㄓ	鑽	鐘	尊	尊
13	ㄔ／ㄘ	抽	擦	出	出
14	ㄕ／ㄙ	收	書	撒	書
15	ㄌ／ㄖ	龍	榮	攏	攏
16	ㄅ／ㄇ	必	半	罵	半
17	ㄉ／ㄌ	丁	敦	嚨	敦
18	ㄎ／ㄗ	喀	在	褲	褲
19	ㄊ／ㄙ	脱	聽	雖	聽
20	ㄓ／ㄕ	周	書	扎	扎
21	ㄐ／ㄒ	經	交	些	交
22	ㄙ／ㄗ	松	鑽	孫	孫
23	ㄋ／ㄌ	那	怒	累	怒
24	ㄓ／ㄍ	專	鐘	龜	鐘
25	ㄉ／ㄍ	端	龜	敦	敦
26	ㄎ／ㄊ	寬	挑	空	空
27	ㄑ／ㄔ	區	妻	出	妻

編號	音素對比	目標音節	選項 A	選項 B	答案
28	ㄐ／ㄗ	金	鑽	軍	軍
29	ㄏ／ㄈ	猴	佛	航	航
30	ㄊ／ㄆ	替	兔	怕	兔
31	ㄏ／ㄆ	吼	虎	頗	虎
32	ㄋ／ㄇ	怒	蜜	那	那
33	ㄆ／ㄈ	譬	父	怕	怕

二、韻母覺識測試題項

編號	目標韻母	目標音節	選項 A	選項 B	答案
1	ㄨ	虎	禿	吼	禿
2	ㄧㄠ	喵	消	衝	消
3	ㄨㄛ	拓	壞	過	過
4	ㄨㄤ	狀	創	過	創
5	ㄨㄢ	歡	星	酸	酸
6	ㄧㄝ	些	接	冰	接
7	ㄧㄠ	挑	星	飄	飄
8	ㄨㄛ	擴	碩	踹	碩
9	ㄨㄟ	龜	追	專	追
10	ㄧ	西	豬	妻	妻
11	ㄨ	酥	粗	雞	粗
12	ㄩ	居	抽	區	區
13	ㄚ	他	周	哈	哈
14	ㄛ	佛	婆	防	婆
15	ㄞ	帶	在	溺	在
16	ㄟ	內	累	爸	累
17	ㄧㄥ	星	標	乒	乒
18	ㄨㄥ	宗	東	消	東
19	ㄧㄣ	頻	鞋	民	民
20	ㄩㄣ	詢	群	床	群
21	ㄨㄢ	專	交	穿	穿
22	ㄤ	旁	然	藏	藏
23	ㄧㄤ	嗆	向	拓	向
24	ㄩㄥ	熊	農	茄	農

三、聲調覺識測試題項

編號	性質	目標音節	選項 A	選項 B	答案
1	單音節	婆	頗	頭	頭
2	同韻母	賭	處	肚	處
3		撥	剖	波	波
4		迪	期	迄	期
5		垂	雖	髓	髓
6		控	龍	弄	弄
7	不同韻母	哈	吼	翁	翁
8		歲	晃	窮	晃
9		吸	雖	破	雖
10		龍	七	隨	隨
11		起	龍	剖	剖
12		弄	歲	洗	歲
13	雙音節	班級	班級	班機	班級
14		搧涼	搧涼	閃亮	搧涼
15		布鞋	不屑	布鞋	布鞋
16		公雞	公雞	供給	公雞
17		土地	徒弟	土地	土地
18		衛生	維生	衛生	衛生

附錄五　華語子音語句練習材料

目標音素	語句一	語句二
ㄅ	爸爸背白背包	寶寶不跑步
ㄆ	皮皮攀爬琵琶樹	婆婆拍拍琵琶
ㄇ	母貓咪喵喵叫	媽媽買皮帽
ㄈ	阿福發現防風林	阿福發憤圖強
ㄊ	兔兔突然逃脫	他跳一跳吞下糖果
ㄉ	弟弟吹笛得第一	弟弟都跌倒了
ㄋ	乳牛努力產牛奶	你要努力喝牛奶
ㄍ	郭哥哥唱歌古怪	更改廣告很尷尬
ㄎ	口渴喝可口可樂	快看看寬闊礦坑
ㄐ	姐姐藉機喝酒	姐姐結婚去了
ㄑ	琪琪去漆油漆	七喜汽水沒有氣
ㄒ	小萱喜歡新鞋子	喜羊羊洗香香
ㄙ	撕破素色的絲襪	司機感冒用斯斯
	三輛賽車塞車	司機撕破絲巾斯文掃地
ㄗ	在早晨做粽子最糟	早上洗澡吃棗子
ㄓ	找找桌子蟑螂	找蜘蛛長知識
ㄔ	超人邊超車邊唱歌	出去吃春酒唱歌
ㄕ	數學老師數石獅子	老師看書數獅子。
ㄘ	操場草皮粗粗的	躲藏在草地花草叢中
ㄏ	好好呵護和關懷	混和花茶很好喝
ㄖ	人用天然熱氣烤肉	讓熱乳酪仍然柔軟
塞音群	皮皮看到溝通板	婆婆低頭看卡片
摩擦音群	雖然受傷，還是出席比賽	叔叔撒謊被揍，受重傷
塞擦音群	張姐照常走去採茶葉	走走走一起向前走
高口壓音群	佩佩下課跑操場	他怕普通空氣船
高口壓鼻韻	孔雀想鬆開項圈	螃蟹看葡萄土司
鼻音群	奶奶那裡有黃毛貓咪	你媽媽買農耕用馬
無聲母子音	吳阿姨愛園藝（游泳）	阿姨有餵娃娃與鴨鴨
無聲母鼻韻	王爺願意養鸚鵡魚	英文應用要有音樂

附錄六　華語音素目標音相關語句

除了從 1 數到 10 以外，還是有許多簡易的誘發問題可以來引發固定音素的產生。以下這些題目通常具固定答案，可用以測構音的準確和對語意的理解，刺激音節皆不超過十個音節。測試者可選擇適合個案認知程度的題目來施測。

ㄅ

我們家裡有媽媽和........（爸爸）
我們寫字要用........（筆）
中秋節會吃........（月餅）
眼睛、鼻子和........（嘴巴）
小孩上學要背........（書包）
剪刀、石頭、........（布）
天上的雲是什麼顏色？........（白色）
窗戶是用什麼做的？........（玻璃）
「聰明」的相反是........（笨）
「黑」的相反是........（白）
他亂講話，黑........（白講）
他考試全對，得到一........分（百）
這是多少錢？一........（百）

ㄆ

老公公和老........（婆婆）
「賺錢」的相反是........（賠錢）
兔子用跳的，烏龜用........（爬的）
買票坐車要........（排隊）
他走的很快，變成是用........（跑）的
小朋友去上學說：老師好，........（小朋友好）
每天要帶衛生紙和........（手帕）
吃香蕉之前要先剝........（皮）
他不小心把紙撕........（破）了
「瘦」的相反是........（胖）

ㄇ

弟弟和........（妹妹）
爸爸和........（媽媽）
什麼雞會生蛋？........（母雞）
「有」的相反是........（沒有）
「快」的相反是........（慢）
自然就是........（美）
用鑰匙去開........（門）
什麼動物喵喵叫？........（貓）
冬天睡覺時要蓋........（棉被）
蜜蜂會製造蜂........（蜜）
飯是什麼煮成的？........（米）
不能告訴別人，這是一個........（祕密）
蝴蝶的幼蟲是........（毛毛蟲）
很貴沒有打折我們不能........（買）

ㄈ

阿彌陀........（佛）
平安就是........（福）
恭喜........（發）財
肚子餓了要........（吃飯）
媽媽在廚房........（煮飯）
8 月 8 日是........節（父親）
除了鳥，還有什麼會在天空飛？........（飛機、風箏）
天上飛的交通工具是........（飛機）
人的呼吸器官是........（肺）
窗戶的形狀是長........（方）形的

他很胖，很想要減........（肥）
衣服破了用針和線可以........（縫）起來
「貧窮」的相反是........（富有）

ㄉ
笨鳥飛得高還是........（低）
慶祝生日吃........（蛋糕）
有禮貌要說：請、謝謝、........（對不起）
一年有哪四季？........（春夏秋冬）
毛毛蟲長大變成........（蝴蝶）
「小」的相反是........（大）
「長」的相反是........（短）
「高」的相反是........（低）
用........（電腦）上網查資料
房間很暗要開........（電燈）
他吃了熊心豹子........（膽）
他喜歡喝紫菜........（蛋花）湯

ㄊ
用........（鐵鎚）釘釘子
元宵節吃........（湯圓）
颱風出現在何季節？........（夏天）
星星、月亮、........（太陽）
經過火車平交道時要........（停、看、聽）
烏龜和........（兔子）賽跑
農夫在哪裡工作？........（田裡）
醜小鴨長大變成........（天鵝）
帽子戴在........（頭上）
心有靈犀一點........（通）
他是........（跆）拳道的黑帶高手
馬路很不平凹凹........（凸凸）的

ㄋ
男生和 ....（女生）

爺爺和........（奶奶）
早餐吃麵包，喝........（牛奶）
恭喜發財，........（紅包拿來）
「容易」的相反是........（難）
什麼動物在天上飛？........（鳥）
誰在田裡種田？........（農夫）
情緒有喜........（怒）哀樂
天下無........（難事），只怕有心人
他會扭來........（扭去）地跳舞
一年過去了又是新的一........（年）

ㄌ
帥哥和........（辣妹）
過去、現在和........（未來）
窗戶是用什麼做的？........（玻璃）
「年輕」的相反是........（年老）
「懶惰」的相反是........（勤勞）
「悲傷」的相反是........（快樂）
兔子愛吃紅........（蘿蔔）
公園裡有翹翹板和........（溜滑梯）
今天高速公........（路）塞車
郵差在門口一直按門........（鈴）

ㄍ
阿媽和........（阿公）
王子和........（公主）
早晨咕咕叫的是........（公雞）
慶祝生日要吃生日........（蛋糕）
敲鑼打........（鼓）
很「矮」的相反是很........（高）
兄弟是指弟弟和........（哥哥）
兔子和誰賽跑？........（烏龜）
什麼動物汪汪叫？........（狗）
早上升旗唱什麼歌？........（國歌）

ㄎ
用鑰匙........（開門）

青蛙的幼蟲是........（蝌蚪）
母親節要送媽媽什麼花？........（康乃馨）
「關門」的相反........（開門）
「失敗」的相反是........（成功）
「笑」的相反是........（哭）
「悲傷」的相反是........（快樂）
他每天都要喝摩卡........（咖啡）
「甜」的相反是........（苦）
嬰兒很吵大聲在........（哭）

ㄏ
醫院裡有醫生和........（護理師）
口渴了要........（喝水）
毛毛蟲長大變成........（蝴蝶）
會發光的蟲是........（螢火蟲）
恭喜發財，........（紅包拿來）
鯨魚住在........（海裡）
「白天」的相反是........（黑夜）
「討厭」的相反是........（喜歡）
「愛」的相反是........（恨）
小........（猴子）吃香蕉

ㄐ
是真的還是........（假的）
誰抓小偷？........（警察）
弓和........（箭）
近視眼要戴........（眼鏡）
「新」的相反是........（舊）
先有蛋還是先有........（雞）
你媽媽的兄弟叫做........（舅舅）
老鷹捉小........（雞）
小朋友喜歡玩玩........（具）
他去郵局........（寄）信

ㄑ
有禮貌要說：請、謝謝、對不........（起）
一年有哪四季？春夏........（秋冬）
騎乘機車要戴安........（全帽）
8月8日是........（父親節）
我們要注意交通安........（全）
「重」的相反是........（輕）
火氣大，臉上會長........（青春）痘
再見，希望我們後會有........（期）
打折大特價，百貨公司有週年........（慶）
拜託，我要........（求求）你
你喜歡跑步還是打........（球）

ㄒ
王子英俊........（瀟灑）
白雪公主和七個........（小矮人）
襪子和........（鞋子）
縫衣服要用針和........（線）
什麼時候發紅包？........（新年）
颱風出現在何季節？........（夏天）
老師和........（學生）
有長鼻子的動物是........（大象）
「討厭」的相反是........（喜歡）
紅燈停，綠燈........（行）
飯後一根煙，快樂似........（神仙）

ㄓ
會結網的........（蜘蛛）
貓有........（爪子）會抓傷人
椅子和........（桌子）
「輕「的相反是........（重）
最懶惰的動物是........（豬）
他是什麼頭？........（豬頭）
她擦口紅在........（化妝）
他寫字要一枝筆和一張........（紙）
他小孩要去上幼........（稚）園
這裡大象有幾........（隻）

船到橋頭自然........（直）
「ㄉㄩ」你知不知道是什麼？......（不知道）

ㄔ
吃牛排要用刀子和........（叉子）
肚子餓了要........（吃飯）
大馬路上有很多........（車子）
一年的四季是........（春夏秋冬）
會發光的蟲是........（螢火蟲）
「漂亮」的相反是........（醜）
「失敗」的相反是........（成功）
「香」的相反是........（臭）
馬路上最大的台車的是........（公車）
「回來」的相反是........（出去）
他不告而別，離家........（出走）
媽媽在........（廚房）煮飯
禮義廉........（恥）

ㄕ
開門用........（鑰匙）
口渴了要........（喝水）
飯前洗手，飯後........（漱口）
生病要看........（醫生）
花、草、........（樹木）
上學要背........（書包）
上午、下午、........（晚上）
什麼大魚會吃人？........（鯊魚）
「胖」的相反是........（瘦）
一分耕耘，一分........（收穫）

ㄖ
白雪公主和七個........（小矮人）
二十四孝有一個孔融........（讓）梨
牛排是什麼做的？........（牛肉）
「冷」的相反是........（熱）
夏天天氣很......（熱）

「硬」的相反是........（軟）
吃素的人不吃........（肉）
忠孝........（仁）愛信義和平

ㄗ
端午節吃........（粽子）
眼睛、鼻子和........（嘴巴）
「站起來」的相反是........（坐下去）
他在浴室裡，洗........（澡）
不要跑，慢慢........（走）
巨峰葡萄是........（紫色）的
她自己自做........（自）受
「乾淨」的相反是........（髒）
他的手很........（髒），要洗乾淨
「反對」的相反是........（贊成）
「減少」的相反是........（增加）
道別時要説........（再見）

ㄘ
「對」的相反是........（錯）
色彩鮮豔，這是一張........（彩色）照片
牛、羊吃........（草）
「笨」的相反是........（聰明）
草發霉猜一種水果........（草莓）
學生在........（操場上）舉行升旗典禮
小朋友喜歡玩捉迷........（藏）
上洗手間就是去上........（廁所）
吃魚要小心........（魚刺）多

ㄙ
下雨時要撐........（雨傘）
通常我們去哪裡小便？........（廁所）
一加二等於........（三）
「放大」的相反是........（縮小）
檸檬的味道是........（酸的）
樹上有........（松）鼠跑來跑去的

掃地要用........（掃把）
這照片不是黑白的，是........（彩色）的
烏龜和兔子........（賽跑）

ㄩ
中秋節吃........（月餅）
月亮是什麼形狀？........（圓形）
晚上天上的........（月亮）圓又圓
鳥在天上飛，什麼在水裡游？........（魚）
鳥的翅膀上有........（羽毛）
天上有藍天和白........（雲）
壞人被關到監........（獄）裡

附錄七　華語逐增加長度語句作業項目

以下各條項中的語句在各種音節長度時皆有其意義，練習或測試時可以逐漸增加音節數目的方式，要求個案仿說，可評估個案產生言語的句長效果，亦即是否隨著語句長度增加，語音錯誤增多，可用於言語失用症的評估和訓練。例如：
「學校好大間」：學、學校、學校好、學校好大、學校好大間。
「學說話好快樂」：學、學說、學說話、學說話好、學說話好快、學說話好快樂。

【四音節】
爸爸慢（快）跑。
麵包好吃。
胃口大開。
體育館大。
修理門窗。
數一數二。
大便當飯。
小便當菜。
他煩死人。
肌肉強壯。

【五音節】
媽媽背背包。
妹妹好大聲。
弟弟好小氣。
弟弟說話吵。
台灣大哥大。
我在家理髮。
別怕人來看。
別開口說話。
白色窗簾布。
紫色毛巾被。
新生代言人。
天氣熱（冷）死人。
嬰兒照相館。
有火雞肉飯。
學士服裝秀。
掃地工具箱。
獅子大吼叫。
計算機器人。
黑豆花好吃。
學校好大間。
爸爸爬山梯。
好奸詐的人。
兔子穿褲子。
北極星座圖。
他會變魔術。
蛋炒九層塔。
那就別混搭。
你別放狗屁。

【六音節】
到海邊玩水去。
哥哥說話好棒。
好吃的麵包店。
星期天熱死人。
壞心腸的熊貓。
洗衣服的人們。
消防員好快速。
基督教的書局。
朋友來玩水球。
我家離法（理髮）院近。
學說話好快樂。
白色書皮的書。
那麵包好好吃。
大黃狗看家門。
擦油漆工作苦。
黃金魚蛋包飯。
開心的手術房。
借我車票看看。
那叫黃石公園。
你別裝糊塗蛋。
獅子會跳火圈。

【七音節以上】
台北市花園廣場。
彩色機器人大賽。
我來教你跳水舞。
賣麵包的電影院。
茶花女的心情好。
皮卡丘跑馬拉松。
一起去玩火箭隊。
天花板上的貓咪叫。
跳舞的貓咪喵喵叫。
硬梆梆的頭盔帽子。
他叫班代表來唱歌。
他去開房間的電風。
我拿書包來給他弟弟。
不（要）去游泳池游泳。
媽媽背背包來買飯包。

附錄八　共鳴異常評估／介入語句項目

檢驗鼻音過重		檢驗鼻音不足	
1.	爸爸背包包。	1.	你看瞇瞇眼。
2.	爸爸抱寶寶。	2.	貓咪喵喵叫。
3.	弟弟愛跑步。	3.	媽咪沒慢跑。
4.	把他背起來。	4.	新年新願望。
5.	小狗吃骨頭。	5.	牛奶瓶燙燙。
6.	立刻去洗澡。	6.	妙妙被燙傷。
7.	阿婆說不要。	7.	女生和男生。
8.	喝巧克力汽水。	8.	冰棒甜蜜蜜。
9.	不要嘻嘻哈哈。	9.	蜂蜜口香糖。
10.	爸爸頭髮好翹。	10.	那熊熊愛蜂蜜。
11.	車票在口袋裡。	11.	甜蜜蜜的笑容。
12.	他趴著寫作業。	12.	上學穿運動鞋。
13.	臭小狗跑來跑去。	13.	你臉上黏黏的。
14.	哥哥陪他拍皮球。	14.	運動鞋很難聞。
15.	舉起手來拍一拍。	15.	貓咪喵喵想吃米。
16.	河裡有隻大白鵝。	16.	人民和公民等同。
17.	弟弟哭了大聲叫。	17.	妹妹買龍貓風箏。
18.	司機叫他快下車。	18.	天上星星亮晶晶。
19.	這絕不是他的錯。	19.	女生通常想整型。
20.	他不陪小狗去跑步	20.	蜜蜂嗡嗡忙採蜜。
21.	姐姐吹了好多氣球。	21.	想點蜂蜜檸檬紅茶。
22.	砰！紫色氣球破掉了。	22.	蜜糖蛋麵黏成一團。
23.	這日製的手機壞掉了。	23.	奶奶是媽媽的母親（媽媽）。
24.	早上做體操、跑跑步。	24.	泥娃娃很想念媽媽。
25.	為大家帶來這首歌曲。	25.	奶粉和鮮奶哪種好？
26.	這故事的開始就是結束。	26.	想送你們買電腦的錢。
27.	他要加入這刺激的遊戲。	27.	波霸奶茶加蜂蜜和奶精。
28.	不知道他就是代課老師。	28.	剛剛那邊有農人撞傷貓咪。
29.	他得到最大的禮物是一部跑車。	29.	每天上班常看見你媽媽很忙。
30.	他爸爸不知道還跑出去找他回來。	30.	你想聞香噴噴的牛奶麵包嗎？

附錄九　華語音素相關雙音節詞語列表

以下列出各華語音素作為起始聲母的雙音節詞語，可作為聽覺轟炸作業或是相關音素介入時練習的詞語材料。

ㄅ　爸爸 把手 把柄 把關 拔毛 拔河 拔牙 拔草 拔起 不停 不准 不好 不屑 不平 不是 不肯 不行 不要 不該 不錯 不開 伯伯 伯母 伯父 八卦 八哥 剝皮 匕首 博士 巴黎 布丁 布偶 布匹 布告 布幕 布鞋 布置 捕魚 播種 柏樹 柏油 步行 比例 比賽 波浪 玻璃 畢業 筆心 筆筒 筆記 簿子 脖子 菠菜 補品 跛腳 部位 部分 部隊 閉眼 鼻塞 鼻子 鼻屎 鼻毛 鼻竇 保守 保護 保鑣 別墅 別針 包子 包括 包裝 包裹 北平 北方 北部 報刊 報告 報攤 報紙 寶藏 寶貝 憋住 憋尿 抱抱 拜年 拜拜 拜託 擺手 擺飾 杯子 標本 白天 白子 白球 白目 白紙 白色 白菜 白酒 白雲 白馬 白鯧 白鵝 白鶴 百合 背包 背影 背後 背心 背痛 芭樂 芭比 被單 被子 被關 豹子 貝殼 貝比 鮑魚 便條 便當 傍晚 冰塊 冰棒 冰水 冰筒 冰箱 冰糖 半個 半徑 奔跑 幫忙 幫手 扁平 扳開 搬家 搬書 搬移 搬船 搬走 搬開 斑馬 斑鳩 本子 本領 板子 板手 板擦 梆笛 棒子 棒球 標會 標準 檳榔 班機 班級 畚箕 病人 磅秤 笨蛋 笨重 繃帶 蝙蝠 表哥 表妹 表姐 表弟 表演 變化 變局 變色 賓館 辨識 辮子 邦誼 鞭炮 頒獎 餅乾 鬢角

ㄆ　爬山 爬樹 爬牆 爬竿 怕怕 怕人 扒手 披肩 披薩 披風 琵琶 疲倦 疲勞 痞子 皮包 皮夾 皮帶 皮毛 皮球 皮箱 皮膚 皮草 皮薄 皮蛋 皮衣 皮鞋 耙子 胚芽 脾氣 劈開 啤酒 屁股 撲滿 撲通 普遍 枇杷 瀑布 鋪子 菩薩 葡萄 賠償 賠錢 趴下 趴著 配合 鋪設 陪伴 陪罪 噴嚏 噴水 婆婆 徘徊 拋棄 拍子 拍手 拍球 排球 排隊 排骨 泡沫 泡泡 泡湯 泡澡 泡茶 泡菜 泡麵 派別 潑水 牌子 盆子 盆栽 破壞 破洞 破爛 跑步 跑走 跑道 跑鞋 培養 佩服 魄力 便宜 偏僻 偏心 判斷 判罪 品德 品質 屏東 平原 平衡 平鋪 徬徨 拍攝 拼圖 拼湊 拼音 捧著 攀岩 攀登 旁邊 朋友 椪柑 漂亮 漂流 漂浮 澎湖 片子 瓢子 瓢蟲 瓶子 盆栽 盆景 盤子 盼望 碰巧 碰撞 聘請 聘金 胖子 胖瘦 蘋果 螃蟹 遍地 飄揚 騙人 騙子 騙局 龐大

ㄇ　媽咪 媽媽 媽寶 媽祖 妹夫 妹妹 梅樹 梅花 每天 沒有 煤灰 玫瑰 瑪瑙 眉毛 瞇眼 碼錶 碼頭 祕魯 秘密 秘書 米妮 米果 米漿 米粉 米粒 米糕 米糠 米缸 米蟲 米血 米酒 米飯 罵人 美人 美國 美容 美術 蜜棗 蜜蜂 螞蟻 買菜 買賣 迷惑 迷路 悶氣 門把 門牌 門神 門票 門鎖 門閂 馬桶 馬步 馬路 馬車 馬鞍 馬鬃 麋鹿 麻將 麻油 麻煩 麻糬 麻雀 免費 冒昧 冒險 冥想 冥紙 勉強 名字 名牌 名產 命運 埋伏 埋沒 埋葬 墨水 墨汁 墨液 墨鏡 夢見 夢遊 孟子 帽子 忙碌 抹布 拇指 摸貓 敏捷 明亮 明天 明年 明星 明顯 木偶 木屐 木材 木板 木柴 木柵 木框 木炭 木琴 木瓜 木窗 木籃 木耳 木雕 木頭 木馬 木魚

棉花 棉被 棉襖 母獅 母親 母雞 毛巾 毛毯 毛皮 毛筆 毛線 毛衣 毛豆 民俗 民族 民眾 渺渺 滿意 滿足 牡丹 牡蠣 盟友 目標 盲目 矇住 磨墨 磨米 綿羊 脈搏 芒果 芒草 茅屋 蒙古 蟒蛇 貓咪 貓熊 買菜 賣菜 賣鳥 面具 面子 面皰 面紙 面色 饅頭 魔獸 魔術 魔鏡 魔龍 麥子 麥片 麵包 麵條 麵筋 麵粉 麵線 麵食 默劇 勉勵 廟公 廟口 廟宇 描寫 渺小 渺茫 滅火 瞄準 秒針 蔑視 面試 面貌 埋藏 目的 墓碑

ㄈ　妃子 廢墟 廢棄 廢物 廢話 法國 法官 法律 狒狒 發光 發慌 發抖 發明 發燒 發現 發生 發瘋 發芽 發電 罰跪 肥皂 肥肉 肥胖 非常 非法 非洲 飛彈 飛機 飛盤 飛翔 飛鼠 髮夾 髮箍 髮簪 付錢 佛像 佛寺 佛教 佛珠 佛祖 佛經 分別 分散 分數 分貝 分配 分針 分鐘 反對 反抗 反省 否則 否定 否決 墳墓 夫妻 夫婦 孵蛋 封閉 封面 帆船 彷彿 復活 憤怒 房子 房間 放下 放在 放大 放學 放心 敷臉 斧頭 方便 方向 方案 方糖 服務 服裝 楓樹 楓葉 浮板 煩悶 煩惱 父母 父親 犯下 犯人 犯罪 瘋子 瘋狂 粉圓 粉末 粉紅 粉肝 粉餅 紡織 縫紉 繁榮 翻倒 翻書 翻案 翻開 翻閱 腹痛 芬芳 番茄 蕃薯 蜂窩 蜂蜜 蜉蝣 複雜 訪問 豐富 豐收 豐盛 負責 防範 附近 風帆 風扇 風景 風氣 風箏 風聲 風車 風鈴 飯前 飯匙 飯糰 飯店 飯廳 飯瓢 飯鍋 鳳凰 鳳梨 鳳爪

ㄉ　低音 低頭 地上 地勢 地圖 地方 地板 地毯 地球 地瓜 地道 地鐵 地震 大事 大人 大佛 大便 大喊 大嘴 大地 大學 大家 大廈 大手 大樓 大樹 大海 大火 大片 大狗 大盜 大砲 大肚 大肚子 大腦 大腿 大臣 大船 大蒜 大豆 大象 大鎖 大阪 大頭 大麥 大鼓 底片 弟弟 打人 打仗 打扮 打掃 打探 打撈 打散 打斷 打氣 打水 打滾 打獵 打球 打破 打結 打翻 打賭 打針 打鐵 打開 打雷 打鼓 抵制 抵擋 搭車 敵人 敵對 滴水 滴答 滴管 笛子 第一 答對 答應 達到 丟掉 丟球 代替 叮噹 吊扇 吊橋 吊燈 吊繩 吊著 呆子 帶來 店面 待在 得到 得意 得獎 德國 戴著 歹人 澱粉 碉堡 袋子 袋鼠 調子 調查 貂皮 跌倒 道別 道路 釘子 釣桿 釣魚 雕像 雕刻 雕塑 雕花 電動 電子 電影 電扇 電梯 電池 電燈 電線 電腦 電視 電話 電鋸 電鍋 電鑽 靛色 頂上 頂燈 頂點 點字 點心 點滴 點鐘 但是 倒下 倒吊 倒地 倒塌 倒影 倒掉 倒是 倒楣 倒水 倒立 倒茶 凳子 刀傷 刀叉 刀子 刀片 刀鋒 到處 到達 單子 單槓 導師 導覽 彈弓 彈珠 搗藥 擋到 擋著 擔心 擔當 氮氣 淡水 淡菜 燈光 燈塔 燈泡 燈籠 當天 當心 當然 當鋪 當選 登報 登山 登機 瞪眼 稻子 稻田 稻米 等待 膽大 膽子 蛋形 蛋捲 蛋糕 蛋餃 蛋餅 道具 道士 道德 道教 道理 冬天 冬瓜 冬粉 動手 動物 多少 多話 對分 對面 斗笠 斗膽 斷掉 斷頭 杜鵑 東家 東西 東部 毒氣 毒藥 毒蛇 洞口 洞穴 渡船 燉煮 燉鍋 獨子 獨眼 獨立 獨裁 盾牌 短打 短褲 短針 短靴 端茶 肚子 肚臍 讀書 豆娘 豆子 豆干 豆漿 豆腐 豆花 豆芽 豆苗 豆莢 豆豆 賭博 賭城 賭氣 蹲下 蹲著 都市 鈍角 隊伍 隊員 鬥牛 鬥魚

ㄊ　梯子 剃頭 剔透 塌掉 塔裡 提供 提示 提著 踢人 踢球 題材 題目 體力 體操 T恤 體會 體檢 體積 體貼 體重 體面 他們 踏地 踏板 踏步 踏青 亭子 台上 台北 台大 檯子 台灣 填充 填土 天下 天使 天堂 天天 天平 天才 天橋 天機 天氣 天燈 天空 天線 天譴

天鵝 太多 太少 太太 太子 太陽 太監 帖子 庭園 庭院 態度 抬槓 抬腿 抬頭 抬高 挑選 條文 檯燈 泰國 泰山 特別 特異 特製 甜味 甜心 甜湯 甜的 甜糕 甜點 田地 田埂 聽講 胎兒 胎盤 貼紙 跳傘 跳場 跳板 跳棋 跳水 跳箱 跳繩 跳舞 跳蚤 跳車 鐵塔 鐵棍 鐵樹 鐵環 鐵蛋 鐵路 鐵軌 鐵道 鐵釘 鐵鍊 鐵鎚 鐵門 颱風 唐裝 嘆氣 坦克 堂兄 堂哥 堂弟 套圈 套子 彈琴 彈簧 掏出 探望 探病 攤位 攤子 攤販 桃子 檀香 毯子 淘汰 湯匙 湯圓 湯水 湯頭 滔滔 潭水 糖果 糖畫 罈子 藤條 討厭 討好 討教 討論 討錢 談天 謄本 貪心 躺下 躺椅 躺臥 躺著 逃走 偷取 偷吃 偷錢 兔子 同事 同學 同胞 吐了 吐司 吐氣 吐痰 吞下 圖利 圖書 圖片 圖畫 圖章 圖釘 團員 團圓 團結 團體 土人 土匪 土司 土地 土城 土堤 土壤 土雞 塗藥 徒弟 托把 投手 投稿 投資 拖地 拖把 拖拉 拖鞋 推倒 推展 推車 推銷 桶子 橢圓 痛苦 瞳孔 禿子 禿頭 禿鷹 童軍 統一 脫下 脫水 腿排 茼蒿 蛻變 退下 退休 退後 退步 透抽 透明 通了 通順 銅像 銅板 銅色 陀螺 頭上 頭套 頭痛 頭盔 頭部 頭頂 頭顱 頭飾 頭骨 頭髮 駝背 駝鳥

ㄋ 你們 泥人 泥土 泥巴 泥沙 泥鰍 溺愛 溺水 那裡 吶喊 哪裡 奶茶 嫩綠 嫩薑 尼姑 拿取 拿捏 拿球 拿花 拿著 拿走 拿錢 內人 內行 內衣 內褲 凝結 南北 南瓜 南邊 念書 唸字 念想 女人 女兒 女婿 女孩 女性 女生 女鞋 奶嘴 奶奶 奶媽 奶昔 奶水 奶油 奶爸 奶瓶 奶粉 娘子 孃孃 孽子 寧願 尿尿 尿布 尿液 年糕 年級 年老 年輕 年齡 捏住 捏破 檸檬 牛仔 牛奶 牛排 牛油 牛糞 牛肉 牛肚 牛腱 牛蒡 牛車 男人 男女 男子 男孩 男生 釀蜜 釀酒 鈕扣 鑷子 難看 難過 鳥巢 鳥籠 黏土 努力 奴才 奴隸 巷弄 弄破 怒氣 惱人 懦夫 暖身 腦子 腦筋 虐待 農人 農場 農夫 農村 農田 鬧事 鬧劇 鬧區 鬧鐘

ㄌ 喇叭 垃圾 拉扯 拉車 拉鍊 拉麵 李子 栗子 梨子 樂事 歷史 犛牛 鯉魚 理智 禮堂 禮物 禮盒 禮貌 禮金 籬笆 綠意 綠燈 綠色 綠豆 肋骨 臘肉 荔枝 蠟燭 蠟筆 裡面 辣椒 鋁箔 離開 驢子 旅人 旅客 旅行 旅館 律師 來去 來往 來臨 勞作 吝嗇 嘮叨 廉價 憐憫 撈出 撈魚 料子 林子 柳丁 榴槤 流出 流氓 流汗 流淚 流血 淋浴 淋濕 溜冰 烈士 牢騷 獵人 獵裝 稜角 累人 羚羊 老人 老伯 老伴 老土 老婆 老子 老師 老樹 老薑 老虎 老闆 老鷹 老鼠 聊天 臉盆 臉頰 菱形 菱角 蓮子 蓮花 蓮蓬 蓮藕 蓮霧 裂痕 裂開 賴皮 連接 連長 鄰居 鈴鐺 鈴響 鈴鼓 鍊子 零錢 雷雨 靈芝 領子 領帶 領款 領袖 領錢 冷凍 冷氣 冷清 卵生 愣住 懶惰 擄人 樓上 樓下 樓房 樓梯 欄杆 浪人 浪子 浪花 浪費 涼亭 涼快 涼鞋 涼麵 滷味 滷蛋 漏斗 漏水 漏雨 爐子 爛掉 狼人 狼犬 籃子 籃球 籠子 糧食 練習 纜車 聾人 落地 落後 藍天 藍色 蘆筍 蘆葦 蘭花 蘿蔔 螺旋 螺絲 論事 路上 路口 路標 路燈 路牌 路肩 路邊 輪子 輪椅 輪胎 酪梨 陸橋 露水 露營 駱馬 駱駝 騾車 鱸魚 龍眼 龍舟 龍蝦 兩邊

ㄍ 個人 個別 個性 鉤子 古人 古代 古物 古箏 古董 古蹟 哥哥 姑丈 姑姑 姑娘 姑婆 孤立 故事 穀子 股票 枸杞 格子 歌劇 歌妓 歌手 歌星 歌曲 歌聲 歌詞 狗窩 狗頭 狗食 苟且 蛤蜊 谷口 谷地 購物 辜負 鉤子 隔壁 顧好 骨折 骨頭 骨骼 鴿子 鼓勵 鼓吹 鼓組

內臟 公主 公克 公司 公園 公家 公寓 公平 公文 公斤 公路 公車 公車站 公雞 刮獎
功夫 功臣 功課 告示 告訴 哽咽 國中 國家 國旗 國歌 國父 國王 國畫 國花 國語 寡婦
寡言 工人 工作 工具 工匠 工地 工廠 弓箭 怪物 恭喜 恭賀 括弧 拱門 掛鉤 掛念 掛號
掛飾 搞笑 更大 更好 果凍 果子 果實 果汁 果糖 果醬 桂圓 棍子 櫃子 櫃檯 滾球 滾筒
稿紙 稿費 管子 蝸牛 規則 貢丸 跟蹤 跟隨 跪下 軌道 過年 過敏 過橋 過氣 過河 過節
鍋子 鍋貼 鍋鏟 高低 高塔 高山 高峰 高樓 高興 高貴 高雄 鬼怪 鮭魚 乖乖 乾淨 乾燥
乾癟 乾糧 乾麵 供給 光棍 光碟 光線 光臨 光顧 冠軍 尷尬 干貝 廣告 廣場 廣播 怪人
感冒 感動 感恩 感染 改天 改變 改過 改革 枴杖 桿子 橄欖 港口 瓜子 甘心 甘草 甘蔗
竿子 管理 罐子 罐頭 肛門 肝腸 蓋世 蓋住 蓋子 蓋章 觀察 觀眾 觀賞 逛街 鋼琴 鋼筆
鋼筋 鋼鐵 關公 關心 關渡 關節 關閉 逛逛

ㄎ 卡片 卡車 口才 口渴 口琴 口紅 口罩 口腔 口袋 口部 叩門 可以 可否 可愛 可憐
可是 可樂 可能 咖哩 咖啡 咳嗽 哭哭 哭泣 哭鬧 客人 客廳 客棧 客運 克制 刻意 庫存
枯木 枯燥 枯草 枯葉 科學 科技 苦力 苦工 苦瓜 苦難 蝌蚪 褲子 課本 釦子 骷髏 垮台
孔子 孔廟 孔雀 寬度 寬心 恐怖 恐龍 懇請 控告 擴散 昆蟲 烤盤 烤箱 烤肉 烤雞 犒賞
盔甲 空地 空氣 空閒 綑綁 考古 考試 考題 考驗 肯定 葵花 誇獎 胯下 跨越 跨過 闊氣
靠墊 靠山 靠著 傀儡 刊登 坎坷 康樂 快樂 快車 快鍋 慷慨 扛著 扛起 楷書 檜木 狂傲
看到 看家 看影片 看書 看病 看著 看見 看豬 看魚 看齊 砍柴 礦坑 礦工 礦石 筷子
鎧甲 開創 開始 開學 開心 開會 開水 開燈 開盤 開設 開課 開車 開門 開關 KITTY

ㄏ 哈哈 哈囉 蛤蟆 和善 和尚 和平 和服 和睦 喝水 盒子 喝酒 荷花 荷葉 核子 核能
合輯 河堤 河岸 河流 河馬 孩子 害怕 害羞 海參 海岸 海島 海帶 海星 海水 海洋 海浪
海灘 海牛 海狗 海獅 海盜 海綿 海膽 海芋 海苔 海菜 海葵 海藻 海螺 海豚 海象 海豹
海邊 海鮮 海鰻 海鷗 海龜 狐狸 猴子 琥珀 後悔 後退 後面 戶外 戶籍 呼喊 呼氣 胡亂
胡椒 胡瓜 葫蘆 虎口 虎頭 蝴蝶 護士 護照 護理 護衛 賀喜 鬍子 黑人 黑板 黑棗 黑毛
黑熊 黑狗 黑白 黑色 黑襪 黑豆 黑雞 黑鯛 黑鯧 夥計 划拳 划船 劃過 化妝 化石 含著
呼吸 回來 回家 回復 回教 回答 好事 好人 好像 好吃 好地 好煩 好熱 好痛 好看 好笑
好肉 好臭 好酷 好鞋 寒假 寒冷 彗星 很好 很寬 很少 很痛 很短 很薄 很醜 很重 很飽
徽章 恆心 悔恨 揮手 昏倒 橫線 橫行 橫跨 汗水 汗珠 活動 活潑 滑壘 滑板 滑梯 滑水
滑溜 滑雪 滑鼠 漢人 漢堡 火圈 火大 火把 火柴 火腿 火車 火辣 火鍋 火雞 灰塵 灰熊
灰色 烘培 烘餅 畫像 畫具 畫圖 畫家 畫架 畫畫 畫筆 痕跡 紅包 紅棗 紅色 紅蛋 紅豆
紅酒 紅鶴 紅龜 花卉 花圃 花圈 花園 花捲 花朵 花束 花枝 花樣 花燈 花瓣 花瓶 花生
花盆 花籃 花結 花苞 花菜 花蕊 花豆 花豹 花貓 華僑 號碼 豪華 豪邁 貨車 還是 餛飩
鼾聲 壞人 壞掉 幻想 懷孕 懷抱 換車 換錢 杭州 歡迎 環島 皇后 皇帝 紅糖 緩慢 航海
蝗蟲 行間 黃昏 黃牛 黃瓜 黃色 黃花 黃豆 喉嚨

ㄐ 機器 機場 機油 機車 激動 祭品 祭孔 積木 積極 積水 積雪 紀念 繼續 聚餐 肌肉

脊椎 吉他 吉利 基礎 基金 奇數 寂寞 寄信 寄車 忌妒 急件 急促 急忙 急救 急喘 急速 急進 擊球 極致 橘子 橘色 舉手 舉旗 舉起 菊花 蒟蒻 計分 計時 計畫 記得 記者 距離 鋸子 集雨 雞塊 雞爪 雞精 雞翅 雞肉 雞腿 雞蛋 乩童 即時 及時 句子 巨塔 巨大 鞠躬 京戲 借人 假借 假日 假期 加上 加入 加油 加蛋 嘉義 夾克 夾子 夾擊 夾破 夾緊 夾起 妒忌 姐夫 姐妹 姐姐 家事 家人 家具 家庭 家教 家族 家畜 家眷 家禽 家計 家電 戒指 捷運 接到 接洽 敬祝 敬禮 甲上 睫毛 節目 節省 精神 結婚 結晶 緊張 緊急 芥茉 芥菜 街道 街頭 警察 警衛 警車 近視 近郊 進來 進入 進步 進駐 金剛 金子 金爐 金瓜 金色 金花 金針 金錢 金魚 鏡子 鏡框 駕車 駕駛 驚醒 鯨魚 九孔 交代 交通 健保 健在 健康 剪刀 剪綵 剪貼 卷子 叫人 奸計 嬌小 孑孓 將來 將軍 就教 就近 建築 建設 捐獻 捐錢 捲尺 撿球 攪拌 救人 救命 救濟 救火 教堂 教室 教授 教練 教育 教訓 檢查 毽子 決定 漸進 澆花 焦急 焦距 煎蛋 煎餃 煎餅 煎魚 獎勵 獎券 獎品 獎狀 獎盃 簡介 糾正 肩膀 腳印 腳掌 腳架 腳臭 腳趾 腳踝 腳飾 膠囊 膠帶 膠水 舅舅 舊的 見識 見面 覺得 角度 角色 角落 講解 軍人 軍隊 較量 轎子 郊區 郊遊 酒瓶 酒醉 醬油 醬菜 鍵盤 間諜 韭菜 韭黃 餃子 驕傲 介紹

ㄑ 七位 七對 七樓 七歲 七股 乞丐 企業 企鵝 其他 其實 去年 去玩 喜歡 奇人 奇妙 妻子 旗子 旗幟 旗袍 曲子 期刊 期末 棋力 棋子 棋盤 欺負 欺騙 歧視 氣候 氣度 氣憤 氣氛 氣泡 氣爆 氣球 氣管 氣體 汽水 汽油 汽球 汽車 砌牆 祈求 祈雨 起士 起子 起床 起霧 趨向 騎車 騎馬 掐人 切到 切肉 切菜 切頭 寢室 強調 情人 慶生 慶祝 晴天 清早 清晰 清水 清澈 清秀 清醒 清掃 竊盜 芹菜 茄子 蜻蜓 親人 親家 親戚 親親 請假 請問 輕巧 輕鬆 青年 青椒 青箭 青苔 青草 青菜 青蛙 俏皮 傾倒 全球 前進 前面 前夫 前線 簽到 簽名 簽字 潛水 牆壁 薔薇 牽手 牽狗 牽引 牽扯 鉗子 鉛筆 錢包 錢幣 圈圈 圈套 強壯 強盜 拳頭 搶匪 搶錢 敲打 敲破 敲鑼 敲門 巧拼 槍手 樵夫 橋牌 權力 犬齒 囚犯 球員 球場 球棒 球池 球賽 球鞋 秋天 蚯蚓 酋長 裙子 缺乏 缺水 缺點

ㄒ 吸管 喜帖 喜鵲 夕陽 媳婦 希望 戲份 戲劇 戲水 洗手 洗澡 洗碗 洗臉 洗車 洗頭 洗髮 溪水 溪流 溪蝦 溪谷 溪頭 犀牛 犀鳥 稀少 稀飯 細心 細菌 習作 膝蓋 蓄意 蜥蜴 蟋蟀 西瓜 西藏 西裝 需要 下午 下去 下山 下巴 下棋 下班 下課 下車 下雨 下雪 下面 夏天 學期 學校 學生 學習 學者 學號 學費 學院 峽谷 狹窄 瞎子 穴道 蝦仁 蝦子 蝦捲 蝦米 許願 雪橇 雪糕 雪花 雪茄 雪魚 靴子 鞋櫃 鱈魚 仙女 休息 休想 信封 信心 信箱 修女 修正 修理 像框 兄弟 凶猛 先生 削皮 向下 嚇人 姓名 宣布 宣紙 寫信 寫字 尋找 小丑 小偷 小嘴 小姐 小孩 小學 小學生 小島 小巷 小心 小手 小捲 小數 小時 小橋 小河 小溪 小熊 小狗 小肚 小腦 小腿 小舟 小草 小菜 小號 小販 小雞 小頭 小鳥 巡邏 巷口 巷子 幸福 形狀 心型 心形 心情 心臟 想念 想著 憲兵 新人 新娘 新年 新秀 新竹 新郎 新鮮 旋轉 旋風 星形 星星 星期 星球 杏仁 校車 校長 橡皮 欣賞 洶湧 消息 消滅 漩渦 瀟灑 熊貓 猩猩 現在 相似 相反 相撞 相框 相機 相簿 笑場 笑容 笑話 箱子 線條 羨慕 胸罩 胸膛 胸部 莧菜 蕈類 薪水 蠍子 血壓 血液 血管 行人 袖子 詢問 詳細 謝謝 象棋

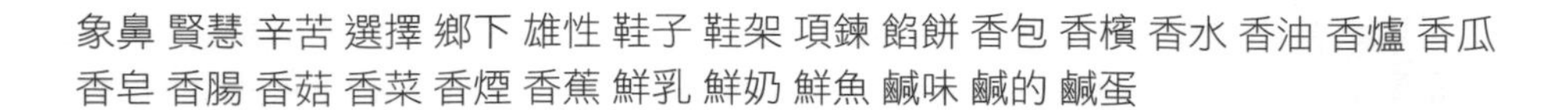

象鼻 賢慧 辛苦 選擇 鄉下 雄性 鞋子 鞋架 項鍊 餡餅 香包 香檳 香水 香油 香爐 香瓜 香皂 香腸 香菇 香菜 香煙 香蕉 鮮乳 鮮奶 鮮魚 鹹味 鹹的 鹹蛋

ㄓ　芝麻 蜘蛛 知識 知道 知心 支持 支票 支薪 只得 姪女 折扣 折斷 指印 指揮 指標 指甲 擲筊 止痛 直到 直徑 直笛 紙傘 紙張 紙杯 紙碗 紙箱 紙袋 紙錢 紙雕 摺紙 職員 至少 至於 智慧 智障 這裡 週刊 週末 遮住 遮臉 扎手 柵欄 植物 榨菜 炸彈 眨眼 蚱蜢 展示 展覽 展開 帳單 帳篷 張嘴 張開 戰場 戰士 戰爭 戰車 振作 摘花 整修 暫時 枕頭 沾光 爭取 爭吵 爭氣 珍珠 真的 睜眼 砧板 窄門 站牌 站立 站著 章魚 終於 蒸氣 蒸籠 蒸蛋 蒸鍋 蟑螂 證件 針孔 針筒 針線 鎮長 長大 長輩 長高 震撼 中午 中國 中學 中心 中文 中毒 中部 中間 中餐 主事 主人 主任 主力 主動 主婦 主管 主要 主辦 主題 佇立 住口 住址 住宅 住宿 住戶 住院 傳記 准許 周圍 專一 專心 找人 找到 找錢 抓住 抓癢 抓起 抓頭 招式 招手 招牌 招生 撞球 撞車 朝會 朱槿 柱子 桌子 桌椅 沼澤 注意 注目 注視 準備 準時 照亮 照例 照片 照相 照顧 煮湯 煮飯 煮魚 燭台 珠子 珠璣 皺眉 皺紋 磚塊 磚頭 祝福 種子 種樹 種田 種花 竹子 竹林 竹竿 竹笙 竹筍 竹筷 竹籃 竹編 竹雞 罩子 莊子 著名 著急 著火 著色 裝訂 豬心 豬排 豬肉 豬腳 豬腸 豬血 豬頭 賺錢 轉動 轉化 轉彎 追緝 重要 鐘頭 駐紮

ㄔ　吃飯 吃麵 吃飽 吃到 吃素 吃草 吃菜 吃蛋 吃醋 吃齋 尺寸 池塘 池子 池旁 池畔 遲到 齒印 翅膀 赤子 車子 車庫 車手 車牌 車票 車禍 車站 車籃 車軸 車門 徹底 扯鈴 叉子 岔路 插座 插手 插秧 插花 插頭 茶具 茶几 茶壺 茶杯 茶花 丞相 乘涼 唱歌 唱片 城堡 城市 城東 城門 常常 成功 成績 拆除 創傷 沉墜 沉沒 沉睡 產卵 產量 稱呼 稱心 稱職 纏住 腸子 蟬殼 蟾蜍 襯衫 誠懇 豺狼 趁著 鏟子 長壽 長江 長短 長笛 長褲 串通 仇人 充足 出事 出入 出去 出口 出城 出家 出殯 出氣 出生 出血 出遊 出門 出頭 初試 創作 吵人 吵架 吹氣 吹破 吹笛 吹糖 喘氣 垂榕 垂直 寵物 床墊 床罩 床鋪 廚具 廚子 廚師 廚房 廚餘 戳破 戳穿 抽出 抽取 抽屜 抽水 抽煙 抽籤 搥破 春天 春節 春聯 椿象 沖水 炒菜 炒蛋 炒鍋 炒飯 炒麵 矗立 穿緊 穿衣 穿過 穿針 窗子 窗戶 窗簾 綢緞 臭味 臭蟲 臭錢 臭鼬 船員 船槳 船艙 處世 處事 處置 處罰 蟲子 衝動 衝浪 超人 超市 酬勞 重新 重疊 鈔票 鋤草 鋤頭 鎚子 除法

ㄕ　世界 事實 什麼 十字 史賓 失事 失戀 失敗 失望 奢侈 射箭 市區 市場 市長 捨身 攝影 攝氏 施工 時候 時針 時鐘 時髦 柿子 獅子 石刻 石柱 石碑 石磨 石膏 石頭 舌頭 蝨子 視障 設備 適時 釋迦 食物 食譜 飾品 傻子 殺害 殺手 殺掉 殺頭 沙包 沙堆 沙士 沙子 沙拉 沙漏 沙漠 沙灘 沙發 沙鍋 煞車 紗布 鯊魚 上午 上學 上班 上當 上網 上衣 上課 上面 伸手 伸縮 傷口 傷心 刪掉 刪除 剩下 勝利 升旗 升級 升起 商人 商店 善事 善良 嬸嬸 山上 山坡 山崩 山嵐 山嶺 山林 山歌 山洞 山竹 山羊 山腳 山茶 山藥 山谷 山豬 山貓 山路 山頂 扇子 搧涼 搧風 擅長 曬乾 牲禮 珊瑚 生命 生日 生氣 生活 生病 生菜 生蛋 申訴 神像 神壇 神廳 神木 神桌 神父 神聖 篩子 紳士 繩子 聖母 聖經 聲帶

賞月 賞識 身體 身高 閃亮 閃爍 閃電 骰子 刷子 刷牙 勺子 叔叔 叔父 受傷 哨兵 哨子
壽司 壽星 守時 少人 少年 少數 少錢 手動 手套 手工 手帕 手指 手捲 手控 手槍 手機
手氣 手肘 手腕 手臂 手術 手銬 手錶 手鐲 手骨 摔倒 摔角 收受 收穫 收起 收起來 收錢
收集 數字 數學 暑假 書包 書報 書夾 書寫 書局 書店 書庫 書本 書架 書桌 書櫃 書法
杓子 束縛 栓緊 梳子 梳頭 樹屋 樹幹 樹木 樹林 樹枝 樹根 樹獺 樹葉 水中 水井 水仙
水塔 水壺 水彩 水手 水晶 水果 水桶 水梨 水槍 水槽 水母 水池 水波 水泥 水溝 水滴
水災 水牛 水獺 水瓶 水管 水箱 水缸 水草 水藻 水車 水餃 水鴨 漱口 熟人 燒傷 燒杯
燒烤 燒賣 燒酒 燒餅 獸醫 率領 疏忽 瘦子 瘦的 瘦肉 睡蓮 睡衣 睡袋 睡覺 睡醒 瞬息
碩士 稍息 耍賴 舒服 舒跑 舒適 蔬菜 薯條 衰老 說出 說明 說話 豎琴 豎立 豎笛 輸入
輸送 雙十 順便 首先 首飾

ㄖ　日落 熱狗 熱天 日光 日出 日子 日曆 日期 日本 熱鬧 日記 認識 認真 認為 肉鬆
肉脯 燃燒 人民 染色 柔弱 柔軟 肉圓 肉包 讓人 人猿 人品 人群 人們 人蔘 人類 任何
任職 如果 乳酪 乳牛 軟化 軟糖 蠕動 融洽 容易 繞圈 乳房 潤飾 榕樹 入口 入迷 閏年

ㄗ　子宮 自殺 自然 自由 自立 自述 姿勢 子女 子房 字典 字數 資源 自己 紫薇 紫米
紫菜 紫色 雜誌 雜糧 災難 砸錢 再世 再次 再見 栽培 怎麼 責任 葬禮 栽種 贈送 咱們
髒亂 增加 髒手 讚美 髒水 宰相 鑽石 阻止 阻力 糟糕 粽葉 粽子 鱒魚 組合 總統 走開
足球 足跡 造勢 造船 遵守 醉鬼 鑽戒 鑽洞 走路 租人 祖宗 祖先 噪音 坐下 坐船 坐車
奏樂 作亂 尊敬 左右 嘴巴 嘴唇 作家 作弊 作怪 作業 作物 作者 做事 卒子 左邊 座位
最後 最綠 最近 早晨 棕熊 棕色 棗子 棗泥 最好 最多 揍人 早上 早早 早餐 昨天 昨日
最佳 最初 作夢

ㄘ　磁鐵 磁片 瓷磚 瓷瓶 瓷器 祠堂 慈祥 次數 辭職 磁磚 刺激 雌性 刺破 刺蝟 擦藥
擦車 擦洗 擦掉 擦手 擦子 擦地 擦窗 菜刀 綵帶 餐桌 殘害 蠶絲 菜包 餐具 踩草 踩水
餐館 財神 財產 裁縫 裁判 蠶豆 蒼蠅 蒼天 菜頭 菜色 菜脯 菜單 餐廳 猜謎 猜拳 參觀
層次 廁所 彩色 採花 彩虹 慚愧 才幹 採果 採茶 參加 測量 殘忍 倉庫 側面 測驗 燦爛
猜中 草草 從軍 從此 錯事 催促 催眠 錯誤 醋酸 錯亂 搓手 搓著 聰明 翠綠 村子 糙米
粗細 粗的 粗壯 粗人 村莊 草原 草地 草帽 操作 操場 曹操 草魚 草蝦 草藥 草蓆 草莓
草稿 湊錢

ㄙ　思念 撕破 私人 撕開 絲瓜 絲線 司機 絲襪 死亡 死人 死掉 飼養 飼料 寺廟 四個
四面 四周 四隻 伺機 撒嬌 撒謊 撒尿 灑水 灑掃 色彩 賽馬 色素 散客 散步 賽跑 桑椹
森林 賽車 桑葉 塞車 塞住 嗓子 喪禮 僧侶 傘兵 三個 鬆餅 送葬 送給 鬆動 蒐集 蓑衣
蒜苗 蒜頭 酸醋 速度 酸梅 鎖住 鎖匙 鎖頭 酸菜 酸筍 隨你 隧道 隨便 雖然 餿水 騷擾
鬆了 酸痛 酸味 肅靜 搔癢 掃把 掃帚 掃墓 掃地 所有 所以 宿舍 孫子 孫女 嫂子 塑膠
搜身 松樹 松鼠 縮著 縮水 縮小 素食 算錯 算錢 算盤 算數 算命 筍子 松果 碎片 瑣事

俗氣

一　一包 一半 一百 一些 一定 一起 一樣 一篇 一點 一雙 以前 以後 衣夾 衣服 衣物 衣架 衣櫃 衣櫥 依賴 姨丈 液體 椅子 意思 儀式 遺憾 醫生 醫師 醫院 牙刷 牙痛 牙膏 牙線 牙齒 牙醫 牙籤 亞洲 啞鈴 鴨子 鴨嘴 岩石 沿路 宴會 眼珠 眼淚 眼球 眼睛 眼影 眼鏡 煙斗 煙火 煙囪 演技 演奏 演員 演戲 演講 燕子 燕麥 顏色 顏料 羊排 羊羹 洋傘 洋菇 洋裝 洋蔥 陽台 陽傘 楊桃 妖怪 要求 要塞 要緊 搖晃 搖椅 搖滾 搖籃 腰果 藥丸 藥水 藥包 藥房 藥物 鑰匙 夜市 夜晚 夜景 耶穌 野牛 野狼 野菇 野餐 野獸 野蠻 椰子 爺爺 葉子 印泥 印章 因為 音樂 音調 音響 陰天 陰部 陰森 陰謀 飲料 銀行 隱瞞 英文 英雄 英語 硬幣 影子 影印 螢幕 嬰兒 應該 營地 營區 營帳 櫻花 櫻桃 鷹爪 鸚鵡 友情 右邊 有時 有趣 油氣 油條 油飯 油漆 油漬 油麵 柚子 游泳 郵局 郵差 郵票 郵筒 郵遞 郵戳 遊輪 遊憩 遊戲 憂愁 魷魚

ㄨ　午餐 巫師 巫婆 屋瓦 屋頂 烏魚 烏雲 烏賊 烏鴉 烏龜 無奈 無聊 無趣 無賴 蜈蚣 舞會 舞獅 舞龍 舞廳 霧氣 瓦斯 娃娃 挖土 蛙人 蛙鞋 蛙鏡 襪子 外公 外面 外套 外婆 外牆 丸子 完畢 玩土 玩水 玩沙 玩具 玩偶 玩球 玩牌 浣熊 晚上 晚會 晚輩 晚餐 晚霞 碗粿 碗盤 網子 豌豆 彎曲 彎腰 彎管 網球 尾巴 味道 味精 味增 委屈 圍巾 圍棋 圍裙 圍牆 微笑 維生 慰勞 衛生 衛星 餵魚 鮪魚 文具 文鳥 文蛤 蚊子 蚊香 蚊帳 問號 問題 溫度 溫柔 溫暖 我的 我們 握手 握拳 萵苣 臥佛 臥室

ㄩ　玉米 宇宙 羽毛 芋頭 雨天 雨衣 雨傘 雨鞋 浴室 浴缸 浴袍 浴簾 魚丸 魚卵 魚肚 魚刺 魚缸 魚翅 魚乾 魚湯 魚酥 魚腥 魚鉤 魚鬆 魚鰓 愚笨 預備 漁夫 語言 元旦 元帥 元宵 怨恨 原則 原諒 院子 園地 圓心 圓形 圓周 圓圈 圓規 猿猴 鴛鴦 月台 月考 月亮 月球 月曆 約會 樂隊 樂器 樂譜 閱讀 孕婦 用功 雲吞 雲海 雲端 雲霧 運動 熨斗 擁抱 泳衣 泳帽 泳裝 泳鏡 勇敢

ㄞ　埃及 挨罵 愛心 愛國 愛情 愛混 愛現 愛睏 愛戀 矮人

ㄦ　耳朵 耳機 耳環 兒子 兒歌

附錄十　華語常介入子音之詞語列表（雙音節詞、三音節詞、四音節詞）

音節數	ㄆ	ㄉ	ㄊ	ㄍ	ㄎ	ㄗ	ㄘ	ㄙ
雙音節	爬樹	大便	太陽	高興	卡片	雜誌	擦子	司機
	趴著	大海	梯子	鴿子	卡車	字典	擦手	四個
	拍手	大象	踢球	骨頭	咖啡	紫色	擦地	寺廟
	排隊	大樓	天使	蝸牛	烤箱	紫菜	擦車	絲瓜
	泡泡	袋子	天空	怪物	可愛	再見	擦掉	絲巾
	跑步	袋鼠	天橋	櫃子	可樂	早上	擦窗	絲襪
	盆子	地圖	天鵝	弓箭	客廳	早餐	擦藥	飼養
	噴水	笛子	跳棋	公車	蝌蚪	字典	刺破	撕破
	皮包	電扇	跳舞	公園	口袋	雜誌	瓷磚	色彩
	皮帶	電視	跳繩	公雞	口罩	自己	磁鐵	賽車
	皮球	電腦	貼紙	果汁	釦子	自殺	擦車	賽跑
	披薩	電話	鐵軌	果凍	哭哭	姿勢	刺蝟	死人
	婆婆	電燈	鐵門	國王	褲子	吱吱	慈祥	死掉
	葡萄	電鍋	鐵鎚	國旗	孔雀	做賊	瓷器	絲線
	撲滿	釣魚	甜點	鍋子	恐龍	紫米	瓷瓶	撒尿
	盤子	蛋餅	彈琴	蓋章	開水	走路	彩虹	三隻
	胖子	蛋糕	躺著	甘蔗	開車	足球	猜拳	散步
	螃蟹	彈珠	糖果	乾淨	開門	鑽石	菜刀	掃地
	朋友	刀叉	頭髮	鋼琴	開燈	嘴巴	菜包	掃把
	漂亮	刀子	土司	乖乖	開關	粽子	餐具	掃帚
	瓢子	倒立	兔子	枴杖	看書	左邊	餐桌	森林
	瓢蟲	倒茶	銅板	罐子	看病	坐下	餐盤	色彩
	拼圖	稻田	拖把	罐頭	砍柴	坐船	蒼蠅	算盤
	瓶子	燈泡	拖鞋	光線	快樂	座位	草地	松鼠
	蘋果	燈籠	陀螺	廣告	筷子	奏樂	草莓	松樹
	排球	豆腐	駝鳥	蓋子	開心	坐車	草帽	鬆餅
	牌子	鬥魚	坦克	感冒	看見	災難	操場	鎖鏈

音節數	ㄆ	ㄉ	ㄊ	ㄍ	ㄎ	ㄗ	ㄘ	ㄙ
	泡澡	肚臍	湯匙	瓜子	扛著	髒亂	廁所	筍子
	泡麵	毒蛇	桃子	關門	礦工	揍人	村子	酸死
	破洞	短褲	毯子	竿子	烤雞	棕熊	存錢	鎖頭
三音節	拍電影	大拇指	太空人	改作業	看電視	雜貨店	擦窗戶	三角形
	排一排	打火機	太空梭	蓋房子	看電影	載東西	彩色筆	三明治
	排骨飯	打呵欠	踢足球	高跟鞋	看醫生	自來水	菜瓜布	三輪車
	噴水池	打棒球	體重機	高麗菜	烤香腸	資料夾	踩高蹺	色鉛筆
	乒乓球	打電話	天花板	狗主人	烤雞翅	總統府	菜市場	塑膠瓶
	拼拼圖	打籃球	甜甜圈	故事書	科學家	做早操	蒼蠅拍	塑膠袋
	平交道	戴帽子	調色盤	刮鬍子	肯德基	做勞作	餐具盒	隨身碟
	葡萄柚	盪鞦韆	吐舌頭	光碟片	空心菜	做運動	脆笛酥	孫悟空
	葡萄乾	電風扇	銅鑼燒	果汁機	口香糖	置物櫃	蔥油餅	掃廁所
	撲克牌	電線桿	橢圓形	刮鬍刀	骷髏頭	吱吱叫	存錢筒	四神湯
四音節	皮蛋豆腐	她大肚子	特大號的	公共電話	孔雀羽毛	自由女神	彩色鉛筆	薩克斯風
	蘋果西打	大打電動	提著燈籠	公車站牌	卡通影片	坐在地上	蒼蠅亂飛	撒尿小狗
	排骨酥湯	呆頭呆腦	圖釘刺到	狗狗飼料	可口可樂	走平衡木	草莓果醬	隨身音響
	披薩餅皮	大電視機	在聽電話	高速公路	空中纜車	資源回收	蔥油餅皮	隨地吐痰
	乒乓球桌	大電燈泡	推倒檯燈	高爾夫球	烤麵包機	做棉花糖	搓一搓手	高速公路
	泡湯放屁	他打電話	甜的鐵蛋	絲瓜蛤蜊	咖啡口味	走平衡木	存很多錢	鎖住不動

附錄十一　國際音標（IPA）符號

THE INTERNATIONAL PHONETIC ALPHABET (revised to 2018)

CONSONANTS (PULMONIC)

	Bilabial	Labiodental	Dental	Alveolar	Postalveolar	Retroflex	Palatal	Velar	Uvular	Pharyngeal	Glottal
Plosive	p b			t d		ʈ ɖ	c ɟ	k ɡ	q ɢ		ʔ
Nasal	m	ɱ		n		ɳ	ɲ	ŋ	ɴ		
Trill	ʙ			r					ʀ		
Tap or Flap		ⱱ		ɾ		ɽ					
Fricative	ɸ β	f v	θ ð	s z	ʃ ʒ	ʂ ʐ	ç ʝ	x ɣ	χ ʁ	ħ ʕ	h ɦ
Lateral fricative				ɬ ɮ							
Approximant		ʋ		ɹ		ɻ	j	ɰ			
Lateral approximant				l		ɭ	ʎ	ʟ			

Symbols to the right in a cell are voiced, to the left are voiceless. Shaded areas denote articulations judged impossible.

CONSONANTS (NON-PULMONIC)

Clicks	Voiced implosives	Ejectives
ʘ Bilabial	ɓ Bilabial	ʼ Examples:
ǀ Dental	ɗ Dental/alveolar	pʼ Bilabial
ǃ (Post)alveolar	ʄ Palatal	tʼ Dental/alveolar
ǂ Palatoalveolar	ɠ Velar	kʼ Velar
ǁ Alveolar lateral	ʛ Uvular	sʼ Alveolar fricative

VOWELS

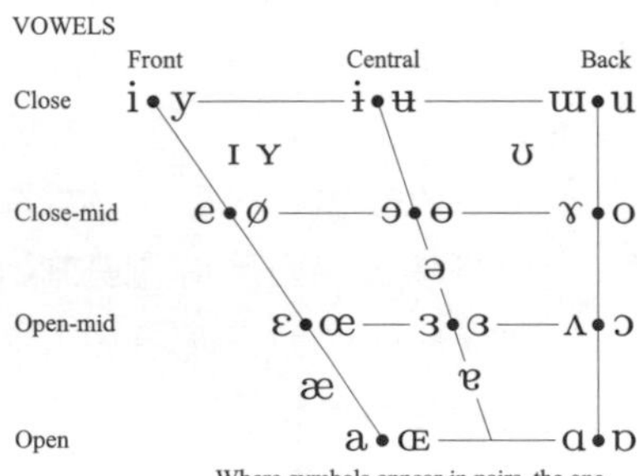

Where symbols appear in pairs, the one to the right represents a rounded vowel.

OTHER SYMBOLS

ʍ Voiceless labial-velar fricative
w Voiced labial-velar approximant
ɥ Voiced labial-palatal approximant
ʜ Voiceless epiglottal fricative
ʢ Voiced epiglottal fricative
ʡ Epiglottal plosive

ɕ ʑ Alveolo-palatal fricatives
ɺ Voiced alveolar lateral flap
ɧ Simultaneous ʃ and x

Affricates and double articulations can be represented by two symbols joined by a tie bar if necessary. t͡s k͡p

SUPRASEGMENTALS

ˈ Primary stress
ˌ Secondary stress ˌfoʊnəˈtɪʃən
ː Long eː
ˑ Half-long eˑ
˘ Extra-short ĕ
| Minor (foot) group
‖ Major (intonation) group
. Syllable break ɹi.ækt
‿ Linking (absence of a break)

DIACRITICS Some diacritics may be placed above a symbol with a descender, e.g. ŋ̊

Diacritic		Diacritic		Diacritic	
̥ Voiceless	n̥ d̥	̤ Breathy voiced	b̤ a̤	̪ Dental	t̪ d̪
̬ Voiced	s̬ t̬	̰ Creaky voiced	b̰ a̰	̺ Apical	t̺ d̺
ʰ Aspirated	tʰ dʰ	̼ Linguolabial	t̼ d̼	̻ Laminal	t̻ d̻
̹ More rounded	ɔ̹	ʷ Labialized	tʷ dʷ	̃ Nasalized	ẽ
̜ Less rounded	ɔ̜	ʲ Palatalized	tʲ dʲ	ⁿ Nasal release	dⁿ
̟ Advanced	u̟	ˠ Velarized	tˠ dˠ	ˡ Lateral release	dˡ
̠ Retracted	e̠	ˤ Pharyngealized	tˤ dˤ	̚ No audible release	d̚
̈ Centralized	ë	̴ Velarized or pharyngealized	ɫ		
̽ Mid-centralized	e̽	̝ Raised	e̝ (ɹ̝ = voiced alveolar fricative)		
̩ Syllabic	n̩	̞ Lowered	e̞ (β̞ = voiced bilabial approximant)		
̯ Non-syllabic	e̯	̘ Advanced Tongue Root	e̘		
˞ Rhoticity	ɚ a˞	̙ Retracted Tongue Root	e̙		

TONES AND WORD ACCENTS

LEVEL		CONTOUR	
e̋ or ˥	Extra high	ě or ˩˥	Rising
é ˦	High	ê ˥˩	Falling
ē ˧	Mid	e᷄ ˦˥	High rising
è ˨	Low	e᷅ ˩˨	Low rising
ȅ ˩	Extra low	e᷈ ˧˦˧	Rising-falling
↓ Downstep		↗ Global rise	
↑ Upstep		↘ Global fall	

附錄十二　國際音標標記異常語音的延伸符號

extIPA SYMBOLS FOR DISORDERED SPEECH

(Revised to 2008)

CONSONANTS (other than on the IPA Chart)

	bilabial	labiodental	dentolabial	labioalv.	linguolabial	interdental	bidental	alveolar	velar	velophar.
Plosive		p̪ b̪	p͆ b͆	p̳ b̳	t̼ d̼	t̪͆ d̪͆				
Nasal			m͆	m̳	n̼	n̪͆				
Trill					r̼	r̪͆				
Fricative median			f͆ v͆	f̳ v̳	θ̼ ð̼	θ̪͆ ð̪͆	h̪͆ ɦ̪͆			ʩ
Fricative lateral+median								ʪ ʫ		
Fricative nareal	m͋							n͋	ŋ͋	
Percussive	ʬ						ʭ			
Approximant lateral					l̼	l̪͆				

Where symbols appear in pairs, the one to the right represents a voiced consonant. Shaded areas denote articulations judged impossible.

DIACRITICS

͍	labial spreading	s͍	͈	strong articulation	f͈	͊	denasal	m͊
͆	dentolabial	v͆	͉	weak articulation	v͉	͋	nasal escape	v͋
̪͆	interdental/bidental	n̪͆	\	reiterated articulation	p\p\p	͌	velopharyngeal friction	s͌
̳	alveolar	t̳	͎	whistled articulation	s͎	↓	ingressive airflow	p↓
̼	linguolabial	d̼	͢	sliding articulation	θ͢s	↑	egressive airflow	!↑

CONNECTED SPEECH

(.)	short pause
(..)	medium pause
(...)	long pause
f	loud speech [{$_{f}$ laʊd $_{f}$}]
ff	louder speech [{$_{ff}$ laʊdɚ $_{ff}$}]
p	quiet speech [{$_{p}$ kwaɪət $_{p}$}]
pp	quieter speech [{$_{pp}$ kwaɪətɚ $_{pp}$}]
allegro	fast speech [{$_{allegro}$ fɑst $_{allegro}$}]
lento	slow speech [{$_{lento}$ sloʊ $_{lento}$}]
crescendo, ralentando, etc. may also be used	

VOICING

ˬ	pre-voicing	ˬz
ˬ	post-voicing	zˬ
₍̥₎	partial devoicing	₍z̥₎
₍̥	initial partial devoicing	₍z̥
̥₎	final partial devoicing	z̥₎
₍̬₎	partial voicing	₍s̬₎
₍̬	initial partial voicing	₍s̬
̬₎	final partial voicing	s̬₎
$^{=}$	unaspirated	$p^{=}$
^{h}	pre-aspiration	^{h}p

OTHERS

◯, (C̲), (V̲)	indeterminate sound, consonant, vowel	ʞ	Velodorsal articulation
(P̲l̲.v̲l̲s̲), (N̲)	indeterminate voiceless plosive, nasal, etc	¡	sublaminal lower alveolar percussive click
( )	silent articulation (ʃ), (m)	!¡	alveolar and sublaminal clicks (cluck-click)
(( ))	extraneous noise, e.g. ((2 sylls))	*	sound with no available symbol

國家圖書館出版品預行編目（CIP）資料

兒童語音異常：構音與音韻的評估與介入／鄭靜宜著.
-- 初版. -- 新北市：心理, 2020.09
面；　公分. --（溝通障礙系列；65042）
ISBN 978-986-191-921-8（平裝）

1. 語言障礙 2. 構音障礙 3. 兒童

416.867　　　　109011830

溝通障礙系列 65042

兒童語音異常：構音與音韻的評估與介入

作　　者：鄭靜宜
責任編輯：郭佳玲
總 編 輯：林敬堯
發 行 人：洪有義
出 版 者：心理出版社股份有限公司
地　　址：231 新北市新店區光明街 288 號 7 樓
電　　話：(02) 29150566
傳　　真：(02) 29152928
郵撥帳號：19293172　心理出版社股份有限公司
網　　址：http://www.psy.com.tw
電子信箱：psychoco@ms15.hinet.net
駐美代表：Lisa Wu（lisawu99@optonline.net）
排 版 者：辰皓國際出版製作有限公司
印 刷 者：辰皓國際出版製作有限公司
初版一刷：2020 年 9 月
I S B N：978-986-191-921-8
定　　價：新台幣 650 元